秦 伯 未 医 学 全 书

U0746184

# 秦伯未

# 讲内经

秦伯未 著

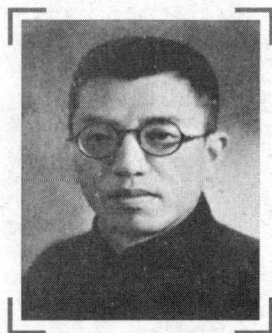

中国医药科技出版社

# 内 容 提 要

　　秦伯未老师精读《内经》，有"秦内经"的美誉，本书集中罗列了秦老早年发表出版的读《内经》的经典著作，包括《读内经记》、《秦氏内经学》、《内经病机十九条之研究》、《内经类证》、《内经知要浅解》等内容，可供中医专业学生及中医爱好者使用。

**图书在版编目（CIP）数据**

秦伯未讲内经/秦伯未著. —北京：中国医药科技出版社，2014.5
（秦伯未医学全书）
ISBN 978 – 7 – 5067 – 6720 – 0

Ⅰ.①秦…　Ⅱ.①秦…　Ⅲ.①《内经》–研究　Ⅳ.①R221

中国版本图书馆 CIP 数据核字（2014）第 053402 号

**美术编辑**　陈君杞
**版式设计**　郭小平

出版　中国医药科技出版社
地址　北京市海淀区文慧园北路甲 22 号
邮编　100082
电话　发行：010 – 62227427　邮购：010 – 62236938
网址　www. cmstp. com
规格　710 × 1020mm ¹⁄₁₆
印张　26 ¼
字数　431 千字
版次　2014 年 5 月第 1 版
印次　2020 年 6 月第 4 次印刷
印刷　三河市航远印刷有限公司
经销　全国各地新华书店
书号　ISBN 978 – 7 – 5067 – 6720 – 0
**定价　58. 00 元**
本社图书如存在印装质量问题请与本社联系调换

———◆ 秦伯未医学全书 ◆———

| 著 | 秦伯未 | | |
|---|---|---|---|
| 辑 | 吴大真 | 王凤岐 | 王 雷 | 范志霞 |

**工作人员**

| | | | |
|---|---|---|---|
| 吴大真 | 王凤岐 | 王 雷 | 范志霞 |
| 李禾薇 | 马 进 | 郭新宇 | 陈丽云 |
| 周毅萍 | 王丽丽 | 胡 蓉 | 杨艳卓 |
| 孙增坤 | 秦 淼 | 李剑颖 | 杨建宇 |
| 马石征 | 丁志远 | 杨奇君 | 张 霆 |
| 丘 浩 | 王博岩 | 李 宁 | 李书辉 |
| 李 顺 | 熊世升 | 张贺翠 | 阮建萍 |
| 史宝刚 | 史惠萍 | 苗俊媛 | |

# 立雪琐记
## —— 代序

秦伯未先生是著名的中医学家、中医教育家，他学识渊博，医术精湛，著述宏富，堪称中医界泰斗级人物，在中国近现代中医学史上有着重要的地位。他在中医教育、临床实践、中医科学研究以及中医工作发展等诸多方面都作出了杰出贡献。

自20世纪80年代后，随着时代的发展进步，秦伯未先生在中医学发展史中的地位再次被凸显出来，随之而来，撰述秦氏生平事迹和中医学术思想的文章越来越多，我们虽先后写过一些回忆和纪念性文章，但总觉未能尽其心言，此次我们重辑秦老相关文章、医学稿件成一大集，自觉又为秦伯未研究及中医药研究添砖加瓦。此篇琐记，多为我们承学师门之时记录的一些鲜为人知的资料。藉此机缘，兹录于此，望能为后学全面了解秦氏一生提供些细小而真实的资料。

## 一、秦老一生钟爱荷花

秦老名之济，字伯未，号谦斋。生于一九零一年农历六月十六日，上海浦东陈家行（又名陈行镇）人，因为他是辰时生人，所以每年生日的这一天，他都起得很早，清理他一年来的文章、读书笔记之类文字。这天，全家都陪同秦老吃些清淡的素食，到了晚上秦老总要写上一首小诗用以自勉，他常吟诵的一句"六月荷花生生日"，也经常出现在秦老自作的书画之中。秦老一生喜爱荷花，在小诗中多有对荷花"濯清涟而不妖"的赞誉，并以此寄托自己的追求。为了纪念他对荷花的钟爱，在我们的建议下，1981年元月人民卫生出版社第四次再版的《中医入门》及日文版的《中医入门》均以荷花图案为封面。

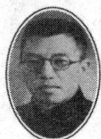

## 二、秦老家事琐记

秦老生于轩岐世家，其祖父秦笛桥，名乃歌，号又词，是清代末年的江南才子，以文著名，曾著有《玉瓶花馆丛稿》、《俞曲园医学笔记》等，医术亦精。秦老说，其祖父是"工诗古文辞，以余事攻医，活人甚众"。所以，在秦老编纂的《清代名医医案精华》一书中，曾选辑笛桥先生的医案31例（全部登载于本丛书中的《秦伯未医案讲习录》中，作为附篇）。

秦老的父亲识医学、不业医，不幸在秦老16岁时父亲去世。

秦老读了几年私塾，髫龄即博览医书，自承家学，于1920年拜师孟河学派大师丁甘仁门下，成为丁氏弟子中的佼佼者。

秦老于1933年与乔氏佩珩结婚，生有五个子女，第四、五子女夭折，余一男二女，男孩取谦斋一字，名之小谦，女孩取乔氏各一字，名小佩、小珩。抗日战争胜利后于1945年与乔氏分居。于1947年与王联璧相识，当时秦氏家族不满秦老与王氏的交往，迟至1950年3月26日秦老才正式与王氏结合，当时暂住北京翠花胡同，并在北京翠花楼饭庄待客三桌，在京的中医界名流，施今墨、孔伯华、肖龙友、赵树屏、袁鹤侪等出席祝贺。在北京住了三个月后返回上海，自此以后秦老一直与王氏一起生活，直至去世，与王氏没有子女。秦老对于乔氏及子女多有来往并给予生活补贴。

## 三、秦老受聘来京

解放后秦老在上海第十一医院工作。1953年，当时中华人民共和国卫生部副部长郭子化先生，代表部领导到秦老家做工作，请他到卫生部任中医顾问，秦老因久居南方不愿北上，郭子化副部长几乎每天晚上都到家做说服工作，组织的信任，领导的说服，秦老只好答应下来。到北京后住在鼓楼西大街卫生部宿舍。

1956年，北京中医学院在东直门海运仓正式成立，为在学院任教及在学院附属医院工作方便之故，遂由卫生部宿舍搬到东直门内的学院宿舍，即现在中国中医科学院北门向西五六十米左右的地方。王联璧随之来京后，在街道工作，到1959年，卫生部领导与王氏谈话："为了秦老更好地工作，照顾好秦老的生活和身体就是你的工作。"从此，王氏辞退了工作，一直为秦老料理家务，照顾秦老的日常生活，成为难得的老伴。

1963年3月4日，北京中医学会举行宴会欢迎来京参加研究院工作的名老中医，秦老即兴作诗一首：

> 祖国相召唤，欣然来古京。
>
> 一时逢盛会，四座皆知名。
>
> 赵董推先觉，袁施属老成。
>
> 举杯无限意，期待展平生。

秦注：赵指赵树屏，时任北京中医学会主任委员。董指董德懋，时任中医杂志主编。袁是袁鹤侪，施是施今墨，袁施二老为北京的名老中医，虽年事已高，仍参加医院工作。

## 四、秦老去世前后

1964年由中央安排秦老住在解放军301医院进行全面体验，结果是"健康"，各项指标正常。文革后，家被抄，被赶住在中医学院工字楼，即现北京中医药大学附属东直门医院东门向西500米处。9平米左右的房间，窗户向西，因而终日不见阳光。

1967年秦老患大叶性肺炎，依然整天被批斗，不能得到及时治疗，加之王氏因家庭出身是地主成分，属五类份子（地主、富农、反革命、坏分子、右派）被赶回原籍，秦老一人在京身边无人照顾，当时王凤岐母亲、姐姐等住在朝阳门外吉市口，距离东直门不算远。王凤岐母亲、姐姐在自己经济并不宽裕的情况下，省吃俭用，为秦老做些营养品、补品。王凤岐的外甥们史惠萍、苗俊媛、史宝钢等因学校停课，故能经常徒步给秦老送饭。秦老亦能在被斗之余徒步去王凤岐母亲家走走，每两、三个星期，由吉市口胡同的剃头老师傅理理发，聊聊天，下下棋。

1968年3月9日，王凤岐、吴大真的儿子王雷出生并成长在在吉市口奶奶家。秦老更是拖着病体，但心情愉快地来看看孩子。在1968年的一次看病过程中发现肺部有癌变，至1969年12月初病情加重，行动不便，王氏被召回北京照料，到1970年元月秦老已经卧床不起。元月27日晚八时，秦老在原东直门医院（即现在中国中医科学院北门东面的红楼）内科病房，心脏停止了跳动，一代名师就这样走了。后骨灰盒被放在北京八宝山烈士公墓四室、副四、27号与著名老中医施今墨、方石珊等人同一室。

当时，上海张赞臣张老先生曾写过一篇纪念文章，投给"健康报"准备发表，因种种原因未能发表。健康报于1979年7月29日选登了秦老1957年2月8日曾在"健康报"上发表过的一篇文章"从相嫉到相亲"，并刊登了

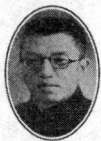

张恩荣同志的"重读其文如见其人——怀念秦伯老"的纪念文章。

## 五、秦老的生活喜好

秦老喜欢饮酒，但酒量不大，也不酗酒，每晚都会饮上一二两，有时午饭也喝上一两盅，最爱喝五粮液，文革中常去王凤岐家，但没有五粮液，只好喝北京二锅头，也很高兴，但他绝不喝"薯干酒"，他说，这种酒，喝完头痛。吃菜喜欢清淡，不喜欢油腻，但很喜欢用猪头肉下酒，每餐有一两个小凉菜最好，食量不大，喜欢有些蔬菜和豆制品。在水果中最爱吃梨，他说梨的养阴生津的力量强于任何中药，特别是"莱阳梨"松软香甜，非常可口。1959年9月7日的北京晚报上曾发表过秦老写的一篇颂梨的文章"梨"（登载于本丛书中的《秦伯未增补谦斋医学讲稿》中第32篇文章）秦老很喜爱喝茶，不太爱喝老北京的茉莉花茶，只爱喝较浓的"碧螺春"，他常说"这是康熙皇帝命名和爱喝的茶"。

秦老嗜烟，每天大概两包左右，在文革生活小日记中，可以看出，每天必有二包烟的记录，当然，他自己也说"我是在云雾里生活的人，纸烟的烟盒是我记录学习心得的卡片"。但看到他最后罹患肺癌，不能说不与此有关，烟还是少吸甚至不吸为好。

秦老对于诗书棋画也很善长，他的诗书画在中医学界早有盛名，可谓人人皆知。善于棋，知者较少，他对围棋、象棋都有较高棋术。文革中如遇王凤岐回京，或王凤岐父亲、吴大真父亲来京时，经常陪秦老下棋、聊天、解闷，每每于饭后手谈一二。秦老在1968年7月2日给王凤岐、吴大真的信中，有一段话写得很精采，他说："你们什么时候能回来，全家都在盼望，回来时当好好讨论讨论后再下它三盘。我认为下棋是一种斗争艺术，如果出动大批人马，只想将死人家，而不顾自己内部空虚，经不起反击便会一败涂地。这也和治疗这类病一样（指秦老病后医生开的药），既要压制病症，又要考虑病人的体力。否则仅仅几剂普济消毒饮，非但没有把病症减轻，却弄得食呆、便溏……"

秦老在这里似乎讲的是棋术，其实他在谈医道呀。

## 六、秦老难忘难找的照片

1950年代，毛泽东主席在北京怀仁堂接见全国100多位各行各业的专家时，秦老作为中医界的代表出席，他曾有两张与毛泽东主席合影的照片，一张是与毛泽东主席握手，周恩来总理在旁微笑着看他。一张是与毛泽东主席在宴会同坐一桌。这两张照片，他一直珍藏着，在文革中这些相片也被抄走了。与周恩来总理的交往更多。在1950年代的一次全国政协会议上，周恩来总理看到秦老拿着一把扇子，上面是秦老画的荷花，周恩来总理说："秦老，你画的写的都很好，可以与书法家和画家比美了。"秦老忙说："不敢不敢，总理过誉了"。周恩来总理微笑着调侃地说："能不能给我画一把"。秦老兴奋地说；"如果总理不嫌弃的话，我一定献丑献丑"。二人相互微笑了一下。周恩来总理说："好，好，在此我先谢了"。回家后秦老用了一周时间，画了一副水仙扇面并题词，赠予周恩来总理。周恩来总理收到后，回执说谢谢，并有题词："杏林春意暖"，回赠秦老，可惜秦老珍藏的周恩来总理题词，在十年动乱中也被付之一炬。每当提及此事，秦老只是微微摇头为之一叹。

1963年周恩来总理曾多次派专机送秦老去上海为柯庆施、刘亚楼等领导诊病。

在文革时期，北京曾先后搞过多次疏散人口。北京中医学院绝大多数的老中医都被下放出京，秦老被下放河北石家庄，当周恩来总理得知后，通知卫生部：秦老不能下放，必须留在北京。秦老多次与我们谈及此事，总是十分动情地说：感谢总理，在那么复杂的形势下还想着我……

秦老与董必武、林伯渠、王震、陈毅等中央领导同志，与吴晗、邓拓、廖沫沙、夏衍、田汉等同志都有很多的交往。

在国际上，秦老曾两次去苏联给米高扬的夫人治疗血友病，取得很好的效果。米高扬的夫人是列宁的孙女。还数次去蒙古人民共和国为乔巴山主席诊病。

以上这些交往的珍贵照片都在十年动乱中付之一炬，可感可叹。

编者
2014年1月

立雪琐记——代序

## 一、秦老对于《内经》的研究

秦伯未于 1918 年，就读于江南孟河学派的大名医丁甘仁先生创办的上海中医专门学校，成为第二届毕业生的佼佼者，也是丁甘仁先生的得意门生。名师门下出高徒，与秦老同学者有程门雪、章次公、黄文东等，日后都成为中医学的栋梁。民国时期，人称秦伯未、程门雪、章次公为上海医界三杰。程老精伤寒之学，又推崇叶桂；章老善于本草，自有独到之处；秦老精于《内经》，有"秦内经"之美誉。

秦老于 1928 年又与王一仁、章次公、严苍山共同创办了中国医学院。秦老负责该校教务，并主讲《内经》、《中医基础理论》。其间在《内经》方面著有《读内经记》、《内经类证》、《内经病机十九条之研究》、《秦氏内经学》、《内经十二官命名之义》、《内经之温病观》等多部著作。正如民国名医程门雪的弟子江南世代中医名家何时希先生曾颂曰"……秦老写稿最捷，十日一书，五日一册，书局（指上海中医书局）一时名誉大起……秦乃独任编写之责……"

新中国成立以来，除了再版了以上的部分著作，还先后出版了《内经知要浅解》，并与关门弟子中医医学史大家余瀛鳌先生重订了《内经类证》，由以上简介不难看出，秦老无愧于"秦内经"之美誉。

新中国成立以来，国家重视中医事业，成立了国家级的中医药大学和研究院。秦老奉调来京，任中央卫生部首届中医顾问并任教于北京中医学院。为了提高教学质量，1962 年，秦老与任应秋、于道济、陈慎吾、李重人等五位中医前辈，上书中央，建议中医教育要加强对中医经典著作的学习，这便是近代中医历史上著名的"五老上书"，当时得到了中央及卫生部的充分肯定和采纳，但在文革中却因此事件受到残酷的批判与迫害。当1976 年国家给"五老上书"事件平反时，秦老已去世六年。

秦老生前，曾告诫我们，学习中医要打好基本功，要学习中医经典著

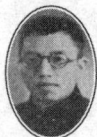

作，要多临床实践，反复学习，反复运用，要提高自己的悟性才行。

本书我们只根据秦老生前所嘱选择了《读内经记》、《秦氏内经学》、《内经病机十九条之研究》、《内经类证》及《内经知要浅解》，以供同道学习参考。

## 二、关于秦老几部《内经》著作的简介

1. 《读内经记》（1928 年，上海中医书局出版）

此书是秦老钻研《内经》奥义、积十年学习《内经》的读书札记。旁征博引，依理剖析其中，对有关文字讨论者 78 条，有关训诂研究者 57 条，有关句读商榷者 3 条。剖解很多，使《内经》中一些舛错难解或疏漏脱简之处，得以厘正说明，对于理解《内经》原文、学会研究《内经》的方法，有很大的指导意义。

2. 《内经类证》

秦伯未先生于 1929 年，为了教学方便将《内经》中有关病症的条文，摘录出来编辑成册名为《内经类证》。全书共搜集了 50 病、357 症、1268 条。

1961 年，秦老的入室弟子余瀛鳌先生正在西医学习中医班学习。大家一致认为《内经类证》是西医学习中医的良好参考资料，为了更好地适用于现代教学，在征得秦老的同意下，进行了补充删订，依照原来体例，分为 44 种病，310 种病候，每条文后附上原《内经》篇名，并将其中生僻病名的音义加上简释，加上整理后平时的学习心得作为按语。在整理的过程中，又得到了路志正路老及其他同学的帮助。

此次重编整理，我们认为 1961 年由秦伯未原编、余瀛鳌重订本的《内经类证》既符合秦老原意，也适合现在学习，故选择了这一版本。为了反映原著风貌，特把秦伯未先生 1929 年出版的《内经类证》的"自序"兹附于下。

3. 《内经病机十九条之研究》（1932 年，上海中医书局出版）

《内经》中的病机十九条，是为病因辨证和脏腑辨证打下基础，后世注释者甚众。秦老撷取各家的论注，参以个人见解，编写而成。分为两大纲，一为"分析研究"，是将病机十九条之原文逐条分析阐述；一为"合并研究"，是将病机十九条中有关之文，综合类比，对理解和运用病机十九条有很好的参考意义。

4. 《秦氏内经学》（1934 年，上海中医书局出版）

本书是秦老 20 世纪 30 年代，在上海中医专门学校和中国医学院，教授《内经》时编写的讲义，为了初学中医的学生便于接受和理解《内经》，他吸取了西医的教学课程的特点，将《内经》有关条文分列为：生理学、解

剖学、诊断学、方剂学、治疗学、杂病学等六篇。择必要的条文，作详尽之发明，将中医《内经》之学按现代医学教育的特点编写成有条理而系统的教材，可谓是对《内经》教学的创举，对于至今的中医院校的《内经》教学问题都值得参考研究。

5.《内经知要浅解》（1956 年由《中医杂志》连载，后经秦老修订，于 1957 年由人民卫生出版社出版）

《内经知要》是明代李中梓对《内经》的节注本，内容少而精。秦老说，该书曾作为课徒学习《内经》之书。后秦老因袭其纲目及条文，增加了语译、词解、体会、补充、备注、应用等内容，成书《内经知要浅解》，篇幅虽然不多，但此书是秦老研究《内经》之心血所著。书中有许多对《内经》的体会和应用的精辟而独到之见解，是研究秦老学术的重要参考书之一。

总之，《读内经记》、《内经类证》、《内经病机十九条之研究》、《秦氏内经学》等是秦老学习研究《内经》的早期著作，主要以钻研微义为主，对《内经》原著作了全面、深入、系统、条理的分析归纳，对《内经》中深奥、难解之词句作了认真、细致的考证和注释，下了一番苦功。

《内经知要浅解》是秦老中晚期的著作。此时秦老在几十年中结合自己的丰富而有创见性的实践经验，印证《内经》，使《内经》大义得以扩展、发扬，使经文中一些比较原则、抽象、笼统、概括的条文，演绎为生动、具体的临床指导理论。这是"秦内经"美喻之真谛。

1968 年 3 月，秦老曾与我们说"我并不菲薄自己，对于中医我曾多多少少地下过一些苦功。"

整理者
2014 年 1 月

编者的话

# 总 目 录

# 读内经记

# 许　序

　　淞沪多名医，充塞乎闾巷，独秦子伯未，潜研《内经》。不欲以医鸣，黠者斥《内经》为废书，比之搜麝香于牛溲，而西医复备极丑诋。殊途者异议，理固然欤，伯未端静明哲，无夸毗之习，与余通缟纻之欢有年矣。读其所著《读内经记》如干卷，古思今情，考证精详，提纲挈领，美尽于是。一洗历来笺疏之陋，夫《内经》之名，始见于班志，或据阴阳五行之说，类公羊家言。指为汉人所作，或谓书出战国先秦，或以篇首多道家言，与鸿烈解相类。似淮南厉王所为，疑不能明。要其书多假借字，如卑滥之作卑监，洲渚之作州都，与汉文为近，以故子长作五帝纪略无称说。称黄帝者，以祖述言之耳，慨自梁全元起注本以来，数千年间，分合经文，各便臆说，卷目次第，漫无定本。后之学者，将何所折衷焉，呜呼！此即《内经》所以废置，医者所以日趋简陋乎！医固易为，稍稍涉猎药性，皆足以问世，于是淞沪间以医名者，充塞乎闾巷。其间高尚自负者，复率以轻清淡渗，托为慎重，本之则无术可知。虽举俗盲从，而去古益远，此倘伯未之所以不欲以医。呜乎！嗟乎！《内经》乃行医之大法，为实验之定律，惜从来注家，望文生训，强作解人，致古人独到之见，不得施诸实际。狃伏气之说者，更从而谬误之。此又伯未所为踌躇审顾而不容已于撰述者，然而伯未以此鸣矣。

中国医历四千六百四十一年<br>
戊辰春仲吴江许半龙序

# 自　序

　　《读内经记》将付刊，伯未自书其端曰：《内经》之真伪，吾不暇辨，且不必辨。古人之辞简，虞夏之书，可证也。要其综覈病原，精研治法，固自有不可磨灭者存。独惜年湮代远，传钞讹谬，注释句逗者，益复望文生训，失其原旨。遂使后之学者，终身彷徨歧路，莫知率从，可悲也已！伯未从事于斯，垂及十载，平时将私心所悟，校补卷高，更旁采俞樾胡澍诸家考订，积久得如干则，别为三纲，曰文字，曰训诂，曰之篚筥，终惴惴不敢问世。今岁同道中，转相借钞，碍难周命，不获已，检付削青，知音未稀，谨俟大觉。

　　　　　　　　　　　　　　　　　　　　　秦伯未
　　　　　　　　　　　　　　　　　　　　　戊辰二月

## 上编 文 字

读内经记

5

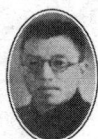

秦伯未

讲内经

——

秦伯未医学全书

# 下编　句　逗

读内经记

# 上编

# 文　字

# 一、上古天真论

## 人将失之邪

今时之人，年半百而动作皆衰者，时世异邪，人将失之邪。

【按】人将失之邪，当作将人失之邪。下文曰：人年老而无子者，材力尽邪，将天数然也。《徵四失论》曰：子年少智未及耶，将言以杂合邪，与此文同一例，将犹抑也。注以将为且失之。《楚策》曰：先生老悖乎？将以为楚国祅祥乎。《汉书·龚遂传》曰：今欲使臣胜之邪，将安之也。《楚辞·卜居》曰：吾宁悃悃款款，朴以终乎？将送往劳来，斯无穷乎？宁锄草茅，以力耕乎？将游大人，以成名乎？诸将字并训为抑。

## 食饮有节，起居有常，不妄作劳

上古之人，其知道者，法于阴阳，和于术数，食饮有节，起居有常，不妄作劳，故能形与神俱，而尽终其天年，度百岁乃去。按食饮有节三句，林校本引全元起注云：饮食有常节，起居有常度，不妄不作，《太素》同。全本、杨本是也，作与诈通。《月令》：毋或作为淫巧，以荡上心。郑注曰：今《月令》作为为诈伪。《荀子·大略》篇曰：蓝苴路作，似知而非，作亦诈字。法于阴阳，和于术数，相对为文，饮食有常节，起居有常度，相对为文。不妄与不作，相对为文，作古读若胙。上与数度为韵，下与俱去为韵，王氏改饮食有常节，起居有常度，为食饮有节，起居有常，则句法虚实不对，改不妄不作，为不妄作劳。是误读作为之作，而以作劳连文，殊不成义。既乖经旨，又昧古人属词之法，且使有韵之文，不能谐读，一举而三失随之。甚矣古书之不易轻改也。

## 醉以入房

醉以入房。

【按】醉以疑本作以醉，以醉入房，与上文以酒为浆，以妄为常。下文以欲竭其精，以耗散其真，五以字皆冠句首，文法一律，腹中论及《灵枢·邪气脏腑病形》篇，并有若醉入房语，则"醉入房"三字连文，正有可证。

## 以耗散其真

以欲竭其精，以耗散其真。

读内经记

9

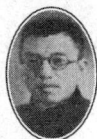

【按】林校曰：《甲乙经》耗作好，以耗散其真与以欲竭其精，句义不对，则皇甫本作好是也。好读嗜好之好，好亦欲也。凡经传言嗜好即嗜欲，言好恶即欲恶。《孟子·告子篇》：所欲有甚于生者，申论《天寿篇》作所好。《荀子·不苟篇》：欲利而不为所非。《韩诗外传》：作好利，可证也。作耗者声之误耳。王注谓：乐色曰欲，轻用曰耗，乃臆说不可通。

# 二、四气调神大论

## 若有私意

若有私意。

【按】当作若私有意，写者误倒也。若私有意，若已有得，相对为文，若如今本，则句法参差不协矣。《生气通天论》注所引，亦误。赵之谦曰：若私有意，申上若伏，若已有得，申上若匿，伏者初无所有而动于中，故曰私有意。匿者已为所有而居于内，故曰已有得。

## 故身无奇病

惟圣人从之，故身无奇病。

【按】此言圣人顺于天地四时之道，故身无病，无取于奇病也。王注训奇病为他病，亦非其义。奇当苛字形相似而误，苛亦病也。古人自有复语耳，字本作疴，说文疴病也，或作痾病也。《至真要大论》曰：夫阴阳之气，清静则生化治，动则苛疾起。下文故阴阳四时者，万物终始也，死生之本也。逆之则灾害生，从之则苛疾不起，是谓得道。上承此文而言，则奇病之当作苛病明矣。苛疾与灾害对举，则苛亦为病明矣。

## 逆秋气则太阴不收，逆冬气则少阴不藏

逆秋气则太阴不收，肺气焦满；逆冬气则少阴不藏，肾气独沉。

【按】《生气通天论》曰：肝为阳中之少阳，心为阳中之太阳，肺为阴中少阴，肾为阴中之太阴，脾胃为至阴，此五藏阴阳本体之真气也。与六经之三阴三阳，因人身左右前后之部位起义者，迥不侔矣。上文逆春气少阳不生，逆夏气太阳不长，则秋当作少阴，冬当作太阴，上下文义始贯，前人多忽略读过何耶。

## 肺气焦满

肺气焦满。

【按】林校曰：焦满全元起本作进满，进乃形似之讹。《甲乙》、《太素》均作焦满是也。焦与《痿论》肺热叶焦之焦同义，满与《痹论》肺痹者烦满之满同义。王注以焦为上焦，肺气上焦满，颇为不辞。焦满与下文浊沉对文，若焦为上焦，则与下文不对且上焦亦不得但言焦，斯为谬矣。

## 肾气独沉

逆冬气则少阴不藏，肾气独沉。

【按】独当为浊字之误也，肾气言浊，犹上文肺气言焦。《新校正》云：独沉《太素》作沉浊，其文虽倒，而字正作浊，可据以订正今本独字之误。但《秋官序》：官壶涿氏。郑司农注：独读为浊又帼氏疏，独音与涿相近，书亦或为浊，则独沈浊沈，义得两通。


# 三、生气通天论

## 因于寒，欲如运枢，起居如惊，神气乃浮

是故阳因而上卫外者也，因于寒，欲如运枢，起居如惊，神气乃浮。

【按】欲如运枢，起居如惊，神气乃浮三句，当谨记，是故阳因而上卫外者也句下，所以申阳气当旋运而不息也。因于寒句，当在下文体若燔炭，汗出而散上，所以申伤于寒，则有此症状也。历来注者，不知文字颠倒，牵强解释，宜其格格不相入也。

## 因于暑汗

因于暑汗，烦则喘喝。

【按】汗字拟涉下文汗出而散而衍。于鬯曰：王水汗作一句读无此文法，不如径删汗字直捷是也。

## 阳气者烦劳则张

阳气者烦劳则张，精绝。

【按】张字之上夺筋字，筋张精绝，两文相对，今夺筋字，则义不明。王注曰：筋脉胀张，精气竭绝，可证其所据本未夺也。

## 溃溃乎若坏都

溃溃乎若坏都。

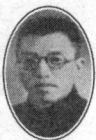

【按】都字当作睹，睹、都二字惟阝在左右之别，《说文·目部》云：睹如渚者，渚邱水中高者也。字通作渚。《诗·江沱篇》毛传云：渚小洲也。盖渚者水中高地之名，坏之则水溢。故下文云：汩汩乎不可止。王注不诠发都字之义，而注文亦作都，则其本已误。更若高世栻《素问直解》云：若国都之败坏也，望文生义，坐小学之疏。

## 足生大丁

高粱（粱）① 之变，足生大丁。

【按】王注曰：所以丁生于足者，四支为诸阳之本也。此说殊可笑，如其说则手亦可生，何必足乎？《新校正》云：丁生之处，不常于足。盖谓膏粱（粱）之变，饶生大丁，非偏著足也。是以足为饶足之足，义亦迂曲，足疑是字之误。上云乃生痤痱，此云是生大丁，语意一律，尔足是则也。盖云则生大丁也，是误为足。于是语词而释以实义，遂兹此说矣。

## 俞气化薄

俞气化薄，传为善畏。

【按】传字疑即涉薄字形近而衍，为善畏与下文为惊骇偶语，着一传字，义不可解。观王注云：言若寒中于背俞之气，变化入深。而薄于脏腑者，则善为恐畏，乃发为惊骇也，绝不及传字之义。可见王本无传字，而传为衍文之证，至俞穴之俞，义颇难晓。《甲乙经》谓：脉之所注曰俞。《说文》：俞空中木为舟也。朱骏声谓：此乃造舟之始，俞穴之俞，即空木为舟一义引申。俞穴亦中空之义也。

## 阳气者一日而主外

故阳气者一日而主外。

【按】上文云：是故阳因而上，卫外者也。下文云：阳者卫外而为固也。是阳气固主外，然云一日而主外，则义不可通，主外疑生死二字之误。下文云：平旦阳气生，日中而阳气隆，日西而阳气已虚，气门乃闭。虽言生不言死，然既有生即有死。阳气生于平旦，则是日西气虚之后，已为死气也。故云阳气者一日而生死，生与主，死与外，并形似而误。说见俞樾丛书。

## 春必温病

冬伤于寒，春必温病。

【按】春必温病，于文不顺，写者误倒也。当从《阴阳应象大论》作春

---

① 编者加，下同。

必病温。《金匮真言论》曰：故藏于精者，春不病温。《玉版论要》曰：病温虚甚死。《平人气象论》曰：尺热曰病温。《热病论》曰：先夏至日为病温。《评热病论》曰：有病温者汗出辄复热，皆作病温。

# 四、金匮真言论

## 俞在腰股

俞在腰股。

【按】腰疑当作臂，故下文云：冬气者病在四肢，臂股即四肢也，误为腰则不合矣。王注云：须腰为肾府，其所据已误。

# 五、阴阳应象大论

## 在变动为忧

在变动为忧。

【按】忧字当读为嚘，心之变动为嚘，与下文言肺之志为忧者不同。忧即为肺之志，自不应复为心之变动也。五志为怒、喜、思、忧、恐，五变动为握、忧、哕、效、栗，一忧字既列志科，又列变动科，杂乱甚矣。林校正引杨上善云：心之忧在心变动，肺之忧在肺之志，是则肺主于秋，忧为正也。心主于忧，变而生忧也。此说实曲，如其说则肝之变动，何以言握而不言思，亦岂不得曰脾主中央，思为正。肝主于春，变而生思耶，而脾之变动，当言恐，不当言哕；肺之变动，当言怒，不当言效；肾之变动，当言喜，不当言栗矣。

至王注谓忧可以成务，尤为望文生义。《玉篇口部》引老子曰：终日号而不哑，哑气逆气也。今《老子》五十五章作嚘，陆释亦云：嚘气逆也。《庄子·庚桑楚篇》云：儿子终日嗥而嗌不嗄。陆释云：嗄或亦作哑，徐音忧，是哑嚘古通用，恐嚘即嚘之别体。嚘训气逆，则与脾之变动为哕，肺之变动为咳，义正相类，是知此忧字必嚘字之借，与志科之忧，文同而实异。

## 水火者阴阳之徵兆也

天地者万物之上下也，阴阳者血气之男女也，左右者阴阳之道路也，

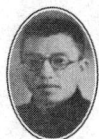

水火者阴阳之徵兆也，阴阳者万物之能始也。

【按】胡澍曰：阴阳之徵兆也，本作阴阳之兆徵也，上三句以兆路为韵，下二句徵始有韵。徵读如宫、商、角、徵、羽之徵，今作徵兆者，后人狃于习见，蔽所希闻而肊改，而不知其与韵不合也。凡古书之倒文协韵者，多经后人改易而失其读，如《大雅·皇矣篇》：同尔弟兄，与王方为韵而今本作兄弟。《月令》：度有短长，与裳量为韵，而今本作长短。《逸周书·周祝篇》：恶姑柔刚，与明阳长为韵，而今本作刚柔。《管子·内业篇》：能无卜筮而知凶吉乎，与一为韵。而今本作吉凶。文选鵩鸟赋或趋西东，与同为韵，而今本作东西，皆其类也。

## 阴阳者万物之能始也

阴阳者万物之能始也。

【按】林校曰：详天地者至万物之能始，与《天元纪大论》同。彼无阴阳者血气之男女一句，又以金木者生成之终始，代阴阳者万物之能始。当从《天元纪大论》，金木者，生成之终始也为是。金木与上天地、阴阳、左右、水火文同一例。终始与上上下、男女、道路、兆徵，皆两字平列，文亦同例。若如今本，则阴阳者三字与上相复，能始二字，义复难通。注谓能为变化生成之元始，乃曲为之说，盖传写之讹也。

## 从欲快志于虚无之守

是以圣人为无为之事，乐恬淡之能，从欲快志于虚无之守。

【按】守字义不相属，当作宇。《广雅》：宇，凥也，经典通作居。《大雅·绵篇》：聿、来、胥、宇，《鲁颂·闷官篇》序：颂僖公能复周公之宇，周语使各有宁宇。《楚辞·离骚》：尔何怀乎故宇。《毛传》郑笺韦、王注并曰宇居也，虚无之宇，谓虚无之居也。从欲快志于虚无之宇，与《淮南·俶真篇》，而从徒倚乎汗漫之宇句，意相似。高诱注：亦曰宇，居也，宇与守形相似，因误而为守。《荀子·礼论篇》：是君子之坛宇宫廷也。《史记·礼书坛》：宇讹作性守。《墨子·经上篇》：宇，弥异所也。今本宇误作守，与此误正同。

## 地有五里

天有八纪，地有五里。

【按】里当为理，《诗·朴樕篇》郑笺云：理之为纪。《白虎通·三纲六纪篇》：纪者理也，是纪与理同义。天言纪，地言理，其实一也。《礼记·月令篇》：无绝地之理，无乱人之纪，亦以理与纪对言。下文云：故治不法天之纪，不用地之理，则灾害至矣。以后证前，知此文本作地有五理也。

王注曰：五行为生育之井里，以井里说里字，迂曲甚矣。

# 六、阴阳离合论

## 则出地者

则出地者，命曰阴中之阳。

【按】则当为财。《荀子·劝学篇》：口耳之间，则四寸耳。杨倞注曰：则当为财，与才同，是其例也。财出地者，犹才出地者，言始出地也，与上文未出地者相对。盖既出地则纯乎阳矣，惟财出地者，乃命之曰阴中之阳也。

## 亦数之可数

亦数之可数。

【按】可上拟脱何字，上文云：万之大不可胜数，此言亦数之何可数。数之何可数，亦不可胜数也。若云数之可数，则于义不协，且无此句法。王注云：天地阴阳，虽不可胜数，在于人形之用者，则数可知之，是其本已脱何字，故强解如此，或云可即当读为何，何可二字，古本通用。数之何数，亦即不可胜数之义。则不烦增字，说当备存。

# 七、阴阳别论

## 别于阳者知病忌时

别于阳者，知病忌时，别于阴者，知死生之期。

【按】忌当为起字之误也。上文云：别于阳者，知病处也，别于阴者，知死生之期。《玉机真藏论》：作别于阳者，知病从来。别于阴者，知死生之期。此云知病起时。犹彼云知病从来也。盖别于阳则能知所原起，别于阴则能知所终极，故云尔。忌与起隶体相似，因而致误。

## 一阴俱搏十日死

一阴俱搏十日死。

【按】此俱字盖涉上下文而衍，一阴不得言俱也。顾观光校引成化本，十日下有平旦二字，则十日下有脱文，而一阴下转有衍文，一句中衍脱如

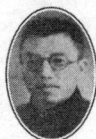

此，信《内经》不易读矣。

# 八、灵兰秘典论

## 消者瞿瞿

消者瞿瞿，熟知其要。按《太素》作肖者，濯濯是也。濯与要为韵，今作瞿失其韵矣。《气交变大论》亦有此文，濯亦误作瞿，而消字正作肖，足证古本与《太素》同也。

# 九、六节藏象论

## 神之变也

心者生之本，神之变也。

【按】全元起本并《太素》作神之处是也。下文云：魄之处，精之处。又云魂之居，营之居，并以居处言，故知变字误矣。

## 阳中之少阳

此为阳中之少阳，通于春气。

【按】《新校正》云：全元起本并《甲乙经》、《太素》作阴中之少阳。夫此言肝藏也。《金匮真言论》曰：阴中之阳肝也，则此文自宜作阴中之少阳，于义方合。王氏据误本作注，而以少阳居阳位说之，非是。

# 十、五藏生成篇

## 凝于脉者为泣

凝于脉者为泣。

【按】王注曰：泣为血行不利，今检字书，泣字并无此义；因疑洰字之误。《玉篇水部》：洰胡故切，闭塞也。洰字右旁之互，误而为立，因改为立，而成泣字矣。上文云：是故多食盐则脉凝泣而变色，泣亦洰字之误。王氏不注于前，而注于后，或其作注时，此文洰字犹未误。故以血行不利说之，正沍字之义也。《汤液醪醴论》：荣泣卫除，《八正神明论》：人血凝泣，泣字并当作沍。

# 十一、异法方宜论

## 其民陵居而多风

其民陵居而多风。

【按】民当作地，下文云：其民不衣而褐荐，则此不当出民字，盖即涉彼而误也。下文言北方其地高陵居，风寒水冽，此西方之陵居而多风，犹北方言陵居风寒也。彼明言其地，则此亦当作其地明矣。矧下文又云：其民华食而脂肥乎。

## 阳之所盛处也

南方者天地所长养，阳之所盛处也。

【按】阳之所盛处也，当作盛阳之所处也，传写错之。

# 十二、移精变气论

## 外无伸官之形

外无伸官之形。

【按】伸字据林校正作奥，奥即簣字也。《说文·帅部》：簣，古文作奥是也。又实即贵字所谐之声也。

《说文·贝部》云：贵、奥同，奥古文簣是也。然则奥例可读为贵，奥官者贵官也，张啸山知之，而云奥乃贵之烂文，则不如以假借说之矣。

# 十三、汤液醪醴论

## 精神不进，志意不治，故病不可愈

精神不进，志意不治，故病不可愈。

【按】《新校正》云：全元起本云，精神进，志意定，故病可愈。《太

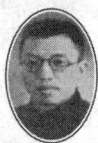

素》云：精神越，志意散，故病不可愈。二者当以全本为长。试连上文读之，帝曰：何谓神不使。岐伯曰：针石道也。精神进，志意定，故病可愈。盖精神进，志意定，即针石之道，所谓神也。若如今本，则针石之道尚未申说，而即言病不可愈之故，失之不伦矣。又试连下文读之，精神进，志意定，故病可愈。今精坏神去，营卫不可复收，何者？嗜欲无穷而忧患不止，精气弛坏，营泣卫除，故神去之而病不愈也。病不愈句正与病可愈句，反复相明。若如今本，则上已言不可愈，又言不愈，文义复矣。且中间何必以今字作转乎，此可知王氏所据本之误，《太素》本失与王同。

### 去菀陈莝

去菀陈莝。

【按】《新校正》云：《太素》莝作茎。又，王注云：去菀陈莝，谓去积久之水物，犹如草茎之不可久留于身中也。全本作草茎，然则王所据本亦是茎字，故以草茎释之。而又引全本之作莝者以见其异字也，今作莝则与注不合矣。高保衡等失于校正。

# 十四、玉版论要篇

## 命曰合玉机

著之玉版，命曰合玉机。

【按】合字即命字之误而衍者，《王机真藏论》曰：著之玉版，藏之脏腑。每旦读之，名曰玉机，正无合字。王氏不据以订正而曲为之说，失之。

## 容色见上下左右

容色见上下左右，各在其要。

【按】《新校正》云：全元起本，容作客。又王注曰：客色者他气也，如肝木部内见赤、黄、白、黑，皆为他气也。然则王所据本，亦是客字，故以他气释之。他气谓非本部之气，所谓客也，今作容误。

# 十五、诊要经终论

## 中心者环死

中心者环死。

【按】环下似本有正字，故王注云：正谓周十二时也，今脱正字，则注语无着矣。王训正为周十二辰者，以《刺禁论》云：刺中心一日死。《四时刺从逆论》云：刺五藏中心一日死，故以为环正死者，即一日死，一日则十二辰也。

# 十六、脉要精微论

## 浑浑革至如涌泉，病进而色弊，绵绵其去如弦绝死

浑浑革至如涌泉，病进而色弊，绵绵其去如弦绝死。

【按】《甲乙经》及《脉经》作浑浑革革，至如涌泉，病进而色，弊弊绵绵，其去如弦绝者死。王本当有夺误，当依《甲乙经》及《脉经》订正，惟病进而色，义不可通。色乃绝之坏字，言待其病进而后绝也。至如涌泉者，一时未即死，病进而后绝，去如弦绝则即死矣。两者不同，故分别言之。

## 易入肌皮肤肠胃之外也

溢饮者渴暴多饮，而易入肌皮肠胃之外也。

【按】《甲乙经》：易作溢，王本亦当作溢。其注云：以水饮满溢，故渗溢易而入肌皮肠胃之外也。此易字无义，盖正文误溢为易，故后人于注中妄增易字耳，非王氏之旧。

## 推而上之，上而不下，推而下之，下而不上

推而上之，上而不下，腰足清也。推而下之，下而不上，头项痛也。

【按】《甲乙经》上而不下，作下而不上，下而不上，作上而不下是也。上文云：推而外之，内大同小异不外，有心腹积也，推而内之，外而不内，身有热也。是外之而不外，内之而不内，皆为有病。然则此文亦当言上之而不上，下之而不下，方与上文一例。若如今本，推而上之，上而不下，推而下之，下而不上，则固其所耳，又何病焉。且阳升阴降，推而上之而不上，则阴气太过，故腰足为之清，推而下之而不下，则阳气太过，故头项为之痛。王氏据误本作注，曲为之说，殆失之矣。又按清当作凊，《说文·冫部》：凊寒也。故王注云腰足冷。

# 十七、玉机真藏论

## 冬脉如营

冬脉如营。

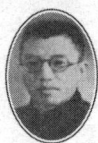

【按】王冰曰：脉沉而深，如营动也。深沉与营动，义不相应。据下文其气来沉以搏，王注以沉而搏击于手释之，营动之义，或取于此。然《甲乙经》搏字为濡，濡古软字，乃冬脉之平调。若沉而搏于手，则冬脉之太过脉也。当从《甲乙经》濡字，然则经文搏字，本是误文，不得据以为说。今注营之言回绕也，《诗·齐谱正义》曰：水所营绕，故曰营丘。《汉书·吴王濞传》刘向传注：并曰营谓回绕之也，字亦通作萦。《诗·樛木篇传》曰：萦旋也，旋亦回绕之义。冬脉深沉，状若回绕，故如营。

## 气舍于其所生

五藏受气于其所生，传之于其所传胜，气舍于其所生，死于其所不胜。

【按】两言其所生，则无别矣。疑下句衍其字，其所生者其子也，所生者其母也。《藏气法时论》：夫邪气之客于身也，以胜相加，至其所生而愈。至其所不胜而甚，至于所生而持。王注解其所生曰：谓至己所生也。解所生曰：谓至生己之气也。一曰其所生，一曰所生，分别言之，此亦当同矣。

## 怒则肝气乘矣，悲则肺气乘矣，忧则心气乘矣

怒则肝气乘矣，悲则肺气乘矣，忧则心气乘矣。

【按】此论相克而令人大病，援上文因而喜大虚则肾气乘矣。恐则脾气乘矣。例当作怒则肺气乘矣，悲则心气乘矣，忧则肝气乘矣，意义方合。否则怒本肝志，悲本肺志，安有自乘之理而忧为脾志。心之所生，更无反乘之道。后人惑于传化传乘二语，不加校正，陋矣。

## 其形肉不脱

其形肉不脱，真藏虽不见，犹死也。

【按】不脱之不字疑衍，其形肉脱，故云真藏虽不见犹死也。若作形肉不脱，则句中亦当着虽字。云形肉虽不脱，真藏虽不见。二句为偶文，然恐非也，或云不字当作已。《三部九候论》云：形肉已脱，九候虽调犹死，九候虽调即真藏虽不见。此文正可例，形肉已脱，即形肉脱，有已字，无已字，文义一也。

# 十八、八正神明论

## 故日月生而泻

故日月生而泻，是为藏虚。

【按】上云日始生则血气始精，卫气始行。又云：月生无泻，并言月不言日，且日亦不当言生也。日疑曰字古文同体之误，参看其民故曰朴条。

## 四时者所以分春、秋、夏、冬之气所在，以时调之也

四时者所以分春、秋、夏、冬之气所在，以时调之也，八正之虚邪而避之勿犯也。

【按】调下衍之也二字，本作四时者所以分春、秋、夏、冬之气所在。以时调八正之虚邪而避之勿犯也，今衍之也二字，文义隔绝。

### 慧然在前

慧然在前，按之不得，不知其情，故曰形。

【按】慧然在前，本作卒然在前。据注云：慧然在前，按之不得，言《三部九候》之中，卒然逢之，不可为之期准也。《离合真邪论》曰：在阴与阳，不可为度，从而察之。《三部九候》：卒然逢之，早遏其路，此其义也。注中两卒然字，正释经文卒然在前之义，因经文误作慧然，遂改注中经文亦作慧然在前，非王氏之旧也。寻经文所以改误者，盖涉下文慧然独悟，口弗能言而误。王于下文注曰：慧然谓清爽也，则知此文之不作慧然矣。何不注于前而注于后乎？

# 十九、离合真邪论

### 不可挂以发者

不可挂以发者，待邪之至时而发针泻矣。

【按】不可挂以发者六字衍文，本作待邪之至时而发针泻矣。盖总承上文而结之，上文一则曰：其来不可逢，此之谓也。一则曰：其往不可追，此之谓也。此则总结之曰：待邪之至时而发针泻矣，正对黄帝候气奈何之间。今衍此六字，盖涉下文而误。下文云：故曰，知机道者，不可挂以发，不知机者，扣之不发，今误入此文，义不可通。

# 二十、通评虚实论

### 脉气上虚尺虚

脉气上虚尺虚。

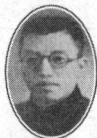

【按】王注言：尺寸脉俱虚。《甲乙经》作脉虚、气虚、尺虚，此少一虚字，多一上字。张啸山云：下文明列气虚、尺虚、脉虚三款，盖此文脱误。若如王注，则一脉而已。今考《甲乙经》及下文，则此上字即虚字之坏，又与气字误倒耳。盖虚字一坏而为此，此字再坏而为上也。

### 脉虚者不象阴也

脉虚者不象阴也。

【按】阴下疑脱阳字，阳与上文常字恒字为韵，脱阳字则失韵矣。且脉不能有阴无阳，脉虚而第谓不象阴，亦太偏举矣。王注谓不象太阴之应气口者，脉之要会，手太阴之动脉，殊属望文，是则不象阴阳者，谓阴阳失其所应象耳。

# 二十一、太阴阳明篇

### 身热不时卧

身热不时卧，上为喘呼。

【按】时字疑得字之误，以既云身热，又云喘呼，病正合不得卧也。王无注，后人或解不时卧为不能以时卧，其义则近矣。而不能以时卧，不当但云不时卧。《热论》云：故身热不得卧也。《刺热篇》云：热争则不得安卧。《逆调论》云：有不得卧不能行而喘者，有不得卧，卧而喘者，皆足以证其谬。

# 二十二、刺热篇

### 肝热病者脾热病者

肝热病者，小便先黄，腹痛多卧，身热。脾热病者先头肿，颊痛烦心，颜青欲呕，身热。

【按】肝热病者以下数句，当在脾热病者下，脾热病者下数句，当在肝热病者下，当是传写互置之误。否则其症两相牵强，细考自明。

## 二十三、逆调论

### 逢风寒如灸如火者

人有四肢热，逢风寒如灸如火者，何也？

【按】寒字当衍。下文云：逢风而如灸如火者，无寒字可证，且云四肢者阳也，两阳相得，惟止言风。故四肢阳，风亦阳，是为两阳。若寒则杂阴矣。《疟论》云：夫寒者阴气也，风者阳气也是也。

## 二十四、欬　论

### 欬而遗失

大肠欬状，欬而遗失。

【按】失字当从《甲乙经》作矢，矢失形近，又涉下文两失字而误也。然如张志聪集注引廉颇坐顷三遗矢为证，则又非。古人大小便皆有矢称，廉颇之三遗矢必是小便，此遗矢乃大便，观于大肠可知。且下文言膀胱欬状，欬而遗溺正是小便则遗矢为大便益明矣。余曾治一妇人，欬必遗大便少许，不能自禁，正是此证。

## 二十五、风　论

### 或为风也

或为风也。

【按】或字当涉上文诸或为字而误，盖本作同。故下文云：其病各异，其名不同，同误为或，则句不成义，或谓此风字指五藏风言，姑存其说。

### 然致有风气也

然致有风气也。

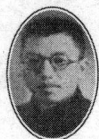

【按】有字吴昆本作自字是也。上文云无常方，故作转语云，然致自风气也，言虽无常方，然其致病则仍由风气耳。自误为有，则文不可解。林校正引全元起本及《甲乙经》：致字作故攻。吴方壶校云：林校攻字衍按今《甲乙经》：阳受病发风篇无攻字，则攻字为衍信，但作然故有风气也，仍不可解。窃疑全本及《甲乙经》亦作然故自风气也。故自风气与致自风气，惟故致文略别，要大致一也。

### 诊在口上

诊在口上，其色赤。

【按】口字当是舌之烂文，舌为心之苗，心病诊舌。方与上文肺诊眉上，下文肝诊目下相合。若口字则为脾之外候，文殊不类。

### 诊在肌上

诊在肌上，其色黑。

【按】肌字当是䐃字之误。《说文》：䐃，颊肉也。《集韵》义同。颊上为颧，颧正肾之外候也，至䐃之讹肌，犹饑之与饥，機之与机，不足为异。王冰注：水侮土也，不免望文生义。

# 二十六、痿 论

### 枢折挈

枢折挈。

【按】挈上疑脱不字，故王注云：膝腕枢纽如折去而不相提挈，是王本明作不挈。若止言挈，何云不相提挈乎，且三字本不成义。

# 二十七、脉解篇

### 正月太阳寅

正月太阳寅，寅太阳也。

【按】上太阳二字衍，正月寅，寅太阳也。太阳正申寅义，今有两太阳，则复叠无理矣。

# 二十八、调经论

## 而此成形

而此成形。

【按】此成二字盖倒，此者此五藏也，成此形，成五藏之形也。

## 志意通

志意通。

【按】吴崐于通下补调字，惟《甲乙经》明云：志意通达，则此脱达字，补调非也。

## 神不足则悲

神不足则悲。

【按】此悲字作忧字为是，王注云：悲一作忧，误也，则以不误为误矣。然固有作忧之一本也，林校正引《甲乙经》及《太素》，并全元起注本，亦并作忧。盖忧字古作惪，惪与悲，形相似而误也。

## 大气乃屈

大气乃屈。

【按】王注云：大气谓大邪气也。夫大邪气或止当云邪气，不可省邪字而曰大气。大气必指正气而言，疑此乃字为不字之误。

# 二十九、缪刺论

## 邪客于足阳明之经

邪客于足阳明之经。

【按】王注云：以其脉左右交于面部，故举经脉之病，以明刺处之类。林亿校正云：全元起本与《甲乙经》作络，作络者是也。上文云：如此者必互刺之，必中其经，非络脉也。故络病者，其痛与经脉谬处，故命曰谬刺。然则谬刺必在络，若在经则互刺，非谬刺矣。王注曲。

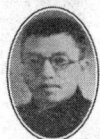

# 三十、气交变大论

## 其主苍皁

其主苍皁。

【按】皁当读皁。《周礼·大司徒》：职其植物宜皁物，陆释云：皁音皁，本或作皁，是其证矣。彼郑注引司农云：皁物柞栗之属，今此间谓柞实为皁斗。皁斗即皁斗也。依《说文》作草斗，草部云：草草斗栎实也。草即皁之正字。自草字为草木之义所专，故草斗之草作为皁。苍皁者苍色之皁，即大司徒职之皁物也。王注乃云苍色之物，又皁凋落，其说殊谬。或说据《广雅》释器云：皁黑也。又云缁谓之皁，缁亦黑也。《说文》徐铉校云：栎实可以染帛为黑色，则因其染黑，故引申之义为黑。此皁与苍连文，宜从黑义，苍皁即苍黑，似尚可备一通。然以下文其主黔谷证之，亦殆不然也。黔谷者黔色之谷，黔色之谷与苍色之皁可丽，以苍皁作苍黑义。句法背例矣，且曰其主苍黑，而不指其物，则其所主苍黑者，果何物也。

## 湿性燥

复则炎暑流火，湿性燥。

【按】王注云：火气复金，夏生大热，故万物湿性，时变为燥。据此燥字当不误。而吴崐注本，独作膟。注云：湿性之物，变生膟味。吴改字俱注中标出，此不标，则所据本与王本异，盖误本也。

# 三十一、五常政大论

## 其病摇动注怒

其病摇动注怒。

【按】注字疑狂字形近之误，否则义不可解。

## 火行子槁

火行子槁。

【按】子字无义，王无注。疑干字之误，于读为旱，或读为乾。以《戴记月令》云：大火为旱，即火行旱楠之义也。《庄子·田子方篇》陆释云：干本作乾。

欧阳询艺文类旱类，引《洪范五行传》云：旱之为言乾，万物伤而干不得水也。则读干为乾，即读干为旱矣。又或曰干乃芋字之借。《说文·帅部》云：芋麻母也，字亦作莩。《尔雅·释草》云：莩麻母，谓终枯楠，故曰芋楠。此虽不改字，然义转不逮，姑两存之。

### 介虫不成

介虫不成。

【按】介虫盖本作鳞虫，上文既言介虫静，则不当复百介虫不成，此介之为误字甚明。且介虫不成上文属厥阴司天，此则阳明司天，亦末合复叠也。以上文推之，曰介虫不成，曰毛虫不成，曰羽虫不成，曰倮虫不成，所未言者鳞虫不成耳。此则介虫为鳞虫之误可知。又况凡言不成者，其在泉皆不举，如厥阴司天，介虫不成，在泉之毛虫、倮虫、羽虫而不举介虫。少阴司天，毛虫不成，在泉言羽虫、介虫而不举毛虫。太阴司天，羽虫不成，在泉言倮虫、鳞虫而不举羽虫。少阳司天，倮虫不成，在泉言羽虫、介虫毛虫而不举倮虫，则此下文在泉言介虫、毛虫、羽虫而不举鳞虫，于鳞虫不成，亦为合例。

# 三十二、六元正纪大论

### 有故无殒亦无殒也

有故无殒亦无殒也。

【按】于鬯云：亦无殒也四字，不成义，疑下无字，本作有。盖治妇人重身，有不死，亦有死。故曰无殒，亦有殒也。王注言：故谓有大坚瘕瘕痛甚不堪。又谓上无殒言母必全，亦无殒言子亦不死，俱强解难信。余独谓王注为可信，惟亦字上当添一字，义始通晓。

# 三十三、至真要大论

### 欬不止而白血出者死

欬不止而白血出者死。

读内经记

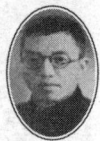

【按】而字疑隶书面字之坏文，旧以白血连读，则血未有白者矣。王注云：白血谓衃出浅红色血，亦明知血无白色，故以浅红色假借之，然究勉强。

# 三十四、示从容论

## 皆失八风菀熟

皆失八风菀熟。

【按】今江浙间本如此，别本熟字多作热，热、熟二字，义本相成。菀熟即菀热也，惟疑作熟者是。《疏五过论》云：不知俞理五藏菀熟。王注云：熟热也，彼有王注训熟为热，则明是菀熟非菀热，可见矣。

# 三十五、徵四失论

## 妄作杂术

妄作杂术。

【按】吴崐本杂作离，离、杂二字，古多互书，《周礼·形方氏》无有乖离之地。郑注引杜子春云：离当为杂，书亦或为杂，急就篇分别部居不离厕，颜师古本：离作杂。

# 训　　诂

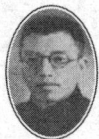

# 一、上古天真论

## 成而登天

成而登天。

【按】成者圣人之道成也，登天即天位为天子也，鼎湖之言，乃秦汉诸儒附会之谈，古无是说，未可据为注释。《易·明夷传》曰：初登于天，照四国也，可证此经登天之义。故下文即云：乃问于天师，乃者天上之词，见黄帝既登为帝，亦发此问也。

## 不时御神

不知持满，不时御神。

【按】林校曰：别本时作解，时字是。解字非也，时善也，不时御神。谓不善御神也，《小雅·頍弁篇》：尔殽现时。毛传曰：时善也。《广雅》同。解与时形声均不相近，无缘致误，亦无由得通。盖后人不明时字之训而妄改之，且善亦有解义。学记相观而善之谓摩，正义曰善犹解也是也，则愈不必改为解矣。

## 夫上古圣人之教下也皆谓之

夫上古圣人之教下也皆谓之。

【按】林校曰：按全元起注本云，上古圣人之教也，下皆为之。《太素》、《千金》同。杨上善云：上古圣人，使人行者，身先行之，为不言之教。不言之教，胜有言之教，故下百姓仿行者众，故曰下皆为之。全本、杨本、孙本及杨说是也。夫上古圣人之教也句，下皆为之句，下皆为之，言下皆化之也。书梓材厥乱为民，《论衡·效力篇》引作厥率化民，是为即化也。王本作谓者，为之借字耳。僖五年《左传》曰：一之谓甚，其可再乎。《六微旨大论》曰：升已而降，降者谓天，降已而升，升者谓地。《周语》曰：守府之谓多，胡可兴也。《晋语》曰：八年之谓多矣，何以能久。以上并以谓为"为"，为与谓一声之转，故二字往往通用。《说苑·君道篇》：则何为不具官平？《晏子春秋问篇》：为作谓。《吕氏春秋·精输篇》：胡为不可。《淮南道应篇》：为作谓。正如《素问》下皆为之，而王氏所据本，为字作谓，盖假借皆主乎声。《语辞》之为通作谓，行为之为通作谓。为之为通作谓，故化为之为亦通作谓。王氏不达，误以谓为告谓之谓，乃升下字于上句也字之上。以上古圣人之教下也为句，皆谓之三字下属为句，失其旨矣。

## 恬憺虚无

恬憺虚无。

【按】恬憺，元熊宗立本明道藏本，均作恬憺，考《一切经音义十六》引《苍颉篇》曰：憺恬也，是恬憺同。憺之为恬，犹澹之为淡。文选潘安仁金《谷集诗》：绿池泛淡淡。李善曰：淡与澹同，然释音作恬憺，则宋本作恬憺。《阴阳应象大论》：乐恬憺之能。《移精变气论》：此恬憺之世，亦并作恬憺。

## 其民故曰朴

其民故曰朴。

【按】曰即日，顾炎武《金石文字》记云：唐人曰、日二字同一书法，惟曰字左角稍缺。《石经》：日字皆作曰。宋以后始以方者为曰，长者为日。然则作其民故曰朴者，唐以前写本也。林校正引别本曰作日，宋以后写本也。其实两本无异文，民曰朴，犹《孟子·尽心》篇言民日迁善义。胡澍亦言之，而胡以为作日者，形似之误。并引大戴礼曾子《天圆篇》：故火日外景，而金水内景。《淮南·天文》篇：日作曰，则犹未知日、曰二字之同体也。

## 太冲脉盛

太冲脉盛。

【按】《新校正》云：全元起注及《太素》、《甲乙经》俱作伏冲，下太冲同。考汉人书太字或作伏，汉太尉公墓中画像有伏尉公，字隶续云。字书有伏字，与大同音。此碑所云伏尉公，盖是用伏为大，即大尉公也。然则全本及《太素》、《甲乙经》作伏冲，即太冲也。后人不识伏字，加点作伏，遂成异字。

## 发始堕

五七阳明脉衰，面始焦，发始堕。

【按】下文又曰：五八肾气衰，发堕齿槁，《长刺节论》曰：病大风，骨节重，须眉堕，王本堕字均无注。堕本作髻，《说文》：髻发堕也，字通作堕，堕之为言秃也。《墨子·修身篇》：华发堕颠而犹弗舍，堕颠即秃顶也，发秃谓之堕。毛羽秃谓之毹，角秃谓之随，尾秃谓之楢，声义盖并同也。

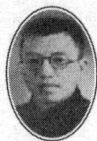

## 此虽有子，男不过尽八八，女不过尽七七

帝曰：有其年已老而有子者何也？岐伯曰：此其天寿过度，气脉常通，而肾气有余也，此虽有子，男不过尽八八，女不过尽七七。而天地之精气皆竭矣。

【按】王注此虽有子三句曰，虽老而生子，子寿亦不能过天癸之数，此谬说也。详岐伯之对，谓年老虽亦有子者，然大要生子常期。男子在八八以前，女子在七七以前，故曰此虽有子，男不过尽八八，女不过尽七七，而天地之精气皆竭矣。男不过尽八八之男，即承上文之丈夫而言，女不过尽七七之女，即承上文之女子而言，并非谓年老者所生之子，何得云子寿，亦不过天癸之数乎，且老年之子必不寿，亦无是理。

## 真人

余闻上古有真人者，提挈天地，把握阴阳。

【按】王注曰：真人谓成道之人也，殊觉泛而不切，且成与全义相因，无以别于下文淳德全道之至人，今按真人谓化人也。《说文》曰：真仙人变形而登天也，从七，七即化之本字，从目从乚八，所乘载也，是其义矣。

## 至人

中古之时，有至人者，淳德全道。

【按】王注曰：全其至道，故曰至人。林校引杨上善曰：积精全神，能至于应，故称至人。杨、王二注，皆望下文生义，不思下文言淳德全道，不言至德至道，殆失之矣。夫至者大也，《尔雅》曰：旺大也。郭璞作至。释文曰：旺本又作至。《易象传》曰：大哉乾元，至者坤元。郑注哀公问曰：至矣言至大也。高诱注《秦策》曰：至犹大也。注《吕氏春秋·求人篇》曰：至大也，是至人者大人也。乾文言曰：夫大人者与天地合其德，与此文有至人者淳德全道，意义相似。《庄子·天下篇》曰：不离于真，谓之至人。不离于真，犹下文言亦归于真人也，故居真人之次，《论语》曰：畏大人，畏圣人之言，故在圣人之上。

## 举不欲观于俗

举不欲观于俗。

【按】张啸山校云，观疑当作违，行不欲离于世，举不欲违于俗，所谓和光同尘也。此说当得之矣，惟违、观二字，音既不通，形亦各异，何缘致误。窃疑观为讙字之借，讙，喧哗也，言不为惊世骇俗也。

# 二、四气调神大论

## 使气亟夺

使气亟夺。

【按】亟即今脱字，王注以迫夺说之非是。

## 天气清净光明者也

天气清净光明者也，藏德不止，故不下也。天明则日月不明，邪害空窍。阳气者闭塞，地气者冒明，云雾不精，则上应白露不下交通，不表万物，命故不施，不施则名木多死。

【按】天气以清净而成其光明者也。清静谓无云雾不精之事，四时寒暑，雨曝时若，守其常度而不失，故不下为地气所冒也。藏守也，德常度也，不止犹不改也。若天气亢于上，则日月不能明照，而邪气充塞太虚矣。天明之明，作高明说，犹亢也。旧解谓大明彰则小明隐，夫天之明，即日月之明也。岂有日月不明而天独明之事，且又何所分于大小乎？天气闭塞，不下交通，地气上腾，蒙冒日月，如是者天地不交，阳亢阴郁，必见满天云雾，不化精微。云雾之精，即白露也，不能下而交通于地，不能旁敷于万物。表如表海之表，谓广被也，命令也。当阳不阳，当雨不雨，当寒不寒，当燠不燠。四时正令，不能顺施，有不名木多死者乎？凡亢旱之日夜必有云，晨必无露，土燥尘起，草木苍干，此人之所共知也。盖人之身，身半以上，天气主之；身半以下，地气主之。升降不利，清浊不分，渐成上盛下虚之病矣。是皆白露不下，正命不施之患也。以白露譬人身真阴，义最可思。

## 名木

名木多死。

【按】王注曰：名谓名果珍木，实未达名字之义，名大也。名木，木之大者。《五常政大论》：则名木不荣。《气交变大论》：名木苍凋。《六元正纪大论》：名木上焦。名木皆谓大木，古或谓大为名，大山谓之名山。《中山经》曰：天下名山五千三百七十，盖其余小者，不足数云。大川谓之名川，庄子《天下篇》曰：名川三百，支川三千，小者无数，大都谓之名都。《魏策》曰：大县数百，名都数十，其义一也。

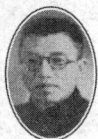

## 肺气焦满

逆秋气则太阴不收，肺气焦满。

【按】王注曰：焦谓上焦也，太阴行气，主化上焦，故肺气不收，上焦满也。然经言焦，不言上，安得臆决为上焦乎？焦即焦灼之焦，《礼记·问丧篇》：干肝焦肺，是其义也。

## 愚者佩之

道者圣人行之，愚者佩之。

【按】佩读为倍。《说文》：倍反也。《荀子·大略篇》：教而不称师谓之倍。杨惊注曰：倍者反逆之名也，字或作倩作背，圣人行之，愚者佩之，谓圣人行道，愚者倍道也。行与倍正相反，故下遂云：从阴阳则生，逆之则死，从之则治，逆之则乱。从与逆，亦相反。从即行逆即倍也，佩与倍古同声而通用，释名曰佩倍也。言其非一物有倍贰也，是古同声之证。《荀子·大略篇》：一佩易之。杨惊注曰：佩或为倍。昭二十六年《左传》：倍奸齐盟。《孟子·滕文公篇》：师死而遂倍之，并与背通。王注谓圣人心合于道，故勤而行之；愚者惟守于迷，故佩服而已。此不得其解而曲为之说。古人之文，恒多假借，不求诸声音而索之字画，宜其诂为病矣。

# 三、生气通天论篇

## 传精神

圣人传精神服天气，而通神明。

【按】传字义不可通，王注谓精神可传，惟圣人得道者乃能尔，亦不解。所谓传当为抟字之误也。抟聚也，抟聚其精神。即《上古天真论》所谓精神不散也。《管子·内业篇》：抟气如神，万物备存。尹知章注：抟谓结聚也，与此文语意相近，作传者古字通用。又抟与专同，言圣人精神专一不旁骛也。《徵四失论》曰：精神不专。《宝命全形论》曰：神无营于众物，义与此相近。古书专一字多作抟。《系辞传》：其静也专。释文曰：专陆作抟。昭二十五年《左传》：若琴瑟之专一。释文曰：专本作抟。《史记·秦始皇纪》：抟心揖志。索隐曰：抟古专字。《管子·立政篇》曰：一道路，抟出入。《幼官篇》曰：抟一纯固。《内业篇》曰：能抟乎？能一乎？皆为专一之证。惟今本抟均讹作博，则又以抟、博相似而误也。

## 因于湿首如裹

因于湿，首如裹。

【按】此言病因于湿，头如蒙物，不瞭了耳。王注：蒙上文为说，谓表热为病，当汗泄之，反湿其首，若湿物裹之。则是谓病不因于湿邪之侵，而成于医工之误矣。且表热而湿其首，从古无此治法。王氏盖见下文有因而饱食，因而大饮，因而强力云云，相因为病，遂于此处之因于寒，因于暑，因于湿，因于气，亦相因作解。故有此谬说，不思彼文言因而，自是相因之病，此言因于则寒、暑、湿、热，各有所因，本不相蒙，何可比而同之乎？前后注相承为说皆误，而此注尤甚，故特辨之。

## 因于气为肿

因于气为肿。

【按】此气指热气而言，上云寒、暑、湿，此若泛言气则于上文不类，故知气谓热气也。《阴阳应象大论》曰：热胜则肿，本偏下注引正理论曰：热之所过，则为痈肿，可为一证。

## 四维相代

四维相代，阳气乃竭。

【按】此卫气郁滞也。血滞于藏则为积，气滞于藏则为聚，血滞于身则为痹，气滞于身则为肿，肿则四肢必有废而不用者。不用则不废者代其职矣，脊以代头，尻以代踵，代之义也。四末为诸阳之本，有所废而不用，久则阳气必偏竭矣，非气竭而死也。不曰不用，而曰相代者，痹气走刺无定，彼此互易，非四肢全废也。仲景曰：病人一臂不遂，时复转移在一臂是也。

## 汗出偏沮

汗出偏沮，使人偏枯。

【按】王注曰：夫人之身常偏汗出而润湿者，久之偏枯，半身不遂。林校曰：按沮《千金》作祖，全元起本作恒，大抵王本并注是也。《一切经音义》卷十引《仓颉篇》曰：沮渐也。《广雅》曰：沮润渐如湿也。《魏风》：彼汾沮洳。《毛传》曰：沮洳其渐洳者。王制山川沮泽。何氏隐义曰：沮泽下湿地也，是沮为润湿之象，则经文本作沮字无疑。且沮与枯为韵也，孙本作祖，偏旁之讹。全本作恒，则全体俱讹矣。然考其致讹之由，意沮之左畔讹从心，《小雅·采薇正义》引郑氏《易》注：所谓古书篆作立心，与水相近者也。其右畔讹作亘，亘与且，今字亦相近，故合讹而为恒。

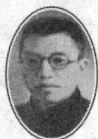

## 乃生大偻

乃生大偻。

【按】偻即下文陷脉为瘘之瘘字，瘘正字，偻者字也。此用偻字，下文用瘘字，文异义同之例。古书多有之，王注不知偻之即瘘，而云形容偻俯，则生字何义乎？此言大瘘，下文止言瘘，不言大。则陷脉者生小瘘也，于义初不复。

## 因而强力

因而强力，肾气乃伤，高骨乃坏。

【按】王注云：强力谓强力入房也。夫经止言强力，何以知强力入房，不过因言肾气高骨，而下文又接论阴阳之道，遂以强力指入房，不知入房直合云因而入房。必不可舍入房而曰强力，强力自指强力而已。高世栻直解云：因而强力，风邪末去而强用其力也，过劳伤精。故肾气乃伤，肾主骨，故高骨乃坏，不涉入房之说，此为得之。

## 味过于苦，脾气不濡，胃气乃厚

味过于苦，脾气不濡，胃气乃厚。

【按】王注云：苦性坚燥，又养脾胃。故脾气不濡，胃气强厚。然既云味过，必是不善，必无过而善者。如王所说，是过而善矣。下文味过于辛，筋脉沮弛，精神乃央。王注云：沮润也，弛缓也，央久也，辛性润泽，散养于筋，故令筋缓脉润，精神长久。林校正云：此论味过所伤，难作精神长久之解。央乃殃也，所驳甚当。然则此条注，亦必误矣。高世栻云：苦者心之味，过苦则火克肺金。肺者天也，脾者地也，天气不降，则地气不升，故脾气不濡，濡灌溉也。脾为湿土，胃为燥土，两土相济，今脾气不濡，则胃气过燥，故胃气乃厚。厚，燥实也。此说得之，顾观光校云：脾气不濡，过于燥也，脾不为胃行其津液，胃气乃积而厚矣。胃气一厚，容纳遂少，反以有余成其不足，非强厚之谓也。与高解合。

## 筋脉沮弛，精神乃央

味过于辛，筋脉沮弛，精神乃央。

【按】王注曰：沮润也，弛缓也，央久也，辛性润泽，散养于筋。故令筋缓脉润，精神长久，何者辛补肝也。《藏气法时论》曰：肝欲散，急食辛以散之。用辛补之，此说亦非。沮弛之沮，与汗出偏沮之沮异义。彼读平声，此读上声，沮弛谓坏废也。《一切经音义》卷一引三苍曰：沮败坏也。《小雅·小旻篇》：何日斯沮。《楚辞》：九欢颜徵薰以沮败兮。《毛传》王

注：并曰沮坏也。《汉书·司马迁传》注曰：沮毁坏也。《李陵传》注曰：沮谓毁坏之，弛本作弛，襄二十四年谷梁传弛侯，《荀子·王制篇》：大事殆乎弛。范宁、杨倞并曰：弛废也，或作弛。文选《西京赋》：城尉不施柝。薛综曰：施废也。本篇上文曰：大筋软短，小筋弛长。软短为拘，弛长为痿，痿与废相近。《刺要论》：肝动则春病热而筋弛。注曰：弛犹纵缓也。《皮部论》：热多则筋弛骨消。注曰：弛缓也，纵缓亦与废相近。《广雅》：弛纵置也，置即废也，是沮弛为坏废也。林校曰：央乃殃也，古文通用。如膏粱之作高粱，草滋之作草兹之类。按林读央为殃得之，汉无极山碑，为民来福除央。吴仲山碑而遭祸央．殃并作央，即其证。惟未解殃字之义，窃谓殃亦败坏之意。《广雅》曰：殃，败也。《月令》曰：冬藏殃败。《晋语》曰：吾主以不贿闻于诸侯，今以梗阳之贿殃之不可，是殃为败坏也。沮、弛、央三字义相近，故经类举之。经意辛味太过，木受金刑，则经脉为之坏废，精神因而败坏。故曰味过于辛，筋脉弛沮，精神乃央。筋脉沮弛，与《疏五过论》形体毁沮。《汤液醪论》精气弛坏同意。精神乃央与上文高骨乃坏同意。王注：大与经旨相背，且此论味过所伤，而注牵涉于辛润辛散辛补之义，斯为谬证矣，或谓央者尽也。《楚辞·离骚》：时亦犹其未央兮。王逸注曰：央尽也。《九歌》：烂昭昭兮未央。注曰：央已也，已与尽同义，精神乃央，言精神乃尽也。

# 四、阴阳应象大论

## 病之形能也

此阴阳更胜之变，病之形能也。

【按】能读为态，病之形能也者，病之形态也。《荀子·天论篇》：耳、目、口、鼻形能各有接而不相能也，形能亦作形态。《楚辞·九章》：固庸态也。《论衡·累害篇》：态作能。《汉书·司马相如传》：君子之态。《史记·徐广本》：态作能。皆古人以能为态之证。下文：是以圣人为无为之事，乐恬憺之能，能亦读为态。与事为韵，恬憺之能，即恬憺之态也。《五藏别论》曰：观其志意，与其病能，能亦读为态，与意为韵，病能即病态也。《风论》曰：愿闻其诊，及其病能，即及其病态也。《厥论》曰：愿闻六经脉之厥状病能也。厥状与病能并举，即厥状病态也。第四十八篇名《病能论》，即病态论也。《方盛衰论》曰：循尺滑涩，寒温之意，视其大小，合之病能。能亦与意为韵，即合之病态也。王于诸能字，或无注，或皮传其说，均由不得其读释音发音。于本篇上文能冬不能夏，曰奴代切，

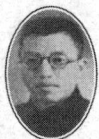

下形能同，则又强不知以为知矣。

# 五、阴阳离合论

## 阴之绝阴

厥阴根起于大敦，阴之绝阳，名曰阴之绝阴。

【按】既曰阴之绝阳，又曰阴之绝阴，义不可通。据上文太阳、阳明，并曰阴中之阳，则太阴、厥阴，应并言阴中之阴，疑此文本作厥阴根起大敦，阴之绝阳，名曰阴中之阴。盖以其两阴相合，有阴无阳，故为阴之绝阳，而名之曰阴中之阴也。两文相涉，因而致误。

# 六、阴阳别论

## 不得隐曲，女子不月

二阳之病发心脾，有不得隐曲，女子不月。

【按】王注曰：隐曲谓隐蔽委曲之事也。夫肠胃发病，心脾受之，心受之则血不流，脾受之则味不化，血不流，故女子不月。味不化则男子少精，是以隐蔽委曲之事，不能为也。王氏此注有四失焉。本文但言女子不月，不言男子少精，增益其文，其失一也；本文先言不得隐曲，后言女子不月，乃增男子少精，而以不得隐曲，总承男女而言，使经文倒置，其失二也；女子不月，既著其文，又申以不得隐曲之言，而男子少精，必待注家补出，使经文详略失宜，其失三也；《上古天真论》曰：丈夫八岁，肾气实，发长齿更；二八肾气盛，天癸至，精气溢泻，是男子之精，与女子月事，并由肾气。少精与不月，应是同病，乃以女子不月属之心，而以男子少精属之脾，其失四也。下文云：三阴三阳俱搏，心腹满，发尽，不得隐曲，五日死。注云：隐曲为便泻也。然则不得隐曲，谓不得便泻。王注前后不照，当以后注为长，便泻谓之隐曲，盖古语如此，襄十五年《左传·师慧》：过宋朝私焉。杜注曰：私小便，便泻谓之隐曲，犹小便谓之私矣。不得隐曲为一病，女子不月为一病，二者不得并为一谈，不得隐曲从下注训为不得便泻，正与脾病相应矣。

## 生阳之属，不过四日而死

死阴之属，不过三日而死；生阳之属，不过四日而死。

【按】林校正云：别本作四日而生，详上下文义，作死者非。俞曲园云：按下文云，肝之心谓之生阳，心之肺谓之死阴。故王注于死阴之属，曰火乘金也。于生阳之属，曰木乘火也，是死阴生阳，名虽有生死之分，而实则皆死徵也。故一曰不过三日而死，一曰不过四日而死。《新校正》云：别本作四日而生，全元起注本作四日而已，俱通。详上下文义，作死者非。此《新校》之谬说，盖全本作四日而已者，已乃亡字之误。别本作生者，浅人不察文义，以为死阴言死，生阳宜言生，故臆改之也。《新校》以死字为非，必以生字为是，大失厥旨矣，此说于经义甚得。凡言几日而死者，必是言死。若生则病本未死，未死则尚生，故无所谓几日而生也，观句法可见。又下文曰：所谓生阳死阴者，肝之心谓之生阳，心之肺谓之死阴，肺之肾谓之重阴，肾之脾谓之辟阴，死不治。死不治三字，总结上四句，则生阳、死阴、重阴、辟阴皆死疾。诚如俞说，惟引王注木乘火为说。则窃不然，王于下文肝之心谓之生阳。注云：母来亲子，故曰生阳，匪惟以木生火，亦自阳气主生尔，则王以生阳为真生，其言木乘火者，不过曰木生火而已。疑王本亦已误为生，故其说如此。

# 七、五藏生成论

## 其荣色也

心之合脉也，其荣色也。

【按】色为赤色，王注当不误。而林校正驳之云：王以赤色为面荣美，末通。大抵发于面之色，皆心之荣也，岂专为赤哉。窃谓林说转未当，此观于下文而可知，下文言五藏所生之外荣云，生于心如以缟裹朱，朱非正赤色乎？又云：生于肺，如以缟裹红；生于肝，如以缟裹绀；生于脾，如以缟裹栝楼实；生于肾，如以缟裹紫，是赤色之外，凡发见之色，生于肝、肺、脾、肾而不生于心也，且如红浅赤也。绀青赤也，栝楼实黄赤也，紫黑赤也，则即不生于心之色。亦复不离于赤，焉有明明言心，其荣色也。以赤色为未通乎？盖心生血，血色赤，此实浅可知者。王曰：火炎上而色赤，舍血言火，却似舍近言远耳。

## 色青如草兹者死

故色见青如草兹者死。

【按】兹本作滋，草滋草汁也，以草揉汁，色成青黑，故主死。于鬯谓：兹之言荐也，草兹者草荐也，草荐者草席也，古人多谓席为兹。《周礼围

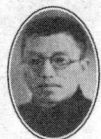

师》：职春除蓐。郑注云：蓐马兹也。《尔雅·释器》云：蓐谓之兹。郭注云：兹者蓐席也，草既成席，青色必干槁，故色如之者死，其说殊曲。若王注谓如草初生之青色，其说尤谬，果如其色，是生色，非死色矣。

### 徇蒙招尤

徇蒙招尤。

【按】王注曰：徇，疾也，蒙不明也。言目暴疾而不明，招谓掉也，摇掉不定。尤，甚也，目疾不明。首掉尤甚，谓暴疾也。王氏此说，甚为迂曲。考徇者，眴之假字，蒙者，矇之假字。《说文》：目部，眴目摇也，或作眗，矇童蒙也。一曰不明也，是眴矇并为目疾，于义甚显。注家泥徇之本义，而训为疾，斯多曲说矣。

# 八、五藏别论

## 六府者传化物而不藏

六府者传化物而不藏。

【按】云化物而不藏，则六府即上文传化之府。上文之传化之府云：胃、大肠、小肠、三焦、膀胱，则止五府。又云魄门亦为五藏使，水谷不得久藏，则魄门亦实传化之府之一。合之成六府，然则此六府为胃、大肠、小肠、三焦、膀胱、魄门，与《金匮真言论》以胆、胃、大肠、小肠、膀胱、三焦为六府者异，胆亦见上文乃奇恒之府，非传化之府，故舍胆而取魄门为六。夫藏府之说，今世一从《金匮真言论》，而在古初无定论，故《灵兰秘典论》云：愿闻十二藏之相使贵贱何如？又《六节藏象论》云：凡十一藏取决于胆也，是合藏府而通谓之藏矣。又《诊要经终论》言：十二月人气分两月配一藏，故五藏之外，又有头，则头亦为一藏矣。又《六节藏象论》及《三部九候论》并言九野为藏，神藏五，形藏四。王注云：所谓形藏四者，一头角，二耳目，三口齿，四胸中，则头角、耳、目、口、齿胸中亦为藏矣。又《脉要精微论》云：夫五藏者身之强也，而彼下文云：头者精明之府，背者胸中之府，腰者肾之府，膝者筋之府，骨者髓之府，则是五府也。而云五藏，五藏而又为头、背、腰、膝、骨矣。上文云：余闻方士，或以脑髓为藏，或以肠胃为藏，或以为府，则当时藏府之说，有争辩矣。

# 九、异法方宜论

## 一病而治各不同

黄帝问曰：一病而治各不同，皆愈，何也？岐伯对曰：地势使然也。

【按】下文分言五方之病与五方之治且不同，是帝所问者一病而治各不同，伯所对者，各病而治各不同也。故篇末结云：故治所以异而病皆愈，遂没法去一病二字，古人文章之疏如此。

## 其民嗜酸而食胕

其民嗜酸而食胕。

【按】胕即腐字，故王注曰：言其所食不芳香。《新校正》曰：全元起云食鱼也，食鱼不得谓之食胕，全说非。

# 十、移精变气论

## 故可移精，祝由而已

故可移精，祝由而已。

【按】《说文·示部》：福祝誧也，是字本作福。《玉篇》曰：袖耻灵切，古文福，是字又作袖，比作由者，即袖之省也。王注曰：无假毒药，祝说病由，此固望文生训。《新校正》引全注云：祝由南方神，则以由为融之假字，由融双声，证以昭五年《左传》：蹶由。《韩子说林》：作蹶融，则古字本通。然祝融而已，文不成义。若然则以本草治病，即谓之神农乎，全说亦非。

# 十一、汤液醪醴论

## 必齐毒药攻其中

当今之世，必齐毒药攻其中，镵石针艾治其外也。

【按】齐当读为资，资用也。言必用毒药及镵石针艾以攻治其内外也。

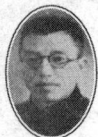

《考工记》：或四通方之珍异以资之。注曰：故书资作齐，是资、齐古字通。

## 形施于外

形施于外。

【按】施为改易之义，《诗·皇矣篇》郑笺云：施犹易也。《集韵纸韵》云：施改易也。《荀子·儒效篇》杨注：读施为移，释为移易，移易亦即改易也。施与易亦通用，《诗·何人斯篇》：我心易也。陆释引《韩诗》：易作施。《史记·韩世家》：施三川。《战国策》：施作易是也，形施于外者，谓形改易于外也。上文云：形，不与衣相保，则信乎其形改易矣。下文云：以复其形，既改易其形，故复还其形，复与施义正针对。林校正谓：施字疑误非也。而如王注云：浮肿施张于身形之外，以施为施张，则必增浮肿以成其义，乃真误矣。高世栻改施为弛，犹可通，要弛亦改易之义。《尔雅·释诂》云：弛易也，字亦通驰。《水经河水郦元》注，引《竹书纪年》云，及郑驰地，谓以地相易也，皆改易之义也。

# 十二、诊要经终论

## 必以布憿著之

刺胸腹者，必以布憿著之，乃从单布上刺。

【按】憿当读缴。《广雅·释诂》云：缴缠也，鬃即缴字，作憿者借字。林校正引别本作憿，又作檄，俱借字也。张志聪训憿为定，谬矣。憿为憿幸之义，从无定字之训，《内经》家鲜通训诂率类是。

# 十三、脉要精微论

## 夫精明五色者

夫精明五色者，气之华也。

【按】王注曰：五气之精华，上见为五色，变化于精明之间也，殊误。精明五色本是二事，精明以目言，五色以颜色言。盖人之目与颜色，皆能以决人之生死。下文曰：赤欲如白裹朱，不欲如赭，白欲如鹅羽，不欲如盐。青欲如苍璧之泽，不欲如蓝。黄欲如罗裹雄黄，不欲如黄土。黑欲如重漆色，不欲如地仓。五色精微象见矣，其寿不久也。此承五色言之，以人颜色决生死也。又曰：夫精明者所以视万物，别白黑，审短长以长为短，以白为黑，如是则精衰矣。此承精明言之，以人之目决生死也。王氏不解此节之义。故注下文精明一节云：诚其误也，不知此文是示人决生死之法，非诚庸工之误也，失经旨甚矣。

### 有余为精

反四时者，有余为精，不足为消。

【按】王注曰：诸有余，皆为邪气胜精也，邪气胜精，岂得但谓之精。王注非也，精之言甚也。《吕氏春秋·勿躬篇》：自蔽之精者也。《至忠篇》：乃自伐之精者。高诱注并训精为甚，有余为精，言有余者皆为过甚耳，王注未达古语。

### 虚静为保

持脉之道，虚静为保。

【按】保读为宝，《易·系传圣人之大宝》：陆释引孟喜本，宝作保。《史记·周纪》：展九鼎保玉。裴解引徐广曰：保一作宝，宝保通用。《甲子经》：保作宝。王冰注：保定盈虚而不失，昧矣。此考古者所以不可不明假借也。

# 十四、平人气象论

### 前曲后居

死心脉来，前曲后居。

【按】居者直也，言前曲而后直也。释名释衣服曰：裾倨也，倨倨然直，居与倨通。王注曰：居不动也，失之。

# 十五、宝命全形论

### 木敷者其叶发

夫盐之味咸者，其气令器津泄，弦绝者其音嘶败，木敷者其叶发，病深者其声哕。人有此三者，是为坏府。毒药无治，短针无取，此皆绝皮伤肉，血气争黑。

【按】《新校正》云：按《太素》云，夫盐之味咸者，其气令器津泄，

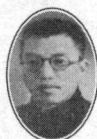

弦绝者其音嘶败，木陈者其叶落，病深者其声哕，人有此三者，是为坏府。毒药无治，短针无取，此皆绝皮伤肉。血气争黑，三字与此经不同，而注意大异。杨上善云：言欲知病微者，须知其候，盐之在于器中，津液泄于外，见津液而知盐之有咸也。声嘶知琴瑟之弦将绝，叶落知陈木之已尽。举此三物衰坏之徵，以比声哕识病深之候。人有声哕同三譬者，是为府坏之候。中府坏者病之深也，其病既深，故针药不得取。以其皮肉血气，各不相能故也，再详上善作此等注。义方与黄帝上下问答，义相贯穿，王氏解盐器津，义总渊微。至于注弦绝声嘶，木敷叶发，殊不与帝问相协，不若杨上善注。以上三句譬下一句，义为切当也。木敷叶发，亦当从彼作木陈叶落，本是喻其衰坏，自以陈落为宜也。惟人有此三者句，尚未得解。经云有此三者，不云同此三者，何得以同三譬说之，疑此皆绝皮伤肉。血气争黑十字，当在人有此三者之上。绝皮一也，伤肉二也，血气争黑三也，所谓三者也。病深而至于声哕，此皆绝皮伤肉血气争黑，人有此三者，是谓坏府，毒药无治，短针无取，文义甚明。传写颠倒，遂失其义。又按《太素》与此经止陈落二字不同。而《新校正》云：三字者，盖其音嘶败，王本作其音嘶嘎。故注云：阴囊津泄而脉弦绝者，诊当言音嘶嘎败，易旧声尔。又曰：肺主音声，故言音嘶嘎连文，是其所据经文，必作嘶嘎，不作嘶败。与《太素》不同，故得有三字之异也。

# 十六、评热病论

## 谷生于精

谷生于精。

【按】于字但作语辞，与上句于字不同。上句云：人之所以汗出者，皆生于谷，谓谷生汗也。此言谷生于精，非谓精生谷也。故王注云：言谷气化为精，精气胜乃为汗，然则止是谷生精耳。谷生精而云谷生于精，则于字非助辞而何。此犹《灵兰秘典论》云：恍惚之数，生于毫厘，毫厘之数，起于度量，亦止是恍惚之数生毫厘，毫厘之数起度量耳。是《素问》中固有用此于字一法。顾观光校彼两于字，亦以为止是语辞。引谷梁文六年传闰月者附月之余日也，积分而成于月者也为证。又细玩王注，言谷气化为精，似以为字代于字，王引之经传释词，却有于尤为也一释。然则谷生于精者，谓谷生为精，恍惚之数，生于毫厘，毫厘之数，起于度量者，谓恍惚之数。生为毫厘，毫厘之数，起为度量，亦未始非一解。然如《逆调论》云：肾者水也，而生于骨，彼虽解作生为骨，亦可通。而《甲乙经》阴受病发痹篇作肾者水也而主骨，无于字，则于但作语辞明矣。又如《战国·燕策》云：夫制于燕者苏子也，彼于字却不可解作为。鲍彪注云：言其制燕，则又明是语辞矣。

# 十七、逆调论

## 人身非常温也，非常热也

人身非常温也，非常热也。

【按】常本裳字。《说文·巾部》云：常下裙也，或体作裳，是常裳一字，书传多以常为恒常义，而下裙之义，乃习用裳，鲜作常。致王注于此误谓异于常候，故曰非常。而不知下文云，人身非衣寒也，以彼衣寒例此常温常热，则其即裳温裳热明矣。裳犹衣也，《小戴曲·礼记》孔义云：衣谓裳也，可证。

# 十八、刺疟论

## 凡治疟先发如食顷，乃可以治

凡治疟先发如食顷，乃可以治。

【按】即下文云：先其发时如食顷而刺之也。王注先发亦云：先其发时。而张志聪集注，乃云：先发如食顷者，俟其疟发如一饭之顷，而后刺之，则竟以先发为后发。其下文注引倪冲之曰：此先其发时与上节先发，文义少别，其字当着眼，是张实误于倪。要知有其字与无其字，绝无分别也。

# 十九、痹 论

## 经络时疏，故不通

经络时疏，故不通。

【按】通即读为痛，痛、通并谐甬声，故得假借。《甲乙经》：阴受病发病篇作痛，正字也，此作通，假字也。不省通为假字，则既言疏，又言不通。义反背矣，而或遂以通为误字则不然，故不烦改通为痛。《素问》：假

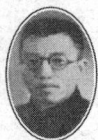

字，于此最显，注家多不明其例，盖医工能习六书者甚少也。

## 凡痹之类，逢寒则虫

凡痹之类，逢寒则虫。

【按】虫当读为痤，痤谐为虫省声，故可通借。《说文·广部》云：瘏动病也，字又作疼，即上文云。其留连筋骨者疼久，释名释疾病云：疼痹痹气疼疼然烦也，然则逢寒则痤，正疼疼然烦，所谓疼痹矣。段玉裁广部注以释疾病之疼疼，即《诗·云汉篇》之虫虫，则又虫、痤通借之一证。抑元虚成实论音义引说文动病作动痛。上文云：寒气胜者为痛痹。又云痛者寒气多也，有寒故痛也。然则逢寒则痤，解作逢寒则痛，亦一义矣。要因痛故疼疼然烦，两义初不背也。王注云：虫谓皮中如虫行，望文生义，不足为训。《甲乙经》：阴受病发痹篇作逢寒则急者，属后人所改，下句云逢热则纵，虫与纵为韵，改作急则失韵矣。

# 二十、脉解篇

## 阳未得自次也

阳未得自次也。

【按】次当读为恣，恣谐次声，例得假借。《说文·心部》云：恣纵也，阳未得自恣者，阳未得自纵也。

## 则为音俳

则为音俳。

【按】俳顾观光校及张志聪注，并读痱，义固可通。然疑王本此俳字实作腓，故注云俳废也。又云舌瘖足废，曰足废明释从足之跰字矣。不然何不如后之说曰，四支废耶。是知王本实作跰，不烦改读为痱。

# 二十一、病能论

## 其真安在

其真安在。

【按】真或云读为瘨，《说文·广部》云：瘨病也，或云读膜，《肉部》

云：膜起也，或谓真为诊之借，似后一说较长。

# 二十二、调经论

## 泾溲不利

泾溲不利。

【按】王注云：泾大便，溲小便也，谓大便为泾少见。林亿等《新校正》引杨上善云：泾作经，妇人月经也。吴崐注云：泾水行有常也，言常行之小便不利也。则以泾、溲二字为侧义，亦望文。似杨说最近。

# 二十三、气交变大论

## 反胁痛

反胁痛。

【按】反亦病名也，即《至真要大论》所谓诸转反戾是也。王注云：反戾筋转也。盖筋转谓之反戾，亦单曰反。反胁痛者，反戾与胁痛，即筋转与胁痛二病也。注家多误作一病解，则反胁二字不可通。王注又倒作胁反胁反二字亦不可通。下文云：病反谵妄，谓病筋转与谵妄也。又云：反下甚谓筋转与下甚也。又云：病反暴痛，谓病筋转与暴痛也。又云：病反腹满，谓病筋转与腹满也，不知反之为病名。而连下读之，诸文悉不可通矣。

# 二十四、至真要大论

## 奇偶之制

君一臣二，奇之制也。君二臣四，偶之制也。君二臣三，奇之制也。君二臣六，偶之制也。

【按】一、三、五、二、四、六者，品数之单骈也。奇偶者所以制缓急厚薄之体，以成远近汗下之用者也，于品数之单骈何与耶？品数之单骈，于治病之实，又何与耶？制病以气，数之单骈无气也，盖尝思之，用一物为君，复用同气之二物以辅之，是物专性一，故曰奇也。用二物一补一泻

47

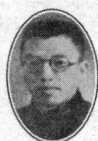

为君，复用同气者各二物以辅之，是两气并行，故曰偶也。君二而臣有多寡，则力有偏重，故亦曰奇。臣力平匀，则亦曰偶。推之品数加多，均依此例。此奇偶之义，不可易者也。王氏辈皆专指数之单骈，且曰汗不以奇，而桂枝用三，下不以偶，而承气用四，以此为神明之致也，可为喷饭。

# 二十五、著至数论

## 疑于二皇

疑于二皇。

【按】疑当读为拟，林校正引全元起本及《太素》正作拟可证，拟于二皇，承上文上通神农，著至教而言。则二皇必更在神农之上，盖庖牺女娲也。司马贞补《史记·三皇本纪》：以庖牺、女娲、神农为三皇，是庖牺、女娲正在神农之上。去神农而言，宜不曰三皇，而曰二皇。拟者正谓以神农足三皇之数也。王注支离不可训。

# 二十六、方盛衰论

## 亡言妄期

亡言妄期。

【按】亡当读妄，亡言即妄言也。吴崐本正作妄言妄期，然一用借字，一用正字，古书亦有此例。不必从作妄，《管子·山至数篇》，所谓不通于轻重，谓之妄言，此其义也。

# 二十七、解精微论

## 忧知于色

忧知于色。

【按】知当训见。《吕氏春秋》：自知论云：知于颜色。高诱注云，知犹见也。《管子·心术篇》云：见于形容，知于颜色，知与见互文耳。然则忧知于色者，谓忧见于色也。

下 编

# 句 逗

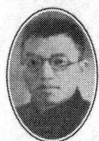

# 一、生气通天论

## 夫自古通天者生之本，本于阴阳

夫自古通天者生之本，本于阴阳。天地之间，六合之内，其气九州，九窍五藏十二节，皆通乎天气。

【按】王冰以其气九州、九窍为句，既嫌穿凿，而吴鹤皋以自古通天者生为句，之本本于阴阳为句，无理特甚。夫自古犹从来也，言从来所谓通天者，万物生生之本，莫不本于阴阳。故天地之间，六合之内，其气充塞九州，而人在气中，其九窍五藏十二节皆通乎天气也。天气即阴阳也。

## 有伤于筋纵其若不容

有伤于筋纵其若不容。

【按】张啸山校云：其字似衍。不知此读有字小逗，下八字各四字句，则其字不当衍，纵容叶韵。

# 二、阴阳应象大论

## 亦知病所生以治，则无过以诊，则不失矣

按尺寸，观浮、沉、滑、涩，亦知病所生以治。

【按】林校正云：《甲乙经》作知病所在，以治无过。下无过二字读此为句，当依《甲乙经》为是。下文云：无过以诊则不失矣。无过上脱一则字，致王氏误断句，然无过以诊则不失矣，义实不晓。王注云：有过无过，皆以诊知，则所主治，无误失也。无过上漫添有过二字，即可见其说之未安矣。以治则无过，与以诊则不失，偶语也。至在生二字，犹各存无害。若高世栻读以治句，无过句，以诊句，则不失矣句，则上则字，不补亦可。

# 内经类证

# 简 介

　　《内经》是学习中医学的必读经典，包含宏富，学习方法不一，单从临床方面需要的辨证论治讲，如果不把散在整部《内经》里有关这一方面的记载分析归纳，有系统地列述出来，不容易领会古代遗留下来丰富的经验知识，从而深入研究，全面掌握着去运用。本书原编问世时，对学习上要求减少这种苦无头绪的感觉，曾经有所帮助。

　　现在重订者就原编加以补充修订，计分析《内经》中所有病症为 44 病类，311 种病候，提纲挈领，揭示线索，使读者从探讨各类证治中认识中医学理论的完整性。更于每病类后把西医学习中医的临床上所得的体会，作了比较平正的按语。可为西医学习中医者、中医爱好者、学习者及临床医师提供参考。

# 序 言

　　1929 年，秦伯未老师曾经编写过《内经类证》，扼要地选择了《内经》中记载的病症加以分析归纳，以便检阅。作为西医学习中医的我们来说，在阅读《内经知要》的同时，采用《内经类证》参考，觉得这本书对现在学习和临床上，仍有很多的启发和帮助。我们在这本书里，可以看到很早以前中医学对于各种疾病已有普遍性的认识，这是世界医学文献中极可珍视的一部分；以医学理论的创见性和完整性说来，在当时也是无可比拟的，从而加强了我们学习中医的信心。再者，我们看到《内经》中对每一病症指出了多种原因，且从整体出发结合周围环境加以阐述，后世各家学说都在这基础上逐渐发展，体会到中医学的理论虽与现代医学体系不同，但有其卓越的价值。同时感到《内经知要》太简，不能满足我们的要求，翻阅了几遍《内经》全文，又觉得茫无头绪。即使《内经》里也有疾病的专题研究如咳论、痿论、痹论和胀论等，也还有不少散见在其他篇内，如果不从多方面加以联系，仍然看不到全面。正因为我们对经文不够全面了解，在治疗或讨论一种疾病时，往往只能引证一些概括性的词句，忽略了其中丰富的经验知识。而《内经类证》则提纲挈领，指出线索，恰恰给我们解决了这些问题。

　　因此，我们认为《内经类证》是西医学习中医的良好参考资料。为了使其更好地适用于现在，征得秦老师的同意，进行了补充删订工作。依照原来体例，分为四十四病类，三百十一种病候，条文后附上篇名，并将生僻病名的音义加以简释；整理了平时学习心得作为按语，附于各篇之后。但由于我们对经文的理解和从事临床实践都很不够，所写的体会和心得，尚未能作到粘合经旨的要求。

　　几年来，我们在党的培养教育下，初步掌握了中西医两种技术。目前西医学习中医的愈来愈多，并纷纷响应党所发出的创立我国新医药学派的宏伟号召。我们也不例外，一定要遵循党的指示更好地继承和发扬中医学。本书是我们学习中医过程中的极小收获，愿与同志们交流经验，并请指正。

　　最后，本书的顺利完成，与秦老师平日的启发和鼓励是分不开的。在编写中又承路志正大夫及同学们提出不少宝贵意见，均此致谢。

余瀛鳌

1961 年 9 月

# 自 序

　　《内经类证》之作，昉于十二年，成于民国十四年，修正于民国十五年，版于民国十六年，燹于民国十七年。今盖烬余之文也，中医学说，建筑于实践，故余之治医，以实践为主。《伤寒论》有是症有是方，实验之书也。《内经》有是病，有是症，亦实验之书也。余初治《内经》，继治《伤寒论》觉其叙列，多本《内经》，则复肆方于《内经》，盖为实验之书之祖也。居尝择其关于病症者，又摘录专册为之类别，得五十病，三百五十七症，一千二百六十八条，名之《内经类证》以便稽考，更于篇末附以后世学说，及一得之见。籍资汇通书成。会承乏《内经》教授于各医校。学者苦无适当之参考书。乃付著易堂印行。俾供观摩，不意削青甫半遽遭火灾，稿尽毁佚，所存者，仅箧中《内经》白文初稿而已，虑乎余欲导学者以勤研古训，归于真朴，而横遇奇厄，殆亦略欤，而同道闻余有是书之刻，竞相访问，不获已，即就初稿略加校订，重付于民，至原文之谬误，已详著《读内经记》，兹从阙，其篇末附论，则请俟诸异日，又常时承刘一鸣、汪隐峰诸君题序。兹仅存谭君一文云。民国十八年四月六日，灯下记此，以志始末，发数竟白矣。

秦伯未
上海

# 凡 例

1. 《内经类证》一书，系将《黄帝内经》（包括《素问》和《灵枢》）中有关叙述病症的记载摘录出来，进行分类编纂而成。共得四十四种病类和三百十一种病候。

2. 每一病类，分为概论和各症。条文的次序一般是按照因、症、脉、治排列的。

3. 在摘录病症和进行分类时，为了节省篇幅，突出重点，有时不免将原文割裂。原文在叙述病症有交叉的地方，也难免有少数重复。

4. 本书引摘的原文，除《素问》和《灵枢》外，并将《素问·遗篇》的内容也一并编入。《素问》和《灵枢》是采用现在通行的影印明、顾从德刻本为蓝本，《素问·遗篇》则根据历来沿用本补入。对于原文明显错误处，已作适当修改。

5. 本书所载的病症，在中医文献中是最早的、较为系统的，因此，可以作为学习中医的同志，临床医师和研究中医理论者的参考。

6. 本书虽经重订，但内容并不是十分完备的，希望读者不要满足于条文的使用，应该进一步联系临床实际，检阅《内经》原书，深入研究。

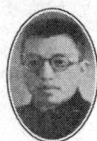

内经类证

59

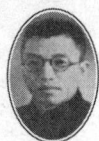

秦伯未 讲内经

——秦伯未医学全书

内经类证

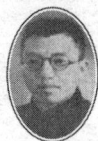

# 一、中风病类

## 概论

1. 风者，百病之长也，至其变化，乃为他病也，无常方，然致有风气也。《素问·风论》

2. 贼风邪气之中人也，不得以时，然必因其开也，其入深，其内极病，其病人也卒暴；因其闭也，其入浅以留，其病也徐以迟。《灵枢·岁露论》

3. 肉不坚，腠理疏，则善病风。《灵枢·五变》

4. 伤于风者，上先受之。《素问·太阴阳明论》

5. 风中五脏六腑之俞，亦为脏腑之风；各入其门户所中，则为偏风。《素问·风论》

6. 尺不热，脉滑，曰病风。《素问·平人气象论》

7. 邪风之至，疾如风雨，故善治者治皮毛，其次治肌肤，其次治筋脉，其次治六腑，其次治五脏。治五脏者，半死半生也。《素问·阴阳应象大论》

## 肝风证

肝风之状，多汗恶风，善悲，色微苍，嗌干，善怒，时憎女子，诊在目下，其色青。《素问·风论》

## 心风证

心风之状，多汗恶风，焦绝，善怒吓，赤色，病甚则言不可快。诊在口，其色赤。《素问·风论》

## 脾风证

脾风之状，多汗恶风，身体怠惰，四肢不欲动，色薄微黄，不嗜食。诊在鼻上，其色黄。《素问·风论》

## 肺风证

肺风之状，多汗恶风，色皏然白，时咳短气，昼日则瘥，暮则甚。诊在眉上，其色白。《素问·风论》

## 肾风证

1. 肾风之状，多汗恶风，面庞浮肿，脊痛不能正立，其色始，隐曲不利。诊在肌上，其色黑。《素问·风论》

2. 有病庞然如有水状，切其脉大紧，身无痛者，形不瘦，不能食，食少，病生在肾，名为肾风。《素问·奇病论》

3. 有病肾风者，面庞然壅，害于言，虚不可刺。《素问·评热病论》

4. 肾风而不能食，善惊，惊已，心气痿者死。《素问·奇病论》

## 胃风证

胃风之状，颈多汗，恶风，食饮不下，鬲塞不通，腹善满，失衣则䐜胀，食寒则泄。诊形瘦而腹大。《素问·风论》

## 肠风证

久风入中，则为肠风飧泄。《素问·风论》

## 脑风证

风气循风府而上，则为脑风。《素问·风论》

## 首风证

1. 新沐中风，则为首风。《素问·风论》

2. 首风之状，头面多汗恶风，当先风一日则病甚，头痛不可以出内；至其风日，则病稍愈。《素问·风论》

## 目风证

风入系头，则为目风眼寒。《素问·风论》

## 泄风证

1. 外在腠理，则为泄风。《素问·风论》

2. 泄风之状，多汗，汗出泄衣上，口中干，上渍，其风不能劳事，身体尽痛则寒。《素问·风论》

## 内风证

入房汗出中风，则为内风。《素问·风论》

## 漏风证（酒风）

1. 饮酒中风，则为漏风。《素问·风论》

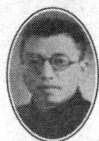

2. 漏风之状，或多汗，常不可单衣，食则汗出，甚则身汗，喘息恶风，衣常濡，口干善渴，不能劳事。《素问·风论》

3. 有病身热懈惰，汗出如浴，恶风少气，病名曰酒风。治之以泽泻、术各十分，鹿衔五分，合以三指撮为后饭。《素问·病能论》

## 痱风证

痱之为病也，身无痛者，四肢不收，智乱不甚，其言微，知可治；甚则不能言，不可治也。《灵枢·热病》

## 劳风证

劳风法在肺下，其为病也，使人强上冥视，唾出若涕，恶风而振寒，此为劳风之病。治之以俯仰。巨阳引精者三日，中年者五日，不精者七日。咳出青黄涕，其状如脓，大如弹丸，从口中若鼻中出，不出则伤肺，伤肺则死也。《素问·评热病论》

## 疠风证（大风）

1. 脉风成为疠。《素问·脉要精微论》

2. 疠者，有营气热胕，其气不清，故使鼻柱坏而色败，皮肤疡溃。风寒客于脉而不去，名曰疠风。《素问·风论》

3. 风气与太阳俱入，行诸脉俞，散于分肉之间，与卫气相干，其道不利，故使肌肉胀而有疡；卫气有所凝而不行，故其肉有不仁也。《素问·风论》

4. 疠风者，素刺其肿上，已刺，以锐针针其处，按出其恶气，肿尽乃止。常食方食，无食他食。《灵枢·四时气》

5. 病大风，骨节重，须眉堕，名曰大风。刺肌肉为故，汗出百日；刺骨髓，汗出百日。凡二百日，须眉生而止针。《素问·长刺节论》

## [附] 偏枯证

1. 汗出偏沮，使人偏枯。《素问·生气通天论》

2. 其有三虚而偏中于邪风，则为击仆、偏枯矣。《灵枢·九宫八风》

3. 仆击、偏枯，肥贵人则膏粱之疾也。《素问·通评虚实论》

4. 虚邪偏客于身半，其入深，内居营卫；营卫稍衰，则真气去，邪气独留，发为偏枯。《灵枢·刺节真邪》

5. 偏枯，身偏不用而痛，言不变，志不乱，病在分腠之间，巨针取之，益其不足，损其有余，乃可复也。《灵枢·热病》

6. 胃脉沉鼓涩，胃外鼓大，心脉小坚急，皆鬲偏枯。男子发左，女子

发右。不瘖舌转，可治，三十日起；其从者瘖，三岁起；年不满二十者，三岁死。《素问·大奇论》

【按】本篇中风系指感受风邪所引起的局部病变，不同于猝然仆倒的中风，亦即不同于西医所说脑血管意外的中风证。故《内经》或说"伤于风"，或说"中于邪"，病候也或在内脏，或在形体各部。现在一般所说的中风多属《内经》厥证范围（详见二十七、厥逆病类），但为了便于检查，我们仍将中风后遗症偏枯——半身不遂，附在本篇之后。

同一风邪，由于感受的时间、部位以及其他因素的不同，症状并不一致。其中肾风为水肿之一。肝风指肝经受风，内风指房事后受凉，勿误为肝肾阴虚之肝风和内风。《内经》中病名往往与后世病名有出入，当加分辨。

秦老曾说：《内经》痱风证极似西医所说脊髓神经病变，刘河间称为"风痱"，定出地黄饮子方剂。尝用此方加减治疗晚期梅毒脊髓痨和不同原因的脊髓炎，收到良好效果。

# 二、伤寒病类

## 概论

1. 热病者，皆伤寒之类也，或愈或死；其死皆以六七日之间，其愈皆以十日以上。《素问·热论》

2. 人之伤于寒也，则为病热，热虽甚不死。《素问·热论》

3. 人伤于寒而传为热，寒盛则生热也。《素问·水热穴论》

4. 气盛身寒，得之伤寒。《素问·刺志论》

5. 人迎盛坚者，伤于寒；气口盛坚者，伤于食。《灵枢·五色》

6. 治之各通其脏脉，病日衰，已矣。其未满三日者，可汗而已；其满三日者，或泄而已。《素问·热论》

7. 风寒客于人，使人毫毛毕直，皮肤闭而为热，当是之时，可汗而发也。《素问·玉机真脏论》

8. 病热少愈，食肉则复，多食则遗，此其禁也。《素问·热论》

## 太阳证

1. 伤寒一日，巨阳受之，故头项痛，腰脊强。《素问·热论》

2. 七日巨阳病衰，头痛少愈。《素问·热论》

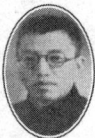

## 阳明证

1. 伤寒二日,阳明受之。阳明主肉,其脉挟鼻络于目,故身热,目疼而鼻干,不得卧也。《素问·热论》

2. 八日阳明病衰,身热少愈。《素问·热论》

## 少阳证

1. 伤寒三日,少阳受之。少阳主胆,其脉循胁络于耳,故胸胁痛而耳聋。《素问·热论》

2. 九日少阳病衰,耳聋微闻。《素问·热论》

## 太阴证

1. 伤寒四日,太阴受之。太阴脉布胃中,络于嗌,故腹满而嗌干。《素问·热论》

2. 十日太阴病衰,腹减如故,则思饮食。《素问·热论》

## 少阴证

1. 伤寒五日,少阴受之。少阴脉贯肾,络于肺,系舌本,故口燥,舌干而渴。《素问·热论》

2. 十一日少阴病衰,渴止不满,舌干已而嚏。《素问·热论》

## 厥阴证

1. 伤寒六日,厥阴受之。厥阴脉循阴器而络于肝,故烦满而囊缩。《素问·热论》

2. 十二日厥阴病衰,囊纵,少腹微下,大气皆去,病日已矣。《素问·热论》

## 两感证

1. 其两感于寒而病者,必不免于死矣。《素问·热论》

2. 两感于寒者,病一日,则巨阳与少阴俱病,则头痛,口干而烦满;二日,则阳明与太阴俱病,则腹满,身热,不欲食,谵言;三日,则少阳与厥阴俱病,则耳聋,囊缩而厥,水浆不入,不知人,六日死。《素问·热论》

【按】《内经》对于伤寒的传变分为六个阶段,与张仲景《伤寒论》分为六经完全相同,可见《伤寒论》是在《内经》的基础上发展而来的。

中医所说的伤寒,概括多种发热性疾患在内,也包括西医所说的伤寒

（即伤寒杆菌所致的肠道传染病）。我们体会中医在治疗过程中极重视阳明一环，就是消化系统。《内经》指出病情好转时期不可多食，更不宜食油腻，更足说明古人早已有丰富经验。倘从伤寒病整个发展过程来看，中医不仅分别表里，还注意并发症；不仅重视病邪的亢进，还随时留意正气的耗伤。详见《伤寒论》。

在临床上，我们曾用中医药治疗过一些肠伤寒病例，经过相当时期的摸索，感到用葛根芩连汤合《感证辑要》的藿朴夏苓汤加减治疗早期患者，在退热和缓解消化道症状方面颇有效验。对于一些因高热持久而耳聋，或见唇舌干裂，舌不能伸出，神识蒙眬者，口服抗生素有时不能奏效，常须合并输液治疗；中医则以清热化湿，兼顾气阴的方法，有相当疗效。我们正在继续观察。

# 三、温热病类

## 概论

1. 冬伤于寒，春必病温。《素问·生气通天论》

2. 夫精者，身之本也，故藏于精者，春不病温。《素问·金匮真言论》

3. 人一呼脉三动，一吸脉三动而躁，尺热，曰病温。《素问·平人气象论》

4. 尺肤热甚，脉盛躁者，病温也；其脉盛而滑者，病且出也。《灵枢·论疾诊尺》

5. 冬伤于寒，春生瘅热。《灵枢·论疾诊尺》

6. 脉粗大者，阴不足，阳有余，为热中也。《素问·脉要精微论》

7. 脉尺粗常热者，谓之热中。《素问·平人气象论》

8. 脉缓而滑曰热中。《素问·平人气象论》

9. 诸治热病，以饮之寒水，乃刺之；必寒衣之，居止寒处，身寒而止也。《素问·刺热》

## 肝热证

1. 肝热病者，小便先黄，腹痛，多卧，身热。热争则狂言及惊，胁满痛，手足躁，不得安卧；庚辛甚，甲乙大汗，气逆则庚辛死。刺足厥阴、少阳。其逆则头痛，脉引冲头也。《素问·刺热》

2. 肝热病者，左颊先赤。《素问·刺热》

3. 肝热者，色苍而爪枯。《素问·痿论》

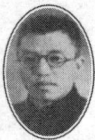

## 心热证

1. 心热病者，先不乐，数日乃热。热争则卒心痛，烦闷善呕，头痛，面赤，无汗；壬癸甚，丙丁大汗，气逆则壬癸死。刺手少阴、太阳。《素问·刺热》

2. 心热病者，颜先赤。《素问·刺热》

3. 心热者，色赤而络脉溢。《素问·痿论》

## 脾热证

1. 脾热病者，先头重，颊痛，烦心，颜青，欲呕，身热。热争则腰痛不可俯仰，腹满泄，两颔痛；甲乙甚，戊己大汗，气逆则甲乙死。刺足太阴、阳明。《素问·刺热》

2. 脾热病者，鼻先赤。《素问·刺热》

3. 脾热者，色黄而肉蠕动。《素问·痿论》

## 肺热证

1. 肺热病者，先淅然厥，起毫毛，恶风寒，舌上黄，身热。热争则喘咳，痛走胸膺背，不得太息，头痛不堪，汗出而寒；丙丁甚，庚辛大汗，气逆则丙丁死。刺手太阴、阳明，出血如大豆，立已。《素问·刺热》

2. 肺热病者，右颊先赤。《素问·刺热》

3. 肺热者，色白而毛败。《素问·痿论》

## 肾热证

1. 肾热病者，先腰痛胻酸，苦渴数饮，身热。热争则项痛而强，胻寒且酸，足下热，不欲言，其逆则项痛员员淡淡然；戊己甚，壬癸大汗，气逆则戊己死。刺足少阴、太阳。《素问·刺热》

2. 肾热病者，颐先赤。《素问·刺热》

3. 肾热者，色黑而齿槁。《素问·痿论》

## 逆证

1. 有病温者，汗出辄复热，而脉躁疾不为汗衰，狂言，不能食，病名阴阳交，交者死也。人所以汗出者，皆生于谷，谷生于精。今邪气交争于骨肉而得汗者，是邪却而精胜也。精胜则当能食而不复热；复热者，邪气也，不能食者，精无俾也，病而留者，其寿可立而倾也。且夫《热论》曰：汗出而脉尚躁盛者，死。今脉不与汗相应，此不胜其病也，其死明矣。狂言者是失志，失志者死。今见三死，不见一生，虽愈必死也。《素问·评热

病论》

2. 病温虚甚死。《素问·玉版论要》

3. 二阳俱搏，其病温，死不治，不过十日死。《素问·阴阳别论》

4. 脉浮而涩，涩而身有热者，死。《素问·通评虚实论》

5. 热病七日八日，脉微小，病者溲血，口中干，一日半而死；脉代者，一日死。《灵枢·热病》

6. 热病已得汗出而脉尚躁，喘且复热，勿刺肤，喘甚者，死。《灵枢·热病》

7. 热病七日八日，脉不躁，躁不散数，后三日中有汗。三日不汗，四日死。未曾汗者，勿腠刺之。《灵枢·热病》

8. 热病者，脉尚盛躁而不得汗者，此阳脉之极也，死；脉盛躁得汗静者，生。《灵枢·热病》

9. 热病已得汗而脉尚躁盛，此阴脉之极也，死；其得汗而脉静者，生。《灵枢·热病》

10. 热病不知所痛，耳聋不能自收，口干，阳热甚，阴颇有寒者，热在髓，死，不可治。《灵枢·热病》

11. 热病不可刺者有九：一日汗不出，大颧发赤。哕者，死；二日泄而腹满甚者，死；三日目不明，热不已者，死；四日老人、婴儿热而腹满者，死；五日汗不出，呕下血者，死；六日舌本烂，热不已者，死；七日咳而衄，汗不出，出不至足者，死；八日髓热者，死；九日热而痉者，死，腰折瘛疭，齿噤齘也。《灵枢·热病》

12. 乳子而病热，脉悬小者，手足温则生，寒则死。《素问·通评虚实论》

【按】中医学对温热病的诊治，到清代最为昌明，叶天士、薛生白、吴鞠通、王孟英诸家形成一个学派。尤其是吴鞠通的《温病条辨》，几可与《伤寒论》先后媲美，实为继张仲景之后的一大发展。但不容忽视，《内经》中有很多关于本病的记载，实为后来温热学说所依据。

我们体会，《内经》论温热病有两点最值得重视：一是对于严重阶段的诊断，无论在症状上、脉象上均明确地指出了预后；二是对患者指出了饮食、衣着及环境等的适当护理方法。经验告诉我们，这些论断是完全可靠的。温热之邪最易伤津劫液，阴虚而身热不解，脉盛躁乱，势必体力不支，故《内经》总结为"病温虚甚死"。这里所说的"虚"，主要是阴虚，也就是叶天士所谓"留得一分津液，便有一分生机"。其次，热病的治疗，在表用辛凉，在里用寒凉。在护理方面也就应当很好地配合，饮食不宜太热，衣服不宜太多，室内空气应流通。《清代名医医话精华》李修之治杨天生病例：壮热神昏，用大桶盛新汲水放在四围，并洒湿中间空地，铺草席一条，

内经类证

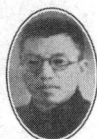

使病人卧于其上，再用青布一丈许摺作数层，浸和水中，搭在病人胸部，逐渐清醒。这种及时地处理，与西医使用冰袋等物理疗法原理相似。

# 四、暑病类

## 概论

1. 先夏至日者为病温，后夏至日者为病暑，暑当与汗皆出，勿止。《素问·热论》
2. 寒暑伤形。《素问·阴阳应象大论》

## 伤暑证

1. 气虚身热，得之伤暑。《素问·刺志论》
2. 因于暑，汗烦则喘喝，静则多言。《素问·生气通天论》

【按】暑的意义是热，故《内经》上曾有"在天为热，在地为火，其性为暑"的说法（《素问·五运行大论》）。将暑分配在四时，即与风、寒、燥、湿并称，所谓"天有四时五行，以生长收藏，以生寒暑燥湿风"（《素问·阴阳应象大论》）。正因为暑有一定的季节，所以《内经》又以后夏至日作为标准。

暑热中人，多为在烈日下行走或高热环境中工作的一种急性病，在西医属于日射病之类，能使患者人事不省，严重的可以致死。中医又认为暑热最易耗伤气阴，就《内经》所述气虚、喘喝等症，则与中暑力竭症状相近。前人对于每一疾病的观察十分精细，于此可见一斑。

# 五、湿病类

## 概论

1. 湿气大来，土之胜也，寒水受邪，肾病生焉。《素问·至真要大论》
2. 太阴所至，为积饮否隔，为蓄满，为中满霍乱吐下，为重胕肿。《素问·六元正纪大论》
3. 伤于湿者，下先受之。《素问·太阴阳明论》

## 表湿证

因于湿，首如裹。《素问·生气通天论》

## 湿热证

湿热不攘，大筋软短，小筋驰长，软短为拘，弛长为痿。《素问·生气通天论》

## 寒湿证

1. 寒湿之中人也，皮肤不收，肌肉坚紧，营血泣，卫气去。《素问·调经论》

2. 寒湿之气，持于气交，民病寒湿，发肌肉萎，足痿不收，濡泻，血溢。《素问·六元正纪大论》

3. 感于寒湿，则民病身重胕肿，胸腹满。《素问·六元正纪大论》

## [附] 积饮证

1. 岁太阴在泉，湿淫所胜，民病饮积。《素问·至真要大论》

2. 岁土太过，雨湿流行，民病饮发中满，食减。《素问·气交变大论》

3. 太阴之复，饮发于中，咳喘有声，唾吐清液。《素问·至真要大论》

【按】湿为六淫之一，属于外邪；也有因饮啖瓜果生冷等湿自内生的，则称为内湿。所以湿邪发病比较多，其侵犯的途径也比较广。例如《内经》所说"伤于湿者，下先受之"，乃指居住潮湿所生的足跗浮肿证；所说"太阴所主"的一系列疾患，均系脾受湿困的现象，病在于中焦。

湿为阴邪，与寒邪的性质相近，故寒湿极易结合；但亦能和热邪结合而成湿热证，往往出现种种矛盾症状，治疗亦较困难。此外，也能和风、暑等结合为风湿、暑湿等，故在临床上可以经常看到湿证。有很多功能障碍的病症是因于湿邪所致，通过辨证处理后，能使病情获得相应的缓解，这在我们过去未学中医时是不够理解的。由此我们体会钻研中医理论可以大大丰富现代医学的内容，也是要形成一个新的医药学派所必不可少的。

湿聚不化，能变为水证和饮证，水证即肿胀一类，饮证即痰浊一类。《内经》上没有痰字，因而有人认为饮即是痰，但在目前辨证上痰和饮是有区别的，大概浓而浊者为痰，稀而清者为饮。《金匮要略》特别指出痰饮证，然仍偏重在饮，成为一个病名，似不必强予分析。在痰饮病中又有留饮、伏饮、流饮、悬饮、支饮等名目，很可能包括西医所说的慢性支气管炎、肺气肿、支气管哮喘、支气管扩张和胸膜炎等在内。

附带说明，本书不列燥病，因为《内经》关于燥邪发病，并未指出特殊症状；且《内经》所说的燥邪系指秋凉之气，不同于一般所说的干燥之燥。例如："清气大来，燥之胜也"（《素问·至真要大论》），又如："金郁

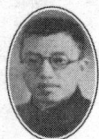

之发，大凉乃举，燥气以行，霜雾数起"（《素问·六元正纪大论》）。后人称这种时令之燥为秋燥，《温病条辨》内有专论，可以参考。

# 六、霍乱病类

## 概论

清气在阴，浊气在阳，营气顺脉，卫生逆行，清浊相干，乱于肠胃，则为霍乱。《灵枢·五乱》

## 湿霍乱证

1. 太阴所至，为中满，霍乱吐下。《素问·六元正纪大论》
2. 土郁之发，民病呕吐霍乱。《素问·六元正纪大论》

## 热霍乱证

不远热则热至，热至则身热，吐下霍乱。《素问·六元正纪大论》

## ［附］疫　证

1. 五疫之至，皆相染易，无问大小，病状相似。不相染者，正气存内，邪不可干。《素问·刺法论》
2. 清生风少，肃杀于春，露霜复降，民病瘟疫早发，咽嗌乃干，四肢满，肢节皆痛。《素问·本病论》

【按】《内经》关于霍乱、时疫说得不够详尽，但应该指出，中医学在很早以前就认作传染病，而且注意到预防。特别是认为霍乱的病理在于"清浊相干，乱于肠胃"。我们体会中医所说的霍乱，主要是指因消化道功能紊乱而产生的严重吐泻症，亦即"挥霍撩乱"之意，和西医所说的霍乱含义不尽相同。但以临床症状而言，可以概括西医所指的霍乱、中毒性菌痢、食物中毒和较严重的急性胃肠炎等。从古代名医所记录的一些医案中，还可以看到因霍乱吐泻所引致的大量脱水、酸碱平衡失调、尿闭以及酸中毒等危重症候的记载。当然，前人限于条件，不可能将病理生理说得很精确，我们也不必引证现代医学过分地提高前人认识。这里借此说明中医在临床上所以取得一定的疗效，和辨证方面的正确性是分不开的，因而进一步中西医结合也是极其自然的事。

# 七、痉病类

## 概论

1. 诸痉项强，皆属于湿。《素问·至真要大论》

2. 诸暴强直，皆属于风。《素问·至真要大论》

3. 所谓强上引背者，阳气大上而争，故强上也。《素问·脉解》

4. 厥阴在泉，客胜则大关节不利，内为痉强拘瘛，外为不便。《素问·至真要大论》

## 太阳痉证

1. 太阳所至，为寝汗，痉。《素问·六元正纪大论》

2. 足太阳之筋，其病脊反折，项筋急，肩不举，腋支缺盆中纽痛，不可左右摇。治在燔针劫刺，以知为数，以痛为腧。《灵枢·经筋》

3. 风痉身反折，先取足太阳及腘中及血络出血；中有寒，取三里。《灵枢·热病》

## 少阴痉证

1. 足少阴之筋，其病主痫瘈及痉，在外者不能俯，在内者不能仰，故阳病者，腰反折不能俯；阴病者，不能仰。治在燔针劫刺，以知为数，以痛为腧；在内者，熨引饮药。《灵枢·经筋》

2. 肺移热于肾，传为柔痉。《素问·气厥论》

## 督脉痉证

督脉为病，脊强反折。《素问·骨空论》

## [附] 瘛疭证①

1. 诸热瞀瘛，皆属于火。《素问·至真要大论》

2. 心脉急甚，脾脉急甚，为瘛疭。《灵枢·邪气脏腑病形》

3. 肝脉微涩，为瘛挛筋痹。《灵枢·邪气脏腑病形》

---

①瘛是筋脉拘急，疭是筋脉弛张。瘛疭就是筋脉抽动，俗称抽风的现象。

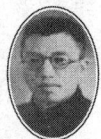

4. 脾病者，善瘈，脚下痛。《素问·脏气法时论》

5. 肾传之心，病筋脉相引而急，病名曰瘈。当此之时，可灸可药；弗治，满十日，法当死。《素问·玉机真脏论》

## 拘挛证

1. 虚邪之中人也，洒淅动形，起毫毛而发腠里，搏于筋，则为筋挛。《灵枢·刺节真邪》

2. 邪客于足太阳之络，令人拘挛背急，引胁而痛。刺之从项始，数脊椎挟脊，疾按之应手如痛，刺之旁有三痛，立已。《素问·缪刺论》

## 伛偻证①

阳气者，精则养神，柔则养筋。开阖不得，寒气从之，乃生大偻。《素问·生气通天论》

【按】痉病是一种综合征群，其主要症状为项强、口噤、手足搐搦、角弓反张等。原因可分两种，一种由风、寒、湿邪外因引起，另一种由失血、津液枯燥引起，但都与筋脉有密切关系。《内经》所说"皆属于风"，"皆属于湿"，又分太阳、少阴、督脉等症，便是区别的关键所在。这种病在临床上比较严重，后人有更多的阐发，我们认为可以概括西医各种病因所致的脑炎和脑膜炎。

关于筋脉疾患还有瘈疭和拘挛等，这些病的产生亦分内因和外因。大概由于外因者其发急，由于内因者多为病情变化或治疗失当，与痉病的病理相同，因附于后。

# 八、疟疾类

## 概论

1. 夫痎疟②皆生于风。《素问·疟论》

2. 夏伤于暑，秋为痎疟。《素问·生气通天论》

3. 夫风之与疟也，相似同类，而风独常在，疟得有时而休者，风气留其处，故常在，疟气随经络沉以内薄，故卫气应乃作。《素问·疟论》

4. 疟先寒而后热者，夏伤于大暑，其汗大出，腠理开发，因遇夏气凄

---

①伛偻即曲背。
②痎疟是疟疾的总称。痎的意义，或说是发于夜间者，或说是经久不愈的老疟。

沧之水寒，藏于腠理皮肤之中，秋伤于风，则病成矣。《素问·疟论》

5. 疟之始发也，先起于毫毛，伸欠乃作，寒栗鼓颔，腰脊俱痛；寒去则内外皆热，头痛如破，渴欲冷饮。阴阳上下交争，虚实更作，阴阳相移也。阳并于阴，则阴实而阳虚，阳明虚则寒栗鼓颔也，巨阳虚则腰背头项痛，三阳俱虚则阴气胜，阴气胜则骨寒而痛，寒生于内，故中外皆寒。阳盛则外热，阴虚则内热，外内皆热则喘而渴，故欲冷饮也。《素问·疟论》

6. 夫疟之始发也，阳气并于阴，当是之时，阳虚而阴盛，外无气，故先寒栗也。阴气逆极则复出之阳，阳与阴复并于外，则阴虚而阳实。故先热而渴。《素问·疟论》

7. 疟气者，必更盛更虚。当气之所在也，病在阳，则热而脉躁；在阴，则寒而脉静；极则阴阳俱衰，卫气相离，故病得休；卫气集，则复病也。《素问·疟论》

8. 病之发也，如火之热，如风雨不可当也，故经言曰：方其盛时必毁。《素问·疟论》

9. 夫疟气者，并于阳则阳胜，并于阴则阴胜；阴胜则寒，阳胜则热。疟者，风寒之气不常也，病极则复至。《素问·疟论》

10. 疟者，阴阳更胜也，或甚或不甚，故或渴或不渴。《素问·疟论》

11. 以秋病者寒甚，以冬病者寒不甚，以春病者恶风，以夏病者多汗。《素问·疟论》

12. 夫疟之未发也，阴未并阳，阳未并阴，因而调之，真气得安，邪气乃亡。《素问·疟论》

13. 夫有余者泻之，不足者补之。今热为有余，寒为不足。夫疟者之寒，汤火不能温也，及其热，冰水不能寒也；此皆有余不足之类，当此之时，良工不能止，必须其自衰，乃刺之。经言：无刺熇熇之热，无刺浑浑之脉，无刺漉漉之汗，故为其病逆，未可治也。《素问·疟论》

## 单日疟证

1. 夏伤于暑，热气盛，藏于皮肤之内，肠胃之外，此营气之所舍也。此令人汗空疏，腠理开，因得秋气，汗出遇风，及得之以浴，水气舍于皮肤之内，与卫气并居。卫气者，昼日行于阳，夜行于阴，此气得阳而外出，得阴而内薄，内外相薄，是以日作。《素问·疟论》

2. 邪气客于风府，循膂而下；卫气一日一夜大会于风府，其明日日下一节，故其作也晏，此先客于脊背也。每至于风府则腠理开，腠理开则邪气入，邪气入则病作，以此日作稍益晏也。其出于风府，日下一节，二十五日下至骶骨；二十六日入于脊内，注于伏膂之脉；其气上行，九日出于缺盆之中，其气日高，故作日益早也。《素问·疟论》

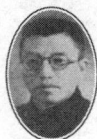

3. 疟渴而日作，取手阳明。《灵枢·杂病论》

## 间日疟证

1. 间日发者，由邪气内薄于五脏，横连募原也。其道远，其气深，其行迟，不能与卫气俱行，不得皆出，故间日乃作也。《素问·疟论》

2. 疟不渴，间日而作，刺足太阳；渴而间日作，刺足少阳。《素问·刺疟》

3. 疟不渴，间日而作，取足阳明。《灵枢·杂病》

## 三日疟证

时有间二日或至数日发，其间日者，邪气与卫气客于六俯，而有时相失，不能相得，故休数日乃作也。《素问·疟论》

## 风疟证

1. 秋善病风疟。《素问·金匮真言论》

2. 夏暑汗不出者，秋成风疟。《素问·金匮真言论》

3. 魄汗未尽，形弱而气烁，穴俞以闭，发为风疟。《素问·生气通天论》

4. 风疟，疟发则汗出恶风，刺三阳经背俞之血者。《素问·刺疟》

## 寒疟证

夫寒者，阴气也，风者，阳气也，先伤于寒而后伤于风，故先寒而后热也，病以时作，名曰寒疟。《素问·疟论》

## 温疟证

1. 先伤于风，而后伤于寒，故先热而后寒也，亦以时作，名曰温疟。《素问·疟论》

2. 火郁之发，民病温疟。《素问·六元正纪大论》

3. 温疟者，得之冬中于风，寒气藏于骨髓之中，至春则阳气大发，邪气不能自出，因遇大暑，脑髓烁，肌肉消，腠理发泄，或有所用力，邪气与汗皆出。此病藏于肾，其气先从内出之于外也。如是者，阴虚而阳盛，阳盛则热矣；衰则气复反入，入则阳虚，阳虚则寒矣。故先热而后寒，名曰温疟。《素问·疟论》

4. 温疟汗不出，为五十九刺。《素问·刺疟》

## 瘅疟证

1. 但热而不寒者，阴气先绝，阳气独发，则少气烦冤，手足热而欲呕，

名曰瘅疟。《素问·疟论》

2. 瘅疟者，肺素有热，气盛于身，厥逆上冲，中气实而不外泄，因有所用力，腠理开，风寒舍于皮肤之内、分肉之间而发，发则阳气盛，阳气盛而不衰则病矣；其气不及于阴，故但热而不寒，气内藏于心，而外舍于分肉之间，令人消烁肌肉，故命曰瘅疟。《素问·疟论》

### 肺疟证

1. 肺疟者，令人心寒，寒甚热，热间善惊，如有所见者，刺手太阴、阳明。《素问·刺疟》

2. 岁火太过，炎暑流行，金肺受邪，民病疟。《素问·气交变大论》

### 心疟证

心疟者，令人烦心甚，欲得清水，反寒多，不甚热，刺手少阴。《素问·刺疟》

### 肝疟症（足厥阴疟）

1. 肝疟者，令人色苍苍然，太息，其状若死者，刺足厥阴见血。《素问·刺疟》

2. 足厥阴之疟，令人腰痛，少腹满，小便不利，如癃状，非癃也，数便，意恐惧，气不足，腹中悒悒，刺足厥阴。《素问·刺疟》

### 脾疟证（足太阴疟）

1. 脾疟者，令人寒，腹中痛，热则肠中鸣，鸣已汗出，刺足太阴。《素问·刺疟》

2. 足太阴之疟，令人不乐，好太息，不嗜食，多寒热汗出，病至则善呕，呕已乃衰，即取之。《素问·刺疟》

### 肾疟证（足少阴疟）

1. 肾疟者，令人洒洒然，腰脊痛宛转，大便难，目眴眴然，手足寒，刺足太阳、少阴。《素问·刺疟》

2. 足少阴之疟，令人呕吐甚，多寒热，热多寒少，欲闭户牖而处，其病难已。《素问·刺疟》

### 胃疟证（足阳明疟）

1. 胃疟者，令人且病也，善饥而不能食，食而支满腹大，刺足阳明、太阴横脉出血。《素问·刺疟》

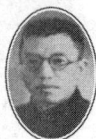

2. 足阳明之疟，令人先寒洒淅，洒淅寒甚，久乃然，热去汗出，喜见日月光火气乃快然，刺足阳明跗上。《素问·刺疟》

### 足太阳疟证

足太阳之疟，令人腰痛头痛，寒从背起，先寒后热，熇熇暍暍然，热止汗出，难已，刺郄中出血。《刺问·刺疟》

### 足少阳疟证

1. 足少阳之疟，令人身体懈惰，寒不甚，热不甚，恶见人，见人心惕惕然，热多汗出甚，刺足少阳。《素问·刺疟》

2. 胆所生病者，汗出振寒，疟。《灵枢·经脉》

【按】中西医认识疟疾的历史都是比较久远的，在意大利民间早有传说，叫作"恶气"，但全面而有系统地论述疟疾病因、发病机制，以及症候分型，当以我国《内经》占先。

前人以疟疾属于外感范围，故有"疟疾皆生于风"和"夏伤于暑，秋为痎疟"等的说法。然在辨证方面明确地指出了风病和疟疾的异同，如说："风之与疟，相似同类，而风独常在，疟得有时而休者，风气留其处，故常在，疟气随经络沉以内薄，故卫气应乃作"。同时对症状的描述："疟之始发也，先起于毫毛，伸欠乃作，寒栗鼓颔，腰背俱痛；寒去则内外皆热，头痛如破，渴欲冷饮"，可以说非常细致。从这一点来看，《内经》的疟疾分型，是经过长期观察，抓住了共同点，也抓住了各个特征，尤其是通过临床实践而决定的。

但是，我们可以这样说，在许多不同型的疟疾里，有些是真性疟疾，有些是假性疟疾。主要是前人仅认识到疟疾的特点为应时而作，不可能发现疟原虫，也就不可避免将类似疟疾的寒热往来症归人疟疾一类。由于未看到疟原虫的繁殖，认为疟疾多由外邪引起，阴阳交争，是极其自然的事。然而在见到疟原虫的今天，依据《内经》理论和针灸疗法，仍能收到相当疗效，这确有值得研究的地方。关于这一观点，秦老师在《金匮要略简释》内也曾提到，他说："《金匮》所说的疟疾不完全是真性疟疾，包括类似的假性疟疾在内。近人引疟原虫来解释古书，而不把真性疟和假性疟分清，不但有时用一般成方治真性疟无效，并且也会使用真性疟的方剂来治疗假性疟疾，与辨证论治显然有距离。"又说"《金匮》治真性疟的方剂可能是蜀漆散和牡蛎汤，而疟母一症实为真性疟的后果。但蜀漆虽为抗疟专药，并非直接杀灭原虫，主要是帮助机体本能来进行围剿，从而得到消灭病原。中医治疟疾、痢疾以及血吸虫病等大都如此，最显著的针灸不用药物来截疟，同样收到效果，实为值得研究的问题。"

毫无疑问，前人诊治疟疾有其一定经验。后来逐渐提高，有更多足以吸收的地方，例如疟母即脾脏肿大，能用药物消除；疟后经常复发，面黄肌瘦，羸弱气怯，俗称疟痨，投一般止疟药不起作用，用补气补血佐以祛邪，有立竿见影之效。

# 九、寒热病类

## 概论

1. 因于露风，乃生寒热。《素问·生气通天论》
2. 风成为寒热。《素问·脉要精微论》
3. 脉沉细数散者，寒热也。《素问·脉要精微论》
4. 寸口脉沉而弱，曰寒热；沉而喘，曰寒热。《素问·平人气象论》
5. 脾脉小甚为寒热。《灵枢·邪气脏腑病形》
6. 尺肤炬然先热后寒者，寒热也；尺肤先寒，久大之而热者，亦寒热也。《灵枢·论疾诊尺》

## 太阳寒热证

1. 三阳为病，发寒热。《素问·阴阳别论》
2. 风气藏于皮肤之间，内不得通，外不得泄。风者，善行而数变，腠理开则洒然寒，闭则热而闷，其寒也则衰食饮，其热也则消肌肉，故使人怢栗而不能食，名曰寒热。《素问·风论》
3. 皮寒热者，不可附席，毛发焦，鼻槁腊，不得汗，取三阳之络，以补手太阴。肌寒热者，肌痛，毛发焦而唇槁腊，不得汗，取三阳于下，以去其血者，补足太阴以出其汗。《灵枢·寒热病》

## 肺寒热证

1. 肺脉微急为肺寒热，怠惰，咳唾血，引腰背胸，若鼻瘜肉不通。《灵枢·邪气脏腑病形》
2. 邪在肺，则病皮肤痛，寒热，上气喘，汗出，咳动肩背。取之膺中外腧，背三节五脏之傍，以手疾按之快然，乃刺之，取之缺盆中以越之。《灵枢·五邪》
3. 肾因传之心，心即复反传而行之肺，发寒热，法当三岁死。《素问·玉机真脏论》

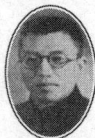

## 虚寒热证

1. 人身非常温也，非常热也，为之热而烦满者，阴气少而阳气盛，故热而烦满也。人身非衣寒也，中非有寒气也，寒从中生者，是人多痹气也，阳气少，阴气多，故身寒如从水中出。《素问·逆调论》

2. 小骨弱肉者，善病寒热。《灵枢·五变》

## 外热内寒、外寒内热证

阳盛生外热者，上焦不通利，则皮肤致密，腠理闭塞，玄府不通，卫气不得泄越，故外热。阴盛生内寒者，厥气上逆，寒气积于胸中而不泻，不泻则温气去，寒独留，则血凝泣，凝则脉不通，其脉盛大以涩，故中寒。阳虚则外寒者，阳受气于上焦，以温皮肤分肉之间，今寒气在外，则上焦不通，上焦不通，则寒气独留于外，故寒栗。阴虚生内热者，有所劳倦，形气衰少，谷气不盛，上焦不行，下脘不通，胃气热，热气熏中，故内热。《素问·调经论》

## 上寒下热、上热下寒证

上寒下热，先刺其项太阳，久留之，已刺则熨项与肩胛，令热下合乃止，此所谓推而上之者也。上热下寒，视其虚脉而陷之于经络者取之，气下乃止，此所谓引而下之者也。《灵枢·刺节真邪》

## 振寒证[①]

1. 人之振寒者，寒气客于皮肤，阴气盛，阳气虚，故为振寒寒栗。补诸阳。《灵枢·口问》

2. 振寒洒洒鼓颔，不得汗出，腹胀烦悗，取手太阴。《灵枢·寒热病》

## 伏阳证[②]

少阳未得升天，民病伏阳而内生烦热，心神惊骇，寒热间争。《素问·本病论》

## 逆证

1. 寒热夺形，脉坚搏，是谓逆也。《灵枢·五禁》

2. 安卧脱肉者，寒热不治。《灵枢·论疾诊尺》

---

①振寒系恶寒而有战栗鼓颔现象。
②伏阳指邪热内蕴，身热阵作，烦躁不安。

3. 诊寒热，赤脉上下至瞳子，见一脉，一岁死；见一脉半，一岁半死；见二脉，二岁死；见二脉半，二岁半死，见三脉，三岁死。《灵枢·论疾诊尺》

【按】寒热是一个常见症状。《内经》作者观察到寒热症同中有异，分析为寒和热并作，或但有凛寒，或热郁于内，或外寒内热，外热内寒，或上寒下热，上热下寒，从而探求其病因，有属于外感实证，有属于内伤虚证，并在内伤中分别阴虚和阳虚。在《内经》思想指导下，后来对于寒热的治法，就有汗法、温法、清法、升阳散火法、滋阴退蒸法、甘温除热法、引火归原法等，相当复杂和细致。秦老师在《中医的种种退热治法》一文中指出："中西医的退热方法各有所长，但中医的方法比较多；使用同样的方法时，中医方剂的作用也比较全面。例如发汗退热，在西医临床应用范围较小，常用于一般的伤风感冒，对其他高烧疾病偶尔用作减轻症状的办法，于病程无大影响；而中医的应用范围甚广，不仅能改善症状，并且可以缩短疗程，不作为一般高烧的姑息疗法。其次，发热的后期病人多数体力衰弱，中西医均采取支持疗法，但中医扶元中兼有治本作用，能使维持体力的同时病理上也得到好转"云云。我们引此，不是说中医治疗寒热没有缺点，而是说明在《内经》的启发下，中医的治疗方法不断发展，退热便是一个例子。我们应该在这些优越性方面吸取经验，进行研究。

# 十、气病类

## 概论

1. 百病生于气也。怒则气上，喜则气缓，悲则气消，恐则气下，寒则气收，炅则气泄，惊则气乱，劳则气耗，思则气结。《素问·举痛论》

2. 离绝菀结，忧恐喜怒，五脏空虚，血气离守。《素问·疏五过论》

3. 暴怒伤阴，暴喜伤阳。《素问·疏五过论》

4. 暴乐暴苦，始乐后苦，皆伤精气；精气竭绝，形体毁沮。《素问·疏五过论》

5. 忧思伤心，忿怒伤肝。《灵枢·百病始生》

6. 形乐志苦，病生于脉，治之以灸刺；形苦志乐，病生于筋，治之以熨引；形乐志乐，病生于肉，治之以针石；形苦志苦，病生于咽嗌，治之以甘药；形数惊恐，筋脉不通，病生于不仁，治之以按摩醪药。《灵枢·九针论》

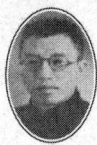

## 气郁证

1. 心怵惕思虑则伤神，神伤则恐惧自失，破䐃脱肉。《灵枢·本神》

2. 脾忧愁而不解则伤意，意伤则悗乱，四肢不举。《灵枢·本神》

3. 忧愁者，气闭塞而不行。《灵枢·本神》

4. 思则心有所存，神有所归，正气留而不行，故气结矣。《素问·举痛论》

## 气逆证

1. 肾盛怒而不止则伤志，志伤则善忘其前言，腰脊不可以俯仰屈伸。《灵枢·本神》

2. 盛怒者，迷惑而不治。《灵枢·本神》

3. 喜怒伤气。《素问·阴阳应象大论》

4. 多阳者多喜，多阴者多怒。《灵枢·行针》

5. 血并于上，气并于下，心烦惋善怒。血并于下，气并于上，乱而喜忘。《素问·调经论》

6. 怒则气逆，甚则呕血及飧泄，故气上矣。《素问·举痛论》

7. 怒而多言，刺足少阳。《灵枢·杂病》

## 气乱证

1. 恐惧者，神荡惮而不收。《灵枢·本神》

2. 恐惧而不解则伤精，精伤则骨酸痿厥，精时自下。《灵枢·本神》

3. 恐则精却，却则上焦闭，闭则气还，还则下焦胀，故气不行矣。《素问·举痛论》

4. 惊则心无所倚，神无所归，虑无所定，故气乱矣。《素问·举痛论》

## 气消证

1. 肝悲哀动中则伤魂，魂伤则狂妄不精，不精则不正，当人阴缩而挛筋，两胁骨不举。《灵枢·本神》

2. 因悲哀动中者，竭绝而失生。《灵枢·本神》

3. 悲则心系急，肺布叶举，而上焦不通，营卫不散，热气在中，故气消矣。《素问·举痛论》

【按】西医不谈气，而中医极其重视气，在外因以风为百病之长，在内因便是百病皆生于气，还认为外因发病往往促使气血不和而引起复杂病变。中医所说的气病主要是指七情刺激引起的变化，故以六淫为外因，七情为内因，而西医以精神的变化由于外界刺激，属于外因，这在观点上是一个不同的地方。

我们学习中医理论后，通过临床实践，经常听到中医在病理上说气郁、气滞、气结、气逆、气阻等，病症上又有气中、气厥、气膈、气胀等名称，并看到治疗上用理气、疏气、提气、降气、益气等法则，收到满意的效果。所有这些，在没有学中医之前是较难理解的，但事实证明在某些疾病用了治气的方法，疗效确实比一般较高，因而进一步认识到中医治疗向来重视气，积累了丰富的经验，值得我们学习。问题在于气究竟是什么？中医文献里有些地方气似乎是代表一种能力，有些地方又似指一种物质，很难得到明确的定义。《内经知要浅解》里，秦老师曾经提出他个人的看法："前人把气和血对待，血是物质，气也应该是物质。气所生的作用，就是所谓能力。中国古代惟物主义哲学都认为气血是最根本的原始物质，那么古人看到了有形的血，可能觉察还有充满在血液里的、最细微的、肉眼不能看到的一种物质，这种物质的作用，能改善血液的功能和帮助血液的正常流行，就称作气。如果气受到心理上、环境上的刺激，不论情志方面的喜、怒、悲、恐、惊、思，气候方面的寒、热，以及工作方面的劳、逸，都会影响到血。"书里还引证了《内经》所说的气病和后世所用的治血方法，说明气和血的密切关系，不能因为无形而看作是空虚的。我们认为这样说法比较切实，并且也容易理解。

七情引起的气病，究竟是内因还是外因？也是一个问题。我们初步体会，七情病是外在因素引起的精神刺激，可以说是外因，但与一般的外因发病又显然有所不同。临床证明，七情刺激的反映，对患者的体质和敏感及健康情况有密切关系；七情病过程的缓急，病理上并不一致，根据久暂来治疗，用药也有相当距离；尤其因素消失以后，病情未必见好，甚或还会发展。我们看中医临证时，或从因素治疗，如受惊用镇静剂；或结合内脏治疗，如发怒用平肝降火剂；或单纯治疗内脏，如忧思用健脾舒气剂等。诸如此类，说明中医认识到七情属于内因的一面，也认识到通过内因以后有不同的变化，必须依据具体情况处理。

中医治疗气病，有其独特的长处，以上是我们肤浅的体会。如何深入地加以提高和发扬，有待共同探讨。

# 十一、血证类

## 概论

1. 水火寒热持于气交而为病，民病血溢，血泄。《素问·六元正纪

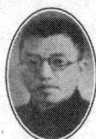

大论》

2. 心脉微涩为血溢。《灵枢·邪气脏腑病形》

3. 肺脉微滑为上下出血。《灵枢·邪气脏腑病形》

4. 阳络伤则血外溢，血外溢则衄血；阴络伤则血内溢，血内溢则后血。《灵枢·百病始生》

## 吐血证

1. 少阳司天，火淫所胜，民病咳唾血。《素问·至真要大论》

2. 少阴司天，热淫所胜，民病唾血，血泄，鼽衄。《素问·至真要大论》

3. 肺脉搏坚而长，当病唾血。《素问·脉要精微论》

4. 肺脉微急为肺寒热，怠惰，咳唾血。《灵枢·邪气脏腑形》

## 呕血证

1. 怒则气逆，甚则呕血。《素问·举痛论》

2. 肺脉涩甚为呕血。《灵枢·邪气脏腑形》

3. 太阳司天，寒淫所胜，民病厥心痛，呕血，血泄，鼽衄。《素问·至真要大论》

## 鼻衄证

1. 春气者，病在头，故春善病鼽衄。《素问·金匮真言论》

2. 暴瘅内逆，肝肺相搏，血溢鼻口，取天府。《灵枢·寒热病》

3. 卒然多食饮则肠满，起居不节，用力过度则络脉伤，阳络伤则血外溢，血外溢则衄血。《灵枢·百病始生》

4. 脾移热于肝，则为惊衄。《素问·气厥论》

5. 少阴所至，为悲妄衄蔑。《素问·六元正纪大论》

6. 衄而不止，衄血流，取足太阳；衄血，取手太阳，不已，刺宛骨下，不已，刺腘中出血。《灵枢·杂病》

7. 脉至而搏，血衄身热者，死。《素问·大奇论》

8. 衄而不止，脉大，逆也。《灵枢·玉版》

## 尿血证

1. 胞移热于膀胱，则癃，溺血。《素问·气厥论》

2. 悲哀太甚则胞络绝，胞络绝则阳气内动，发则心下崩，数溲血也。《素问·痿论》

3. 少阴涩则病积，溲血。《素问·四时刺逆从论》

## 便血证

1. 岁火太过，炎暑流行，民病血泄注下。《素问·气交变大论》
2. 岁金不及，炎火乃行，民病血便注下。《素问·气交变大论》
3. 结阴者，便血一升，再结二升，三结三升。《素问·阴阳别论》
4. 阴络伤则血内溢，血内溢则后血。《灵枢·百病始生》

## [附] 瘀血证

1. 肝脉搏坚而长，色不青，当病坠若搏，因血在胁下，令人喘逆。《素问·脉要精微论》
2. 血气未并，五脏安定，孙络水溢，则经有留血。《素问·调经论》
3. 有人所堕坠，恶血留内，腹中满胀，不得前后，先饮利药，此上伤厥阴之脉，下伤少阴之络，刺足内踝之下，然骨之前血脉出血，刺足跗上动脉，不已，刺之毛上各一痏，见血立已，左刺右，右刺左。《素问·缪刺论》

【按】本篇所述血症以出血为限。中医以为出血症主要有三个因素：一为血得热而妄行，一为气逆迫血离经，一为气不摄血。《内经》中很早提出吐血、呕血、鼻血、尿血、便血等证候，原因亦不外此三项，但有的是指出血前或出血时症状，有的是指出血后症状，所以在脉象方面，或说滑，或说搏坚而长，或说微涩或涩甚，应当分清阶段。

中医治出血症，并不以止血为能事，例如缪仲淳有治血三要法："宜行血不宜止血。血不循经络者，气逆上壅也，行血令循经络，不止自止；止之则血凝，血凝必发热，胸胁痛，病日痼矣。宜补肝不宜伐肝。经云：'五脏者，藏精气而不泻。'肝主藏血，吐血者，肝失其职也，养肝则肝气平而血有所归，伐肝则肝气虚不能藏血，血愈不止矣。宜降气不宜降火。气有余便是火，气降则火降，火降则气不上升，血随气行，无溢出上窍之患矣。且降火必用寒凉之剂，反使胃气伤。胃气伤则脾不能统血，血愈不能归经矣。"这种观点，我们过去是茫然无知的，但其效能已确实为临床实践所验证。

# 十二、虚弱证类

## 概论

1. 邪之所在，皆为不足。故上气不足，脑为之不满，耳为之苦鸣，头

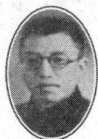

为之苦倾，目为之眩。中气不足，溲便为之变，肠为之苦鸣。下气不足，则乃为痿厥心悗。《灵枢·口问》

2. 五脏主藏精者也，不可伤，伤则失守而阴虚，阴虚则无气，无气则死矣。《灵枢·本神》

3. 肝藏血，血舍魂，肝气虚则恐。脾藏营，营舍意，脾气虚则四肢不用，五脏不安。心藏脉，脉舍神，心气虚则悲。肺藏气，气舍魄，肺气虚则鼻塞不利，少气。肾藏精，精舍志，肾气虚则厥。《灵枢·本神》

4. 肝病者，虚则目无所见，耳无所闻，善恐，如人将捕之。心病者，虚则胸腹大，胁下与腰相引而痛。脾病者，虚则腹满肠鸣，飧泄食不化，肺病者，虚则少气，不能报息，耳聋嗌干。肾病者，虚则胸中痛，大腹小腹痛，清厥，意不乐。《素问·脏气法时论》

5. 手太阴虚则欠㰦，小便遗数，手少阴虚则不能言。手心主虚则为头强。手太阳虚则生肬，小者如指痂疥。手阳明虚则齿寒痹隔。手少阳虚则不收。足太阳虚则魺衄。足少阳虚则痿躄，坐不能起。足阳明虚则足不收，胫枯。足太阴虚则鼓胀。足少阴虚则腰痛。足厥阴虚则暴痒。任脉虚则痒搔。督脉虚则头重高摇之。脾之大络虚则百节尽皆纵。《灵枢·经脉》

6. 五脏者，中之守也。中盛脏满，气胜伤恐者，声如从室中言，是中气之湿也；言而微，终日乃复言者，此夺气也；衣被不敛，言语善恶不避亲疏者，此神明之乱也；仓廪不藏者，是门户不要也；水泉不止者，是膀胱不藏也。得守者生，失守者死。夫五脏者，身之强也。头者，精明之府，头倾视深，精神将夺矣；背者，胸中之府，背曲肩随，府将坏矣；腰者，肾之府，转摇不能。肾将惫矣；膝者，筋之府，屈伸不能，行则偻俯，筋将惫矣；骨者，髓之府，不能久立，行则振掉，骨将惫矣。得强则生，失强则死。《素问·脉要精微论》

## 气虚证

1. 气脱者目不明。《灵枢·决气》

2. 少气，身漯漯也，言吸吸也，骨酸体重，懈惰不能动，补足少阴。《灵枢·癫狂》

3. 短气，息短不属，动作气索，补足少阴，去血络也。《灵枢·癫狂》

4. 气海不足，则气少不足以言。《素问·海论》

5. 肺病者，虚则少气，不能报息。《素问·脏气法时论》

6. 火郁之发，民病少气。《素问·六元正纪大论》

7. 人一呼脉一动，一吸脉一动，曰少气。《素问·平人气象论》

8. 脾脉搏坚而长，其色黄，当病少气。《素问·脉要精微论》

## 血虚证

1. 血脱者，色白天然不泽，其脉空虚。《灵枢·决气》
2. 血海不足，常想其身小，狭然不知其所病。《灵枢·海论》
3. 臂多青脉，曰脱血。《素问·平人气象论》
4. 安卧脉盛，谓之脱血。《素问·平人气象论》
5. 肾脉软而散者，当病少血。《素问·脉要精微论》
6. 脱血而脉实，难治。《素问·玉机真脏论》

## 津液虚证

1. 津脱者，腠理开，汗大泄。《灵枢·决气》
2. 液脱者，骨属屈伸不利，色夭，脑髓消，胫酸，耳数鸣。《灵枢·决气》

## 脑虚证

脑为髓之海。髓海不足，则脑转耳鸣，胫酸，眩冒，目无所见，懈怠安卧。《灵枢·海论》

## 善忘证

1. 上气不足，下气有余，肠胃实而心肺虚，虚则营卫留于下，久之不以时上，故善忘也。《灵枢·大惑论》
2. 血并于下，气并于上，乱而喜忘。《素问·调经论》
3. 秋刺经脉，血气上逆，令人善忘；冬刺肌肉，阳气竭绝，令人善忘。《素问，四时刺逆从论》

## 多梦证

1. 少气之厥，令人妄梦，其极至迷。《素问·方盛衰论》
2. 肺气虚，则使人梦见白物，见人斩血藉藉，得其时则梦见兵战；肾气虚，则使人梦见舟船溺人，得其时则梦伏水中，若有畏恐；肝气虚，则梦见菌香生草，得其时则梦伏树下不敢起；心气虚，则梦救火阳物，得其时则梦燔灼；脾气虚，则梦饮食不足，得其时则梦筑垣盖屋。此皆五脏气虚，阳气有余，阴气不足。《素问·方盛衰论》
3. 厥气客于心，则梦见丘山烟火；客于肺，则梦飞扬，见金铁之奇物；客于肝，则梦山林树木；客于脾，则梦见丘陵大泽，坏屋风雨；客于肾，则梦临渊，没居水中；客于膀胱，则梦游行；客于胃，则梦饮食；客于大肠，则梦田野；客于小肠，则梦聚邑冲衢；客于胆，则梦斗讼自刳；客于

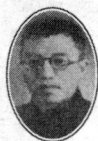

阴器，则梦接内；客于项，则梦斩首；客于胫，则梦行走而不能前，及居深地窖苑中；客于股肱，则梦礼节拜起；客于胞腫，则梦溲便。凡此十五不足者，至而补之立已也。《灵枢·淫邪发梦》

## 解㑊证

1. 尺肉弱者，解㑊。《灵枢·论疾诊尺》
2. 尺脉缓涩，谓之解㑊。《素问·平人气象论》
3. 冬脉太过，令人解㑊，脊脉痛而少气不欲言。《素问·玉机真脏论》

## 体惰证（軃证）

1. 身有所伤，血出多及中风寒，若有所堕坠，四肢懈惰不收，名曰体惰，取其小腹脐下三结交。三结交者，阳明、太阴也，脐下三寸关元也。《灵枢·寒热病》

2. 人之軃者，胃不实则诸脉虚，诸脉虚则筋脉懈惰，筋脉懈惰则行阴用力，气不能复，故为軃。因其所在，补分肉间。《灵枢·口问》

【按】《内经》的虚弱症范围很广，包括气、血、精、神、津液等亏损现象，并极其注意亏损在那个方面，这对诊断有很大帮助。临床上对于这些复杂病症的处理，可分为如下十种方法：

（1）补肺阴：适应于肺津不足、肺痿、干咳等症。
（2）补肺气：适应于肺气虚或卫气不固、自汗、气喘等症。
（3）生胃津：适应于肠胃干燥、消渴、便秘等症。
（4）补肝血：适应于贫血、形瘦、头眩等症。
（5）补心神：适应于心血不足、心悸、失眠等症。
（6）补中气：适应于脾虚、久泻、困倦等症。
（7）补精关：适应于肾亏、遗精、滑泄等症。
（8）补脑髓：适应于脑鸣眩晕、髓枯胫酸等症。
（9）补肾阴：适应于肾水亏耗、腰酸、耳鸣等症。
（10）补肾阳：适应于命火衰微、形寒、肢冷等症。

当然，这是一些原则性的大法，具体应用并不那么简单，说明了《内经》所言"虚则补之"包括相当复杂的治法在内；也说明了如果肤浅地认为那些中药是补药，不分脏腑，不辨性质地使用，是不会收到满意效果的。

虚弱证里也包括西医所说的神经衰弱症。神经衰弱的主要原因是大脑皮质过度疲劳而引起的功能不平衡，所以西医分为兴奋型、兴奋衰弱型和衰弱型等。我们体会中医对本病也并不简单地当作虚弱证治疗，而且治法要比西医多得多。主要是神经衰弱有其虚弱的一面，但出现的症状并不全是虚弱病象。如果因衰弱两字就当作虚弱证治疗，是不会收到良好效果的。

比如我们在见习中看到这样一个病例：患者女性，四十多岁，主诉为头胀，失眠，心悸，食欲不振，胸闷太息，牵引两肋作痛，小便频促窘急，大便困难，工作易疲劳。一年多来，经过中西医诊治，均认为神经衰弱，服过镇静剂，补血药，还用人参粉等，效果不明显。观察其形体甚丰，言语有劲，脉象细弦，舌苔白腻而厚，并反复询问，知其头胀并不眩晕，睡眠不长不等于失眠，心悸多在急路之后亦与虚弱有别，因而认为肝气疏泄失职，可以影响小便频迫；肝病犯胃克脾而消化传导失常，也是极其自然的。于是决定从木旺克土，气滞湿阻治疗，用平胃散合温胆汤加减。三剂后，胸肋舒畅，头胀、心悸轻减，舌腻化薄，大便日行不畅，原方去苍术加香附、大腹皮，连服五剂，症状逐渐消失。

# 十三、咳嗽病类

## 概论

1. 岁金太过，燥气流行，甚则喘咳逆气。《素问·气交变大论》
2. 金郁之发，民病咳逆，心胁满。《素问·六地正纪大论》
3. 秋伤于湿，上逆而咳。《素问·生气通天论》
4. 秋伤于湿，冬生咳嗽。《素问·阴阳应象大论》
5. 岁火太过，炎暑流行，金肺受邪，民病少气咳喘。《素问·气交变大论》
6. 少阴司天，热淫所胜，民病咳喘。《素问·至真要大论》
7. 一阳发病，少气善咳。《素问·阴阳别论》
8. 咳嗽上气，厥在胸中，过在手阳明、太阴。《素问·五脏生成》
9. 五脏六腑皆令人咳，非独肺也。皮毛者，肺之合也；皮毛先受邪气，邪气以从其合也。其寒饮食入胃，从肺脉上至于肺则肺寒，肺寒则外内合，邪因而客之，则为肺咳。五脏各以其时受病，非其时各传以与之。此皆聚于胃，关于肺，使人多涕唾而面浮肿气逆也。《素问·咳论》
10. 五脏之久咳，乃移于六腑。《素问·咳论》

## 肺咳证

肺咳之状，咳而喘息有音，甚则唾血。《素问·咳论》

## 心咳证

心咳之状，咳则心痛，喉中介介如梗状，甚则咽肿喉痹。《素问·

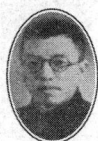

### 肝咳证

肝咳之状，咳则两胁下痛，甚则不可以转，转则两肤下满。《素问·咳论》

### 脾咳证

脾咳之状，咳则右胁下痛，阴阴引肩背，甚则不可以动，动则咳剧。《素问·咳论》

### 肾咳证

肾咳之伏，咳则腰背相引而痛，甚则咳涎。《素问·咳论》

### 胃咳证

脾咳不已则胃受之。胃咳之状，咳而呕，呕甚则长虫出。《素问·咳论》

### 胆咳证

肝咳不已则胆受之。胆咳之状，咳呕胆汁。《素问·咳论》

### 大肠咳证

肺咳不已则大肠受之。大肠咳状，咳而遗矢。《素问·咳论》

### 小肠咳证

心咳不已则小肠受之。小肠咳状，咳而失气，气与咳俱失。《素问·咳论》

### 膀胱咳证

肾咳不已则膀胱受之。膀胱咳状，咳而遗溺。《素问·咳论》

### 三焦咳证

久咳不已则三焦受之。三焦咳状，咳而腹满，不欲食饮。《素问·咳论》

【按】咳嗽是呼吸系统疾患。《内经》分为五脏六腑之咳，是从兼症上加以区别，所以特别指出"此皆关于肺"作为提纲。但是我们决不能仅注意肺脏局部而忽视了这些兼症，并且有些咳嗽往往由内脏失去平衡而引起，例如心火偏旺、肝气冲逆、胃寒停饮等，均能发生咳嗽，故必须寻求主因，标本兼顾。例如有一病人咳嗽阵作，愈来愈繁剧，咳时小便不禁，根据肺为水之上源，膀胱为水之下流，用五苓散加党参，二剂即溺止咳稀。又如另一患者久咳不停，咳时频转矢气，且欲大便，根据中气虚弱，土不生金，用补中益气汤加麦冬、五味子，一剂便见减轻。所以《内经》所说膀胱咳、大肠咳、小肠咳等，虽然没有指出具体治法，倘能深入领会与运用，在临床上是具有指导意义的。

# 十四、喘病类

## 概论

1. 诸痿喘呕，皆属于上。《素问·至真要大论》

2. 夜行则喘出于肾，淫气病肺；有所堕恐，喘出于肝，淫气害脾；有所惊恐，喘出于肺，淫气伤心；度水跌仆，喘出于肾与骨。当是之时，勇者气行则已，怯者则着而为病也。《素问·经脉别论》

## 实喘证

1. 清浊相干，气乱于肺，则俯仰喘喝，接手以呼。《灵枢·五乱》

2. 肺藏气，肺气实则喘喝，胸盈仰息。《灵枢·本神》

3. 肺病者，喘者鼻张。《灵枢·五阅五使》

4. 肺之壅，喘而两胠满。《素问·大奇论》

5. 邪在肺，则上气喘，汗出。《灵枢·五邪》

6. 气有余，则喘咳。《素问·调经论》

7. 气满胸中喘息，取足太阴大指之端去爪甲如韭叶，寒则留之，热则疾之，气下乃止。《灵枢·热病》

8. 阴争于内，阳扰于外，魄汗未藏，四逆而起，起则熏肺，使人喘鸣。《素问·阴阳别论》

9. 犯贼风虚邪者，阳受之；阳受之，则入六腑；入六腑，则身热不时卧，上为喘呼。《素问·太阴阳明论》

10. 邪客于手阳明之络，令人气满胸中，喘息而支胠胸中热。刺手大指次指爪甲上，去端如韭叶各一痏，左取右，右取左，如食顷已。《素问·缪刺论》

11. 不得卧，卧则喘者，是水气之客也。《素问·逆调论》

12. 喘咳者，是水气并阳明也。《素问·示从容论》

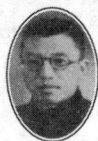

13. 肝脉搏坚而长，色不青，当病坠若搏，因血在胁下，令人喘逆。《素问·脉要精微论》

14. 乳子中风热，喘鸣肩息者，脉实大也，缓则生，急则死。《素问·通评虚实论》

## 虚喘证

1. 秋脉来毛而微，此谓不及，不及则令人喘，呼吸少气而咳。《素问·玉机真脏论》

2. 劳则喘息汗出，外内皆越，故气耗矣。《素问·举痛论》

3. 肾病者，腹大胫肿，喘咳身重，寝汗出，憎风。《素问·脏气法时论》

## 逆证

大骨枯槁，大肉陷下，胸中气满，喘息不便，其气动形，期六月死；真脏脉见，乃予之期日。大骨枯槁，大肉陷下，胸中气满，喘息不便，内痛引肩项，期一月死；真脏见，乃予之期日。大骨枯槁，大肉陷下，胸中气满，喘息不便，内痛引肩项，身热脱肉破䐃，真脏见，十月之内死。《素问·玉机真脏论》

【按】喘病当分虚实，其特征是：实症气长有余，息粗声高，胸闷，惟以呼出为快，常兼身热、咳嗽等症；虚症气怯，息短声低，似乎不能接续，动作则加剧，兼有头汗、足冷等症。其发病原因，前者多属上焦，即《内经》所谓"肺壅"、"气乱于肺"、"气满胸中"；后者也有属于上焦的，但以下元为主，故《内经》于肺气虚外，又指出了肾病。因此，喘病可用上焦实或下元虚作为纲要，也就是中医常说的肺气不降或肾气不纳。

我们体会，喘是一个症状。中医所说上焦实喘，常在其他疾病中出现，如痰饮、肺痨，相近于西医慢性支气管炎、支气管扩张、肺结核之类，治疗时须辨症溯因，并不以降气为能事。值得注意的是下元虚喘，中医惯用温肾纳气，能使虚脱倾向的患者转危为安。我们曾治刘姓患者，患支气管哮喘十余年，体质虚羸，发时面色苍白，两目圆睁，肩息，气似不能接续，四肢厥冷，脉虚濡而沉，用麻黄素、氨茶碱等已渐失效。因其符合"肾不纳气"，给以八味肾气丸加补骨脂、沉香，四剂而症情缓解，这是在中医理论指导下的收获。

# 十五、失眠证类

## 概论

1. 阳气尽，阴气盛，则目瞑；阴气尽而阳气盛，则寤矣。《灵枢·口问》

2. 阴跷阳跷，阴阳相交，阳入阴，阴出阳，交于目锐眦，阳气盛则瞋目，阴气盛则瞑目。《灵枢·寒热病》

3. 壮者之气血盛，其肌肉滑，气道通，营卫之行不失其常，故昼精而夜瞑；老者之气血衰，其肌肉枯，气道涩，五脏之气相搏，其营气衰少而卫气内伐，故昼不精，夜不瞑。《灵枢·营卫生会》

4. 人有卧而有所不安者，脏有所伤，及精有所之寄则安，故人不能悬其病也。《素问·病能论》

5. 人之不得偃卧者，肺者脏之盖也，肺气盛则脉大，脉大则不得偃卧。《素问·病能论》

## 阴虚失眠证

1. 卫气不得入于阴，常留于阳，留于阳则阳气满，阳气满则阳跷盛，不得入于阴则阴气虚，故目不瞑矣。《灵枢·大惑论》

2. 卫气昼日行于阳，夜行于阴，常从足少阴之分间行于五脏六腑。今厥气客于五脏六腑，则卫气独卫其外，行于阳不得入于阴，行于阳则阳气盛，阳气盛则阳跷陷，不得入于阴，阴虚故目不瞑。补其不足，泻其有余，调其虚实，以通其道而去其邪，饮以半夏汤一剂，阴阳已通，其卧立至。故其病新发者，复杯则卧，汗出则已矣；久者三饮而已也。《灵枢·邪客》

## 胃不和失眠证

不得卧而息有音者，是阳明之逆也。足三阳者下行，今逆而上行，故息有音也。阳明者，胃脉也，胃者六腑之海，其气亦下行，阳明逆不得从其道，故不得卧也。下经曰：胃不和则卧不安。此之谓也。《素问·逆调论》

## [附] 阳虚多寐证

1. 六十岁心气始衰，苦忧悲，血气懈惰，故好卧。《灵枢·天年》

2. 卫气留于阴，不得行于阳，留于阴则阴气盛，阴气盛则阴跷满，不

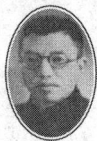

得人于阳则阳气虚，故目闭也。《灵枢·大惑论》

## 湿重多寐证

1. 肠胃大则卫气留久，皮肤湿则分肉不解，其行迟。夫卫气者，昼日常行于阳，夜行于阴，故阳气尽则卧，阴气尽则寤。故肠胃大则卫气行留久，皮肤湿，分肉不解，则行迟，留于阴也久，其气不清，则欲瞑，故多卧矣。《灵枢·大惑论》

2. 邪气留于上焦，上焦闭而不通，已食若饮汤，卫气留久于阴而不行，故卒然多卧焉。《灵枢·大惑论》

【按】《内经》以阴跷、阳跷，阴阳二气相交，阳气盛则寤，阴气盛则寐，来解释睡眠的生理常态。故中医治疗失眠，一般多用滋阴、养血、安神，对神倦嗜卧又常用扶阳化湿法。然而其中有虚有实，便当补其不足，泻其有余；又必须观察其他脏气有无不平，加以调整。这样，"胃不和则卧不安"成为《内经》的名言，半夏秫米汤又为著名的方剂了。

# 十六、汗病类

## 概论

1. 阳加于阴，谓之汗。《素问·阴阳别论》
2. 血之与气，异名同类，故夺血者无汗，夺汗者无血。《灵枢·营卫生会》
3. 五脏化液，心为汗。《素问·宣明五气》
4. 阳气有余，为身热无汗；阴气有余，为多汗身寒。《素问·脉要精微论》
5. 天暑衣厚则腠理开，故汗出。《灵枢·五癃津液别》
6. 阴虚者阳必凑之，故少气时热而汗出也。《素问·评热病论》
7. 惊而夺精，汗出于心；持重远行，汗出于肾；疾走恐惧，汗出于肝；摇体劳苦，汗出于脾；饮食饱甚，汗出于胃。《素问·经脉别论》

## 多汗证

1. 尺涩脉滑，谓之多汗。《素问·平人气象论》
2. 肺脉缓甚为多汗。《灵枢·邪气脏腑病形》
3. 肺脉软而散者，当病灌汗灌汗谓汗出如灌，形容汗多淋漓。《素问·脉要精微论》

4. 人有热饮食下胃，其气未定，汗则出，或出于面，或出于背，或出于身半，其不循卫气之道而出者，此外伤于风，内开腠理，毛蒸理泄，卫气走之，固不得循其道；此气慓悍滑疾，见开而出，故不得从其道，命曰漏泄。《灵枢·营卫生会》

5. 津脱者，腠理开，汗大泄。《灵枢·决气》

### 盗汗证

1. 肾病者，寝汗出，憎风。《素问·脏气法时论》
2. 太阳所至为寝汗。《素问·六元正纪大论》
3. 岁水太过，甚则寝汗出，憎风。《素问·气交变大论》

【按】《内经》分汗症为多汗、寝汗，后来称自汗、盗汗，并以自汗属阳虚，盗汗属阴虚。我们认为无论阴虚或阳虚，如果没有内热及虚火烦忧，不会迫使汗液分泌；换一句说，阴虚或阳虚出汗，必然还有另一因素。临床证明，阴虚多汗的患者常伴微热，或入夜升火，烦热汗出，所以《内经》说："阳加于阴谓之汗"，又说："阴虚者阳必凑之"。这里所说的阳，当是指内热、虚火一类，也是我们所谓另一因素。

中医对于汗症有深入研究，除全身汗出外，又分局部如头汗、胸汗、手足汗出、腰以上或腰以下汗出等，结合具体症状来诊断，都是极有意义的。

# 十七、癫狂痫病类

### 概论

1. 癫疾厥狂，久逆之所生也。《素问·通评虚实论》
2. 五邪所乱，邪入于阳则狂，搏阳则为癫疾。《素问·宣明五气》
3. 二阴二阳皆交至，病在肾，骂詈妄行，癫疾为狂。《素问·阴阳类论》
4. 太阳所谓甚则狂癫疾者，阳尽在上，而阴气从下，下虚上实，故狂癫疾也。《素问·脉解》
5. 衣被不敛，言语善恶不避亲疏者，此神明之乱也。《素问·脉要精微论》

### 阴癫证

1. 癫疾始生，先不乐，头重痛，视举目，赤甚作极，已而烦心。候之

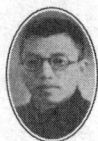

于颜，取手太阳、阳明、太阴，血变而止。《灵枢·癫狂》

2. 癫疾始作而引口啼呼喘悸者，候之手阳明、太阳，左强者攻其右，右强者攻其左，血变而止。《灵枢·癫狂》

3. 癫疾始作，先反僵，因而脊痛。候之足太阳、阳明、太阴，手太阳，血变而止。《灵枢·癫狂》

4. 阳明之厥，则癫疾欲走呼，腹满不得卧，面赤而热，妄见而妄言。《素问·厥论》

5. 肺脉急甚为癫疾。《灵枢·邪气脏腑病形》

6. 治癫疾者，常与之居，察其所当取之处，病至视之，有过者泻之，置其血于瓠壶之中，至其发时，血独动矣。不动，灸穷骨二十壮。穷骨者，骶骨也。《灵枢·癫狂》

7. 骨癫疾者，颊齿诸腧分肉皆满而骨居，汗出烦悗，呕多沃沫，气下泄不治；筋癫疾者，身倦挛急，大刺项大经之大杼脉，呕多沃沫，气下泄不治；脉癫疾者，暴仆，四肢之脉皆胀而纵，脉满，尽刺之出血，不满，灸之挟项太阳，灸带脉于腰相去三寸诸分肉本腧，呕多沃沫，气下泄不治。《灵枢·癫狂》

8. 癫疾之脉，虚则可治，实则死。《素问·通评虚实论》

9. 人生而有病癫疾者，名为胎病，此得之在母腹中时，其母有所大惊，气上而不下，精气并居，致令子发为癫疾也。《素问·奇病论》

## 阳狂证

1. 狂始生，先自悲也，喜忘、苦怒、善恐者，得之忧饥。治之取手太阴、阳明，血变而止。《灵枢·癫狂》

2. 狂始发，少卧不饥，自高贤也，自辩智也，自尊贵也，善骂詈，日夜不休。治之取手阳明、太阳、太阴，舌下少阴，视之盛者皆取之；不盛，释之也。《灵枢·癫狂》

3. 狂言、惊、善笑、好歌乐、妄行不休者，得之大恐。治之取手阳明、太阳、太阴。《灵枢·癫狂》

4. 狂、目妄见、耳妄闻、善呼者，少气之所生也。治之取手太阳、太阴、阳明、足太阴，头两颥。《灵枢·癫狂》

5. 狂者多食，善见鬼神，善笑而不发于外者，得之有所大喜。治之取足太阴、太阳、阳明，后取手太阴、太阳、阳明。《灵枢·癫狂》

6. 阴不胜其阳，此脉流薄疾，并乃狂。《素问·生气通天论》

7. 血并于阴，气并于阳，故为惊狂。《素问·调经论》

8. 肺喜乐无极则伤魄，魄伤则狂，狂者意不存人。《灵枢·本神》

9. 诸躁狂越，皆属于火。《素问·至真要大论》

10. 肝移寒于心，狂，隔中。《素问·气厥论》

11. 阳何以使人狂？阳气者，因暴折而难决，故善怒也。治之夺其食即已。夫食人于阴，长气于阳，故夺其食即已。使之服以生铁洛为饮。夫生铁洛者，下气疾也。《素问·病能论》

### 惊痫证

1. 二阴急为痫厥，二阳急为惊。《素问·大奇论》
2. 脉至如数，使人暴惊。《素问·大奇论》
3. 暴挛痫眩，足不任身，取天柱。《灵枢·寒热病》
4. 少阳所至为惊躁，瞀昧暴病。《素问·六元正纪大论》

### 逆证

1. 狂病初发，岁一发不治，月一发不治。《素问·长刺节论》
2. 癫疾，疾发如狂者，死不治。《灵枢·癫狂》

【按】癫狂和痫均属精神神经病范畴，在文献方面以我国记载为最早，而且《内经》里已认识到"神明之乱"，并认为情志与本病有密切关系，可用针灸和药物治疗。若与欧洲医学相比，在中世纪时犹当作是魔鬼凭附所致，一直到十八世纪末才开始被认为是一种需要治疗的疾病，相差竟达二千年左右。

《内经》对癫狂症还特别提出在治疗过程中要常与患者同住在一起，观察病况，从而予以适当处理，并验血液的变化，作为针灸的标准。这种诊察的方法和技术，都是可贵的，值得我们注意。

痫症的叙述，《内经》比较简单，后世医家均有补充。如明代孙一奎说："夫痫，时发时止者是也。或因惊，或因恐而动其痰火。发则昏迷不知人，耳无所闻，目无所见，眩仆倒地，不省高下，甚而瘛疭抽掣，目作上视，或口眼歪斜，或口作六畜之声，将醒时必吐涎沫，彼癫狂皆无此症也。"这里应该郑重指出，中医的痫病，西医称作癫痫，但中医认为癫是癫，痫是痫，症状和治法各不相同。

# 十八、消渴病类

### 概论

1. 五脏皆柔弱者，善病消瘅消指消瘦，瘅指内热。消瘅就是内热而饮

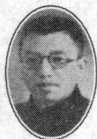

食不充肌肉。此人薄皮肤而且坚固以深者，长冲直扬，其心刚，刚则多怒，怒则气上逆，胸中蓄积，血气逆留，臗皮充肌，血脉不行，转而为热，热则消肌肤，故为消瘅。《灵枢·五变》

2. 心脆则善病消瘅热中，肺脆、肝脆、脾脆、肾脆皆善病消瘅易伤。《灵枢·本脏》

3. 消瘅、仆击肥贵人则膏粱之疾也。《素问·通评虚实论》

4. 肥者令人内热，甘者令人中满，故其气上溢，转为消渴。《素问·奇病论》

### 上消证①

1. 心移热于肺，传为鬲消。《素问·气厥论》

2. 心脉微小为消瘅，肺脉微小为消瘅。《灵枢·邪气脏腑病形》

3. 心移寒于肺，肺消，肺消者饮一溲二，死不治。《素问·气厥论》

### 中消证②

1. 瘅成为消中。《素问·脉要精微论》

2. 二阳结，谓之消。《素问·阴阳别论》

3. 胃中热则消谷，令人悬心善饥。《灵枢·师传》

4. 邪在脾胃，则病肌肉痛，阳气有余，阴气不足，则热中善饥。《灵枢·五邪》

5. 胃足阳明之脉，气盛则身以前皆热，其有余于胃，则消谷善饥，溺色黄。《灵枢·经脉》

6. 人之善饥而不嗜食者，精气并于脾，热气留于胃，胃热则消谷，谷消故善饥；胃气逆上则胃脘寒，故不嗜食也。《灵枢·大惑论》

7. 脾脉微小为消瘅。《灵枢·邪气脏腑病形》

8. 中热消瘅则便寒。《灵枢·师传》

9. 热中消中，不可服膏粱、芳草、石药，石药发癫，芳草发狂。《素问·腹中论》

10. 大肠移热于胃，善食而瘦，又谓之食亦。胃移热于胆，亦曰食亦。《素问·气厥论》

### 下消证

肝脉微小为消瘅，肾脉微小为消瘅。《灵枢·邪气脏腑病形》

---

①鬲消仆击指突然仆倒如击，即中风之类、肺消。
②食亦的亦或作㑊，指能食而消瘦，懈怠无力。

## 逆证

消瘅脉实大，病久可治；脉悬小坚，病久不可治。《素问·通评虚实论》

【按】一般认为中医所说的消渴病相当于西医所说的糖尿病，也有人认为可以概括尿崩症等在内。中医将消渴分为上消、中消和下消，糖尿病则属于下消的一种。当然，三消是指消渴病表现各种不同症状的发展阶段而言，在临床上有时不可能分得那么清楚，但是治法毕竟有差别，不能以西医的看法混为一谈。

就糖尿病而言，《内经》以膏粱、肥甘为致病因素，后来，《千金方》、《外台秘要》等又认识到小便甜、易生痈疽等，这与现代医学所说互为辉映，而中医文献记载却较他国为早。

至于消渴病的治疗，首先要明辨虚实寒热。根据本病的病机，大多有阴虚内热之象，故治疗的总则是：补肾水、泻心火、清肠胃燥热、益气生津为主。据此原则，在临床上用治糖尿病，每多获效。

目前对于尿崩症的治疗，尚缺乏经验，但根据症状体征，多数表现为脾肾虚弱，故宜先滋养肾阴、调和脾胃，适当地配合生津、固涩方法。我们曾治一浮肿、神疲、口大渴、溲频的尿崩症患者，尿量每日8000毫升左右，尿比重为1.005。经上述法则治疗，不到两个月，尿量减至2800毫升，尿比重也恢复正常（1.015），临床症状也基本缓解。这个病例的治法是根据消渴病的治疗法则结合具体病情而变化，从而使我们进一步体会到中医学辨证论治的重要性。

# 十九、噎膈病类

## 概论

1. 隔塞闭绝，上下不通，则暴忧之病也。《素问·通评虚实论》
2. 一阳发病，其传为隔。《素问·阴阳别论》
3. 三阳结，谓之隔。《素问·阴阳别论》

## 上膈证

气为上膈者，食饮入而还出。《灵枢·上膈》

## 膈中证

1. 肝移寒于心，狂，隔中。《素问·气厥论》

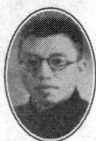

2. 饮食不下，膈塞不通，邪在胃脘。《灵枢·四时气》

3. 肝大则逼胃迫咽，迫咽则苦膈中，且胁下痛。《灵枢·本脏》

4. 胃脉沉鼓涩，胃外鼓大，皆膈。《素问·大奇论》

5. 脾脉微急为膈中，食饮入而还出，后沃沫。《灵枢·邪气脏腑病形》

### 下膈证

虫为下膈。下膈者，食晬时乃出。《灵枢·上膈》

### ［附］关格证

1. 阴气太盛，则阳气不能荣也，故曰关。阳气太盛，则阴气弗能荣也，故曰格。阴阳俱盛，不得相荣，故曰关格。关格者，不得尽期而死也。《灵枢·脉度》

2. 反四时者，有余为精，不足为消；应太过，不足为精，应不足，有余为消；阴阳不相应，病名曰关格。《素问·脉要精微论》

【按】《内经》分噎膈为上膈、膈中、下膈，总的说来不离于胃。从膈的症状来看，"饮食不下"，"食饮入而还出"，和西医所说的食管肿瘤为相近，也可能包括部分胃的肿瘤和其他疾患。中医以风、痨、臌、膈并称，清代徐灵胎又说："噎膈症十死八九"，向来也认为难治。

中医认为噎膈的产生，七情内伤和酒色过度为两种主要因素，从而造成阴血匮乏，局部气结血瘀而致本病。初期偏于气结，以解郁润燥为主；后期为血结，津血两亏，当以去瘀破结，降逆和中，滋养阴血为法。近几年关于治疗噎膈症有一些零星的报道，大概亦不越上述法则。所选用的方剂则有旋覆代赭石汤、栝楼薤白散、半夏厚朴汤、启膈散、通幽汤等，取得一定的疗效。

我们体会中医对噎膈的发病，十分重视情志因素。而西医对于上消化道肿瘤的发病（尤其是食管肿瘤），比较偏重于局部机械和物理的刺激因素，如饮酒、喝烫茶长期热饮刺激所致，关于这一点，中医也早有认识，《医碥》曾说："酒客多噎膈，饮热酒者尤多"，观点基本雷同。不过我们认为治疗噎膈病如果不重视调整情志因素，往往不能奏效。实际上我们在临床所见的噎膈患者，神情偏于抑郁的也比较多，开朗者绝少。中医重视情志因素，应该引起我们注意。

关格是两种症候的综合病症，在上饮食不能进为格，在下大小便不通利为关。《医彻》一书中曾指出本病是阴阳偏胜，也是阴阳离绝之象，阐发了《内经》不治的理由。

# 二十、呕吐哕病类

## 概论

1. 诸呕吐酸，暴注下迫，皆属于热。《素问·至真要大论》

2. 诸逆冲上，皆属于火。《素问·至真要大论》

3. 火郁之发，民病呕逆。《素问·六元正纪大论》

4. 谷入于胃，胃气上注于肺。今有故寒气与新谷气俱还入于胃，新故相乱，真邪相攻，气并相逆，复出于胃，故为哕。补手太阴，泻足少阴。《灵枢·口问》

5. 病深者，其声哕。《素问·宝命全形论》

6. 太阳之复，厥气上行，唾出清水，及为哕噫。《素问·至真要大论》

7. 少阴之复。燠热内作，外为哕噫。《素问·至真要大论》

8. 哕，以草刺鼻，嚏，嚏而已；无息而疾迎引之，立已；大惊之，亦可已。《灵枢·杂病论》

## 太阴呕吐证

太阴所谓食则呕者，物盛满而上溢，故呕也。《素问·脉解》

## 少阴呕吐证

少阴所谓呕、咳、上气喘者，阴气在下，阳气在上，诸阳气浮，无所依从，故呕、咳、上气喘也。《素问·脉解》

## 厥阴呕吐证

1. 厥阴所至。为胁痛呕泄。《素问·六元正纪大论》

2. 肝所生病者，胸满呕逆。《灵枢·经脉》

3. 肝脉缓甚为善呕。《灵枢·邪气脏腑病形》

## 阳明呕吐证

1. 岁阳明在泉，燥淫所胜，民病喜呕，呕有苦，善太息，心胁痛，不能反侧。《素问·至真要大论》

2. 寒气客于肠胃，厥逆上出，故痛而呕也。《素问·举痛论》

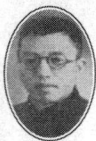

## 少阳呕吐证

1. 少阳所至为呕涌。《素问·六元正纪大论》

2. 胆病者，善太息，口苦，呕宿汁。《灵枢·邪气脏腑病形》

3. 善呕，呕有苦，长太息，心中憺憺恐人将捕之，邪在胆，逆在胃，胆液泄则口苦，胃气逆则呕苦，故曰呕胆。取三里以下，胃气逆则刺少阳血络以闭胆逆，却调其虚实，以去其邪。《灵枢·四时气》

## 肺哕证

肺主为哕，取手太阴、足少阴。《灵枢·口问》

## 心哕证

心脉小甚为善哕。《灵枢·邪气脏腑病形》

## 胃哕证

1. 胃为气逆，为哕。《素问·宣明五气》

2. 阳明之复，呕苦咳哕烦心。《素问·至真要大论》

## 逆证

1. 热病汗不出，大颧发赤，哕者死。《灵枢·热病》

2. 若有七诊之病，其脉候亦败者，死矣，必发哕噫。《素问·三部九候论》

【按】元代李东垣曾经这样说过："呕吐哕皆属脾胃虚弱，或寒热所侵，或饮食所伤，致气上逆而食不得下。"我们认为这几句话足以概括呕吐哕的发病因素。证以《内经》所述主要原因不外寒和热，故在治疗上必须分别处置。

《内经》所说哕证似指呃逆，与一般干哕不同，故有用草刺鼻取嚏方法。西医以呃逆由于横隔膜痉挛，中医则认为由于气逆，治疗以理气和胃、降逆平呃为主，再结合寒热虚实等因素随症加减。几年前曾诊治一顽固呃逆男性患者，呃声虽低微而连续个断，艰于主诉。察其形体较为羸瘦，面少华色。病期已近一月，询得病之由，在发病前曾食凉菜数盘，初觉脘腹微痞不适，继即呃逆连声不止。大便微溏，舌质淡苔薄，脉象虚迟，诊为寒滞所致。予丁香散加减（丁香、柿蒂、党参、云苓、陈皮、炙甘草、蔻仁、良姜），竟投剂而愈。

暴病的呃逆，一般较易见效，故中医向来认为久病、虚证及老年人见之为逆，因为是胃气衰败的证象。《内经》以哕为上中焦病，曾说："汗不出，大颧发赤，哕者死。"当即此意。

# 二十一、痢疾类

## 概论

1. 食饮不节，起居不时者，阴受之。阴受之则入五脏；入五脏则满闭塞，下为飧泄，久为肠澼肠澼为痢疾的古称，后来亦称滞下《素问·太阴阳明》

2. 三阳者，至阳也。并于阴，则上下无常，薄为肠澼。《素问·著至教论》

3. 肾所生病者，肠澼。《灵枢·经脉》

4. 脾脉外鼓，沉为肠澼，久自己；肝脉小缓为肠澼，易治。《素问·大奇论》

## 赤痢证

1. 少阴之胜，腹满痛，溏泄，传为赤沃。《素问·至真要大论》

2. 心肝澼亦下血，二脏同病者可治。《素问·大奇论》

3. 肠澼下脓血，脉悬绝则死，滑大则生。《素问·通评虚实论》

## 白痢证

肠澼下白沫，脉沉则生，脉浮则死。《素问·通评虚实论》

## 赤白痢证

1. 太阳司天，风湿交争，民病注下赤白。《素问·六元正纪大论》

2. 少阳司天，火淫所胜，民病泄注赤白。《素问·至真要大论》

3. 岁少阳在泉，火淫所胜，民病注泄赤白，少腹痛，溺赤。《素问·至真要大论》

4. 少阳之胜，暴热消烁，少腹痛，下沃赤白。《素问·至真要大论》

5. 厥阴之胜，少腹痛，注下赤白。《素问·至真要大论》

## 逆证

1. 阴阳虚，肠澼死。《素问·阴阳别论》

2. 肠澼便血，身热则死。《素问·通评虚实论》

3. 肠澼之属，身不热，脉不悬绝，滑大者曰生，悬涩者曰死。《素问·

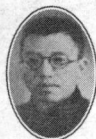

4. 肾移热于脾，传为虚肠澼，死不可治。《素问·气厥论》

5. 肾脉小搏，沉为肠澼下血，血温身热者死。《素问·大奇论》

6. 心肝脉小沉涩为肠澼，其身热者死，热见七日死。《素问·大奇论》

【按】《内经》指出痢疾的病因，一种由于饮食不节，一种由于时邪感染；在症候方面，指出一种是下白沫，一种是下脓血，也有赤白兼见的。当然限于当时的具体条件，还不可能发现病原体，但从病因和症状的特点来看，古代所说的痢疾主要是指的细菌性痢疾，当然也可能包括阿米巴痢疾在内。特别是关于逆证的描述，提出身热、脉涩小搏、阴阳虚等，对预后有相当重要的意义。我们在临床上曾治过不少菌痢，一般脉象滑数或弦数的，泻次虽多，亦不为虚；相反，有少数患者脉涩小弱，阳虚畏寒或阴虚液脱，泻次虽不多，治疗亦较棘手，足证《内经》所述的正确性。

# 二十二、泄泻病类

## 概论

1. 诸厥固泄，皆属于下。《素问·至真要大论》

2. 暴注下迫，皆属于热。《素问·至真要大论》

3. 胃脉虚则泄。《素问·脉要精微论》

4. 大肠病者，肠中切痛而鸣濯濯，冬日重感于寒即泄，当脐而痛。《灵枢·邪气脏腑病形》

5. 少阳所至为暴注。《素问·六元正纪大论》

6. 一阳发病，少气，善咳，善泄。《素问·阴阳别论》

7. 土郁之发，民病心腹胀，肠鸣而为数后。《素问·六元正纪大论》

8. 阳明在泉，客胜则清气动下，少腹坚满而数便泻。《素问·至真要大论》

9. 阳明之复，清气大举，甚则心痛痞满，腹胀而泄。《素问·至真要大论》

10. 尺肤寒，其脉小者，泄，少气。《灵枢·论疾诊尺》

11. 先病而后泄者治其本，先泄而后生他病者治其本。《素问·标本病传论》

## 濡泄证

1. 湿胜则濡泻。《素问·阴阳应象大论》

2. 太阳之胜，寒入下焦，传为濡泻。《素问·至真要大论》

3. 太阴之胜，湿化乃见，善注泄。《素问·至真要大论》

4. 岁水不及，湿乃大行，民病腹满，身重，濡泄。《素问·气交变大论》

### 溏泄证（鹜溏）①

1. 岁木不及，燥乃大行，民病中清，胠胁痛，少腹痛，肠鸣溏泄。《素问·气交变大论》

2. 阳明之胜，清发于中，左胠胁痛，溏泄。《素问·至真要大论》

3. 阳明在泉，主胜则腰重腹痛，少腹生寒，下为鹜溏。《素问·至真要大论》

4. 脐以上皮热，肠中热，则出黄如糜。《灵枢·师传》

### 飧泄证②

1. 春伤于风，夏生飧泄。《素问·阴阳应象大论》

2. 久风入中，则为肠风飧泄。《素问·风论》

3. 久风为飧泄。《素问·脉要精微论》

4. 食饮不节，起居不时者，阴受之。阴受之则入五脏；入五脏则满闭塞，下为飧泄。《素问·太阴阳明论》

5. 虚邪之中人也，留而不去，传舍于肠胃。在肠胃之时，贲响腹胀，多寒则肠鸣飧泄，食不化。《灵枢·百病始生》

6. 脐以下皮寒，肠中寒，则肠鸣飧泄。《灵枢·师传》

7. 寒气生浊，热气生清，清气在下，则生飧泄。《素问·阴阳应象大论》

8. 脾病者，虚则腹满肠鸣，飧泄，食不化。《素问·脏气法时论》

9. 怒则气逆，甚则飧泄。《素问·举痛论》

10. 志有余则腹胀飧泄。《素问·调经论》

11. 岁木太过，风气流行，脾土受邪，民病飧泄食减，体重烦冤，肠鸣，腹支满。《素问·气交变大论》

12. 飧泄取三阴。《灵枢·九针十二原》

### 洞泄证③

1. 春伤于风，邪气留连，乃为洞泄。《素问·生气通天论》

---

①鹜溏指大便溏薄如水鸭之粪。
②飧泄之飧音孙，前人用水浇饭称做飧，飧泄即水谷水化的意思。
③洞泄是水泻没有关阑的意思。

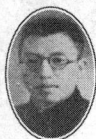

2. 肾脉小甚为洞泄。《灵枢·邪气脏腑病形》

## 逆证

1. 病泄脉洪大，是逆也。《灵枢·五禁》
2. 泄而脉大，难治。《素问·玉机真脏论》
3. 飧泄脉小者，手足寒，难已；手足温，泄易已。《灵枢·论疾诊尺》
4. 腹鸣而满，四肢清，泄，脉大，是逆也，不过十五日而死矣。《灵枢·玉版》

## [附] 便秘证（虑瘕）①

1. 太阳所至为禁止。《素问·六元正纪》
2. 肾脉微急为不得前后。《灵枢·邪气脏腑病形》
3. 热气留于小肠，肠中痛，瘅热焦渴，则坚干不得出，故痛而闭不通矣。《素问·举痛论》
4. 小肠移热于大肠，为虑瘕。《素问·气厥论》
5. 太阴司天，阴痹，大便难，阴气不用。《素问·至真要大论》
6. 少阴之复，隔肠不便。《素问·至真要大论》

【按】泄泻为消化系统疾患之一。《内经》说："大肠、小肠皆属于胃"，"胃脉虚则泄"，包括了整个消化系统，但又指出脾肾两经，这是中医理论的特点，我们必须注意这方面，因为有不少泄泻治疗肠胃无效，用中医治疗脾肾的方法很快收到疗效。理由是脾和肾为人身先后二天，肾脏包含命门，命门是中医学生理方面的一个重要关键。后天生化须赖先天命火的温养，先天真阴真阳的不匮乏又需要后天不断地供应，所以许叔微说："补脾不若补肾"，而李东垣却说："补肾不若补脾"，说明了先后二天的相互关系。临床实例证明，腹泻经久不止，或天明泄泻，或大便经常溏薄，虽然是肠胃病，必须进一步治疗脾肾，如用附子理中丸和四神丸等，就是常说的补火生土法。

中医还注意另一个泄泻的发病机制——木克土。《内经》里也提到了"一阳发病，少气，善咳，善泄"。这是一个比较难治的慢性病，非但不可并且禁忌使用一般治疗泄泻的方法，如利湿、温中、补火之类。我们体会木克土的泄泻，多数是久病，形体比较消瘦，性情急躁，易于激动，大便多鹜溏，一日二三次，多至七八次，便前腹内觉胀或有隐痛。常伴有胸闷、口干、小便短赤、食少难化、睡眠不酣等症，尤其失眠后更易增加泄泻次

---

①瘕系肠热津液枯燥，腹痛便秘。

数。舌苔多黄腻干糙，或见花剥，或舌质红绛；脉象弦细带数，沉按有力。从西医诊断来说，颇似神经衰弱或结肠过敏，在中医便是肝旺脾弱。由于久病，多数用过滋补建中方剂，不见效果，改用白芍、柴胡、甘草、山药、扁豆、煨葛根、茯苓、荷叶、竹茹、苡仁、川楝子、通草、左金丸等，或加乌梅少量，效果良好。

关于泄泻的原因，《内经》指出寒、热和湿，特别偏重在湿，所谓"湿胜则濡泄"。治湿的方法很多，在泄泻证则以利小便为主。凡是水走肠间，小便必少，小便一畅，泄泻自然稀减。这方法十分可靠，其治疗机制也可以用现代医学来解释。

与泄泻相反的就是便秘证。它的发病原因不外肠热、肠中津液枯燥，所以一般用泻热剂或润肠剂。但亦有因阳虚不运而便秘的，称为冷秘，非用温下不可，在《内经》中已有阴痹的证候，可见前人对于临床观察是十分细致的。

# 二十三、胀满病类

## 概论

1. 诸胀腹大，皆属于热。《素问·至真要大论》
2. 诸病有声，鼓之如鼓，皆属于热。《素问·至真要大论》
3. 夫胀者，皆在于脏腑之外，排脏腑而廓胸胁，胀皮肤，故命曰胀。《灵枢·胀论》
4. 寸口脉大坚以涩者，胀也。《灵枢·胀论》
5. 浊气在上，则生䐜胀。《素问·阴阳应象大论》
6. 卑监之纪，其病留满痞塞。《素问·五常政大论》

## 心胀证

心胀者，烦心，短气，卧不安。《灵枢·胀论》

## 肺胀证

肺胀者，虚满而喘咳。《灵枢·胀论》

## 肝胀证

肝胀者，胁下满而痛引小腹。《灵枢·胀论》

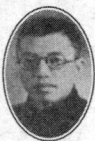

### 脾胀证

脾胀者，善哕，四肢烦悗，体重不能胜衣，卧不安。《灵枢·胀论》

### 肾胀证

肾胀者，腹满引背，央央然腰髀痛。《灵枢·胀论》

### 胃胀证

胃胀者，腹满，胃脘痛，鼻闻焦臭，妨于食，大便难。《灵枢·胀论》

### 大肠胀证

大肠胀者，肠鸣而痛濯濯，冬日重感于寒，则飧泄不化。《灵枢·胀论》

### 小肠胀证

小肠胀者，少腹䐜胀，引腰而痛。《灵枢·胀论》

### 膀胱胀证

膀胱胀者，少腹满而气癃。《灵枢·胀论》

### 三焦胀证

三焦胀者，气满于皮肤中，轻轻然而不坚。《灵枢·胀论》

### 胆胀证

胆胀者，胁下痛胀，口中苦，善太息。《灵枢·胀论》

### 肤胀证

肤胀者，寒气客于皮肤之间，𪐴𪐴然不坚，腹大，身尽肿，皮厚，按其腹窅而不起，腹色不变，此其候也。《灵枢·水胀》

### 鼓胀证

1. 鼓胀者，腹胀，身皆大，大与肤胀等也；色苍黄，腹筋起，此其候也。《灵枢·水胀论》

2. 有病心腹满，旦食则不能暮食，名为鼓胀。治之以鸡矢醴，一剂知，二剂已。其时有复发者，此饮食不节，故时有病也。虽然，其病且已时，故当病气聚于腹也。《素问·腹中论》

## 腹满证

1. 食饮不节，起居不时者，阴受之。阴受之，则入五脏；入五脏，则满闭塞。《素问·太阴阳明论》

2. 脾虚则腹满肠鸣，飧泄食不化。《素问·脏气法时论》

3. 太阴之厥，则腹满胀，后不利，不欲食，食则呕，不得卧。《素问·厥论》

4. 厥或令人腹满者，阴气盛于上则下虚，下虚则腹胀满。《素问·厥论》

5. 二阴一阳发病，善胀，心满，善气。《素问·阴阳别论》

6. 腹满，大便不利，腹大，亦上走胸嗌，喘息喝喝然，取足少阴。《灵枢·杂病》

7. 腹满，食不化，腹响响然，不能大便，取足太阴。《灵枢·杂病》

8. 小腹满大，上走胃至心，淅淅身时寒热，小便不利，取足厥阴。《灵枢·杂病》

## 逆证

1. 腹胀，身热，脉大，是一逆也；腹鸣而满，四肢清，泄，其脉大，是二逆也。不过十五日而死矣。《灵枢·玉版》

2. 其腹大胀，四肢清，脱形，泄甚，是一逆也；腹胀便血，其脉大时绝，是二逆也。不及一时而死矣。《灵枢·玉版》

3. 病腹满，肠鸣，溏泄，食不化，神门绝者，死不治。《素问·气交变大论》

【按】《内经》所说胀病，主重在气。凡气机障碍之处都能引起胀感或其他症状，所谓"胀者，皆在于脏腑之外，排脏腑而廓胸胁，胀皮肤，故命曰胀"。据此，《内经》虽分五脏六腑之胀，并不单指某脏某腑；但从某一部分的症状就认作某一脏腑的胀病，当然与某一脏腑关系更为密切。后人治胀同样以气为主，《类证治裁》上说："肿在外属水，胀在内属气；肿分阳水阴水，胀别气实血实。"由此，我们对于胀病总的疗法也就不难理解了。

满也称痞满，是一种自觉症状，多于心下胃脘部，外形很少变化。其发病机制属于脾胃消化不良，所以《内经》概称腹满，指出心满、善气、不欲食、食则呕、肠鸣、飧泄和大便不利等消化系统症状。

我们体会，治胀满实证较易掌握，虚证比较困难。原因是虚证胀满系本虚标实之候，散满势必更虚其本，补中又难免助长其标，《内经》虽有"寒因寒用"的法则，使用时并不那么简单。至于五脏六腑的胀证，后世医

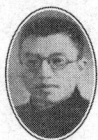

家积累了不少治疗经验，《丁甘仁医案》内有比较周密的方药，可以参考。

# 二十四、水肿病类

## 概论

1. 诸湿肿满，皆属于脾。《素问·至真要大论》
2. 三阴结，谓之水。《素问·阴阳别论》
3. 颈脉动，喘疾咳，曰水；目裹微肿如卧蚕起之状，曰水。《素问·平人气象论》
4. 脾脉软而散，色不泽者，当病足胻肿若水状也。《素问·脉要精微论》
5. 少阴何以主肾，肾何以主水？肾者至阴也，至阴者盛水也，肺者太阴也，少阴者冬脉也，故其本在肾，其末在肺，皆积水也。肾何以能聚水而生病？肾者胃之关也，关门不利，故聚水而从其类也。上下溢于皮肤，故为胕肿，胕肿者，聚水而生病也。《素问·水热穴论》
6. 水病下为胕肿大腹，上为喘呼，不得卧者，标本俱病。故肺为喘呼，肾为水肿，肺为逆，不得卧。《素问·水热穴论》
7. 水始起也，目窠上微肿，如新卧起之状，其颈脉动，时咳，阴股间寒，足胫肿，腹乃大，其水已成矣。以手按其腹，随手而起，如裹水之状，此其候也。《灵枢·水胀》
8. 诸有水气者，微肿先见于目下也。水者阴也，目下亦阴也，腹者至阴之所居，故水在腹者，必使目下肿也。《素问·评热病论》
9. 湿胜甚则水闭胕肿。《素问·六元正纪大论》

## 水胀证（溢饮）

1. 阴阳气道不通，四海闭塞，三焦不泻，津液不化，水谷并行肠胃之中，别于回肠，留于下焦，不得渗膀胱，则下焦胀，水溢则为水胀。《灵枢·五癃津液别》
2. 邪气内逆，则气为之闭塞而不行，不行则为水胀。《灵枢·五癃津液别》
3. 肝脉软而散，色泽者，当病溢饮。溢饮者，渴暴多饮而易入肌皮肠胃之外也。《素问·脉要精微论》

## 风水证

1. 面肿曰风，足胫肿曰水。《素问·平人气象论》

2. 勇而劳甚则肾汗出，肾汗出，逢于风，内不得入于脏腑，外不得越于皮肤，客于玄府，行于皮里，传为胕肿，本之于肾，名曰风水。《素问·水热穴论》

3. 有病肾风者，面浮然壅，害于言，虚不当刺。不当刺而刺，后五日其气必至。至必少气时热，时热从胸背上至头，汗出手热，口干苦渴，小便黄，目下肿，腹中鸣，身重难以行，月事不来，烦而不能食，不能正偃，正偃则咳，病名曰风水。《素问·评热病论》

4. 肾肝并浮为风水。《素问·大奇论》

## 石水证①

1. 阴阳结斜，多阴少阳，曰石水，少腹肿。《素问·阴阳别论》

2. 肾脉微大为石水，起脐以下至少腹，腄腄然。《灵枢·邪气脏腑病形》

3. 肾肝并沉为石水。《素问·大奇论》

4. 石水上至胃脘，死不治。《灵枢·邪气脏腑病形》

## 涌水证②

肺移寒于肾，为涌水。涌水者，按腹不坚，水气客于大肠，疾行则鸣濯濯，如囊裹浆，水之病也。《素问·气厥论》

【按】《内经》对于水肿的发病机制，指出"其本在肾，其末在肺"，又说："肾者胃之关也，关门不利，故聚水而从其类也"。后人治疗水肿，不能越此范围。但是应当分两方面来说，水肿有因阳虚而病起于内，也有因外邪而病起于外。前者如水胀、溢饮，当以脾肾为主；后者如风水，当以肺肾为主。至于前者亦能上迫于肺，后者亦能中累及脾，便当肺脾肾三者兼治。不论病起于内或病起于外，促使水液排除，还须照顾三焦的通道，《内经》所谓"三焦者，决渎之官，水道出焉"；又须通利膀胱的出路，所谓"膀胱者，州都之官，津液藏焉，气化则能出矣"。故又提到"三焦不泻，津液不化"。总之，中医治疗水肿，包括肺、脾、肾、三焦和膀胱，根据具体情况适当配合，而又以肾脏最为重要。肾脏之所以重要，由于中间命门的作用，命门之火能健运中焦，帮助三焦、膀胱的气化，使水湿排除而不再积聚。

水肿病类如按其症脉和体征而言，可以概括西医所指的急慢性肾炎、心脏性水肿，以及肝病性和营养性水肿等在内。在这些病类中，我们对急

---

①石水水在小腹，如石之沉于下。
②涌水亦在腹部，如涌泉之有声。

内经类证

111

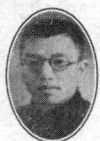

慢性肾炎的治疗积累了一些肤浅的经验，愿提供出来，作为临床时的参考。

急性肾炎的临床表现接近于风水证。风水的水肿往往先从面部开始，逐渐发展为遍身水肿。其病理机制是：外感风邪，内有水气，水为风激而上行，运用发表祛风利水法比较符合风水的病机。根据这样的原则，我们拟订了风水第一方（麻黄先煎二钱、苏叶后下三钱、防风三钱，防己三钱、陈皮三钱、炙桑皮三钱、大腹皮三钱、丹皮三钱、茯苓四钱、猪苓三钱、泽泻二钱、木通一钱五分、车前子布包四钱），主治急性肾炎遍体水肿、头痛、血尿等症。但有一部分急性肾炎于发病时兼有较严重的上呼吸道感染症状（如咳嗽、上气等），则须在风水第一方的基础上予以损益，故又拟订了风水第二方（麻黄先煎二钱、杏仁三钱、苏叶后下三钱、防风三钱、陈皮三钱、法半夏二钱、炙桑皮三钱、茯苓三钱、丹皮三钱、猪苓三钱、车前子布包四钱），使能达到发表祛风利水兼以宁嗽的治疗目的。俟水肿消退后，即应照顾脾肾。因为脾为水之制，肾为水之本，肿消后应该扶脾温肾，故又以八味肾气丸加减为风水第三方（党参三钱、炙黄芪四钱，熟地三钱、茯苓三钱、泽泻二钱、丹皮二钱、山药三钱、山萸肉三钱、附片先煎半小时一钱五分），以扶脾温肾。临床证明本方有助于肾功能的恢复。

以上是治疗急性肾炎的一些临床体会。关于慢性肾炎的治疗，其总则不外健脾、温阳、行气、利水诸法。例如腹水显著时宜行利水为主，体虚者宜扶阳温肾，兼有胃肠症状者宜调中健脾，兼有外感者先治其标，水肿消退后则以补益肾气为主。

另外，常在临床上看到一种轻度浮肿患者，有面㿠食减，腹微气胀，四肢无力，容易疲乏等现象，作各种㿠化验多基本正常，我们认为属于脾胃功能失调所致。故治疗亦多采用调中健脾法，常用方剂为补中益气汤、香砂六君子汤及防己黄芪汤加减，每多获效。

# 二十五、积聚病类

## 概论

1. 寒气客于小肠膜原之间，络血之中，血泣不得注于大经，血气稽留不得行，故宿昔而成积矣。《素问·举痛论》

2. 卒然外中于寒，若内伤于忧怒，则气上逆，气上逆则六输不通，温气不行，凝血蕴里而不散，津液涩渗，着而不去，而积皆成矣。《灵枢·百病始生》

3. 虚邪之中人也，留而不去，传舍于肠胃之外，募原之间，留着于脉，

稽留而不去，息而成积。《灵枢·百病始生》

4. 积之始生，得寒乃生，厥乃成积也。《灵枢·百病始生》

5. 厥气生足悗，悗生胫寒，胫寒则血脉凝涩，血脉凝涩则寒气上入于肠胃，入于肠胃则䐜胀，䐜胀则肠外之汁沫迫聚不得散，日以成积。《灵枢·百病始生》

6. 肠胃之络伤则血溢于肠外，肠外有寒，汁沫与血相搏，则并合凝聚不得散，而积成矣。《灵枢·百病始生》

7. 人之善病肠中积聚者，皮肤薄而不泽，肉不坚而淖泽，如此则肠胃恶，恶则邪气留止，积聚乃伤；肠胃之间，寒温不次，邪气稍至，蓄积留止，大聚乃起。《灵枢·五变》

8. 寸口脉沉而横，曰胁下有积，腹中有横积痛。《素问·平人气象论》

9. 新积，痛可移者，易已也；积不痛，难已也。《灵枢·卫气》

## 伏梁证

1. 病有少腹盛，上下左右皆有根，病名曰伏梁。裹大脓血，居肠胃之外，不可治，治之每切按之致死。此下则因阴必下脓血，上则迫胃脘生鬲，挟胃脘内痈。此久病也，难治。居脐上为逆，居脐下为从，勿动亟夺。《素问·腹中论》

2. 人有身体髀股胻皆肿，环脐而痛，病名伏梁，此风根也。其气溢于大肠而着于肓，肓之原在脐下，故环脐而痛也。不可动之，动之为水溺涩之病。《素问·腹中论》

3. 心脉微缓为伏梁，在心下，上下行，时唾血。《灵枢·邪气脏腑病形》

4. 伏梁唾血脓者，死不治。《灵枢·经筋》

## 息贲证

1. 肺脉滑甚，为息贲上气。《灵枢·邪气脏腑病形》

2. 肝高则上支贲切，胁悗，为息贲。《灵枢·本脏》

3. 手太阴之筋，其病痛甚成息贲，胁急吐血；手心主之筋，其病前及胸痛，息贲。《灵枢·经筋》

4. 二阳之病发心脾，有不得隐曲，其传为息贲者，死不治。《素问·阴阳别论》

## 肥气证（息积）

1. 肝脉微急为肥气，在胁下，若覆杯。《灵枢·邪气脏腑病形》

2. 病胁下满，气逆，二三岁不已，病名曰息积。此不妨于食，不可灸

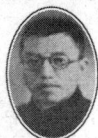

刺。积为导引服药，药不能独治也。《素问·奇病论》

## 贲豚证

肾脉微急为沉厥贲豚，足不收，不得前后。《灵枢·邪气脏腑病形》

## 血瘕证

二阳三阴，至阴皆在，阴不过阳，阳气不能止阴，阴阳并绝，浮为血瘕，沉为脓胕。《素问·阴阳类论》

## 肠溜证（昔瘤）

1. 有所结，气归之，卫气留之，不得反，津液久留，合而为肠留。久者数岁乃成，以手按之柔。《灵枢·刺节真邪》

2. 已有所结，气归之，津液留之，邪气中之，凝结日以易甚，连以聚居，为昔瘤，以手按之坚。《灵枢·刺节真邪》

【按】《内经》指出积聚的形成，以寒邪和忧怒为主因。因为寒性凝滞，能使气血流行发生障碍；忧怒伤气，气伤则不能运行水液、血液。因而逐渐积聚成形，即以积聚作为病名。从"着而不去"、"留而不去"等句来看，不难理解是一个慢性顽固性的疾病。

积聚是有形的病症，《内经》就从部位和形态等定出伏梁、息贲、肥气多种名称，但主要是以脏腑区分。后来《诸病源候论》、《千金方》等还有更多的名目。我们认为《内经》所说的积聚可能包括现代的肝脾肿大、腹腔器官的肿块和内脏穿孔所引起了限局性腹膜炎等症。很明显，如"在胁下，若覆杯"的描写，是很符合肝脾肿大的；而"病有少腹盛，上下左右皆有根，病名曰伏梁。裹大脓血，居肠胃之外，不可治"，则酷似局限性化脓性腹膜炎。秦老师谈肝硬化的中医疗法时，也曾提到肝硬化早期到晚期有不少症状，这些症状散在中医文献痞满、胃病、胁痛、癥瘕和臌胀等各个部分。这里所说的癥瘕就是积聚。中医以有形而坚着不移的为积，留滞不定的为聚；又以不动的为癥，能动的为瘕；实际上是一类的病。

# 二十六、黄疸病类

## 概论

1. 黄疸，久逆之所生也。《素问·通评虚实论》
2. 目黄者曰黄疸。《素问·平人气象论》

### 脾疸证（脾风）

1. 风者，百病之长也。今风寒客于人，使人毫毛毕直，皮肤闭而为热，当是之时，可汗而发也。或痹不仁，肿痛，当是之时，可汤熨及火灸刺而去之。弗治，病入舍于肺；弗治，肺即传而行之肝；弗治，肝传之脾，病名曰脾风，发疸，腹中热，烦心，出黄。《素问·玉机真脏论》

2. 脾足太阴之脉，是主脾所生病者，水闭，黄疸。《灵枢·经脉》

3. 溺黄赤，安卧者，黄疸。《素问·平人气象论》

4. 安卧，小便黄赤，脉小而涩者，不嗜食。《灵枢·论疾诊尺》

### 胃疸证

1. 已食如饥者，胃疸。《素问·平人气象论》

2. 寒热，身痛而色微黄，齿垢黄，爪甲上黄，黄疸也。《灵枢·论疾诊尺》

### 肾疸证

肾足少阴之脉，是主肾所生病者，口热，舌干，烦心，心痛，黄疸。《灵枢·经脉》

【按】《内经》论黄疸着重脾和胃，没有明确指出病因，后世医家始分寒湿和湿热，并在病名上总称阳黄和阴黄。脾胃均属土，土主湿，脾为阴土，从寒化则为寒湿；胃为阳土，从热化则为湿热，实际上还是一致的。

阳黄和阴黄的临床表现有明显区别。阳黄色泽鲜明如橘子色，多有发热，口渴引饮，胃纳稍减，食后脘次微胀，大便干结，溲黄或黄赤，苔黄腻而干，脉多滑数有力；阴黄则暗晦不泽，或微带青色，畏冷不发热，口淡无味，胃纳不振，食后中满痞胀，或有呕恶，四肢无力，大便溏薄或泄泻，小溲自利，色微黄或不黄，间亦有二便不利者，苔白腻微滑，脉沉迟或虚弦，细而无力。阳黄以清利湿热为主；阴黄则宜温化寒湿，参入扶脾，这是一般的治疗法则。

我们认为阳黄以传染性肝炎为多（急性胆囊炎亦常表现为阳黄），阴黄常见于某些慢性肝炎、胆汁性肝硬化、急性黄色肝萎缩及肝胆系统肿瘤等。前者预后尚佳，后者预后较差，常导致不良的转归，尤其是阴黄伴有单腹胀的，治疗上甚感棘手。我们曾治疗两例急性黄色肝萎缩，临床的表现为阴黄兼有单腹胀，呕恶，二便闭塞，治以攻补兼施，未见效验，值得进一步研究。

近几年，传染性肝炎的流行面较广，在中西医合作下采用中医治黄疸方法，疗效良好。主要方剂不外乎茵陈五苓散、栀子柏皮汤、胃苓汤、逍

内经类证

115

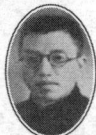

遥散等方加减，消黄迅速，自觉症状亦易控制。

最后值得一提的，是中医学在很早已发觉有一些黄疸具有传染性，如《千金翼方》里说："凡遇时行热病，多必内瘀著黄"，并提出"时行黄疸"的病名，较之西医竟早一千多年，于此可见古人观察病情的精细了。类似这些经验，现在有很多保留在老中医手里，我们必须很好地向他们学习。

# 二十七、厥逆病类

## 概论

1. 厥逆之为病也，足暴清，胸若将裂，肠若将以刀切之，烦而不能食，脉大小皆涩。《灵枢·癫狂》

2. 厥逆，腹胀满，肠鸣，胸满不得息。《灵枢·癫狂》

3. 厥或令人腹满，或令人暴不知人，或至半日远至一日乃知人者，阴气盛于上则下虚，下虚则腹胀满，阳气盛于上则下气重上而邪气逆，逆则阳气乱，阳气乱则不知人也。《素问·厥论》

4. 气多少逆皆为厥。《素问·方盛衰论》

5. 下虚则厥。《灵枢·卫气》

6. 清浊相干，气乱于臂胫，则为四厥；乱于头，则为厥逆。《灵枢·五乱》

7. 卧出而风吹之，血凝于足者为厥。《素问·五脏生成》

## 寒厥证

1. 阳气衰于下，则为寒厥。《素问·厥论》

2. 寒厥之为寒也，必从五指而上于膝者，阴气起于五指之里，集于膝下而聚于膝上，故阴气胜则从五指至膝上寒，其寒也，不从外，皆从内也。《素问·厥论》

3. 寒厥何失而然也？前阴者，宗筋之所聚，太阴阳明之所合也。春夏则阳气多而阴气少，秋冬则阴气盛而阳气衰。此人者质壮，以秋冬夺于所用，下气上争不能复，精气溢下，邪气因从之而上也。气因于中，阳气衰，不能渗营其经络，阳气日损，阴气独在，故手足为寒也。《素问·厥论》

4. 寒气客于五脏，厥逆上泄，阴气竭，阳气未入，故卒然痛，死不知人，气复返则生矣。《素问·举痛论》

## 热厥证（阳厥）

1. 阴气衰于下，则为热厥。《素问·厥论》

2. 热厥之为热也，必起于足下者，阳气起于足五指之表，阴脉者集于足下而聚于足心，故阳气胜则足下热也。《素问·厥论》

3. 热厥何如而然也？酒入于胃，则络脉满而经脉虚。脾主为胃行其津液者也，阴气虚则阳气入，阳气入则胃不和，胃不和则精气竭，精气竭则不营其四肢也。此人必数醉若饱以入房，气聚于脾中不得散，酒气与谷气相薄，热盛于中，故热遍于身，内热而溺赤也。夫酒气盛而慓悍，肾气有衰，阳气独胜，故手足为之热也。《素问·厥论》

4. 胆足少阳之脉，是动则病口苦，善太息，心胁痛不能转侧，甚则面微有尘，体无膏泽，足外反热，是为阳厥。《灵枢·经脉》

## 煎厥证[①]

1. 阳气者，烦劳则张，精绝，辟积于夏，使人煎厥。目盲不可以视，耳闭不可以听，溃溃乎若坏都，汩汩乎不可止。《素问·生气通天论》

2. 所谓少气善怒者，阳气不治，阳气不治则阳气不得出，肝气当治而未得，故善怒，善怒者，名曰煎厥。《素问·脉解》

## 薄厥证[②]

阳气者，大怒则形气绝，而血菀于上，使人薄厥。《素问·生气通天论》

## 暴厥证（大厥、尸厥）[③]

1. 脉至如喘，名曰暴厥。暴厥者，不知与人言。《系问·大奇论》

2. 络之与孙脉俱输于经，血与气并，则为实焉。血之与气并走于上，则为大厥，厥则暴死，气复返则生，不返则死。《素问·调经论》

3. 邪客于手足少阴、太阴，足阳明之络，此五络皆会于耳中，上络左角。五络俱竭，令人身脉皆动而形无知也，其状若尸，或曰尸厥。《素问·缪刺论》

## 风厥证

1. 二阳一阴发病，主惊骇背痛，善噫善欠，名曰风厥。《素问·阴阳别论》

2. 人之善病风厥漉汗者，肉不坚，腠理疏，故善病风。《灵枢·五变》

---

①煎厥的意思是内热消烁阴液，好象煎熬的样子，逐渐虚羸。
②薄厥的薄字作迫解，指气火骤然上逆，头部充血昏乱。
③暴厥指忽然不省人事，亦称大厥或尸厥。

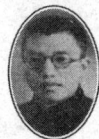

3. 有病身热，汗出烦满，烦满不为汗解。汗出而身热者风也，汗出而烦满不解者厥也，病名曰风厥。表里刺之，饮之服汤。《素问·评热病论》

## 太阳厥证（踝厥）

1. 巨阳之厥，则肿首头重，足不能行，发为眴仆。《素问·厥论》

2. 太阳厥逆，僵仆，呕血，善衄。《素问·厥论》

3. 手太阳厥逆，耳聋泣出，项不可以顾，腰不可以俛仰。《素问·厥论》

4. 膀胱足太阳之脉，是动则病冲头痛，目似脱，项如拔，脊痛，腰似折，髀不可以曲，腘如结，踹如裂，是为踝厥。《灵枢·经脉》

## 阳明厥证（骭厥）

1. 阳明之厥，则癫疾欲走呼，腹满不得卧，面赤而热，妄见而妄言。《素问·厥论》

2. 阳明厥逆，喘咳身热，善惊衄呕血。《素问·厥论》

3. 阳明厥则喘而惋，惋则恶人。《素问·阳明脉解》

4. 胃足阳明之脉，病至则恶人与火，闻木声则惕然而惊，心欲动，独闭户塞牖而处，甚则欲上高而歌，弃衣而走，贲响腹胀，是为骭厥。《灵枢·经脉》

## 少阳厥证

1. 少阳之厥，则暴聋颊肿而热，胁痛，胻不可以运。《素问·厥论》

2. 少阳厥逆，机关不利。机关不利者，腰不可以行，项不可以顾。发肠痈，不可治，惊者死。《素问·厥论》

## 太阴厥证（臂厥）

1. 太阴之厥，则腹满䐜胀，后不利，不欲食，食则呕，不得卧。《素问·厥论》

2. 太阴厥逆，胻急挛，心痛引腹。《素问·厥论》

3. 手太阴厥逆，虚满而咳，善呕沫。《素问·厥论》

4. 肺手太阴之脉，是动则交两手而瞀，此为臂厥；是主肺所生病者，臑臂内前廉痛厥。《灵枢·经脉》

## 少阴厥证（臂厥、骨厥）

1. 少阴之厥，则口干溺赤，腹满心痛。《素问·厥论》

2. 少阴厥逆，虚满呕变，下泄清。《素问·厥论》

3. 有脉俱沉细数者，少阴厥也。《素问·脉要精微论》

4. 心手少阴之脉，是动则病嗌干，心痛，渴而欲饮，是为臂厥。《灵枢·经脉》

5. 肾足少阴之脉，是动则病饥不欲食，面如漆柴，咳唾则有血，喝喝而喘，坐而欲起，目如无所见，心如悬若饥状，气不足则善恐，心惕惕如人将捕之，是为骨厥。《灵枢·经脉》

### 厥阴厥证

1. 厥阴之厥，则少腹肿痛，腹胀，泾溲不利，好卧屈膝，阴缩肿，胻内热。《素问·厥论》

2. 厥阴厥逆，挛，腰痛，虚满，前闭，谵言。《素问·厥论》

### 逆证

1. 或喘而死者，或喘而生者，厥逆连脏则死，连经则生。《素问·阳明脉解》

2. 三阴俱逆，不得前后，使人手足寒，三日死。《素问·厥论》

【按】《内经》所说厥逆有三种意义，也包括三类病症，一是指四肢逆冷，一是指气血悖逆而引起的狂乱昏厥现象，另一种是泛指六经不和的证候。

一般厥症分寒厥和热厥，其发病机制以"下虚则厥"为总纲。这里的下字是指肾经，肾为水火之脏，阴阳之宅，故《中藏经》于卷首首先提出阳厥和阴厥。在罗天益《天生宝鉴》里细致地叙述了症状："阳厥手足虽冷，有时或温，脉虽沉伏，按之则滑，或畏热，或渴欲饮水，或扬手掷足，烦躁不得眠，大便秘，小便赤；阴厥则四肢冷，手心亦冷，身无热，有恶心，蜷足卧，欲盖被，口不渴，或下利，脉沉微不数。"因为主因在肾经，不难推论水亏则火旺，火衰则水盛。虽然《内经》牵及脾胃，都属于次。

我们还体会到《内经》厥症中薄厥和暴厥的描写，符合于西医所说的脑血管意外（包括脑溢血、脑栓塞及脑血栓形成等），也就是中风的症候。中医治疗中风分气中、火中等，从根本着手，收到良好效果，也是我们值得学习的一面。

# 二十八、痿病类

### 概论

1. 肺者，脏之长也，为心之盖也。有所失亡，所求不得，则发肺鸣，鸣则肺热叶焦。故曰：五脏因肺热叶焦，发为痿躄。《素问·痿论》

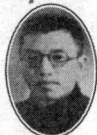

2. 治痿者独取阳明。阳明者，五脏六腑之海，主润宗筋，宗筋主束骨而利机关也。冲脉者，经脉之海也，主渗灌溪谷，与阳明合于宗筋。阴阳揔宗筋之会，会于气街，而阳明为之长，皆属于带脉而络于督脉。故阳明虚则宗筋纵，带脉不引，故足痿不用也。《素问·痿论》

3. 阳明为阖，阖折则气无所止息，而痿疾起矣。故痿疾者取之阳明，视有余不足。无所止息者，真气稽留，邪气居之也。《灵枢·根结》

## 筋痿证

1. 肝主身之筋膜，肝气热则胆泄口苦，筋膜干，筋膜干则筋急而挛，发为筋痿。《素问·痿论》

2. 思想无穷，所愿不得，意淫于外，入房太甚，宗筋弛纵，发为筋痿。故曰：筋痿者，生于肝使内也。《素问·痿论》

3. 足少阳之别，虚则痿躄，坐不能起。《灵枢·经脉》

4. 手太阳之筋，其病颈筋急，则为筋痿。《灵枢·经筋》

5. 阳明司天，燥气下临，肝气上从，筋痿不能久立。《素问·五常政大论》

## 皮痿证

1. 肺主身之皮毛，肺热叶焦则皮毛虚弱急薄，着则生痿躄也。《素问·痿论》

2. 始富后贫，虽不伤邪，皮焦筋屈，痿躄为挛。《素问·疏五过论》

## 脉痿证

心主身之血脉，心气热则下脉厥而上，上则下脉虚，虚则生脉痿，枢折挈胫纵而不任地也。《素问·痿论》

## 肉痿证

1. 脾主身之肌肉，脾气热则胃干而渴，肌肉不仁，发为肉痿。《素问·痿论》

2. 有渐于湿，以水为事，若有所留，居处相湿，肌肉濡渍，痹而不仁，发为肉痿。故曰：肉痿者，得之湿地也。《素问·痿论》

3. 脾病者，身重，善饥，肉痿，足不收行，善瘛，脚下痛。《素问·脏气法时论》

## 骨痿证

1. 肾主身之骨髓，肾气热则腰脊不举，骨枯而髓减，发为骨痿。《素问·痿论》

2. 有所远行劳倦，逢大热而渴，渴则阳气内伐，内伐则热舍于肾，肾者水脏也，今水不胜火，则骨枯而髓虚，故足不任身，发为骨痿。故曰：骨痿者，生于大热也。《素问·痿论》

3. 恐惧而不解则伤精，精伤则骨酸痿厥，精时自下。《灵枢·本神》

4. 肾脉微滑为骨痿，坐不能起，起则目无所见。《灵枢·邪气脏腑病形》

## [附] 骨繇证①

少阳为枢，枢折即骨繇而不安于地，故骨繇者取之少阳，视有余不足。骨繇者，节缓而不收也。所谓骨繇者，摇故也。《灵枢·根结》

【按】关节肌肉疼痛麻木的痹病，和筋骨肌肉软弱消瘦的痿病，恰恰是相对的两个病症。痹属于寒，痿属于热；痹属于实，痿属于虚。所以《内经》指出"治痿独取阳明"，而《金匮要略》谓治痹"宜针引阳气"，说明痿宜清润，痹宜温通，这是诊治痿和痹的大纲。

《内经》认为痿病的发病机制主要是由于热伤血脉所致。经文指出："五脏因肺热叶焦，发为痿躄。"可知五脏皆有痿病。论中之筋痿、皮痿、脉痿、肉痿、骨痿，可由于五脏气热而引致，其所以强调"肺热"，因为肺主气，属金畏火，火热可以销烁肺金，使气伤而产生痿躄；同时也阐明情志因素、房事过度及湿热等因素亦可导致痿病。后世医家虽纷纭立说，大要亦不越此范围。

痿病的治疗强调"独取阳明"，也就是着重于胃。因胃司纳谷，化精微，而五脏六腑均禀气于胃，才能行气血，濡筋骨，利关节。在针灸取穴方面也侧重于阳明经，上肢痿取手阳明大肠经腧穴为主，下肢痿则取足阳明胃经腧穴为主。据临床观察，痿病用针刺，针下如不能得气，或病人缺乏感应者，即使采取综合治疗措施，往往亦较难奏效；如对于针刺有相当的感应，则可能有好转的希望。以年龄体质而言，年老体衰的发病较多，预后也较差。

骨繇似痿非痿，故《内经》特立病名，是否相近于共济失调症，有待研究。

# 二十九、痹病类

## 概论

1. 风寒湿三气杂至，合而为痹也。其风气胜者为行痹；寒气胜者为痛

---

①骨繇即骨摇，指站立不稳。

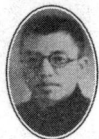

痹，湿气胜者为着痹也。《素问·痹论》

2. 痹在于骨则重，在于脉则血凝而不流，在于筋则屈不伸，在于肉则不仁，在于皮则寒，故具此五者，则不痛也。《素问·痹论》

3. 五脏皆有合，病久而不去者，内舍于其合也。故骨痹不已，复感于邪，内舍于肾；筋痹不已，复感于邪，内舍于肝；脉痹不已，复感于邪，内舍于心，肌痹不已，复感于邪，内舍于脾；皮痹不已，复感于邪，内舍于肺。所谓痹者，各以其时重感于风寒湿之气也。《素问·痹论》

4. 其客于六府者，此亦其食饮居处为其病本也。六府亦各有俞，风寒湿气中其俞，而食饮应之，循俞而入，各舍其府也。《素问·痹论》

5. 痹或痛、或不痛，或不仁，或寒、或热，或燥、或湿。痛者，寒气多也，有寒，故痛也。其不痛、不仁者，病久入深，营卫之行涩，经络时疏，故不通；皮肤不营，故为不仁。其寒者，阳气少，阴气多，与病相益，故寒也。其热者，阳气多，阴气少，病气胜，阳遭阴，故为痹热。其多汗而濡者，此其逢湿甚也；阳气少，阴气盛，两气相感，故汗出而濡也。《素问·痹论》

6. 营气虚则不仁，卫气虚则不用，营卫俱虚则不仁且不用。《素问·逆调论》

7. 痹入脏者死，其留连筋骨间者痛久，其留皮肤间者易已。《素问·痹论》

8. 诸痹不已，亦益内也；其风气胜者，其人易已也。《素问·痹论》

9. 凡痹之类，逢寒则急，逢热则纵。《素问·痹论》

10. 脉涩曰痹。《素问·平人气象论》

11. 病痹气痛而不去者，取以毫针。《灵枢·官针》

## 行痹证（风痹）

1. 病在阳者命曰风，病在阴者命曰痹，阴阳俱病，命曰风痹。病有形而不痛者，阳之类也；无形而痛者，阴之类也。无形而痛者，其阳完而阴伤之也，急治其阴，无攻其阳；有形而不痛者，其阴完而阳伤之也，急治其阳，无攻其阴。《灵枢·寿夭刚柔》

2. 风痹淫泺，不可已者，足如履冰，时如入汤中。《灵枢·厥病》

3. 尺肤涩者，风痹也。《灵枢·论疾诊尺》

4. 凡痹往来行无常处者，在分肉间痛而刺之。《素问·缪刺论》

## 痛痹证（寒痹）

1. 尝有所伤于湿气，藏于血脉之中，分肉之间，久留而不去，若有所堕坠，恶血在内而不去，卒然喜怒不节，饮食不适，寒湿不时，腠理闭而

不通，其开而遇风寒，则血气凝结，与故邪相袭，则为寒痹。《灵枢·贼风》

2. 脉大以涩者为痛痹。《灵枢·邪客》

3. 人迎三倍而躁，病在手阳明，紧则为痛痹。《灵枢·禁服》

4. 寒痹之为病也，留而不去，时痛而皮不仁。刺布衣者以火焠之，刺大人者以药熨之。《灵枢·寿夭刚柔》

### 热痹证

痹，其热者，阳气多，阴气少，病气胜，阳遭阴，故为痹热。《素问·痹论》

### 着痹证（湿痹）

1. 着痹不移，腘肉破，身热，脉偏绝，是逆也。《灵枢·五禁》

2. 着痹不去，久寒不已，卒取其三里。《灵枢·四时气》

### 筋痹证

1. 病在筋，筋挛节痛，不可以行，名曰筋痹。刺筋上为故，刺分肉间，不可中骨也。《素问，长刺节论》

2. 少阳有余，病筋痹，胁满。《素问·四时刺逆从论》

### 脉痹证

阳明有余，病脉痹，身时热。《素问·四时刺逆从论》

### 肌痹证（肉痹）

1. 悲哀太甚则胞络绝，胞络绝则阳气内动，发则心下崩，数溲血也。故曰：大经空虚，发为肌痹。《素问·痿论》

2. 太阴有余，病肉痹，寒中。《素问·四时刺逆从论》

3. 粗理而肉不坚者，善病痹。《灵枢·五变》

4. 病在肌肤，肌肤尽痛，名曰肌痹，伤于寒湿。刺大分、小分，多发针而深之，以热为故，无伤筋骨。《素问·长刺节论》

### 皮痹证

1. 卧出而风吹之，血凝于肤者为痹。血行而不得反其空，故为痹厥也。《素问·五脏生成》

2. 虚邪搏于皮肤之间，留而不去则痹，卫气不行，则为不仁。《灵枢·刺节真邪》

内经类证

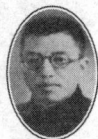

3. 少阴有余，病皮痹，隐轸。《素问·四时刺逆从论》

## 骨痹证

1. 虚邪之中人也，洒淅动形，起毫毛而发腠理，其入深，内搏于骨，则为骨痹。《灵枢·刺节真邪》

2. 血气皆少，感于寒湿，则善痹骨痛。《灵枢·阴阳二十五人》

3. 太阳有余，病骨痹身重。《素问·四时刺逆从论》

4. 人有身寒，汤火不能热，厚衣不能温，然不冻栗。是人者素肾气胜。以水为事，太阳气衰，肾脂枯不长，一水不能胜两火，肾者水也而生于骨，肾不生则髓不能满，故寒甚至骨也。所以不能冻栗者，肝一阳也，心二阳也，肾孤脏也，一水不能胜二火，故不能冻栗。病名曰骨痹，是人当挛节也。《素问·逆调论》

5. 病在骨，骨重不可举，骨髓酸痛，寒气至，名曰骨痹。深者刺无伤脉肉为故，其道大分、小分，骨热病已，止。《素问·长刺节论》

6. 积寒留舍，营卫不居，卷肉缩筋，肋肘不得伸，内为骨痹，外为不仁。《素问·气穴论》

## 肝痹证

1. 肝痹者，夜卧则惊，多饮，数小便，上为引如怀。《素问·痹论》

2. 淫气乏竭，痹聚在肝。《素问·痹论》

3. 少阳不足，病肝痹。《素问·四时刺逆从论》

4. 风寒客于人，或痹不仁肿痛，弗治，病入舍于肺；弗治，肺即传而行之肝，病名曰肝痹，一名曰厥，胁痛出食。《素问·玉机真脏论》

5. 青脉之至也，长而左右弹，有积气在心下支胠，名曰肝痹，得之寒湿，与疝同法，腰痛，足清，头痛。《素问·五脏生成》

6. 肝脉微大为肝痹，阴缩，咳引小腹。《灵枢·邪气脏腑病形》

## 心痹证

1. 心痹者，脉不通，烦则心下鼓，暴上气而喘，嗌干善噫，厥气上则恐。《素问·痹论》

2. 淫气忧思，痹聚在心。《素问·痹论》

3. 阳明不足，病心痹。《素问·四时刺逆从论》

4. 赤脉之至也，喘而坚，诊曰有积气在中，时害于食，名曰心痹，得之外疾，思虑而心虚，故邪从之。《素问·五脏生成》

5. 心脉微大为心痹，引背，善泪出。《灵枢·邪气脏腑病形》

124

### 脾痹证

1. 脾痹者，四肢懈惰，发咳呕汁，上为大塞。《素问·痹论》
2. 淫气肌绝，痹聚在脾。《素问·痹论》
3. 太阳不足，病脾痹。《素问·四时刺逆从论》

### 肺痹证

1. 肺痹者，烦满喘而呕。《素问·痹论》
2. 淫气喘息，痹聚在肺。《素问·痹论》
3. 少阴不足，病肺痹。《素问·四时刺逆从论》
4. 肺脉微大为肺痹，引胸背，起恶日光。《灵枢·邪气脏腑病形》
5. 白脉之至也，喘而浮，上虚下实，惊，有积气在胸中，喘而虚，名曰肺痹，寒热，得之醉而使内也。《素问·五脏生成》
6. 风寒客于人，或痹不仁肿痛，弗治，病入舍于肺，名曰肺痹，发咳上气。《素问·玉机真脏论》

### 肾痹证

1. 肾痹者，善胀，尻以代踵，脊以代头。《素问·痹论》
2. 淫气遗溺，痹聚在肾。《素问·痹论》
3. 太阳不足，病肾痹。《素问·四时刺逆从论》
4. 黑脉之至也，上坚而大，有积气在小腹与阴，名曰肾痹，得之沐浴清水而卧。《素问·五脏生成》

### 肠痹证

肠痹者，数饮而出不得，中气喘争，时发飧泄。《素问·痹论》

### 胞痹证①

胞痹者，少腹膀胱按之内痛，若沃以汤，涩于小便，上为清涕。《素问·痹论》

### 食痹证

1. 胃脉软而散者，当病食痹。《素问·脉要精微论》
2. 厥阴之复，甚则入脾，食痹而吐。《素问·至真要大论》

---

①胞痹，胞指膀胱。

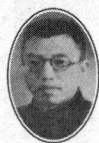

## 周痹证

1. 周痹之在身也，上下移徙随脉，其上下左右相应，间不容空。《灵枢·周痹》

2. 周痹者，在于血脉之中，随脉以上，随脉以下，不能左右，各当其所。痛从上下者，先刺其下以过之，后刺其上以脱之；痛从下上者，先刺其上以过之，后刺其下以脱之。《灵枢·周痹》

3. 风寒湿气客于外分肉之间，迫切而为沫，沫得寒则聚，聚则排分肉而分裂也，分裂则痛，痛则神归之，神归之则热，热则痛解，痛解则厥，厥则他痹发，发则如是。此内不在脏，而外未发于皮，独居分肉之间，真气不能周，故命曰周痹。《灵枢·周痹》

## 众痹证

1. 众痹各在其处，更发更止，更居更起，以右应左，以左应右，非能周也，更发更休也。刺此者，痛虽已止，必刺其处，勿令复起。《灵枢·周痹》

2. 其痛之移也，间不及下针，其憯痛之时，不及定治，而痛已止矣，此众痹也。《灵枢·周痹》

## 厥痹证

厥痹者，厥气上及腹，取阴阳之络，视主病也，泻阳补阴经也。《灵枢·寒热病》

## ［附］踹跛证①

踹跛，寒风湿之病也。《素问·通评虚实论》

【按】《内经》痹病包括两种，一种指肌肉筋骨疼痛麻木，一种指脏腑功能障碍。大多注意前面一种而忽视了后面一种，所以只理解中医所说的痹相近于西医的关节炎，并认为行痹和痛痹在急性为多，着痹则多属慢性期。现在按经旨来谈谈我们的体会。一般认为关节炎的痹症，《内经》分为行痹、痛痹和着痹，又分为皮、肌、脉、筋、骨五痹，我们以为皆由风、寒、湿引起，实际上属于同一范畴。很明显，"风气胜者为行痹，寒气胜者为痛痹，湿气胜者为着痹"，其部位不离四肢，其症状不外游走性疼痛，或重着不移，或局部麻木，与"痹在于骨则重，在于脉则血凝而不流"是完

---

① 踹跛是行路不正而偏废的样子。

全一致的。也就是说三痹指原因，五痹指部位，同样包括症状在内，是可区分而不可分割的。其中有突出的症状，如筋痹的"胁痛"，脉痹的"身时热"，皮痹的"隐疹"，骨痹的"身寒"等，那是病名而不同于风寒湿痹，不能合为一谈。其次，关于脏腑功能障碍的痹，又显然与四肢痹痛麻木有异，一在内脏，一在形体。从脏腑痹症的主要症状说来，心痹是烦闷喘息、咽干噫气，脾痹是肢懒作呕，肺痹是咳嗽气喘，肾痹是腹胀头倾，肠痹是气短泄泻，膀胱痹是小便短赤灼痛，胃痹是食入作吐，均和肢体毫无关涉。这也说明了《内经》所说："五脏皆有合，病久而不去，内舍于其合"，不能不注意到"复感于邪"，尤其是"所谓痹者，各以其时重感于风寒湿之气"，明示了脏腑亏损和形体受病有密切关系。

# 三十、头痛证类

## 概论

1. 气上不下，头痛巅疾。《素问·方盛衰论》
2. 厥成为巅疾。《素问·脉要精微论》
3. 三阳独至者，是三阳并至，并至如风雨，上为巅疾。《素问·著至教论》
4. 心烦，头痛，病在鬲中。《素问·五脏生成》
5. 人有病头痛，以数岁不已，当有所犯大寒，内至骨髓，髓者以脑为主，脑逆故令人头痛，齿亦痛。《素问·奇病论》
6. 病热而有所痛者，病热者阳脉也，以三阳之动也，人迎一盛少阳，二盛太阳，三盛阳明。入阴也。夫阳入于阴，故病在头与腹，乃胀而头痛也。《素问·腹中论》
7. 寸口之脉中手短者，曰头痛。《素问·平人气象论》

## 真头痛证

真头痛，头痛甚，脑尽痛，手足寒至节，死不治。《灵枢·厥病》

## 偏头痛证

头半寒痛，先取手少阳、阳明，后取足少阳、阳明。《灵枢·厥病》

## 太阳头痛证

1. 膀胱足太阳之脉，是动则病冲头痛，目似脱，项如拔。《灵枢·经脉》
2. 邪客于足太阳之络，令人头项肩痛。《素问·缪刺论》

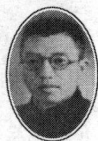

3. 厥头痛，项先痛，腰脊为应，先取天柱，后取足太阳。《灵枢·厥病》

## 阳明头痛证

1. 头痛耳鸣，九窍不利，肠胃之所生也。《素问·通评虚实论》
2. 厥头痛，面若肿，起而烦心，取之足阳明、太阴。《灵枢·厥病》
3. 头痛，胸满不得息，取之人迎。《灵枢·寒热病》

## 少阳头痛证

1. 胆足少阳之脉，是主骨所生病者，头痛，颔痛。《灵枢·经脉》
2. 厥头痛，头痛甚，耳前后脉涌有热，泻出其血，后取足少阳。《灵枢·厥病》

## 太阴头痛证

厥头痛，意善忘，按之不得，取头面左右动脉，后取足太阴。《灵枢·厥病》

## 少阴头痛证

1. 厥头痛，贞贞头重而痛，泻头上五行行五，先取手少阴，后取足少阴。《灵枢·厥病》
2. 头痛巅疾，下虚上实，过在足少阴、巨阳，甚则入肾。《素问·五脏生成》

## 厥阴头痛证

1. 厥头痛，头脉痛，心悲善泣，视头动脉反盛者，刺尽去血，后调足厥阴。《灵枢·厥病》
2. 肝气逆则头痛。《素问·脏气法时论》

## [附] 眩晕证

1. 诸风掉眩，皆属于肝。《素问·至真要大论》
2. 下虚则厥，上虚则眩。《灵枢·卫气》
3. 徇蒙招尤，目暝耳聋，下实上虚，过在足少阳、厥阴。《素问·五脏生成》
4. 髓海不足，则脑转耳鸣，胫酸，眩冒，目无所见。《灵枢·海论》
5. 邪之所在，皆为不足。故上气不足，脑为之不满，耳为之苦鸣，头为之苦倾，目为之眩。《灵枢·口问》
6. 邪中于项，因逢其身之虚，其入深，则随眼系以入于脑，入于脑则

脑转，脑转则引目系急，目系急则目眩以转矣。邪其精，其精所中，不相比也，则精散，精散则视歧，视歧见两物。《灵枢·大惑论》

7. 脉浮而散者为眴仆。《素问·脉要精微论》

【按】《内经》论头痛，以六经作为分类依据，我们在临床上经常以此作为鉴别，但必须结合病因，如风寒、湿痰、郁火、气血亏损等，处方才能中肯，并不是单凭麻黄是太阳经药，葛根是阳明经药，柴胡是少阳经药，或菊花、藁本、蔓荆子、川芎等能治头痛，随便使用，就象俗语所说"头痛医头"，非但无效，甚或有害。

眩晕以肝阳为多见，但也有湿痰中阻，清阳不升，和肾虚、心脾不足等原因，必须按照眩晕的兼症来决定治法。

近年来，我们经治了几例美尼尔病。这种病的原因直到现在还没有完全清楚，其病理主要是内耳膜迷路积水膨胀，临床表现为眩晕、耳鸣、恶心呕吐、眼球震颤等，听力可逐渐减退，一般以中年男子发病较高。根据中医辨证，则属于肾阴不足者居多，与《内经·海论》所说："髓海不足，则脑转耳鸣，胫酸眩冒"较为近似，但往往兼挟虚火上升及湿痰扰中的症象，如唇舌殷红，口鼻发干，舌苔湿腻及严重呕恶，故治疗多采补肾益阴与化痰和中两法，常用方剂为杞菊地黄丸、左归丸、四逆散、温胆汤及半夏白术天麻汤等方加减，效果尚好。

# 三十一、心痛证类

## 概论

1. 心手少阴之脉，是动则病嗌干心痛，渴而欲饮。《灵枢·经脉》
2. 邪在心则病心痛，喜悲，时眩仆，视有余不足而调之其输也。《灵枢·五邪》
3. 大寒且至，心下否痛。《素问·五常政大论》
4. 暴热至，阳气郁发，小便变，寒热如疟，甚则心痛。《素问·五常政大论》
5. 心脉微急，为心痛引背，食不下。《灵枢·邪气脏腑病形》
6. 脉涩则心痛。《素问·脉要精微论》

## 真心痛证

1. 真心痛，手足青至节，心痛甚，旦发夕死，夕发旦死。《灵枢·厥病》
2. 手心主、少阴厥逆，心痛引喉，身热，死不可治。《素问·厥论》

内
经
类
证

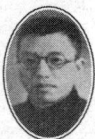

### 肝心痛证

1. 厥心痛，色苍苍如死状，终日不得太息，肝心痛也，取之行间、太冲。《灵枢·厥病》

2. 心痛引小腹满，上下无常处，便溲难，刺足厥阴。《灵枢·杂病》

3. 木郁之发，民病胃脘当心而痛。《素问·六元正纪大论》

4. 厥阴之胜，胃脘当心而痛。《素问·至真要大论》

### 肾心痛证

1. 厥心痛，与背相控，善瘈，如从后触其心，伛偻者，肾心痛也。先取京骨、昆仑，发狂不已，取然谷。《灵枢·厥病》

2. 心痛引腰脊，欲呕，取足少阴。《灵枢·杂病》

3. 心痛引背不得息，刺足少阴；不已，取手少阳。《灵枢·杂病》

4. 邪客于足少阴之络，令人卒心痛，暴胀，胸胁支满。《素问·缪刺》

### 肺心痛证

厥心痛，卧若徒居，心痛，间动作，痛益甚，色不变，肺心痛也，取之鱼际、太渊。《灵枢·厥病》

### 脾心痛证

1. 厥心痛，痛如锥针刺其心，心痛甚者，脾心痛也，取之然谷、太溪。《灵枢·厥病》

2. 心痛，腹胀啬啬然，大便不利，取足太阴。《灵枢·杂病》

### 胃心痛证

1. 腹胀胸满，心尤痛甚，胃心痛也，取之大都、太白。《灵枢·厥病》

2. 胃病者，腹䐜胀，胃脘当心而痛。《灵枢·邪气脏腑病形》

3. 阳明之复，甚则心痛痞满。《素问·至真要大论》

4. 少阳之胜，热客于胃，烦心心痛，目赤欲呕，呕酸善饥。《素问·至真要大论》

5. 太阳之胜，寒厥入胃，则内生心痛。《素问·至真要大论》

### ［附］胸痛证

1. 心病者，胸中痛。肾病者，虚则胸中痛。《素问·脏气法时论》

2. 所谓胸痛少气者，水气在脏腑也。水者，阴气也。阴气在中，故胸

痛少气也。《素问·脉解》

3. 岁金太过,燥气流行,体重烦冤,胸痛引背,两胁满且痛引少腹。《素问·气交变大论》

4. 岁火不及,寒乃大行,民病胸中痛,胁支满。《素问·气交变大论》

【按】《内经》所说心痛,多指胸痛而言,分为五脏心痛的理由,可能是胸为心之所居,说明肺肝脾肾有病变均能影响胸中。心为阳脏,胸中为阳气所司,凡胸痛症多系寒邪上逆,心阳被郁,因而一般治胸痛常用通阳法。《金匮》治胸痹症胸痛彻背,用桂枝、薤白为主,便是一个例子。从胸痹的痛源在于胃,故伴用瓜蒌、枳实、生姜等来一隅三反,可见五脏心痛除以通阳为主外,必须照顾本脏。

至于真心痛,颇类西医所说的心绞痛。本病为骤起的阵发性疼痛,常放射至两侧肩臂部,有续发急性心肌梗死的可能,故《内经》说:"手足青至节,心痛甚,旦发夕死,夕发旦死",明示预后不良。但据后来文献记载,真心痛用大剂辛热通阳,也可能有疗效。

# 三十二、胁痛证类

## 概论

1. 肝病者,两胁下痛引小腹,令人善怒。《素问·脏气法时论》

2. 邪客于足少阳之络,令人胁痛不得息,咳而汗出。《素问·缪刺论》

3. 少阳之厥则胁痛。《素问·厥论》

4. 胆足少阳之脉,是动则病口苦,善太息,心胁痛不能转侧。《灵枢·经脉》

5. 岁金太过,燥气流行,肝木受邪,民病两胁下少腹痛。《素问·气交变大论》

6. 阳明司天,燥气下临,肝气上从,胁痛,目赤。《素问·五常政大论》

## 寒胁痛证

1. 厥阴之脉者,络阴器,系于肝,寒气客于脉中,则血泣脉急,故胁肋与少腹相引痛矣。《素问·举痛论》

2. 岁火不及,寒乃大行,民病胸中痛,胁支满,两胁痛。《素问·气交变大论》

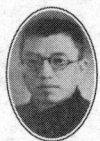

### 暑热胁痛证

岁火太过，炎暑流行，甚则胸中痛，胁支满，胁痛。《素问·气交变大论》

### 血瘀胁痛证

邪在肝则两胁中痛，寒中，恶血在内。《灵枢·五邪》

【按】肝脉布胁，胆脉循胁，故《内经》以胁痛为肝胆两经病。一般胁痛均属于气，经久不愈则影响及血，故后人有久痛入络的说法，即所谓血瘀胁痛。近来，治肝肿大引起的肝区疼痛，多用和络法，收到良好疗效。

# 三十三、腰痛证类

## 概论

1. 腰者肾之府，转摇不能，肾将惫矣。《素问·脉要精微论》
2. 感于寒则病人关节禁固，腰脽痛，寒湿推于气交而为疾也。《素问·六元正纪大论》
3. 阳气郁，民反周密，关节禁固，腰椎痛。《素问·六元正纪大论》
4. 腰痛，上寒刺足太阳、阳明，上热刺足厥阴，不可以俯仰刺足少阳。《素问·刺腰痛论》
5. 腰痛，上寒不可顾刺足阳明，上热刺足太阴。《素问·刺腰痛论》
6. 腰痛不可以转摇，急引阴卵，刺八髎与痛上。《素问·骨空论》

## 太阳腰痛证

1. 巨阳虚则腰背头项痛。《素问·疟论》
2. 太阳所至为腰痛。《素问·六元正纪大论》
3. 足太阳脉令人腰痛，引项脊尻背如重状，刺其郄中太阳正经出血，春无见血。《素问·刺腰痛论》
4. 膀胱足太阳之脉，挟脊抵腰，是动则病脊痛，腰似折。《灵枢·经脉》
5. 腰痛挟脊而痛至头，几几然，目䀮䀮欲僵仆，刺足太阳郄中出血。《素问·刺腰痛论》
6. 会阴之脉令人腰痛，痛上漯漯然汗出，汗干令人欲饮，饮已欲走，刺直阳之脉上三痏，在跻上郄下五寸横居，视其盛者出血。《素问·刺腰

痛论》

7. 解脉令人腰痛，痛引肩，目䀮䀮然，时遗溲，刺解脉，在膝筋肉分间，郄外廉之横脉出血，血变而止。《素问·刺腰痛论》

8. 解脉令人腰痛如引带，常如折腰状，善恐，刺解脉，在郄中结络如黍米，刺之血射以黑，见赤血而已。《素问·刺腰痛论》

9. 衡络之脉。令人腰痛，不可以俯仰，仰则恐仆，得之举重伤腰，衡络绝，恶血归之，刺之在郄阳筋之间，上郄数寸，衡居为二痏出血。《素问·刺腰痛论》

### 阳明腰痛证

阳明令人腰痛，不可以顾，顾如有见者，善悲，刺阳明于骭前三痏，上下和之出血，秋无见血。《素问·刺腰痛论》

### 少阳腰痛证

1. 少阳令人腰痛，如以针刺其皮中，循循然不可以俯仰，不可以顾，刺少阳成骨之端出血，成骨在膝外廉之骨独起者，夏无见血。《素问·刺腰痛论》

2. 同阴之脉令人腰痛，痛如小锤居其中，怫然肿，刺同阴之脉，在外踝上绝骨之端，为三痏。《素问·刺腰痛论》

3. 肉里之脉令人腰痛，不可以咳，咳则筋缩急，刺肉里之脉为三痏，在太阳之外，少阳绝骨之后。《素问·刺腰痛论》

### 太阴腰痛证

1. 邪客于足太阴之络，令人腰痛，引少腹控䏚，不可以仰息。《素问·缪刺论》

2. 散脉令人腰痛而热，热甚生烦，腰下如有横木居其中，甚则遗溲，刺散脉，在膝前骨肉分间，络外廉束脉为三痏。《素问·刺腰痛论》

### 少阴腰痛证

1. 足少阴令人腰痛，痛引脊内廉，刺少阴于内踝上二痏，春无见血；出血太多，不可复也。《素问·刺腰痛论》

2. 肾盛怒不止则伤志，志伤则喜忘其前言，腰脊不可以俯仰屈伸。《灵枢·本神》

3. 有病厥者，诊右脉沉而紧，左脉浮而迟，冬诊之右脉固当沉紧，此应四时；左脉浮而迟，此逆四时。在左当主病在肾，颇关在肺，当腰痛也。少阴脉贯肾络肺，今得肺脉，肾为之病，故肾为腰痛之病也。《素问·病

内经类证

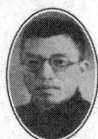

能论》

4. 肾脉搏坚而长，其色黄而赤者，当病折腰。《素问·脉要精微论》

5. 足少阴之别，其病虚则腰痛。《灵枢·经脉》

### 厥阴腰痛证

1. 厥阴之脉令人腰痛，腰中如张弓弩弦，刺厥阴之脉，在腨踵鱼腹之外，循之累累然乃刺之；其病令人善言，默默然不慧，刺之三痏。《素问·刺腰痛论》

2. 肝足厥阴之脉，是动则病腰痛，不可以俯仰。《灵枢·经脉》

### 维脉腰痛证

1. 阳脉之脉，令人腰痛，痛上怫然肿，刺阳维之脉，脉与太阳合腨下间，却地一尺所。《素问·刺腰痛论》

2. 飞阳之脉，令人腰痛，痛上怫怫然，甚则悲以恐，刺飞阳之脉，在内踝上五寸，少阴之前，与阴维之会。《素问·刺腰痛论》

【按】《内经》根据经络来阐述各种腰痛，并以"腰者肾之府"说明肾与腰的关系。后人发展此说，认为肾虚是腰痛的重要内因，其他如风寒、寒湿、湿热、血涩、气滞以及劳伤等均能影响经络，引致腰痛。《七松岩集》里说："腰痛有虚实之分。所谓虚者是两肾之精气神自虚也，凡言虚者皆两肾自病。所谓实者是肾家自实，是两腰经络血脉之中为湿痰瘀血凝滞而不通为痛。"言简意赅，可供参考。

在临床上，我们所看到的内伤腰痛多属肾虚，治疗时须先辨别偏于肾阴虚还是肾阳虚。肾虚腰痛的共同症状是腰膝酸软，偏于肾阳虚的则面㿠舌淡，常有神疲气短、腰腿怕冷、少腹拘急等症，脉象虚弱或沉细；如偏于肾阴虚，每多口燥、舌红、咽干、心烦失眠等虚火上炎症状，耳鸣亦较多见，脉象细数，间有洪数无力者。在治疗方面，补阴和补阳各有不同的方法。

# 三十四、肩背痛证类

## 概论

1. 背者，胸中之府，背曲肩随，府将坏矣。《素问·脉要精微论》

2. 二阳一阴发病，主惊骇，背痛。《素问·阴阳别论》

3. 寸口脉中手促上击者，曰肩背痛。《素问·平人气象论》

### 肩背痛证

1. 肺手太阴之脉，是主肺所生病者，气盛有余则肩背痛，气虚则肩背痛寒。《灵枢·经脉》

2. 肺病者，喘咳逆气，肩背痛。《素问·脏气法时》

3. 邪在肾则肩背痛。《灵枢·五邪》

### 寒邪背痛证

寒气客于背俞之脉则脉泣，脉泣则血虚，血虚则痛。按之则热气至，热气至则痛止矣。《素问·举痛论》

### 气滞背痛证

1. 秋脉其气来毛而中央坚，两旁虚，此谓太过，太过则令人逆气，而背痛愠愠然。《素问·玉机真脏论》

2. 背与心相控而痛，所治天突与十椎及上纪。上纪者，胃脘也。《素问·气穴论》

### [附] 项痛证

1. 大风，颈项痛，刺风府。《素问·骨空论》

2. 项痛不可俯仰，刺足太阳；不可以顾，刺手太阳也。《灵枢·杂病》

【按】肩部及背部为足太阳经循行的部位，为肺之分野，而督脉贯于脊内，主一身之阳，其病就有虚实的区别。我们意味着《内经》所说的"背曲肩随"和"肩背痛"症，皆指督脉病和肺经病；"寒气客于背俞"和"大风，颈项痛"，皆指太阳经病；气滞一类则似胸痛彻背的胸痹证，因胸痛而放射及背，不属背痛本病。

# 三十五、腹痛证类

### 概论

1. 岁土太过，雨湿流行，肾水受邪，民病腹痛，清厥，意不乐，体重烦冤。《素问·气交变大论》

2. 岁木不及，燥乃大行，民病中清，少腹痛，肠鸣溏泄。《素问·气交变大论》

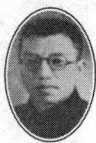

3. 小肠病者，小腹痛，腰脊控睾而痛；膀胱病者，小腹偏肿而痛。《灵枢·邪气脏腑病形》

## 寒腹痛证

1. 寒气客于小肠，小肠不得成聚，故后泄腹痛矣。《素问·举痛论》

2. 寒气客于肠胃之间，膜原之下，血不得散，小络急引，故痛。《素问·举痛论》

3. 邪在脾胃，阳气不足，阴气有余，则寒中肠鸣腹痛。《灵枢·五邪》

## 热腹痛证

1. 岁少阴在泉，热淫所胜，民病腹中常鸣，气上冲胸，少腹中痛，腹大。《素问·至真要大论》

2. 火郁之发，民病腹中暴痛。《素问·六元正纪大论》

3. 热气留于小肠，肠中痛，瘅热焦渴，则坚干不得出，故痛而闭不通矣。《素问·举痛论》

## 血结腹痛证

厥气客于阴股，寒气上及少腹，血泣在下相引，故腹痛引阴股。《素问·举痛论》

## 水结腹痛证

1. 膀胱病者，小腹偏肿而痛，以手按之，即欲小便而不得。《灵枢·邪气脏腑病形》

2. 小腹痛肿，不得小便，邪在三焦，取之太阳大络。《灵枢·四时气》

【按】中医诊治腹病，以大腹属太阴，脐腹正中属少阴，脐下为小腹属冲任，小腹左右为少腹属厥阴。由于《内经》谓"人身背为阳，腹为阴"，故总的说来腹部皆属阴。正因为腹部属阴，喜温恶寒，后人认为寒症为多，热症为少，并认为不通则痛，通则不痛，故治法多取温散辛通。当然，这只是指一般而言。后世医家又补充食滞及气郁等所致的腹痛。食滞腹痛多有脘痛胀痛拒按，恶食，嗳腐，或痛而欲泻，得泻痛减，苔腻，脉象滑实或沉滑，如食滞化热，则胀痛更甚；气郁腹痛乃情志所伤，肝木乘土，脘闷，腹胀疼痛，嗳气，矢气。治法前者宜和中消食，行气导滞；后者宜调理肝脾，和胃降逆，与寒热腹痛等治法迥异。至于阳明腑实、霍乱、虫症、疝气、癥瘕积聚、肠痈及妇科疾患所引致之腹痛，则不属本章讨论范围。

# 三十六、疝气病类

## 概论

1. 病在少腹，腹痛不得大小便，病名曰疝，得之寒。《素问·长刺节论》
2. 任脉为病，男子内结七疝①。《素问·骨空论》

## 心疝证

1. 诊得心脉而急，病名心疝，少腹当有形也。心为牡脏，小肠为之使，故曰少腹当有形也。《素问·脉要精微论》
2. 心脉搏滑急为心疝。《素问·大奇论》
3. 阳明滑则病心风疝。《素问·四时刺逆从论》
4. 心脉微滑为心疝引脐，小腹鸣。《灵枢·邪气脏腑病形》
5. 心疝暴痛，取足太阴、厥阴，尽刺去其血络。《灵枢·热病》

## 肺疝证

1. 肺脉沉搏为肺疝。《素问·大奇论》
2. 少阴滑则病肺风疝。《素问·四时刺逆从论》

## 脾疝证

1. 脾脉微大为疝气，腹里大，脓血在肠胃之外。《灵枢·邪气脏腑病形》
2. 太阴滑则病脾风疝。《素问·四时刺逆从论》

## 肝疝证

1. 肝脉大急沉为疝。《素问·大奇论》
2. 少阳滑则病肝风疝。《素问·四时刺逆从论》

## 肾疝证

1. 肾脉大急沉为疝。《素问·大奇论》

---

①七疝指疝有七种，文献上有好几种说法，马蒔认为《内经》的七疝系五脏疝及狐疝、癫疝，但后世一般均作寒疝、水疝、筋疝、血疝、气疝、狐疝、癫疝。

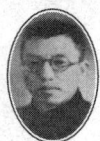

2. 太阳滑则病肾风疝。《素问·四时刺逆从论》

## 癫疝证[1]

1. 三阳为病，发寒热，其传为癫疝。《素问·阳阳别论》
2. 厥阴所谓癫疝、妇人少腹肿者，厥阴者，辰也，三月阳中之阴，邪在中，故曰癫疝、少腹肿也。《素问·脉解》
3. 阳明司天，燥淫所胜，丈夫癫疝。《素问·至真要大论》
4. 阳明之胜，内为嗌塞，外发癫疝。《素问·至真要大论》

## 㿉疝证[2]

1. 肝足厥阴之脉，是动则病丈夫㿉疝。《灵枢·经脉》
2. 足阳明之筋，其病㿉疝，腹筋急。《灵枢·经筋》
3. 肝脉滑甚为㿉疝。《灵枢·邪气脏腑病形》

## 狐疝证[3]

1. 肝足厥阴之脉，是主肝所生病者，狐疝。《灵枢·经脉》
2. 肾下则腰尻痛，不可以俯仰，为狐疝。《灵枢·本脏》
3. 厥阴滑则病狐疝。《素问·四时刺逆从论》

## 卒疝证[4]

1. 邪客于足厥阴之络，令人卒疝暴痛。《素问·缪刺论》
2. 足厥阴之别，其病气逆则睾肿卒疝。《灵枢·经脉》

## 冲疝证

督脉为病，从少腹上冲心而痛，不得前后，为冲疝。《素问·骨空论》

## 疝瘕证

1. 脾风弗治，脾传之肾，病名曰疝瘕，少腹冤热而痛，出白，一名曰蛊。《素问·玉机真脏论》
2. 脉急者曰疝瘕，少腹痛。《素问·平人气象论》
3. 寸口脉沉而弱，曰寒热及疝瘕，少腹痛。《素问·平人气象论》

---

[1]疝一般指阴囊肿大而无痛痒感觉，但《内经》于妇女少腹肿亦称疝。
[2]㿉指男女生殖器溃肿流脓。
[3]狐疝指睾丸卧则入小腹，行立则入阴囊，如狐之出没无常。
[4]卒疝即猝疝，猝然剧痛。

【按】《内经》的疝气病有两种含义，一为剧烈腹痛，一为外生殖器肿痛，与西医所说的疝以及中医一般所指的疝气，不能混谈。剧烈腹痛的疝气与一般腹痛亦不同，痛时拒按，凹凸有形如山状。《七松岩集》说："疝之取义，因气之所积，久而不散，日积月累，似土之久积而成形也。本无形虚假之气，随所积之处便痛，痛时便有形可征。"据此，疝气腹痛和瘕瘕有类似地方，故《内经》又有疝瘕之称谓。

《内经》认为七疝的发病均与任脉有关，但也指出与肝经的关系极为密切。其诱因可由于感受风寒湿热之邪，亦常因于房事不节、过度劳累或哀哭忿怒而发。后世对疝气的发病尤侧重于肝经，如金代张子和说："诸疝皆归肝经"。目前中医一般所指的疝气，其主症为睾丸偏坠，肿胀疼痛，出入上下，其中以气疝、寒疝为多。故对疝气的治疗，应以温肝、疏肝为大法。

# 三十七、前阴病类

## 概论

1. 前阴者，宗筋之所聚，太阴、阳明之所合也。《素问·厥论》
2. 茎垂者，身中之机，阴精之候，津液之道也。《灵枢·刺节真邪》

## 阴痿证①

1. 经筋之病，热则筋弛纵不收，阴痿不用。《灵枢·经筋》
2. 足厥阴之筋，其病阴器不用，伤于内则不起。《灵枢·经筋》
3. 太阴司天，湿气下临，肾气上从，胸中不利，阴痿气大衰而不起不用。《素问·五常政大论》
4. 肾脉大甚为阴痿。《灵枢·邪气脏腑病形》

## 阴缩证

1. 足厥阴之筋，伤于寒则阴缩入。《灵枢·经筋》
2. 肝脉微大为阴缩。《灵枢·邪气脏腑病形》
3. 肝悲哀动中则伤魂，魂伤则狂妄不精，不精则不正，当人阴缩而挛筋。《灵枢·本神》

---

①阴痿即前阴不举，亦称阳痿。

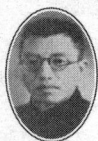

## 阴纵证①

1. 足厥阴之筋，伤于热则纵挺不收。《灵枢·经筋》
2. 足厥阴之别结于茎，其病实则挺长。《灵枢·经筋》

## 阴痒证

足厥阴之别结于茎，其病虚则暴痒。《灵枢·经脉》

## 阴痛证（卵痛）

1. 足太阴之筋，其病阴器纽痛，下引脐。《灵枢·经筋》
2. 男子色在于面王，为小腹痛，下为卵痛，其园直为茎痛。《灵枢·五色》

## 阴疮证

太阳之胜，阴中乃疡，隐曲不利，治以甘热。《素问·至真要大论》

【按】足厥阴之脉环绕阴器，故《内经》于前阴疾患多从肝经本身考虑，太阴等仅指外因湿气而已。

根据我们临床所见，一般阴缩、阴痛常因肝经受寒引起，阴痿、阴纵则与命门有关。命门包含真阴真阳，也叫元精元阳。真阳虚能使性欲衰退，阴精虚反使阳亢而为相火妄动，故治阴痿常用壮阳，阴纵常用泻火法。但正因为命门包含阴阳二气，故壮阳中必须滋阴，泻火时不能离开壮水。《齐有堂医案》载有强阳壮精丹治阳痿，用鹿茸、附子、巴戟、肉桂等扶阳，又用熟地、白芍、麦冬等滋阴。据他说："用热药于补水之中，则火起而不愁炎烧之祸。"我们用此方治疗多人，也证实了效果明显，且无流弊。

# 三十八、遗精病类

## 概论

肾者主蛰，封藏之本，精之处也。《素问·六节脏象论》

## 梦遗证

厥气客于阴器，则梦接内。《灵枢·淫邪发梦》

---

①阴纵即阳强症。

### 滑精证

心怵惕思虑则伤神，神伤则恐惧，流淫而不止。恐惧而不解则伤精，精伤则骨酸痿厥，精时自下。《灵枢·本神》

【按】遗精一症，中医认为是肝肾两经的病，有梦而遗者为肝经相火旺；无梦滑泄者为肾阴不足，精关不固。相火旺当清当泻，肾阳不足当补当摄，虚实之间，不能颠倒。但由于《内经》谓"心怵惕思虑则伤神"，故在辨证上也重视心经，称为心肾不交；还吸取道家心为婴孩，肾为姹女，脾为黄婆之说，对心肾不交的治法，注意到脾经。我们临床上体会这些方法，用之得当，都有相当疗效。此外，目前临床上常用的金锁固精丸和锁阳固精丸等成方，均有其一定的适应证和效用，如果见到遗精病就用这类药品治疗，效果往往不显著，这也说明了中医治病是着重辨证的。

# 三十九、小便病类

## 概论

1. 诸病水液，澄澈清冷，皆属于寒。《素问·至真要大论》
2. 诸转反戾，水液浑浊，皆属于热。《素问·至真要大论》
3. 中气不足，溲便为之变。《灵枢·口问》
4. 三焦者，足少阳、太阳之别也，实则闭癃，虚则遗溺《灵枢·本输》
5. 督脉为病，癃、痔、遗溺。《素问·骨空论》
6. 肝足厥阴之脉，是主肝所生病者，遗溺，闭癃。《灵枢·经脉》
7. 膀胱不利为癃，不约为遗溺。《素问·宣明五气》

## 小便不利证

1. 酸走筋，多食之，令人癃。《灵枢·五味论》
2. 酸入于胃，其气涩以收，上之二焦，弗能出入也，不出即留于胃中，胃中和温则下注膀胱，膀胱之胞薄以懦，得酸则缩绻，约而不通，水道不行，故癃。《灵枢·五味论》
3. 有癃者，一日数十溲，此不足也。《素问·奇病论》
4. 形有余则腹胀，泾溲不利。《素问·调经论》
5. 涸流之纪，是谓反阳，其病癃闭。《素问·五常政大论》
6. 内闭不得溲，刺足少阴、太阳与骶上以长针。《灵枢·癫狂》

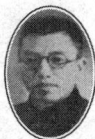

## 小便黄证

1. 小便黄者，小腹中有热也。《素问·评热病论》
2. 肝热病者，小便先黄。《素问·刺热论》

## 遗尿证

1. 肝脉微滑为遗溺。《灵枢·邪气脏腑病形》
2. 虚则遗溺，遗溺则补之。《灵枢·本输》

## 淋浊证（白淫）

1. 阳明司天，初之气，其病小便黄赤，甚则淋。《素问·六元正纪大论》
2. 不远热则热至，热至则淋闷之病生矣。《素问·六元正纪大论》
3. 少阳在泉，客胜，甚则下白溺白。《素问·至真要大论》
4. 思想无穷，所愿不得，意淫于外，入房太甚，宗筋弛纵，发为筋痿，及为白淫。《素问·痿论》

【按】小便系膀胱所司，《内经》里却提出了肾、肝、脾、三焦及督脉等关系，主要是着重在气化。中医认为小便的变化和肝气的疏泄，脾脏中气的运化，三焦之气的决渎，尤其是肾经和督脉阳气的温养有密切影响。在这理论上，结合小便色、量和次数等诊断，病情可无遁形。事实告诉我们，中医除利湿用通小便方法外，对于其他原因的小便不利或小便不禁，很少用通利或止涩法治疗。例如水肿病的小便不利，实者从三焦理气，虚则从肾脏温化；又如郁结症，小便量少频数，小腹时觉胀滞，常用疏肝法。后人还用升提法和开肺法治疗小便不利，则在《内经》的基础上又发展了一步。使我们体会到运用中医理论探讨或治疗疾病时，不能孤立地谈某一实质脏腑的病变，而应从局部联系到相关的脏腑经络、气血津液等，予以全面的考虑，然后再作出适当的处理。

# 四十、虫病类

## 概论

1. 喜怒不适，食饮不节，寒温不时，则寒汁流于肠中，流于肠中则虫寒，虫寒则积聚，守于下管，则肠胃充廓，卫气不营，邪气居之，人食则虫上食。《灵枢·上膈》

2. 气为上膈者，食饮入而还出；虫为下膈，下膈者，食晬时乃出。《灵枢·上膈》

3. 肘后粗以下三四寸热者，肠中有虫。《灵枢·论疾诊尺》

## 虫痛证

1. 胸胁暴痛，下引小腹，善太息，虫食甘黄，气客于脾。《素问·气交变大论》

2. 心肠痛，侬作痛，肿聚往来上下行，痛有休止，腹热喜渴涎出者，是蛟蛕①也。《灵枢·厥病》

**【按】**《内经》提出的虫症，比较明确的是肠寄生虫，如蛔虫。后世医家则有更多的发现，如《医统》记载，就有伏虫、蛔虫、白虫、肉虫、肺虫、蝟虫、弱虫、赤虫、蛲虫等九种之多。该书并提出严重的虫症可以威胁人的生命，如"蛔虫长一尺许，轻则呕吐、腹痛，重则贯心杀人"根据症状的描述，颇类胆道蛔虫病。

# 四十一、五官病类

## 概论

1. 诸脉者皆属于目。肝受血而能视。《素问·五脏生成》

2. 五脏六腑之精气，皆上注于目而为之精，精之窠为眼，骨之精为瞳子，筋之精为黑眼，血之精为络，其窠气之精为白眼，肌肉之精为约束，裹撷筋骨血气之精而与脉并为系，上属于脑，后出于项中。《灵枢·大惑论》

3. 目者，五脏六腑之精也，营卫魂魄之所常营也，神气之所生也。故神劳则魂魄散，志意乱。是故瞳子黑眼法于阴，白眼赤脉法于阳也，故阴阳合传而精明也。《灵枢·大惑论》

4. 夫精明者，所以视万物，别白黑，审短长。以长为短，以白为黑，如是则精衰矣。《素问·脉要精微论》

5. 肾气通于耳，肾和则耳能闻五音矣。《灵枢·脉度》

6. 少阳根于窍阴，结于窗笼。窗笼者，耳中也。《灵枢·根结》

7. 肺气通于鼻，肺和则鼻能知臭香矣。《灵枢·脉度》

8. 五气入鼻，藏于心肺，心肺有病而鼻为之不利也。《素问·五脏

---

①蛟蛕即蛔虫。

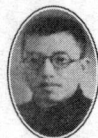

別论》

9. 喉主天气，咽主地气。《素问·太阴阳明论》

10. 咽喉者，水谷之道也。喉咙者，气之所以上下者也。会厌者，音声之户也。口唇者，音声之扇也。舌者，音声之机也。悬雍垂者，音声之关也。颃颡者，分气之所泄也。横骨者，神气所使，主发舌者也。《灵枢·忧恚无言》

## 目赤痛证

1. 诊目痛，赤脉从上下者太阳病，从下上者阳明病，从外走内者少阳病。《灵枢·论疾诊尺》

2. 邪客于足阳跷之脉，令人目痛，从内眦始。《素问·缪刺论》

3. 目中赤痛，从内眦始，取之阴跷。《灵枢·热病》

## 目不明证

1. 气脱者，目不明。《灵枢·决气》

2. 肝病者，虚则目䀮䀮无所见。《素问·脏气法时论》

3. 五十岁肝气始衰，肝叶始薄，胆汁始灭，目始不明。《灵枢·天年》

4. 上液之道开则泣，泣不止则液竭，液竭则精不灌，精不灌则目无所见矣，故命曰夺精。《灵枢·口问》

## 目翳证①

暴热乃至，赤风瞳翳。《素问·本病论》

## 眦疡证

1. 水火寒热持于气交而为病，民病目赤眦疡。《素问·六元正纪大论》

2. 岁金太过，燥气流行，肝木受邪，民病目赤痛，眦疡。《素问·气交变大论》

3. 阳明司天，燥淫所胜，民病目昧眦疡。《素问·至真要大论》

## 流泪证

1. 夫风之中目也，阳气内守于精，是火气燔目，故见风则泣下。《素问·解精微论》

2. 风气与阳明入胃，循脉而上至目内眦，其人肥则风气不得外泄，则为热中而目黄；人瘦则外泄而寒，则为寒中而泣出。《素问·风论》

———————————

①目翳即眼生白膜，障碍视线，也叫外障。

3. 心悲气并则心系急，心系急则肺举，肺举则液上溢。夫心系与肺不能常举，乍上乍下，故咳而泣出矣。《灵枢·五癃津液别》

## 耳聋证

1. 邪客于手阳明之络，令人耳聋，时不闻音。《素问·缪刺论》
2. 太阴在泉，湿淫所胜，民病耳聋，浑浑焞焞。《素问·气交变大论》
3. 岁金太过，燥气流行，肝木受邪，民病耳无所闻。《素问·气交变大论》
4. 岁火太过，炎暑流行，肺金受邪，民病耳聋。《素问·气交变大论》
5. 肝气逆则耳聋不聪。《素问·脏气法时论》
6. 手太阳厥逆，耳聋泣出。《素问·厥论》
7. 少阳之厥，则暴聋、颊肿而热。《素问·厥论》
8. 暴厥而聋，偏塞闭不通，内气暴薄也。《素问·通评虚实论》
9. 暴聋气蒙，耳目不明，取天牖。《灵枢·寒热病》
10. 聋而不痛者，取足少阳；聋而痛者，取手阳明。《灵枢·杂病》
11. 精脱者，耳聋。《灵枢·决气》
12. 肺病者，虚则耳聋。《素问·脏气法时论》

## 耳鸣证

1. 厥阴之胜，耳鸣头眩，愦愦欲吐。《素问·至真要大论》
2. 太阳所谓耳鸣者，阳气万物盛上而跃，故耳鸣也。《素问·脉解》
3. 少阳所至为耳鸣。《素问·六元正纪大论》
4. 心脉微涩为耳鸣。《灵枢·邪气脏腑病形》
5. 手太阳之筋，其支者入耳中，直者出耳上，下结于颔，其病应耳中鸣痛引颔。《灵枢·经筋》
6. 上气不足，耳为之苦鸣。《灵枢·口问》
7. 髓海不足，则脑转耳鸣。《灵枢·海论》
8. 液脱者，脑髓消，耳数鸣。《灵枢·决气》
9. 耳者，宗脉之所聚也。故胃中空则宗脉虚，虚则下溜，脉有所竭者，故耳鸣，补客主人，手大指爪甲上与肉交者也。《灵枢·口问》

## 耳脓证

耳痛不可刺者，耳中有脓，若有干耵聍，耳无闻矣。《灵枢·厥病》

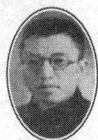

## 鼻鼽证①

1. 春善病鼽衄。《素问·金匮真言论》
2. 人之鼻洞涕出不收者，颃颡不开，分气失也。《灵枢·忧恚无言论》
3. 足太阳之别，实则鼽窒，头背痛；虚则鼽衄。《灵枢·经脉》
4. 阳明所至为鼽嚏。《素问·六元正纪大论》
5. 少阴之复，燠热内作，烦躁鼽嚏。《素问·至真要大论》

## 鼻渊证②

1. 胆移热于脑，则辛颏鼻渊。鼻渊者，浊涕下不止也。《素问·气厥论》
2. 少阴之复，甚则入肺，咳而鼻渊。《素问·至真要大论》

## 喉痛证

1. 邪客于足少阴之络，令人嗌痛不可纳食，无故善怒。《素问·缪刺论》
2. 肾足少阴之脉，是主肾所生病者，咽肿上气，嗌干及痛。《灵枢·经脉》
3. 小肠手太阳之脉，是动则病嗌痛、颌肿。《灵枢·经脉》

## 喉痹证

1. 一阴一阳结，谓之喉痹。《素问·阴阳别论》
2. 少阳所至为喉痹。《素问·六元正纪大论》
3. 邪客于手少阳之络，令人喉痹舌卷，口干心烦。《素问·缪刺论》
4. 三焦手少阳之脉，是动则病嗌肿喉痹。《灵枢·经脉》
5. 手阳明、少阳厥逆，发喉痹嗌肿。《素问·厥论》
6. 喉痹舌卷，口中干，烦心，心痛，臂内廉痛不可及头，取手小指、次指爪甲下去端如韭叶。《灵枢·热病》
7. 喉痹不能言，取足阳明；能言，取手阳明。《灵枢·杂病》

## 喉干证

1. 火气高明，心热烦，嗌干善渴。《素问·五常政大论》
2. 三阳者，至阳也，病起疾风，干嗌喉塞。《素问·著至教论》

---

①鼻鼽即鼻流清涕。
②鼻渊俗称脑漏。

3. 厥阴所谓甚则嗌干热中者，阴阳相薄而热，故嗌干也。《素问·脉解》

4. 督脉者，病嗌干。《素问·骨空论》

5. 嗌干，口中热如胶，取足少阴。《灵枢·杂病》

## 音瘖证

1. 邪入于阴，转则为瘖。《灵枢·九针论》

2. 五邪所乱，搏阴则为瘖。《素问·宣明五气》

3. 寒气客于厌，则厌不能发，发不能下至，其开阖不至，故无音。《灵枢·忧恚无言》

4. 太阳之所谓入中为瘖者，阳盛已衰，故为瘖；内夺而厥，则为瘖俳，此肾虚也。《素问·脉解》

5. 心脉涩甚为瘖。《灵枢·邪气脏腑病形》

6. 人有重身九月而瘖，胞之络脉绝也。胞络者，系于肾，少阴之脉贯肾系舌本，故不能言。无治也，当十月复。《素问·奇病论》

7. 肝脉骛暴，有所惊骇，脉不至，若瘖，不治自已。《素问·大奇论》

【按】本篇包括眼、耳、鼻和咽喉的病症。由于均系局部疾患，症状比较简单，容易与西医病名如结膜炎、虹膜睫状体炎、中耳炎、鼻旁窦炎、萎缩性鼻膜炎、咽炎和扁桃体炎等相联系。但有些地方还是不能过早地强求结合，尤其是中西医理论体系不同，如果不从理论上研究，单从症状上认为某些病就是西医的什么病，这对学习中医学是无补实际的，而且也不可能创造性的作出更好成就。

中医从整体出发，认为形体各组织并不是孤立的，而是有密切联系的。例如《内经》上以肝开窍于目，肾开窍于耳，肺开窍于鼻，又认为咽喉为肺气出入的径路，肺为发声之器，喉为音声的门户，这些理论说明肝、肾、肺在生理上与目、耳、鼻、咽喉息息相通。再如足太阳经起于目内眦，足少阳经起于目锐眦，任脉入目，足厥阴经系目系；足阳明经上耳前，足少阳经下耳后，其支者入耳中，手少阳经支者亦从耳后入耳中；足阳明经起于鼻，交頞中，下循鼻外，手太阳经支者抵鼻，督脉至鼻柱；足阳明经支者循喉咙，足太阴经挟咽，手少阴经支者从心系上挟咽，手太阳经循咽，足少阴经直者循喉咙，足厥阴经循喉咙之后等，又说明经脉和目、耳、鼻、咽的关联。从这些关系中可以明确内因或外因都能引起五官疾患，而在目、耳、鼻、咽的同一病症中，又必须分别表里、虚实、寒热。临床经验告诉我们，同是目眩，或补肝，或清肝；同一目赤，或祛风热，或引火归元；同一鼻渊，或清利湿热，或意在凉胆；举例来说：鼻渊是鼻科中较为常见的疾患，我们过去常用辛夷、白芷、苍耳子、藁本、川芎、防风、山栀、

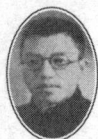

薄荷、通草等药，重在通脑、清利肝胆湿热，有获效的，也有经治后无显著变化的。后来阅读李冠仙《仿寓意草》，他治疗鼻渊的方法是根据《内经》所说"胆热移于脑，则辛頗鼻渊"的理论，采用凉胆法为主而取得满意疗效，方用犀角地黄汤合温胆汤加减。李氏并反对一味用辛夷、苍耳等通脑之药，立论精当，对我们启发很大。我们还看到《续名医类案》中吴孚先治脾肺气陷所致之鼻渊久病患者，用补中益气汤而治愈。说明中医治疗，决不是一病一法，更谈不到一方一药。我们深深体会到中医学整体观念和辨证论治法则的优越性，中医的理论和实践确能大大丰富现代医学内容，中西医必须密切的团结合作。

# 四十二、口腔病类

## 概论

1. 脾气通于口，脾和则口能知五谷矣。《灵枢·脉度》
2. 心气通于舌，心和则舌能知五味矣。《灵枢·脉度》
3. 备化之纪，其主口；升明之纪，其主舌。《素问·五常政大论》
4. 齿者，骨之所终也。《灵枢·五味论》

## 口甘证

有病口甘者，此五气之溢也，名曰脾瘅，夫五味入口，藏于胃，脾为之行其精气，津液在脾，故令人口甘也。治之以兰，除陈气也。《素问·奇病论》

## 口苦证

有病口苦，病名曰胆瘅。夫肝者，中之将也，取决于胆，咽为之使，此人者，数谋虑不决，故胆虚气上溢，而口为之苦。治之以胆募、俞。《素问·奇病论》

## 口糜证

1. 膀胱移热于小肠，鬲肠不便，上为口糜。《素问·气厥论》
2. 少阳之复，大热将至，火气内发，上为口糜。《素问·至真要大论》

## 口疮证

岁金不及，炎火乃行，民病口疮。《素问·气交变大论》

## 口喎证

1. 胃足阳明之脉，是主血所生病者，口喎唇胗。《灵枢·经脉》

2. 足之阳明、手之太阳筋急，则口目为僻，眦急不能卒视。《灵枢·经筋》

3. 足阳明之筋，其病卒口僻急者目不合，热则筋纵目不开，颊筋有寒则急引颊移口，有热则筋弛纵缓不胜收，故僻。治之以马膏膏其急者，以白酒和桂以涂其缓者，以桑钩钩之，即以生桑灰置之坎中，高下以坐等，以膏熨急颊，且饮美酒，啖美炙肉，不饮酒者，自强也，为之三拊而已。治在燔针劫刺，以知为数，以痛为腧。《灵枢·经筋》

## 舌强证①

1. 脾足太阴之脉，是动则病舌本强。《灵枢·经脉》

2. 厥阴司天，风淫所胜，民病舌本强。《素问·至真要大论》

## 舌卷证

1. 心病者，舌卷短。《灵枢·五阅五使》

2. 手少阳之筋，其病舌卷。《灵枢·经筋》

3. 心脉搏坚而长，当病舌卷不能言。《素问·脉要精微论》

4. 肝者，筋之合也。筋者，聚于阴器而脉络于舌本也。故脉弗荣则筋急，筋急则引舌与卵。《灵枢·经脉》

5. 厥阴终者，中热嗌干，善溺，心烦，甚则舌卷，卵上缩而终矣。《灵枢·终始》

## 舌纵证

舌纵涎下，烦悗，取足少阴。《灵枢·寒热病》

## 重舌证

重舌，刺舌柱以铍针也。《灵枢·终始》

## 啮舌证

人之自啮舌者，此厥逆走上，脉气辈至也。少阴气至则啮舌。《灵枢·口问》

---

①舌强指转动不利，言语不清晰。

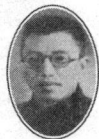

## 重言证①

其厌大而厚则开阖难，其气出迟，故重言也。《灵枢·忧恚无言》

## 齿痛证

1. 少阴在泉，热淫所胜，民病齿痛。《素问·至真要大论》
2. 大肠手阳明之脉，是动则病齿痛。《灵枢·经脉》
3. 齿痛不恶清饮，取足阳明；恶清饮，取手阳明。《灵枢·杂病》

## 龋齿证

1. 诊龋齿痛，按其阳之来有过者独热，在左左热，在右右热，在上上热，在下下热。《灵枢·论疾诊尺》
2. 手阳明之别，名曰偏历，实则龋聋，虚则齿寒痹隔。《灵枢·经脉》
3. 齿龋，刺手阳明；不已，刺其脉入齿中，立已。《素问·缪刺论》

【按】本篇包括口、舌、齿三方面，中医亦从内脏和经络的关系分别诊治。其中口喝、舌强常见于中风（单纯的口喝也可能是面神经麻痹）；口糜似为口腔感染；口甘和口苦等不仅是一个病症，还可作为临床诊断。举例来说，一般疾病中见到口有甜味的症状，大多脾胃有湿，有苦味的大多肝胆有热，根据《内经》理论，诊断十分可靠。同时我们也看到一口甘病例，一年来只觉口甜，饮白水如糖汤，经各医院治疗得不到结论。我们结合舌苔厚腻，胞膈有时痞闷，依照《内经》治之以兰的原则，用佩兰、藿香、朴花、蔻壳、佛手、竹茹、苡仁等轻灵清化之品，一周内即告痊愈。

关于牙齿疾患，《内经》提出齿痛和龋齿，后世又补充牙痛、牙疳、骨槽风、多骨疽等病。在原因方面，撷要则为风、火、虫、虚四字。往往采用针药并施的方法进行治疗，有时也配合含漱及局部敷擦药物。《内经》根据经络学说指出应刺手阳明经为主，后世医家治疗阳明热盛的胃火牙痛亦多取手足阳明经腧穴。手阳明经循行于下齿，足阳明经循行于上齿，故上齿痛多取内庭、下关，下齿痛则取合谷为主。我们针治的例数虽不多，但已体会到止痛的效果却比内服药为迅速。不过单用针刺往往不能获得根治的目的，必要时应该配合中药治疗，最好能在口腔科进行详细检查后再定治疗方针。

---

①重言指口吃。但这里所说的是局部发音器之一即会厌大厚而影响的口吃，不是一般所见的口吃症。此外，重言义指言语重复反复，乃系虚弱症，不属舌病。

# 四十三、外疡病类

## 概论

1. 夫血脉营卫，周流不休。寒邪客于经络之中则血泣，血泣则不通，不通则卫气归之，不得复反，故痈肿。寒气化为热，热胜则腐肉，肉腐则为脓，脓不泻则烂筋，筋烂则伤骨，骨伤则髓消，不当骨空，不得泄泻，血枯空虚，则筋骨肌肉不相荣，经脉败漏，熏于五脏，脏伤故死矣。《灵枢·痈疽》

2. 营卫稽留于经脉之中，则血泣而不行，不行则卫气从之而不通，壅遏而不得行，故热，大热不止，热胜则肉腐，肉腐则为脓，然不能陷骨髓，不为焦枯，五脏不为伤，故命曰痈。热气淳盛，下陷肌肤，筋髓枯，内连五脏，血气竭，当其痈下，筋骨良肉皆无余，故命曰疽。疽者，上之皮夭以坚，状如牛领之皮；痈者，其皮上薄以泽，此其候也。《灵枢·痈疽》

3. 病之生时，有喜怒不测，饮食不节，阴气不足，阳气有余，营气不行，乃发为痈疽；阴阳不通，两热相搏，乃化为脓。《灵枢·玉版》

4. 有所结，深中骨，气因于骨，骨与气并，日以益大，则为骨疽；有所结，中于肉，宗气归之，邪留而不去，有热则化而为脓，无热则为肉疽。《灵枢·刺节真邪》

5. 营气不从，逆于肉理，乃生痈肿。《素问·生气通天论》

6. 寒与热争，两气相搏，合为痈脓者也。《灵枢·九针论》

7. 三阳为病，发寒热，下为痈肿。《素问·阴阳别论》

8. 太阳司天，初之气，民病肌腠疮疡；三之气，民病痈疽。阳明司天，四之气，民病痈肿疮疡。少阳司天，民病寒中，外发疮疡。《素问·六元正纪大论》

9. 火郁之发，民病疮疡痈肿。《素问·六元正纪大论》

10. 大暑流行，甚则疮疡燔灼。《素问·五常政大论》

11. 太阳司天，寒淫所胜，血变于中，发为痈疡。《素问·至真要大论》

12. 少阴之复，热气大行，病痱疹，疮疡，痈疽，痤痔。《素问·至真要大论》

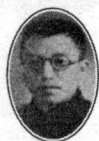

## 猛疽证[1]

痈发于嗌中，名曰猛疽，猛疽不治，化为脓，脓不泻塞咽，半日死。其化为脓者，泻则合豕膏冷食，三日而已。《灵枢·痈疽》

## 夭疽证[2]

发于颈，名曰夭疽。其痈大以赤黑，不急治，则热气下入渊腋，前伤任脉，内熏肝肺；熏肝肺，十余日而死矣。《灵枢·痈疽》

## 脑烁证[3]

阳留大发，消脑留项，名曰脑烁。其色不乐，项痛而如刺以针，烦心者，死不可治。《灵枢·痈疽》

## 疵痈证[4]

1. 发于肩及蠕，名曰疵痈。其状赤黑，急治之。此令人汗出至足，不害五脏。痈发四五日，逞炳之。《灵枢·痈疽》

2. 发于膝，名曰疵痈。其状大，痈色不变，寒热，如坚石，勿石，石之者死；须其柔，乃石之者，生。《灵枢·痈疽》

## 米疽证[5]

发于腋下赤坚者，名曰米疽。治之以砭石，欲细而长，疏砭之，涂以豕膏，六日已，勿裹之。《灵枢·痈疽》

## 井疽证

发于胸，名曰井疽。其状如大豆，三四日起。不早治，下入腹不治，七日死矣。《灵枢·痈疽》

## 甘疽证

发于膺，名曰甘疽。色青，其状如谷实栝蒌，常苦寒热。急治之，去其寒热，十岁死，死后出脓。《灵枢·痈疽》

---

[1] 猛疽今称结喉痈，相当于西医所说咽后脓肿。生在结喉两旁者称夹喉痈，义称夹疽，则似扁桃体脓肿。

[2] 今以生侧者为夭疽，右侧者为锐毒。

[3] 脑烁今称脑铄。

[4] 疵痈包括生于肩中的肩中疽、生于肩前廉的干疽和生于肩后廉的过肩疽。但发于膝者，《内经》亦名疵痈。

[5] 米疽今称腋疽。

## 败疵证①

发于胁，名曰败疵。败疵者，女子之病也，灸之，其病大痈脓，治之，其中乃有生肉，大如赤小豆，剉䕡翘草根各一升，以水一升，以水一斗六升煮之，竭为取三升，则强饮厚衣坐于釜上，令汗出至足，已。《灵枢·痈疽》

## 股胫疽证

发于股胫，名曰股胫疽，其状不甚变，而痈脓搏骨，不急治，三十日死矣。《灵枢·痈疽》

## 锐疽证②

发于尻，名曰锐疽。其状赤坚大，急治之；不治；三十日死矣。《灵枢·痈疽》

## 赤施证③

发于股阴，名曰赤施。不急治，六十日死。在两股之内，不治，十日而当死。《灵枢·痈疽》

## 兔啮证④

发于胫，名曰兔啮。其状赤至骨，急治之；不治害人也。《灵枢·痈疽》

## 走缓证⑤

发于内踝，名曰走缓。其状痈也，色不变。数石其输，而止其寒热，不死。《灵枢·痈疽》

## 四淫证

发于足上下，名曰四淫。其状大痈，急治之，百日死。《灵枢·痈疽》

## 厉痈证

发于足旁，名曰厉痈。其状不大，初如小指发。急治之，去其黑者；

---

①败疵今称胁痈。
②锐疽今称鹳口疽。
③赤施今称股阴疽。
④兔啮今称跟疽。
⑤走缓今称内踝疽，又叫鞋带疽。

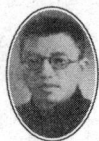

不消辄益，不治，百日死。《灵枢·痈疽》

## 脱痈证[①]

发于足指，名曰脱痈。其状赤黑，死不治；不赤黑，不死。不衰，急斩之，不则死矣。《灵枢·痈疽》

## 痤痱证[②]

1. 汗出见湿，乃生痤痱。《素问·生气通天论》
2. 劳汗当风，寒薄为皶[③]，郁乃痤。《素问·生气通天论》
3. 火郁之发，民病疮痱。《素问·六元正纪大论》

## 疔毒证

膏粱之变，足生大疔，受如持虚。《素问·生气通天论》

## 瘰疬证[④]（鼠瘘[⑤]、马刀侠瘿[⑥]）

1. 寒热瘰疬在于颈腋者，此皆鼠瘘寒热之毒气也，留于脉而不去者也。《灵枢·寒热》
2. 鼠瘘之本，皆在于脏，其末上出于颈腋之间。其浮于脉中而未内着于肌肉，而个为脓血者，易去也，请从其本引其末，可使衰去，而绝其寒热，审按其道以予之，徐往徐来以去之；其小如麦者，一刺知，三刺而已。《灵枢·寒热》
3. 肺脉微涩为鼠瘘，在颈支腋之间。《灵枢·邪气脏腑病形》
4. 鼠瘘决其生死奈何？反其目视之，其中有赤脉，上下贯瞳子，见一脉，一岁死；见一脉半，一岁半死；见二脉，二岁死；见二脉半，二岁半死；见三脉，三岁而死；见赤脉不下贯瞳子，可治也。《灵枢·寒热》
5. 胆足少阳之脉，是主骨所生病者，缺盆中肿痛，腋下肿，马刀侠瘿。《灵枢·经脉》
6. 其痈坚而不溃者，为马刀侠瘿，急治之。《灵枢·痈疽》

## 胃脘痈证

人病胃脘痈者，当候胃脉，其脉当沉细，沉细者气逆，逆者人迎甚盛，

---

①脱痈今称脱疽，相当于西医的血栓闭塞性脉管炎。
②痤即热疖，痱是痱子。
③皶即粉刺。
④瘰疬相当于西医所说淋巴结结核，也呆能包括一般的淋巴肿大，生长部位以颈部多见。
⑤鼠瘘指瘰疬化脓而破溃者。
⑥马刀侠瘿指瘰疬之成串者。

甚盛则热。人迎者，胃脉也，逆而盛则热聚于胃口而不行，故胃脘为痈也。《素问·病能论》

## 肠痈证

少阳厥逆，机关不利，机关不利者，腰不可以行，项不可以顾，发肠痈，不可治，惊者死。《素问·厥论》

## 痔疮证

1. 风客淫气，精乃亡，邪伤肝也。因而饱食，筋脉横解，肠澼为痔。《素问·生气通天论》

2. 肾脉微涩为沉痔。《灵枢·邪气脏腑病形》

## 逆证

1. 其已有脓血而后遭乎？以大治大者多害，其在逆顺矣。白眼青，黑眼小，是一逆也；纳药而呕者，是二逆也；腹痛渴甚，是三逆也；肩项中不便，是四逆也；音嘶色脱，是五逆也。《灵枢·玉版》

2. 诸痈疽之发于节而相应者，不可治也。发于阳者百日死，发于阴者三十日死。《灵枢·痈疽》

3. 五脏身有五部：伏兔一；腓二，腓者腨也；背三；五脏之腧四；项五。此五部有痈疽者，死。《灵枢·寒热病》

【按】《内经》诊治外疡，观察疮形和联系其他症状，分为痈和疽两大类。后人总结其经验，把风火热毒、膏粱厚味引发的，其肿高，其色赤，其痛剧烈，其皮薄亮，其脓易化，其疮口易敛，其来急而愈亦速的，都当作阳证的痈；相反，如为寒湿凝滞，平塌白陷，坚硬木痛，皮色不变，按之不焮热，化脓收口迟缓的，都当作阴证的疽。还根据《内经》指出的逆证结合临床经验，定出"七恶"的名称，对一般外疡发现肝肾阴亏，脾胃败坏，气血虚损的，都认为棘手。

痈疽疮疡是局部外证，中医在完整的理论体系下，依据阴阳、表里、虚实、寒热进行整体疗法，或汗或下，或清或温，或消或散，或补或托，或内服，或外敷，或用针砭，按摩，往往不用手术而收功，这是中医中药的特点。当然，中医在必要时也采用手术疗法，并且《内经》里还提出脱痈在治疗上的截肢手术，但到后来医学进步又不用手术了。还值得一提的是《内经》里已认识到鼠瘘（相近于溃脓性淋巴结结核）不是一个孤立性的外疡证，而是有内在的脏腑联系，如"鼠瘘之本，皆在于脏，其末上出于颈腋之间"，明确指出与内脏结核的关系。远在两千年以前的中医学已经这样丰富多采，真是一个伟大的宝库。

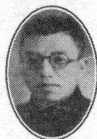

# 四十四、妇科病类

## 概论

1. 女子二七而天癸至，任脉通，太冲脉盛，月事以时下，故有子。《素问·上古天真论》

2. 女子七七任脉虚，太冲脉衰少，天癸竭，地道不通，故形坏而无子也。《素问·上古天真论》

## 月经不来证（血枯）

1. 二阳之病发心脾，有不得隐曲，女子不月①。《素问·阴阳别论》

2. 月事不来者，胞脉闭也。胞脉者，属心而络于胞中，今气上迫肺，心气不得下通，故月事来也。《素问·评热病论》

3. 肾脉微涩为不月。《灵枢·邪气脏腑病形》

4. 有病胸胁支满者，妨于食，病至则先闻腥臊臭，出清液，先唾血，四肢清，目眩，时时前后血，病名血枯。此得之年少时有所大脱血，若醉入房中，气竭肝伤，故月事衰少不来也。以四乌贼骨、一芦茹，二物并合之，丸以雀卵，大如小豆，以五丸为后饭，饮以鲍鱼汁。《素问·腹中论》

## 血崩证

1. 阴虚阳搏，谓之崩②。《素问·阴阳别论》

2. 风胜乃摇，候乃大温，其病血崩。《素问·六元正纪大论》

## 带下证

任脉为病，女子带下、瘕聚。《素问·骨空论》

## 石瘕证

1. 石瘕生于胞中，寒气客于子门，子门闭塞，气不得通，恶血当泻不泻，衃以留止，日以益大，状如怀子，月事不以时下，皆生于女子，可导而下。《灵枢·水胀》

---

①不月是月经不按月来潮的意思。
②崩指月经出血过多，一般多称血崩。

2. 二阳三阴，至阴皆在，阴不过阳，阳气不能止阴，阴阳并绝，浮为血瘕，沉为脓胕。《素问·阴阳类论》

## 肠覃证

肠覃者，寒气客于肠外，与卫气相搏，气不得荣，因有所系，癖而内着，恶气乃起，瘜肉乃生。其始生也，大如鸡卵，稍以益大，至其成，如怀子之状，久者离岁，按之则坚，推之则移，月事以时下，此其候也。《灵枢·水胀》

## 不孕证

督脉为病，女子不孕。《素问·骨空论》

## 妊娠证

1. 阴搏阳别，谓之有子。《素问·阴阳别论》
2. 妇人手少阴脉动甚者，妊子也。《素问·平人气象论》
3. 何以知怀子之且生也，身有病而无邪脉也。《素问·腹中论》

【按】《内经》对于正常人从幼年到衰老的整个过程有精辟的见解。《上古天真论》说："女子二七而天癸至，任脉通，太冲脉盛，月事以时下，故有子。"天癸是肾所藏的精，可以体会为促进生长发育和性器官成熟的内分泌物质，它对于男子生殖的精和女子经血的生成起主导作用。任脉是主胞胎的，冲脉为血海。在天癸的影响下，加上"任脉通"病和"大冲脉盛"内在条件的成熟，故能有子。经文也指出，女子在三七到四七发育才臻完全成熟，到了七七四十九岁，则"任脉虚，太冲脉衰少，天癸竭，地道不通，故形坏而无子"，逐渐趋向衰老。这样的观察，完全符合现代生理学的认识。

关于妇女病的诊断，极其重视脉诊，如"肾脉微涩为不月"，"阴虚阳搏，谓之崩"等。对于妊娠生理脉象的观察，如"阴搏阳别"，"手少阴脉动甚"等，直到观在，在妊娠的诊断方面仍有重要的参考价值。至于肠覃与石瘕，明示"月事以时下"和"月事不以时下"为鉴别要点，也启发了我们在妇科疾病中问询月经情况的重要性。

中医对于妇科病分经、带、胎、产四大类。《内经》记载不够详尽，但大致已备。并且指出了血枯、血崩、石瘕等妇女杂病，从西医角度来看，其中包括了经闭、功能性子宫出血、内生殖器炎症等，还可能包括某些内生殖器肿瘤，如子宫肌瘤、卵巢囊肿一类病症，尚待进一步研究。

内经类证

157

# 内经病机十九条之研究

# 简　介

　　本书凡二卷，上卷为病机十九条分析之研究；下卷为病机综合分析之研究作者立足《内经》本义，参考前贤论述，并且结合临床实践，系统阐述病机理及实际运用，对学习和研究《内经》病机者颇有价值。

　　今以1932年上海中医书局铅印本为底本，与此1936年近代医学丛书选本（简称丛选本）对校，又与《金匮要略方论》、《素问病机气宜保命集》、《六河间医学六书》、《素问》、《灵枢》和《医学正传》等书旁校。

# 目 录

## 上卷　分析之研究

## 下卷　合并之研究

# 分析之研究

# 一、诸风掉眩，皆属于肝

诸，犹言凡也。风，风病也。掉，摇也。眩，目花也，谓凡一切风病头摇目花之症，皆关于肝脏也。张景岳谓风类不一，故曰诸风。错认风病为风邪，大非。信如其说，则下文之诸热、诸寒，亦将有数类乎？夫风病皆自外来，《内经》所举目风、首风、漏风、泄风以及五脏风症，均可稽考，与肝脏何干！所种肝血虚而内风动者，乃后人所拟，非《内经》所有。其所以属于肝者，盖因在天为风，在地为木，在脏为肝，三者之气，互相感应，遂均归诸肝耳。

头摇之因，王肯堂主风火，谓二者皆主动，会之于巅，乃为摇也。张仲景则曰：心绝者，直视摇头。是头摇不仅由于风，中并挟火；不仅属于实，中并有虚。至《内经》太阴之复，头项痛重，掉眩尤甚，则湿气内逆，亦能致之。目眩有内外因。内因者，眩而呕吐，头重不举，属痰饮；眩而因吐衄太甚，便血过多，及胎产后者，属血虚；眩而每早起发作，须臾自定，属肾脏阳衰，此其大要。更考刘河间曰：眩晕则呕吐，风热甚也。《医鉴》曰：眩晕者，痰因火动也。无痰不能作眩，虽因风者，亦必有痰。《入门》曰：眩晕皆称为上盛下虚，虚者气与血，实者痰涩风火。《正传》曰：眩晕者，中风之渐也。据此，则目眩有因风、因热、因痰、因虚、因气、因湿之异。其原因决非一肝字足以了之。故所谓肝者，当以风气通于肝而属之，作风邪解为是。况肝只表明病之场所，不能直指为病之原因，此理亦须明了。

# 二、诸寒收引，皆属于肾

寒，寒病也。收，拘也，敛也。引，相牵也。谓凡一切寒病筋脉拘牵，皆属于肾脏也。寒病之来，多属外感，如寒疟、寒痹、寒霍乱之类皆是。但亦有因五脏阳衰而起者，此伤寒、寒中之所由别也。既有内外之分，即不当统归于肾，不当统归而曰皆属于肾者，以寒气通于肾，正犹诸风之属于肝也。

收引为筋病。筋者，束骨而利机关，全赖血气之营养，寒则血气阻沍，失其柔和，而屈伸不利，故责之寒。《内经》所谓血气者，喜温而恶寒，寒则涩而不能流，温则消而去之是也。惟亦有因于燥热，气血耗涸而致者。

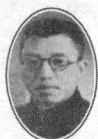

《内经》曰：肝气热则筋膜干，筋膜干则筋急而挛。此丹溪以四物汤治筋急。《本事方》以养血地黄汤治筋急之本也。若《内经》又曰：湿热不攘，大筋软短，小筋弛长，软短为拘，弛长为痿。则湿热更能发病。因此，余疑收引之引字，或不作相牵解，迳作纵缓解。故《尔雅·释诂》训为长字，或收而拘，或引而长，总指屈伸不便也，惟此处以寒立论，仍以相牵之义为当。夫肝主筋，收引为筋病，今反不属肝而属肾，知肝肾为风寒之互词，益显已。

# 三、诸气膹郁，皆属于肺

气，气病也。膹，胀满也，郁，结而不舒也。谓凡一切气病胀满郁结，皆属肺脏也。肺主气，气失肃降，肺之病也。故气闭、气逆皆属之。然此仅就标而言，未能探本立论。《内经》曰：怒则气上。此气病之由于肝者。恐则气下。此气病之由于肾者。悲则心系急，肺布叶举，而上焦不通，荣卫不散，热气在中，故气消矣。此气病之由于心者，似未可以肺字论定。意者以百病皆生于气，气在身本一，因七情所感，化而为七，而肺主周身之气，遂依五脏六腑咳嗽之总关于肺胃之例而专属之。膹郁为胸部窒塞之候。如《内经》肺痹症，《金匮》胸痹症皆是，但推而广之，则痞气、支结、龟胸等症，何莫非膹郁之类，则其原因有因痰、因热之殊，决非专治肺脏所能收效。故《内经》对于郁症，曾立五治法，曰：木郁达之，火郁发之，土郁夺之，金郁泄之，水郁折之。郁之为义，可以不待繁引而大白，而五郁之生，又无不与气有关，则肺字指气分言，又彰彰矣。

# 四、诸湿肿满，皆属于脾

湿，湿病也。肿，肤肉浮满也。满，充盈也。谓凡一切湿病浮肿充满，皆属脾脏也。湿病详见《金匮·痉湿暍》，其言曰：湿家之为病，一身尽疼，发热，身色如薰黄也。又曰：湿家身疼痛，夫湿为重浊之邪。有从外感者，有从内生者。山岚瘴气，天雨湿蒸，远行涉水，久卧湿地及穿汗衣湿衫，致湿气浸入肌肤，此外感不干脾也。膏粱之人，或食生冷瓜果，甜腻之品过度，致脾阳不运而化湿者，此内生而属于脾者也。然其甚者，外感之湿，每渐入于脏腑；内生之湿，每渐传于经络，非谓与脾绝不干系也。

肿除因湿外，有风寒热气诸因。惟要以水湿为最多。故《金匮》曰：腰以上肿，当发汗；腰以下肿，当利小便，张介宾谓未有不干于脾肺肾三脏者，其意以脾主运化精微，肺主气，行治节，肾主五液，行水。凡五气所化之液，悉属于肾；五液所行之气，悉属于肺；输转二脏，利水养肺，悉属于脾，论殊精当，且与经旨亦相吻合。满病，张三锡亦归于脾，谓由脾气虚及气郁不能运行，心下痞塞填满，终由中气不足也。陶节庵则曰：胸满多带表症，胁满多带半表半里，以邪自表传里，必先胸胁以至心腹入胃也。更考，《内经》太阴所至为中满，岁土太过，发为中满，则满属于脾为多，惟有内外湿之分耳。然此脾字，终当作湿字活看。

# 五、诸热瞀瘛，皆属于火

热，热病也，瞀，心中闷乱也。瘛，筋脉拘急也，谓凡一切热病昏闷筋急，皆属火邪也。《内经》曰：在天为热，在地为火，热属无形，火属有形，两者相通，此为热病属于火邪之所本，考诸热病，如中消证，谓火盛也，热泄证，小肠火盛也，热淋证，心肺火盛，不能滋其化源也。热霍乱证，脾胃火旺，传化失其常度也。果未有不根于火者，惟假热证在例外，不得以此为准则耳。

瞀，亦每属于火。考《尊生书》烦躁，心经热火病也。有内热头痛、气短心闷乱者，宜竹茹汤。有烦热睡卧不宁者，宜远志汤。有心虚烦，宜人参竹叶汤，皆从火字着眼。即《内经》亦曰：夏脉者心也，不及则令人烦心。又曰：肾虚、肝虚，皆令人体重烦冤。盖阴虚则热生也。

瘛之发病，《内经》曰：心脉满大，痫瘛筋挛。又曰：火郁之发，民病呕吐瘛疭。又曰：少阳司天，客胜则为瘛疭，皆责诸火热。惟肝脉、心脉、脾脉急者，亦主瘛疭，则以火热之病瘛，在血液受伤，而寒邪之至，能使气血凝泣，其主要在血液二字也。是则瘛病可云血液病，较为妥协矣。若《原病式》则完全责之火，其言曰：热胜风搏，并于经络，风主动而不宁，风火相乘，是以热瞀瘛生，治宜祛风涤热之剂折其火。若妄加灼艾，或饮以发表，则死不旋踵云。

# 六、诸痛痒疮，皆属于心

疮，外疡也。谓凡一切痛痒疮疡，皆属心脏也。夫痛病多矣。即举《内经》而论，如头痛数岁不已，当有所犯大寒，内至骨髓，髓者以脑为主，脑逆故令头痛。又肝病者，两胁下痛引少腹，又巨阳虚则头项腰背痛，惟关于心者甚鲜，有之，惟邪在心则心痛，又手少阴之脉动则病嗌干心痛

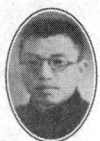

数条而已。因少数之心痛，而将一切痛病，皆属于心，疏陋实甚。意者以心属火，所谓皆属心者，指属于火而言。然考《内经》一般痛病，如寒气客于脉外则脉寒，脉寒则缩踡，缩踡则脉绌急，脉绌急则外引小络，故卒然而痛。寒气客于经脉之中，与炅气相薄则脉满，满则痛不可按也。寒气客于肠胃之间，膜原之下，血不得散，小络急引故痛。若此者，几十二条。责诸热者，只小肠痛一条，但小肠痛不尽因热，如寒气客于小肠，小肠不得成聚。故泄腹痛是也。于此可见痛病之属寒者多，即以心字作火字解，亦多未妥也。

痒证极鲜，惟痒风属之。由于卫气素虚，腠理不固，风邪易入，浮游于皮肤之间，故《内经》云：虚邪搏于皮肤之间，其气外发，腠理开，毫毛摇气往来行，则为痒。《伤寒论》云：风气相搏，必成癮疹，身体为痒，痒者名泄风。又脉迟为无阳，不能作汗，其身必痒。是痒以风邪皮肤病为多，而不干于心，亦不干于火也。惟《周礼》云：夏时有痒疥疾。则因疥疮而作痒，以火热郁发，不能疏泄而致之。疮为疡疮之简称，一切痛疽皆属之，均由气血阻滞而起。《内经》所谓：夫血脉营卫，周流不休，上应星宿，下应经数。寒邪客于经络之中，则血泣，血泣则不通，不通则卫气归之不得复反，故痈肿。既然属于心，此复归诸寒邪，未免抵牾。总之，疡疮种类繁多，寒热杂见，决非只字所能尽，善乎？薛立斋之言曰：当别属阴属阳，或半阴半阳而治之。若泥于肿疡，禁用辛热之说，不分受证之因，变证莫能枚举。盖深有恶于属心之流毒也。

# 七、诸厥固泄，皆属于下

厥，手指清冷也。固，禁锢，谓便结也。泄与固反，谓便不禁也。谓凡一切厥冷、大小二便闭结、遗泄，皆属下焦也。厥有寒热之分。《内经》云：阳气衰于下，则为寒厥；阴气衰于下，则为热厥。但未有不根于下者，惟此下字，究指何物而言，则更考诸《内经》。足之三阳起于足五指之表，三阴起于足五指之里，故阳气胜则足下热，阴气胜则五指至膝上寒。是所谓下者，乃浑指三阴三阳而言，亦即为此处皆属于下之所本。张景岳直释下为肾气亦得。至《内经》所论厥病不一，如阳气者，烦劳则张，精绝，辟积于夏，使人煎厥。又阳气者，大怒则形气绝，血菀于上，使人薄厥等皆是。惟煎厥、薄厥等，著意在煎字、薄字，厥字不过表明其病由气厥于中，与此处不可并列而言也。

固为二便不通。大便不通，有因胃实者，有因血虚者，有因热秘者，有因冷结者，有因风秘者，有因津液亡失者，原因复杂，岂一下字所能赅尽。至若小便不通，有因肾水燥热者，有因气滞不利者，有因小肠热者，有因肺气闭者，亦岂一下字所能赅。后人因念肾开窍于二阴，遂以下为肾之代名词，其理论上信有可取，而事实上则破坏不完矣。泄与固对待，谓二便不固也。但考大便不固之原因，《内经》云：春伤于风，夏生飧泄。又暴注下迫，皆属于热。又诸病水液，澄澈清冷，皆属于寒。又清气在下，则生飧泄。又湿胜则濡泄。此可见诸邪皆能发病也。再考《难经》云：胃泄者，食不化，色黄。脾泄者，腹胀满，肢体重着，中脘有妨，面色萎黄，泄注，食即呕逆。大肠泄者，食已窘迫，大便色白，肠鸣切痛。小肠泄者，泄而便脓血，小腹痛。此可见诸藏府皆能发病也。小便不固，考《尊生书》云：肺虚不能为气化之主，故溺不禁。又肝肾二经病，则气血失常，莫能约束水道之窍，故遗溺不止。又小肠主传送，故其气虚亦患遗溺，又膀胱水泉所藏，虚则不能收摄而溺自遗。又老人淋漓不禁，多由于虚寒而间亦有热，妊娠尿出不知，或由胕热，或脾肺气虚。据此则诸经诸邪亦皆能致，正与大便不固之不得统属于下可知，故疑其所谓下，乃统指下焦也。

# 八、诸痿喘呕，皆属于上

痿，肺痿也。喘，息促也。谓凡一切肺痿、喘息、呕吐，皆属上焦也。《金匮》云：肺痿有吐涎沫而咳者，有吐涎沫而不咳者，其人不渴，必遗尿，小便数。所以然者，以上虚不能制下故也，此为肺中冷，必眩，多吐涎，宜温之。夫肺位至高，此所以曰属于上也。张景岳守《内经》肺热叶焦，发为痿躄一语，而指为足痿证候。实与下文喘呕，不相连属，非也。

喘亦肺藏病。《内经》云：阴争于内，阳扰于外，魄汗未藏，四逆而起，起则熏肺，使人喘鸣，可证也。但又言：夜行则喘出于肾；有所堕恐，喘出于肝；有所惊恐，喘出于肺；度水跌仆，喘出于肾与骨；则五藏亦皆有之。特未有不关于肺藏者耳。呕之为病，则有数类。《内经》云：太阴所谓食则呕者，物盛满而上溢，故呕也，又云：足厥阴肝所生病者，胸满呕逆。《金匮》云：呕而发热者，小柴胡汤主之，又云：呕而胸满者，吴茱萸汤主之，然归纳之，不外脾胃为主，肝胆为辅，故李东垣主重脾虚，而沈金鳌注意胃逆也。惟脾胃为中焦，与肺何涉，而亦曰属上，则吾人于此一点，可以证明上条皆属于下之非专指肾藏病。盖上条与此条互相对待，意谓诸厥固泄，皆中下病，故曰属下，诸痿喘呕，皆上中病，故曰属上，自后世以下归肾、上归肺，而支离牵强，经旨全失，此不善读者之过也。

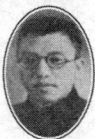

# 九、诸禁鼓慄，如丧神守，皆属于火

禁，当作噤，牙关拘紧也。鼓，鼓颔也。慄，战慄也，如丧神守，不能自主也。谓凡一切口噤鼓颔、战慄而不能自制，皆属于火也，噤之原因，一由于风寒之袭入而筋挛脉急，一由于风热之内煽而筋脉燥急，鼓慄之原因，每由阳虚内寒，《内经》所谓阳并于阴，则阴实而阳虚，阳明虚则寒慄鼓颔也。但执此而论，则皆属于火，宁非皆属于寒之误，不知此正《内经》之精细处也。盖阳虚而寒，但畏寒而不发鼓慄，纵有之，亦少数，若寒而鼓慄，往往火郁之候，火为邪郁，不得发越，则抗拒而生鼓慄。证之《内经》云：阳明所谓洒洒振寒者，阳明者午也，五月盛阳之阴也，阳盛而阴气加之，故洒洒振寒也。又曰：厥阴在泉，风淫所胜，病洒洒振寒，治以辛凉。又云：阳明司天之政，清热之气，持于气交，民病振寒。可以洞晓，得此旨者，惟东垣、立斋、守真数人而已。盖上焦不通，则阳气抑遏，而皮肤分肉无以温之，故寒慄。东垣升阳益胃汤用升发之剂，开上焦以伸阳气出外温之也。丹溪吐出，寒痰，亦开发上焦，使阳气随吐升发出外温之也，故寒慄皆愈。而守真谓古人遇战慄之病，有以大承气汤下燥粪而愈者，主持尤力，但务须认症真切，庶不偾事。

# 十、诸痉项强，皆属于湿

痉，身体强直也。项强，项部不柔和也。谓凡一切身项强直，皆属于湿也。痉病之成因，莫详于《金匮》。而《内经》次之，《金匮》曰：太阳病，发汗太多，因致痉。又曰：风病下之则痉，复发汗，必拘急。又曰：疮家虽身疼痛，不可发汗，汗出则痉，似痉病之成因，在血液津液受伤，而不能营养筋脉，所谓血液津液受伤者，即燥邪为患也，痉病既由于燥，则与湿邪无干，而《内经》必欲归之于湿，何耶？盖阳气者，精则养神，柔则养筋。燥固足以致筋脉拘急，湿则阳气阻遏，亦足致筋屈不伸。试更检《金匮》之文述之，如曰：病者，身热足寒，头项强急，恶寒，时头热，面赤目赤，独头动摇，卒口噤，背反张者，痉病也。若发其汗者，寒湿相搏，其表益虚，即恶寒甚，发其汗已，其脉如蛇。此未发汗前宜桂枝加附子汤，发汗后宜甘草附子汤之候。如曰：暴腹胀者，为欲解，脉如故，反伏弦者痉，此干姜附子汤之候，是痉病亦有阳虚不能养筋而致者，未可以燥字绳之。善乎！张石顽曰：若不通篇体会，乌知先圣立言之旨，旨哉言乎？后世陈无择、张景岳辈，只知亡血筋无所营，因而成痉，盖未能窥《内经》、《金匮》之堂奥者也。

项强本痉之属，有因天行时气发热，至晚腰背痛，头项强身重者，宜凉膈散之属，有因太阳中风，加以寒湿，而项强几几，脉反沉迟者，宜桂枝加瓜蒌汤之属，则亦有属燥、属湿之分，而未可一例也。

# 十一、诸逆冲上，皆属于火

诸逆冲上，为一般病象说法，非病之专称也。谓凡一切上逆之症，皆属于火也。但就逆字而论，狭义言之，凡犯上皆为逆。广义言之，则凡不循轨道行者，皆曰逆。如胃宜降，升则为逆；脾宜升，降亦为逆。此在《内经》太阴阳明篇道之綦详，不难索玩。亦即《内经》逆调论中言：人之阴阳、水火、营卫、表里、上下，皆当和调，病之所由成，皆违逆调和使然之旨也。惟诸逆冲上病症之最著者，莫喘息、呕吐若。然《内经》曰：不得卧，卧而喘者，是水气之客也。又咳嗽烦冤，是肾气之逆也。《金匮》曰：先渴却呕者，为水停心下，此属饮家，又呕而胸满者，吴茱萸汤主之，则寒湿之候，正亦不鲜。意者以火性炎上，遂以上逆之证，皆属于火，殊不免受五行之迷蒙也。

# 十二、诸胀腹大，皆属于热

胀，皮肉膨胀也。腹大，腹部胀满也。谓凡一切胀满皆属于热也，夫胀之为病，五藏六府皆有之，《内经》云：心胀者，短气烦心，卧不安；肺胀者，虚，满而喘咳；肝胀者，胁下满而痛引少腹；脾胀者，善哕，四肢烦冤，体重不能胜衣，卧不安；肾胀者，腹满引背央央然，腰髀痛；胃胀者，腹满，胃脘痛，鼻闻焦臭，妨于食，大便难；大肠胀者，肠鸣濯濯而痛，冬日重感于寒，则飧泄不化；小肠胀者，少腹嗔胀，引腰而痛；膀胱胀者，少腹满而气癃，三焦胀者，气满于皮肤中，轻轻然而不坚；胆胀者，胁下痛胀，口中苦，善太息。皆斑斑可考，更考致胀之原因，则大都属于寒。观曰：厥气在下，营卫留止，寒气逆上，真邪相攻，两气相搏，乃合为胀。又曰：肤胀者，寒气客于皮肤之间，鏊鏊然不坚，腹大，身尽肿，皮厚，按其腹，窅而不起，腹色不变。亦斑斑可考，即其他鼓胀、单腹胀等，多由脾弱停滞，亦何尝属之于热，胀之属于热者，仅肠胃热而便结有

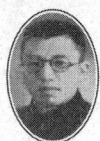

之，非可通论也，

至于腹大，似与胀病相类，而不知大不相同，以胀病不限形体，五藏六府皆有之，而腹胀则仅限于形体，且仅限于腹部。前人每以胀则腹大，故以腹大与胀并称，实非。名称既定，乃得考其病理，则亦以寒者为多，《内经》云：脐以下皮寒，胃中寒则腹胀，肠中寒则肠鸣飧泄，胃中寒，肠中热，则胀而且泄；胃中热，肠中寒，则疾饥，小腹痛胀。两两比较，益觉彰明显著，即以《金匮》所言：腹满时减，复如故，此为寒，当与温药。腹满不减，减不足言，当须下之，宜大承气汤条证之，亦非尽属热。《内经》以腹大属热，正与诸胀同弊。

# 十三、诸躁狂越，皆属于火

躁，烦躁也。狂，狂妄也。越，行动越轨，即失常也。谓凡一防烦躁狂妄失常，皆属于火也。而烦与躁实不同，烦者，胸中烦，为内热也。躁者，身体手足躁扰，或裸体不欲近衣，或欲投井中，为无根之外热，宜附子理中、四逆辈热药治之。若投凉药，则顷刻喘汗外脱而死。然表症不得汗，内外皆热而躁乱不宁者，非取汗不定。又火客心包或酒客膏粱，上焦不清，令人烦躁，又非凉剂不除。又有汗下后热不止而发狂烦躁，面赤咽痛者，此热乘少阴之经，更宜葶苈苦酒汤探吐之。成无己曰：烦为扰乱而烦，躁为愤激而躁，合而言之，烦躁为热；析而言之，烦阳也，躁阴也，烦为热之轻者，躁为热之甚者。陈无择曰：内热曰烦，外热曰躁。又考《内经》云：少阴之复，懊热内作，烦躁鼽嚏。少阳之复，心热烦躁。是躁之为病，皆属于火信矣。然《内经》又曰：岁水太过，寒气流行，邪害心火，病身热烦心躁悸。阴厥则躁，固有不属于热者，特少数耳。

狂越与躁，为同气所化。《内经》云：有病怒狂者，生于阳也。阳气者，暴折而难决，故善怒，病名曰阳厥。何以知之？阳明者常动，巨阳、少阳不动，不动而动大疾，此其候也。治之夺其食即已。夫食入于阴，长气于阳，故夺其食即已。又云：阳明病甚，则弃衣而走，登高而歌，或至不食数日，踰垣上屋，所上之处，皆非其素所能也，病反能者何也？四肢者，诸阳之本也。阳盛则四肢实，实则能登高也。热盛于身，故弃衣欲走也。阳盛则使人妄言骂詈，不避亲疏而不欲食，不欲食故妄走也。凡此皆足证狂越之属火，惟更有进者，则狂越为神志病，每由于七情而发。《内经》所谓悲哀动中则伤魂，魂伤则狂妄不精，又谓喜乐无极则伤魄，魄伤则狂，皆属至语也。

# 十四、诸暴强直,皆属于风

暴,猝然也。强直,筋失柔和也。谓凡一切猝然筋脉强直之病,皆属于风也。风为阴中之阳邪,中则气血凝泣,不能营养,遂致强直。正如《伤寒论》太阳病之头项强痛,又太阳病其证备,身体强,几几然也。夫强直之来,有因燥者,《金匮》所谓太阳病发汗太过,因致痉是也。有因湿者,《内经》所谓诸痉项强,皆属于湿是也。有因热者,薛新甫所谓若心肝风热,用钩藤汤是也。有因寒者,王肯堂所谓头项强急,发热恶寒,脉浮而紧,此寒客三阳经是也。有因痰者,朱丹溪所谓头项不能回顾,动则微痛,痰客太阳经,治用二陈汤加酒芩、羌活、红花是也。亦有因于内者,《本事方》所谓肾气上攻,项背不能转侧,虚寒宜椒附散是也。然则强直之病,不尽属风明矣。不尽属风而曰皆属于风者,则暴字宜注意。盖圣人避风如避矢石,以风邪之来,急切甚于他邪,其来急则其发暴,故曰属风也。今人不能注意暴字,而曲引强直之属风,更认此风为内风,失经旨远矣。至于强直,究属何病,昔人多未道出,以余观之,乃痉病耳。考《说文》云:痉,强直也。则强直为痉可知,其所以不称痉者,以痉之范围狭,而强直之范围广耳。

# 十五、诸病有声,鼓之如鼓,皆属于热

有声,肠鸣之类也,如鼓,腹胀之谓也。谓一切肠鸣腹胀,皆属于热也。《内经》曰:肠中寒,则肠鸣飧泄。《金匮》曰:腹中寒气,雷鸣切痛,附子粳米汤主之。是肠鸣之不属于热也,又曰:胃中寒,则腹胀。《金匮》曰:腹胀时减,复如故,此为寒。是腹胀不属于热也。今独皆责之热,未免牵强,窃谓有声之病,诚以寒邪为多,而如鼓之病,则正属于热。盖曰如鼓者,非一切腹胀之病,乃谓腹胀而坚如鼓皮之急也。腹胀而坚,惟《伤寒论》阳明腑证为最著。仲景每用大承气汤、小承气汤下之,其理不难探见。《内经》所谓泄之则胀已者是也,惟肠鸣之症,更得而申之。大抵除寒之外,更有挟虚者,《内经》云:中气不足,肠为之苦鸣。《金匮》云:肠鸣,马刀侠瘿者,皆为劳得之,有痰湿者,《金匮》云:呕而肠鸣,心下痞者,半夏泻心汤主之。亦有因脏寒有水者,因胃火激动其水者。王肯堂于前者用理中汤加肉桂、茯苓、车前,后者用二陈加黄连、黄芩、山栀。

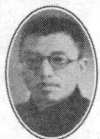

是统计之，以寒气、水湿为多，而热症实不多靓耳。

## 十六、诸病胕肿，疼酸惊骇，皆属于火

胕，肤肿也。谓一切浮肿、酸痛、惊骇，皆属于火也。浮肿之病，以水湿为多，《内经》曰：上下溢于皮肤，故为胕肿。胕肿者，聚水而生病也。又曰：勇而劳甚则肾汗出，肾汗出，逢于风，内不得入于脏腑，外不得越于皮肤，客于玄府，行于皮里。

传为胕肿，皆可为证。其他寒胜则浮，下肿曰水，在诸湿肿满条，已论之详，可以会通，痛之发病，亦以寒邪为多，已详诸痛痒疮条。惟《内经》云：寒伤形，热伤气，气伤痛，形伤肿，则颇关在火耳。酸与痠通，《内经》云：骨髓酸痛。是考《内经》、《伤寒》、《金匮》，痠疼二字每并用，《集韵》训痠，痠疼也，《博雅》训痠，痛也。实则经络之抽掣作酸者，曰痠。痠甚至痛者，曰疼，与寻常肤体之痛不同。此处疼痠并用，可以知所本矣。

惊骇为病，考《内经》云：脾移热于肝，则为惊。又云：胃足阳明之脉，是动闻木音则惕然而惊。又曰：少阳所至为惊恐。是惊骇以火热为多。然《三因方》云：五饮停蓄，闭于中脘，最使人惊骇，属饮家，李东垣云：六脉俱大，按之空虚，必面赤善惊，此气盛多而亡血，以甘寒镇坠之剂，朱丹溪云：惊悸因事有所大惊而成者，是惊骇亦有因痰饮、因血虚、因外界而得者，未可一例以火字绳之。

## 十七、诸转反戾，水液浑浊，皆属于热

转及反戾，指转筋也。水液，指小便也，谓凡一切转筋溲浑，皆属于热也。转筋之病，《内经》云：足太阴之下，血气皆少，则善转筋，踵下痛，朱丹溪云：转筋皆属血寒，是转筋有属寒者，不仅热之为患。然衡心论之，寒热参半，盖寒则收引，热则筋膜干，皆使筋似转而缩短。小便浑浊之原因，则有属肝热者。《内经》云：肝热病，小便先黄是也。有属胃实者，《内经》云：有余于胃，则消谷善饥，溺色黄是也。有属肺虚者，《内经》云：肺气虚则少气不足以息，溺色变是也。有属肾虚者，《内经》云：冬脉不及，则令人眇中清，脊痛，小便变是也。惟大抵以属热为多，故《内经》又曰：少阴司天，热淫所胜，溺色变，少阳之胜，溺赤善惊。阳明司天，燥气下临，暴热至，乃暑。阳气郁发，小便变，俱属铁证。

# 十八、诸病水液，澄澈清冷，皆属于寒

本条与上文相对待，谓凡一切小便清冷，皆属于寒也。小便之浑浊，既属于热，则清冷者，自可执以为寒。试以自然界之现象证之，天寒则潭清，天热则水浊，可三反也。小便清长之文，不见于《内经》、《伤寒论》、《金匮》诸书。惟于肾阳衰弱之人，每多有之，于此可知浑浊属于热而偏于实，清冷属于寒而偏于虚也，又张景岳谓水液不限于小便，上下所出，皆得言之。今姑本之，以言呕吐清水。《内经》云：太阴之复，呕而密默，唾吐清液，治以甘热。《金匮》云：心胸中有停痰宿水，自吐出水后，心胸间虚，气满，不能食，茯苓饮主之。《千金方》云：治痰饮水吐无时节者，因饮冷过度，遂令癖，胃气羸，不能消于饮食。饮食入胃，皆变成冷水，反吐不停，赤石脂散主之。则水液清冷之症，又皆可为属于寒之左证也。

# 十九、诸呕吐酸，暴注下迫，皆属于热

暴注下迫，泄泻急迫不禁也。谓凡一切呕吐急泻，皆属于热也。夫呕病非尽热也，《千金方》云：呕家多服生姜，乃呕吐之圣药也。《金匮》云：诸呕吐，谷不得下者，小半夏汤主之。又云：呕家本渴，渴者为欲解，今反不渴，心下有支饮故也，小半夏汤主之。又云：卒呕吐，心下痞，有水，眩悸者，小半夏加茯苓汤主之。又云：呕而胸满者，吴茱萸汤主之。夫生姜、半夏、吴萸皆燥热之品，以燥热之品治呕，其为寒可知。《内经》本火主炎上之义，遂以呕吐概责火热之上逆，未免偏见。然呕非无属热者，其闻谷气则呕，药下亦呕，或伤寒未解，胸中有热，关脉洪者，均属热症，但不若寒证之多耳。吐酸之候，辨论之烈者，莫如东垣与丹溪。东垣主寒：其言曰：呕吐酸水者，甚则酸水浸其心，不任其苦。其次则吐出酸水，令上下牙酸涩，不能相对，以大辛热剂疗之必减。酸味者，收气也。西方肺金旺也。寒水乃金之子，子能令母实，故用大咸热之剂泻其子，以辛热为之佐，以泻肺之实，以病机之法，作热攻之者误矣。盖浊气不降，欲为中满，寒药岂能治之乎？丹溪主热，其言曰：吞酸，《素问》明以为热，东垣以为寒，何也？夫吐酸与吞酸不同，吐酸似吐出酸水如醋。平时随津液上升之气，郁而成积，成积既久，湿中生热，故从木化，遂作酸味，非热而何？其有郁积之久，不能自涌而出，伏于肺胃之间，咯不得上，咽不得下，

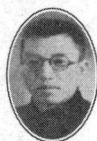

肌表得寒郁，则内热愈郁，而酸味刺心，肌表温暖，腠理开发，或得香热汤丸，津液得行，亦可暂解，非寒而何？但东垣不言外得风寒，而作收气立说，欲泻肺金之实，又谓寒药不可治酸，未合经旨。余尝用黄连、吴萸，酸自得安。观二家之论，有如水火，但以实际言，吐酸以寒者为多，而暴吐酸则挟火上逆，当以热多为是。此处虽不言暴，观下文之暴注下迫，不无有连带夫系。

下利亦寒症为多，《伤寒论》以四逆汤为主方是也。但下利而至暴注下迫，则属于热。张洁古所谓暴泄非阴，久泄非阳是也。其候腹痛泻水肠鸣，痛一阵，泻一阵，脉数疾，或洪大，其治益元散加芩、连、淡竹叶、灯芯之属。今人但知暴注下迫之为下利，而不知急缓之间，迥然不同，然则读古人书，正一字不可放松也。

# 合并之研究

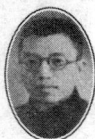

# 一、原因之统计

凡一病至少有寒热之对待，其次虚实表里，俱有分别，此寒热、虚实、表里，所以为辨病之大纲也。今《内经》率一字以判之，未免失于偏颇，兹姑以其所述归纳，而求其发病原因之种类。

甲、属于风者，二条。

诸风掉眩，皆属于肝。诸暴强直，皆属于风，

乙、属于寒者，二条。

诸寒收引，皆属于肾。诸病水液，澄澈清冷，皆属于寒。

丙、属于湿者，二条。

诸湿肿满，皆离于脾。诸痉项强，皆属于湿。

丁、属于火者，六条。

诸痛痒疮，皆属于心。诸热瞀瘛，皆属于火。诸禁鼓慄，如丧神守，皆属于火。诸逆冲上，诸属于火。诸躁狂越，皆属于火。诸病胕肿，疼酸惊骇，皆属于火。

戊、属于热者四条。

诸胀腹大，皆属于热，诸病有声，鼓之如鼓，皆属于热。诸转反戾，水液浑浊，皆属于热。诸呕吐酸，暴注下迫，皆属于热。

己、属于其他者，三条。

诸气膹郁，皆属于肺，诸痿喘呕，皆属于上。诸厥固泄，皆属于下。

综上归纳，火热二者占十条，已过总数之半。经云：在天为热，在地为火，二者之气，异名同类，岂千般疢难，大半可以火热治之，而浪用寒耶，此对于本文，不能无怀疑者也。六气为风寒暑湿燥火，今仅风寒湿火热五项，而遗燥暑二项，燥为火之余气，暑为热之变态，虽可属于火热，但考发病，决不能与火热同例，其阙漏遗简，亦使对于本文不能无怀疑者也。至此，十九条虽多可信之处，终不能使后人无异议。张景岳谓：火有虚实，实火为热，虚火即为寒。《内经》本不以一字印定，亦终勉强。

# 二、是非之审核

三消为热病矣，而有移寒于肺之症，厥逆为寒病矣，而有热深厥深之症。此病非单纯，不能以一方面判断，可以明已，但三消毕竟以热为多，

厥逆毕竟以寒为多，则直指属热属寒，亦无不可。《内经》病机十九条之成立，殆即以此为标准乎。反言之，以其言寒而认为纯寒，言热而认为纯热，率以十九条为绝对的评判，或不免失《内经》之本旨乎？爰审核实际上所得之结果，以多数、少数两项，再为归纳如左：

甲、多数如是者，十一条。

诸风掉眩，皆属于肝，诸寒收引，皆属于肾，诸气膹郁，皆属于肺，诸湿肿满，皆属于脾，诸热瞀瘛，皆属于火。诸厥固泄，皆属于下，诸痿喘呕，皆属于上。诸躁狂越，皆属于火。诸暴强直，皆属于风。诸转反戾，水液浑浊，皆属于热。诸病水液，澄澈清冷，皆属于寒。

乙、少数如是者，八条。

诸痛痒疮，皆属于心，诸禁鼓慄，如丧神守，皆属于火。诸痉项强，皆属于湿，诸逆冲上，皆属于火，诸胀腹大，皆属于热。诸病有声，鼓之如鼓，皆属于热，诸病胕肿，疼酸惊骇，皆属于火。诸呕吐酸，暴注下迫，皆属于热。

此种分别，自知亦不免武断，但求彻底明了计，不得不设此假定。依此假定，可靠者已属大半，其属少数者，亦非绝对不成立。是知《内经》此文，对于诊断上，殊有相当之价值。盖吾侪治学，最畏无归束，既有归束，不难本之以推阐变化。况一病之来，必有兼症可参，脉舌可鉴。假定为寒而兼症脉舌无寒之现象，自不泥寒而治，然则有以此为不可信者，未能深思者也。


# 三、补充之商榷

十九条中，遗阙燥字，故《原病式》增"诸涩枯涸，千劲皴揭，皆属于燥"一条，并申之曰：物湿则滑泽，干则涩滞，燥湿相反故也。如遍身中外燥滞，皆属燥金之化。或麻者，亦由于涩，水液衰少而不得通利也。枯者，不荣，涸，无水液，干，不滋润，劲，不和柔。皴揭者，皮肤启裂，以燥金主于紧敛也。今按燥为火之余气，故《易》曰：燥万物者，莫炽乎火，而燥非特为火，如呕吐、汗下太过，亦能致之。总由津液、水血不充也。是以治火可用苦寒，治燥必用甘寒；火郁可以发，燥胜必用润；火可以直折，燥必用濡养，二者截然不谋。《内经》既以六气为主，燥之病症，确有补充之必要。惟必泥秋金之气化，而不能从燥之生成立论，未免太拘，能知此理，则诸痉项强，诸暴强直，以及诸转反戾，无不含有燥字之意义也。

十九条中，更遗暑字，不知暑即是热，此意惟王潜斋言之最透。其言

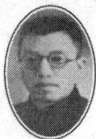

曰：经云：热气大来，火之胜也，阳之动，始于温，盛于暑。盖在天为热，在地为火，其性为暑，是暑即热也，并非二气，或云暑必兼湿者，亦误。暑与湿原是二气，虽易兼感，实非暑中必定有湿。譬如暑与风亦多兼感，岂可谓暑中必兼风耶？若谓热与湿合，始名为暑，然则寒与风合，又将何称。更有妄立阴暑、阳暑之名者，亦属可笑。如果暑必兼湿，则不可冠以阳字。若知暑为热气，则不可冠以阴字，其实彼所谓阴暑，即夏月之伤于寒湿者耳。观此，则经文虽遗暑字，正复不须蛇足矣。

# 四、各家之学说

研究病机之最深者，亦推崇病机之最力者，当推刘守真，尝以十九条衍为《原病式》二卷，分五运主病、六气为病两大纲，阐发至尽。惟探其源，则以火热为归，以完成其寒凉之一派。兹节录其《保命集》中病机论一篇于后，以见一斑，论曰：察病机之要理。施品味之性用，然后明病之本，故治病不求其本，无以去深藏之大患。掉眩、收引、膹郁、肿胀，诸痛痒疮，皆根于内也。百病之生，皆生于风寒暑湿燥火，以之化之变也。

诸风掉眩，皆属于肝者，风胜则动，肝者，罢极之本，魂之居也，其华在爪，其充在筋，以生血气，其味酸，其色苍，为将军之官，谋虑出焉，此为阴中之少阳，通于春气、其脉弦。王注曰：肝有二布叶，一小叶，如木甲折之状，故经所谓其用为动，乃木之为动。火太过之政亦为动，盖木火之主暴速，所以掉眩也、掉摇也、眩昏乱也、旋运皆生风故也，是以风火皆属阳，阳主动，其为病也，胃脘当心痛，上支两胁，隔咽不通，食饮不下，甚则耳鸣眩转、目不识人、善暴强仆、里急缚戾、胁痛呕泄，甚则掉眩巅疾、两胁下痛引小腹、令人善怒也，虚则两目恍恍无所见，耳无所闻，善恐如人将捕之。凡病肝木风疾者，以热为本，以风为标，故火本不燔，遇风烈乃焰，肝本不甚热，因金衰而旺，肺金不胜心火，木来侮于金，故诸病作矣，其为治也，燥胜风，王注曰：风自木生，燥为金化，风余则制之以燥，肝胜则治以清凉，清凉之气，金之气也，木气之下，金气承之。又曰：风淫于内，治以辛凉，肝欲散，急食辛以散之，故木主生荣而主春，其性温，故风火则反凉而毁折，是兼金化，制其木也。故风病过极而反中外燥涩，是反兼金化也，故非为金制其木，是甚则如此。中风偏枯者，由心火暴甚，而水衰不能制，则火实克金，金不能平木，则肝木胜而兼于火热，则卒暴僵仆。凡治消瘅、仆击、偏枯、痿厥气满发，肥贵膏粱之疾也。故此脏气平则敷和，太过则发生，不及则委和。

诸痛痒疮，皆属于心者，热胜则肿，心者，生之本，神之变也，其华在面，其充在血脉，为阳中之太阳。通于夏气，其脉钩，其味苦，其色赤，为君主之官，神明出焉，此为阳中之阳也，王注曰：心形如未敷莲花，中有七空，以导引天真之气，神明之宇也。经所谓其用为燥，火性燥动，其明于外，热甚火赫，烁石流金，火之变也，燔焫山川，旋反屋宇，火之灾眚也。故火非同水，水智而火愚，其性暴远，其为病也，为胸中热，嗌干，右胠满，皮肤痛，寒热，咳嗽喘唾血，血泄鼽衄，嚏呕，溺色变，甚则疮痒胕肿，肩、背、臑、缺盆中痛，疡疹身热惊惑，恶寒战慄，谵妄悲妄，衄蔑语笑，疮疡血流，狂妄目赤，胸中痛，胁支满，胁下痛，背、臂、甲、肩间痛，两臂痛；虚则胸腹大，胁下与腰背相引而痛。其为治也，以寒胜热。王注曰：小热之气，凉以和之；大热之气，寒以取之；甚热之气，汗以发之，发之不尽，逆制之，制之不尽，求其属以衰之。又曰：壮水之主，以制阳光。经曰：气有多少，病有盛衰，治有缓急，方有大小，此之谓也。是以热淫于内，治以咸寒，佐以甘苦，以酸收之，以苦发之。心欲软，急食咸以耎之。君火之下，阴精承之，火气之下，水气承之，是故火主暴虚，故燥万物者，莫炽乎火，夏月火热极甚，则天气薰和，而万物反润，以水出液，林水津流，及体热极而反汗液出，是火极而反兼水化，俗以难辨认，了是作非，不治已极，反攻正气，是不明标本，但随兼化之虚象，妄为其治，反助其满，而害于生命多矣。故此脏平则升明，太过则赫曦，不及则伏明。王注曰：百端之起，皆自心生。

诸湿肿满，皆属脾土者，湿胜则濡泄，脾者，仓廪之官（本），营之居也，名曰器，能化糟粕，转味而出入者也，其华在唇，其充在肌，其味甘，其色黄，故为仓廪之官，又名谏议之官，五味出焉，此至阴之类，通于土气，为阴中至阴，脾也，其脉缓。王注曰：脾形象马蹄，内包胃脘，象土形也。其用为化，兼四气聚散，复形群品，以主溉灌肝心肺肾，不主于时，寄王四季。经所谓善不可见，恶乃可见也，其变骤注，其灾霖溃。其为病也，胕肿骨痛阴痹，按之不得，腰脊头颈痛，时眩，大便难，阴气不用，饮不欲食，咳唾则有血，积饮否膈中满，霍乱吐下，为善饥肉痿，足不收行，胠膝呕吐泄注下。王注曰：脾热之生，虚则腹满、肠鸣、飧泄。食不化者，有胃之寒者，有胃之热者。色白澄澈清冷，皆属于寒；色黄，水液浑浊，皆属于热。故仲景曰：邪热不杀谷，火性疾速，此之谓也。其为治也，风胜湿，湿自土生，风为木化，土余则制之以风。脾盛治之以燥，故湿伤肉，湿胜则濡泄，甚则水闭胕肿。王注曰：湿为水，水盛则肿，水下形肉已消。又曰：湿气为淫，皆为肿满，但除其湿，肿满自衰。湿气在上，以苦吐之；湿气在下，以苦泄之，以淡渗之。治湿之法，不下小便，非其治也。故湿淫所胜，平以苦热，佐以酸辛，以苦燥之，以淡泄之。若湿上甚而热，治以苦温，佐以甘辛，以汗为故而止。湿淫于内，治以苦热，佐以

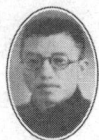

酸淡，以苦燥之，以淡泄之。脾苦湿，急食苦以燥之。又曰：土气之下，木气承之。《本草》曰：燥可去湿，桑白皮，赤小豆之属。王注曰：半身以上，湿气有余，火气复郁，所以明其热能生湿。经所谓风寒在下，燥热在上，湿气在中，火行游其间，是以热之用矣。故土主湿，露云雨而宏静，雨热极甚则飘骤散落，是反兼风木，制其土也，若脾热甚土自邕，燥去其湿，以寒除热，脾土气衰，以甘缓之，所以溏泄积饮、痞隔肿满。湿热干痼消渴，慎不可以温药补之。故积温成热，性之温，乃胜气之药也，故此脏喜新而恶陈，常令滋泽，无使干涸，土平则备化，太过则敦阜，不及则卑监。

诸气膹郁病痿，皆属于肺者，燥胜则干，肺者，气之本，魄之处也，其华在毛，其充在皮，其味辛，其色白，而为相傅之官，治节出焉，为阳中之少阴，通于秋气，其脉毛。王注田：肺之形象人肩，二布叶一小叶，中有二千四空行列，以布分诸脏清浊之气，经所谓其用为固，其变肃利，其眚苍落。其为病也，骨节内治，左肋胁痛，寒清于中，感而痛，太凉界候，咳，腹中鸣，注泄鹜溏咳逆，心胁满引小腹，善背痛，不可反侧，嗌干，面尘色恶，腰痛，丈夫癞疝，妇人小腹痛，浮虚乩，尻阴股髀喘，是病皴揭，实则喘咳逆气，肩背痛，汗出，尻阴股膝髀痛，虚则少气不能振息，耳聋嗌干。其为治也，热胜燥，燥自生金，热为火化，金余则治之以火，肺胜则治之以苦。又曰：金气之下，火气承之，燥淫于内，治以苦温，佐以苦辛，以苦下之，若肺气上逆，急食苦以泄之。王注曰：制燥之胜，必以苦温，故受干病生焉。是以金主于秋而属阴，其气凉，凉极，天气清明而万物反燥，故燥若火，是金极而反兼火化也。故病血液衰也。燥金之化极甚，则烦热气郁痿弱，而手足无力不能收持也。凡有声之痛，应金之气，故此脏平气则审平，太过则坚成，不及则从革。

诸寒热，皆属于肾者，寒胜则浮，肾者主蛰，封藏之本，精之处也，其华在发，其充在骨，其味咸，其色黑，为作强之官，伎巧出焉，为阴中之阴，通于冬气，其脉石。王注曰：肾脏有二，形如豇豆相并，而曲附于膂筋，外有脂裹，里白表黑，主藏精，故仙经曰：心为君火，肾为相火，是言在肾属火而不属水也，经所谓膻中者，臣使之官，喜乐出焉，故膻中者，在乳间之下，合在于肾，是火居水位，得升则喜乐出焉。虽君相二火之气，论其五行造化之理，同为热也。故左肾属水，男子以藏精，女子以系胞；右肾属火，游行三焦，兴衰之道由于此。故七节之傍，中有小心，是言命门相火也。经所谓其变凝冽，其眚冰雹。其为病也，寒客心痛，腰腿痛，大关节不利，屈伸不便，若厥逆痞坚，腹满寝汗；实则腹胫肿，喘咳身重，汗出憎风；虚则胸中痛，大小腹痛，清厥，意不乐。王注曰：大小腹，大小肠也。此所谓左肾水发痛也。若夫右肾命门相火之为病，少气，疮疡疥癣痈肿，胁满胸背，首面、四肢浮肿，腹胀呕逆，瘕疝，骨节痛有动，注下温疟，腹中暴痛，血溢流注精液，目赤心热，甚则瞀昧暴痛，瞀闷懊侬、嚏呕疮疡，惊燥喉痹，耳鸣呕涌，暴注瞤瘛，暴死瘤气，结核丹爆，皆相火热之胜也，其为治也，寒胜热，燥胜寒，若热淫于内，治以咸寒，火淫所胜，平以咸冷。故相火之下，水气承之，如寒淫于内，注以甘热，佐以甘辛。寒淫所胜，平以辛热。又曰：肾苦燥，急食辛以润之。肾欲坚，急食苦以坚之。故水本寒，寒急则水冰如地，而能载物，水发而雹雪，是水寒亢极，反似克水之土化，是谓兼化也。所谓寒病极者，反肾满也。左肾不足，济之以水；右肾不足，济之以火，故此脏水平则静顺，不及则涸流，太过则流衍。

诸厥固泄，皆属于下者，厥谓气逆，固为禁锢，气逆则肝肾失守，失守则不能禁锢，出入无度，燥湿不恒，故气下则愈也。经所谓厥气上行，满脉去形。

诸痿喘呕，皆属于上者，肺者，脏之长也，为心之华盖，故肺热叶焦发痿躄，是气郁不利，病喘息而呕也，呕谓呕酸水，火气炎上之象也。胃火热甚，则为呕也，若衰火之炎，痿躄则愈，利肺之气，喘息自调也。道路开通，吐呕则除，凡病呕涌溢食，皆属之火也。王注曰：内格呕逆，食不得入，是有火也，经所谓三阳有余则为痿易。王注曰：易有变易，常用，而痿弱无力也，故此者热之明矣。

诸热瞀瘛，皆属于火者，热气甚则浊乱昏昧也，瞀视乃昏也。经所谓病筋脉相引而急，名曰瘛者，故俗为之搐是也。热胜风搏并于经络，故风主动而不宁，风火相乘，是以热瞀瘛而生矣。治法祛风涤热之剂，折其火势，热瘛可立愈，若妄加灼火，或饮以发表之药，则死不旋踵。

诸禁鼓慄，如丧神守，皆属于火者，禁慄惊惑，如丧神守，悸动怔忪，皆热之内作，故治当以制火，使其神守血荣而愈也。

诸痉项强，皆属于湿者，寒湿同性，水火同居，故足太阳膀胱经属水而位下，所以湿可伤也。其脉起自内眦，上额交于巅上，其支别从巅入络于脑，还出别下项，故主项强。太阳表中风，加之以湿客于经中，内挟寒湿，则筋脉抽急，故痉项强而不柔和，此太阳伤风，当详有汗、无汗，治以流湿祛风发表而愈也。

诸逆冲上，皆属于火者，冲，攻也，火气炎上，故呕涌溢食不下也。

诸胀腹大，皆属于热，肺主于气，贵乎通畅，若热甚则郁于内，故肺胀而腹大，是以火主长而高茂，形见彰显，升明舒荣，皆肿之象也，热去则见自利也。

诸躁狂越，皆属于火者，胃实则四肢实，而能登高也，故四肢者，诸

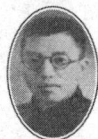

阳之本，经所谓阴不胜阳，则脉流搏疾，病乃狂，是以阳盛则使人妄言骂詈，不避亲疏，神明之乱也。故上善若水，下愚若火，此之谓也。治之以补阴泻阳，夺其食则病已。

诸暴强直，皆属于风者，暴虐而害也，强劲有力而不能和柔也，乃厥阴风木势甚而成此。王注曰：阳郁于内，而阴行于外。《千金》曰：强直为风，治以泻火补金，木能自平也。

诸病有声，鼓之如鼓，皆属于热，腹胀大而鼓之有声如鼓者，热气甚则然也。经所谓热胜则肿，此之类也。是以热气内郁，不散而聚，所以扣之如鼓也。诸腹胀大，皆为里证，何以明之？仲景曰：少阴病，腹胀不大便者，急下之，宜大承气汤，所谓土胜坚水则干急，与大承气汤下之，以救肾水，故知无寒，其热明矣。

诸病胕肿，疼酸惊骇，皆属于火者，胕肿热甚，内则阴气滞故也。疼酸由火实制金，不能平木，则木旺而为酸，酸者，肝之味也。故经所谓二阳一阴发病主惊骇。王注曰：肝主惊。然肝主之，原其本也，自心火甚则善惊，所以惊则心动而不宁也，故火衰水平，治之本也。

诸转反戾，水液浑浊，皆属于热者，热气燥烁于筋，故筋转而痛，应风属于肝也。甚则吐不止，竭热之气，加之以泄，湿胜也。若三气杂，乃为霍乱。故仲景曰：呕吐而利，名为霍乱，故有干霍乱，有湿霍乱。得其吐利，邪气得出，名湿霍乱也，十存八九。若不得吐利，挥霍撩乱，邪无所出，名曰干霍乱，十无一生。二者因冒暑中热，饮食不节，寒暑气不调，清浊相干，阴阳乖隔，则为此病。若妄言寒者，大误矣。故热则小便浑而不清，寒则洁而不浊，故井水煎沸，则自然浑浊也。

诸病水液，澄澈清冷，皆属于寒者，水液为病，寒也，故水清净，其气寒冷，水谷不化而吐利，其色白腥秽，传化失常，食已不饥，虽有邪热，不杀谷而不饥者，无倦而常好动，其便色黄而酸。王注曰：寒者上下所出，及吐出溺出也。又法曰：小寒之气，温以和之。

诸呕吐酸，暴注下迫，皆属于热者，流而不腐，动而不蠹，吐呕吐酸者，胃隔热甚，则郁滞于气，物不化而为酸也，酸者，肝木之味，或言吐酸为寒者，误也。暴注者，是注泄也，乃肠胃热而传化失常，经所谓清气在下，则生飧泄。下迫者，后重里急，窘迫急痛也。火性急速而能造物故也。俗云虚坐努责而痛也。

诸涩枯涸，干劲皴揭，皆属于燥者，枯涩者，枯涩气衰少，血不荣于皮肉，气不通利，故皮肤皴揭而涩也，及甚则麻痹不仁。涸干者，水少火多。《系辞》云：燥万物者，莫炽乎火。故火极热甚，水溢干而不润于身，皮肤乃启裂，手足有如斧伤，而深三二分者，冬月甚而夏月衰。故法曰：

寒能收敛，收敛则燥涩皱揭，热能纵缓，则滋荣润泽，皆属燥金之化也。王注曰：物之生，滑利；物之死，枯涩。其为治也，宜开通道路，养阴退阳，凉药调之，荣血通流，麻木不仁，涩涸干劲皱揭，皆得其所，慎无服乌附之药。经所谓金木水火土，运行之数，寒暑湿燥火风，临御之化，不失其道，则民病可调。

内经病机十九条之研究终。

# 秦氏内经学

# 陈　序

　　《黄帝内经》之伪书，吾今不辩。特其言多深意，其法多可施，相传为医家所必读，而确有研究之价值，则信受奉行，不必以真伪定存废也。考《汉书·艺文志》，有《黄帝内经》、《扁鹊内经》、《白氏内经》等。大抵上古言内景者俱称内，可垂为法者俱称经。托黄帝、扁鹊、白氏之名以神其说。故其言非一，其词多美，而《黄帝内经》其尤著者也。秦师伯未，研究独深，历掌中医专校中国医学院教务，为《内经》名教授，并自纂讲义，以期适用，采词简要，而发挥特详。学子得之，无索然枯燥之态。故虽辞职近五载，而校中仍奉为教本。今因及门之请，略加修正，付诸梨枣，名曰《秦氏内经学》，此固《内经》之新著，亦吾秦氏同门之圭臬也。秦师曾以科学之方法，辑《内经》类证，以考据之学问，作《读内经记》；以精密之探讨，成《内经病机十九条》研究，时贤张山雷君赞扬甚力。倘能汇而观之，则《内经》之学，尤见博大，进步之速，胜于习诵张马等注矣。

**陈中权谨序**

# 章 序

《秦氏内经学》若干卷，吾师伯未主讲中医专校中国医学院《内经》时所著讲义也，其取约，其所约，其所含者广，其文浅，其发挥者详，学子日受提命，无不洞明奥窾，奉为《内经》宗师，以得讲解为幸也，夫昔者张隐庵讲学于白鹿洞，穷素灵之祕，参天人之理，得其心传者为高士宗，著素问直解，即接隐庵讲席，今吾师之盛，何亚于隐庵，鹤年愧非士宗，竟踵吾师之后，掌教于医学院，忽忽二岁矣，见短虑浅，不能著述发挥，捧吾师之书，为教授之用，不烦训诂，读者自得，盖编制完善，适合教材，实数年来心血之结晶，不同拉杂成文者也，今之人曰，《内经》非黄帝之书，后人伪托黄帝以行世，其言阴阳运气，荒诞不可训，要知其议论之精，摭采之富，非后人所能及，而先哲获其片段，每成一代名家，譬之众流奔放，此其大源，群峦起伏，此其主峰，故读《内经》而观百氏，可以洞明家数，否则舍本逐末，徒见事倍功半而已，因请付梓，以广流传，并志数言藉为绍介。

**章鹤年序**

# 唐　序

　　秦师伯未，以天赋之才，探索灵之秘，著《内经》学者若干卷，去糟粕，撷精华，阐幽微，抉古奥作有条有例之归纳，应承先启后之巨任，曩曾传诸医林，医林庋诸宝笈，今以讲授学子，学子奉为宗师，思义自愧才拙，而恩沐独深，每生阙疑，不惮叩问，乍聆师教，如睹青天，更于经《内经》学中反覆检讨，若有所获，获者何，《内经》之真，即吾师注释之独见处也，方剂学中，论方剂制度，独以药力之单行并行而定奇偶，以视历来注者泥于二三五二四六之品数单骈，以神其妙用，而实际一无所补者，愚智为何如，病理学中，论疾病机要，独以诸厥固泄为下焦发病，诸痿喘痿喘呕为上焦发病，以视张景岳之咬定下属于肾，上隶于肺，其圆通滞着，则又何如，偶尔记忆，率书如此，孟氏有言，夫道若大路然，岂难知哉，此治吾道者之大也路欤。

唐思义拜序

# 目 录

## 上 编

秦氏内经学

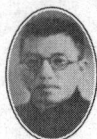

# 下 篇

上 编

# 第一章

# 《内经》生理学

生理学者，研究人体生活现象之学问也。人体有违反生理原则时，则为疾病，故生理为研究医学之基础。中国自清咸丰至光绪甲午间，欧美新学说东渐。通行之生理学为全体新论、全体简微、全体通考等。自甲午以迄今日，日本新学说输入，斋田氏高桥氏之生理学流传坊肆，然大半视人体为机械式。局部分析，固属明确，而言其作用，实失统系。盖彼从解剖大体观察。故觉一脏自有一脏之作用，而不知从统系上精密研究，则各脏之作用，实有互相牵制维扶之妙。得此旨者，惟《内经》而已。盖视西医之缕析条分，似有逊色，而大气盘旋，发皇周匝，则固过之，无不及也。学者能明乎此，方知中西医立足之不同，亦方许读《内经》生理学。

## 一、十二官

心者，君主之官，（心为人身之大主，知觉运动无不属之，故百体皆为之臣，而独称君主）神明出焉。（《本经》曰，心藏神，神即心火，肾阴济之，而光明朗润，建中立极。内以统辖诸脏腑，外则及于五官四肢，使握、使步、使听、使嗅）肺者，相傅之官，（血液出入心脏，实以肺为之机。肺一呼则心二跃，一吸亦二跃，每一跃送回血入于肺，肺能使空气与血中浊气相交换，复入于心循环不息，故称相传谓有辅助心君之力也）治节出焉。（肺主气而行营卫，气调则营卫之行不失常度，况肺有清气以保护心火，能治之不使太过、节之不使不足，心君体泰自然，百体合从矣）肝者，将军之官，（肝能制造胆汁，胆汁入胃化谷，有疏土之功，故称将军，譬之开拓疆地也）谋虑出焉（肝之脉，上巅入脑中；肝之系贯膈连心包。脑与心有神经系相通，即与肝相通。合脑力与心神所以主谋虑也）。脾者，谏议之官，（脾主中官，为胃行其津液，故称谏议，譬其忠直也）智周出焉，（《千金方》云，心有所忆谓之意，意之所存谓之志，因志存变谓之思，因思远慕谓之虑，因虑处物谓之智，脾以孤脏，而灌溉四旁，此智周之所名）肾者，作强之官，（肾主骨，骨藏髓，髓生于肾精，髓足则骨强，故称作强，谓作用因之强也）伎巧出焉，（人之才力均出于脑，脑为髓海《本经》云肾生精，精生髓，是脑髓属肾精，精足则髓足，髓足则脑充，才智精力因而俱盛，技巧亦因而生矣）膻中者，（心外被包以薄膜，名心包络，亦名膻中）臣使之官，（代君行令，故称臣使。《本经》谓心烦、心痛、心憺憺大动，是病脉所主者，即指包络而言。盖心不受邪，包络代之，若一入脏死不治矣）喜乐出焉，（心主血，包络主脉。血脉和利，则神志安定，而喜乐生也）胆者，中正之官，（人之勇怯由于胆。胆汁丰足则勇，胆汁缺乏则怯，有刚柔互济之用，故称中正也）决断出焉，（《本经》曰，十二脏皆取决于胆，盖有勇气斯有决断也）胃者，仓廪之官，（水谷入口藏之于胃，故称仓廪）五味出焉，（五谷备具五味，各全其所喜，一入胃中，化为汁液，从脾而散出，达脏腑也）小肠者，受盛之官，（小肠上结于胃，胃中腐熟之物传入小肠，故曰受盛）化物出焉，（泌别清浊，化物，皆由此而出，亦消化器中重要部也）大肠者，传道之官，（人之生命力有三：呼吸力、消化力、排泄力，大肠之排泄渣秽糟粕，赖是以下，故曰传道也）变化出焉，（小肠中物，至此精汁尽化变为糟粕而出矣）膀胱者，州都之官，（人饮之水，以膀胱为归宿，故曰州都，其为水所汇潴处也）津液藏焉，（人生津液，胥原于膀胱。水之清者，化气上腾即为津液；水之浊者，排泄于外是为溺若。但以膀胱为排尿器而不知津液所生者，知一不知二也）气化则能出矣，（此承上而言，津液之出必藉气化也）三焦者，（三焦即人身之油膜）决渎之官，（人饮之水由三焦而下膀胱；三焦主气，气化则水行通快，故称决渎）水道出焉（三焦主行水，是水道之所出也。张景岳谓：上焦不治则水泛高原，中焦不治则水留中脘，下焦不治则水乱二便。三焦气治，则脉络通而水道利是也）。

此章论脏腑之作用也。名曰官者，谓上下相使，彼此相济，各司其事，不容失职也。至于"脏"，本作"藏"，谓藏精神气血也；"腑"本作"府"，亦作"胕"，谓胕于脏也。脏有五，即心、肝、脾、肺、肾；腑有六，即胆、胃、大肠、小肠、三焦、膀胱也。征诸生理解剖，心、肝、肺为循环器。以血之循环由心脏上下房至总回管，入肺脉管；次由左右二肺叶至总脉管，入肝脉管，进肝回笈出肝回管。上行头部微血管，再行肢体微血管，前者为肺循环，亦曰小循环，后者为全体循环，亦曰大循环。肺又为呼吸器，因肺叶中间树一器管也，与中说实相类。惟脾脏则西医所不知，及发见脾中液汁，遂称为甜肉，日医更造一"膵"字补之，则又丐《内经》之余沥也。六腑之传化，有直接、间接、助理之分，如大肠、膀胱为直接之输泻，小肠、三焦为间接之输泻，胆为助理之传化，胃则兼以上三者之作用，然大肠、小肠亦有蠕动之能，亦可云助理。西医无六腑之说，以胆胃为消化器，膀胱为泌尿器，肠不分大小，三焦无是名，属诸淋巴管与肋膜。论其分析，确有理由，而言其作用，实失系统。《本经》曰：五脏者藏精气而不泻，故满而不能实；六腑者传化物而不藏，故实而不能满。其学说之精到，较诸西医之生理解剖，可称要言不繁，盖六腑与五脏，有

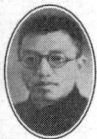

相维相系之功，有翕阖辘轳之妙。徒知各个作用，而不明统系，虽知病之将成，不知病之所起，安得称为精湛耶。

## 二、脏腑相合

心合小肠，（心为脏，小肠为腑。心生之血，全倚小肠化水谷精汁而上奉，是心与小肠合而成功，故相合）小肠者，受盛之腑，（承受胃中水谷也）肺合大肠，（肺为脏，大肠为腑。大肠能导肺中之气，使不上逆，是肺与大肠合而成功，故相合）大肠者，传道之腑，（糟粕由肠排泄也）肝合胆，（肝为脏，胆为腑。胆汁主化水谷，其生全赖于肝，是肝与胆合而成功，故相合）胆者中精之腑，（别腑所盛之物皆浊，而胆中所藏之汁独清，故曰为精）脾合胃，（脾为脏，胃为腑。胃之纳谷，全仗脾之消化，是脾与胃合而成功，故相合）胃者五谷之腑，（水谷皆入于胃也）肾合膀胱，（肾为脏，膀胱为腑。膀胱气化，全由肾间之真阳，即命门之真火，是肾与膀胱合而成功，故相合）膀胱者，津液之腑也，（气化以生津液也）少阳属肾，肾上连肺，故将两脏，（少阳，三焦也。两肾之间为焦原，三焦从此发生。更由肾而上连于肺，肺为水之上流，肾承水之下流，自上而下皆少阳联属，是一腑而独率二脏也）三焦者，中渎之腑，水道出焉，（如川如渎，水之所出也）属膀胱，（膀胱受三焦之水为津液、为溺，故更属之，可见肺、肾、膀胱、三焦之关系也）是孤之腑也（三焦功效独大，无可与匹，故较他腑夐绝而称孤。孤，君主自称之词，意谓五脏以心为君，六腑以三焦为主）是六腑之所与合者。

此章论脏腑之合而成功也。有脏以为体，即有腑以为用。脏之气行于腑，腑之精输于脏，二者相合，其功始著。《本经》谓阴阳表里相输应也。考之《本经》又云：心手少阴脉起于心中，出属心系，下膈络小肠；小肠手太阳脉，入缺盆属心，下膈抵胃属小肠；肺手太阴脉，起于中焦，下络大肠，还循胃口，上隔属肺；大肠手阳明脉，入缺盆络肺，下膈属大肠；肝足厥阴脉，挟胃，属肝，络胆；胆足少阳脉，贯膈，络肝，属胆；脾足太阴脉，入腹，属脾，络胃；胃足阳阴脉，下膈，属胃，络脾；肾足少阴脉，贯脊，属肾，络膀胱；膀胱足太阳脉，入循膂，络肾，属膀胱。则其间气化，固自相通，不仅以功用相合也。

## 三、五脏所属

在天为风，（春令阳开，鼓动大气，是生风气）在地为木，（本天无形之风气，生地有形之木）在体为筋，（肝脏连及周身之膜，由膜而连及周身之筋，如抽搐瘈疭，每由肝不养筋）在脏为肝，（肝秉风木之气而生，故肝木宜达，知此则知肝之气化）在色为苍，（苍，木之色也，如搏击瘀停，色必现青）在声为呼，（肝气善郁，郁则怒而叫呼也）在变动为握，（屈伸运动，皆筋所主。如肝热则缩挛，肝寒则拘急）在窍为目，（肝脉交巅入脑，由脑而通于目，如肝阳上扰则头晕目暗）在味为酸。（《书·洪范》云，木曰曲直，曲直作酸，酸为木之本味。如菜入缸腌则酸，凡药如乌梅等，皆入肝）。

在天为热，（夏令离火用事，是生热气）在地为火，（本天无形之热气，生地有形之火）在体为脉，（心生血，血行脉中。如血虚则脉小，血实则脉大）在脏为心，（心秉热火之气而生，故心火宜明，知此则知心之气化）在色为赤，（赤，火之色也，如赤瘢麻疹，皆由热毒）在声为笑，（心为喜乐所出，乐则笑也）在变动为忧，（心君宜安，逆则忧郁。如心虚则恐，心惧则惊）在窍为舌，（心脉从肺系以上于舌。如重舌、舌菌，皆心火太甚）在味为苦。（《书·洪范》云，火曰炎上，炎上作苦，苦为火之本味。物经火锻，味皆焦苦。凡药如黄连等，皆入心）。

在天为湿，（长夏之令，阴阳交会，是生湿气）在地为土，（本天无形之湿气，生地有形之土）在体为肉，（脾主肌肉，灌溉气血以营养，如脾不健，则体日瘦削）在脏为脾，（脾乘湿土之气而生，故湿土宜疏，知此乃知脾之气化）在色为黄，（黄，土之色也。如湿热、寒湿壅脾，则发黄疸）在声为歌，（脾主思，思而得之则发为歌也）在变动为哕，（哕行声而不唾物，脾气之逆满也；与噫嗳略同，非痰即湿所致）在窍为口，（口适中焦而主纳谷，谷先入胃为脾之腑，如脾病则不思饮食）在味为甘，（《书·洪范》云，土曰稼穑，稼穑作甘，甘为土之本味，如五谷得土气最厚，味皆甘淡。凡药如甘草等，皆入脾）。

在天为燥，（秋合肃杀，草木焦枯，是生燥气）在地为金，（本天无形之燥气，生地有形之金）在体为皮毛，（肺津输布皮毛而后润泽，如肺热者，皮毛憔悴）在脏为肺，（肺禀金燥之气而生，故肺金宜散，知比则知肺之气化）在色为白，（白，金之色也。如肺痨之病，面色惨白）在声为哭，（哭为商声，肺主悲哀也）在变动为咳，（肺主气而贵清肃，逆则变咳。凡咳嗽之病，皆由肺气不降）在窍为鼻，（气管总统于肺，而上通于鼻，以主呼吸。如肺热痰阻，则鼻煽喘息）在味为辛。（《书·洪范》云，金曰从革，从革作辛，为金之本味。凡药如薄荷等，皆入肺）。

在天为寒，（冬令阳气内敛，阴气交互，是生寒气）在地为水，（本天无形之寒气，生地有形之水）在体为骨，（肾主藏精，化髓生骨，如小儿髓不足者，头骨不合；老人肾虚者，骨为痿弱）在藏为肾，（肾禀塞水之气而生，故肾水宜滋，知此则知肾之气化）在色为黑，（黑，水之色也。如水泛土衰，面黑而惨淡。水枯肾竭，色黑若烟煤）在声为呻，（呻，伸也。肾气在下，声欲太息而伸出之）在变动为栗，（肾中含阳，阳虚则寒。如老人阳

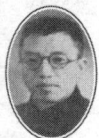

衰，往往寒战也）在窍为耳，（肾主脑髓，耳通于脑也。如肾虚则脑转而耳鸣）在味为咸。（《书·洪范》云，水曰润下，润下作咸。咸，水之本味，如煎水则成盐。凡药如苁蓉等，皆入肾）。

此章论五脏气化之相属也。《本经》云：天地者，万物之上下也。万物吸天之气，食地之味，以生以长，人亦何独不然。此《本经》之言，所以每与天地相参也。若云天气通于鼻，地气通于嗌，风气通于肝，雷气通于心，谷气通于脾，雨气通于肾者，以譬气之入也，有摄收机能。云六经为川，肠胃为海，九窍为水注之气者，以譬气之出也，有排泄作用。盖借天地以证人，非泥天地以断生理也。然则人秉五行而成五脏，凡秉五行之气而生者，皆可以类相属。唐容川所谓"推其类，可尽天地之物；知所属，可明形气所归。"而病之原委，药之宜忌，从可识矣。

## 四、五脏主时

肝心肺肾各有主时，脾独无主。（五脏分主四时，则肝属东方而主春，心属南方而主夏，肺属西方而主秋，肾属北方而主冬。然时惟四而脏则五，故脾藏无所主也）脾者土也，治中央，（土主蓄养万物，脾主化生气血，以灌溉四旁，故属之土而位居中央）常以四时长四脏，各十八日寄治，不独主于时也。（四脏受脾灌溉，是脾为四脏之长也。故即于四季寄治十八日，即在辰戌丑未，四季月末十八日为脾之主时）脾脏者，常着胃，土之精也。（脾附胃土，水谷之精微由脾脏之气运行也）土者，生万物而法天地，故上下至头足不得主时也。（脾营周身，无异天地之生育万物。故上至头、下至足，经脉之循行莫不资生于脾，无所不周，虽欲主时不可得也）。

此章论脾不主时之原因也。土为万物之原，脾为脏腑之本。《本经》云：人无胃气曰逆，逆者死；脉无胃气亦死。胃气者，水谷之精而脾化之者也。故脏腑无脾，则索寞而萎，犹之草木无土，虽雨旸时若而不能生长。即土以喻脾，而脾之重要愈显，此《本经》之深意，亦李东垣之所重脾胃也。西医初不知脾为何用，即而发明脏液，称为甜肉汁。日医乃造一"膵"字，或曰胰腺，是以遗却一脏。今考先医以膵与脾为同一作用，因重脾而忽膵。膵脏横亘肠胃中间。以其富于膵液，极助消化。此种膵液，无色无臭，透明而甜，大肠蠕动，全赖此液。然先医虽不知其作用，亦未遗其名。其名惟何，即所谓脾之大络也。因接近于脾，而遂以其功用附为脾脾之功用，此实先医之失。特较之西医知解剖而不知系统，因此知病状而不识治疗，则尤胜十倍焉。因述孤脏，而附志于此。俾知论膵之作用，中先于西；明膵之重要，西密于中，而医学自有进化之量也。

## 五、奇恒之腑

脑、髓、骨、脉、胆、女子胞，（脑为肾精所生，精足则入脊化髓，上循而为脑髓。在骨内，由脑散走诸骨而成，骨为髓所生。脉为血之道路，而统于心。胆藏苦汁，而附于肝。女子胞当大肠前，膀胱后，为血气交会化精成胎之所）六者存于阴而象于地，存而不泻。（六者之所藏，皆阴精血液，而又似地之赖以生化，当密藏而不可虚泻者也）名曰奇恒之腑，（非脏非腑，而实功侔脏腑，故称之为腑，而曰奇恒，言异于脏腑也。胆本属腑，而亦名奇恒者，以中藏精汁，不似别腑之输泻也）胃、大肠、小肠、三焦、膀胱，（胆为奇恒，故六腑仅五）五者受五脏浊气，泻而不藏，（五者皆为消化器、排泄器，传化糟粕，当输泻而不可留者也）名曰传化之腑，（综其功能，惟传导化物，故即以传化名之）五脏者，藏精气而不泻也，故满而不能实，（五脏但受水谷之精而藏之，以营养四肢百骸，故不可输泻。不泻则精气充足而满也）六腑者传化物而不藏，故实而不满也。（六腑但受糟粕而传导，故不可藏蓄，藏蓄则浊气充斥而实矣。此概言脏腑之分别也）。

此章论脏腑之外，复有奇恒之腑也。六者虽藏精气，自立一腑，而内实与五脏相属，如脑、髓、骨、胞属之肾，脉属之心，胆属之肝。故有一呈衰弱之象，仍当求之于脏也。若夫胞宫，男女俱有之，在女子名子宫，在男子名精室；特女子之胞厚而大，中空可验，男子之胞扁薄而不易见耳。唐容川论之綦详，可以索玩。或曰奇者，寄也；恒者，絙也。奇与偶对，恒与暂对，与《本经》所称奇恒之病不同。奇恒之病，乃指奇异之病，异于寻常。奇恒之腑，乃指无与为偶，环絙不变，则又一说也。

## 六、四海

人有四海，（海为聚水之所而流注江河，以譬人身髓、血、气与水谷之所聚所注也）有髓海，（指脑言）有气海，（指膻中言）有血海，（指冲脉言）有水谷之海，（指胃言）脑为髓海，（肾藏精，精生髓，肾系贯脊，髓即由脊而上循入脑，由脑而散诸骨空。故《本经》云：髓海有余则轻劲多力，不足则脑转、耳鸣、胫酸、眩晕、懈怠安卧。是脑为髓之所聚也）膻中为气海，（膻中即胸中也。胸藏大气，出于肺，循喉咙，不使外力压肺，得以鼓动而主周身之气。故《本经》云：气海有余者，气满胸中；不足，则气少不足以言。是膻中为气之所聚也）冲脉为十二经之海，（胃化精微，上归于肺，奉心火之化则色赤为血；既化成血，则由冲脉导引而下行以入胞宫，既聚胞宫，则化精化血达于周身，渗灌溪谷。故《本经》云：血海有余，则常想其身大；不足，则常想其身小。是冲脉为血之聚也）胃为水谷之海。（人受气于水谷，水谷入口，藏于胃，以养五脏气。故《本经》

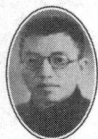

云：水谷之海有余则腹痛，不足则饥不受谷食。是胃为水谷之所聚也）。

此章论四海之所主也。《本经》云，膻中为心主之宫城，是指心胞络言。此气海，则又指肺而言。以膻为胸前大膈膜，包络与肺俱在胸中，俱可以膻中名也。至若《本经》有"胃为五脏六腑之海，冲亦为五脏六腑之海"之文，则胃与冲脉，皆为十二经之海，将何以辨之？故特分水谷之海与血海二者。水谷之海者，水谷盛贮于此，营卫由之而化生也；血海者，诸经赖之灌注，精血在此而蓄藏也。况《本经》又云：阳明者，五脏六腑之海，主润宗筋，宗筋主束骨而利机关也；冲脉者，经脉之海也，主渗灌溪谷，与阳明合于宗筋。阴阳总宗筋之会，会于气街，而阳明为之长。盖阳明为多血多气之海，故主润筋利关；冲脉为精血所聚之经，故主渗灌溪谷。二经并称，诚有非他经所可比也。

## 七、脏腑阴阳

夫生之本，本于阴阳，（凡人未生之前，男女媾精而成胎孕。既生之后，鼻息呼吸得天之阳以养气，饮食五味得地之阴以养血，是未生、既生皆赖阴阳二气耳）阴中有阴，阳中有阳，（阴阳二气变化无穷，阴中有阴阳，阳中复有阴阳，岐伯所谓可百可千也）言人之阴阳，则外为阳，内为阴。（浑而论之：在外者皮肉筋骨皆属阳，在内者五脏六腑皆属阴，此以表里言）言人身之阴阳，则背为阳，腹为阴，（分而论之：背像天覆，为阳，故督脉统之，而太阳经全司之；腹像地载，为阴，故任脉统之，而太阴经全司之。此以前后言）言人身脏腑中阴阳，则脏者为阴，腑者为阳。（仅就脏腑论之：五脏主藏不泻，为阴；六腑主化而不藏，为阳。而此言内为阴，而阴中更有阴阳）故背为阳，阳中之阳心也，阳中之阴肺也；（细就脏而论之：心、肺俱居膈上，连近于背，故为背之二阳脏。然心像门而阳光普照，则为阳中之阳；肺像天而玄不自明，则为阳中之阴。此申阳中有阴者如此）腹为阴，阴中之阴肾也，阴中之阳肝也，阴中之至阴脾也。（肾、肝、脾居于膈下，连近于腹，故为腹之三阴脏。然肾属水而得阴气，则为阴中之阴；肝属木而得升气，则为阴中之阳；脾属土而体像地则为阴中之至阴。此申阴中有阳如此）。

此章论脏腑之有阴阳也。天地秉阴阳而化生五运六气，人身秉阴阳而生成五脏六腑。阴阳实为天地之本，人身之根也。广言之，凡内外可以阴阳言，左右亦可以阴阳言；脏腑可以阴阳言，气血亦可以阴阳言；背腹可以阴阳言，头足亦可以阴阳言。《内经》盖以阴阳二字，代表一切立于对待地位之事物者也。因五脏之分阴阳，于是治疗方面，可得一标准。大抵心为阳脏，故心脏本病偏于热，治宜苦寒；肺为阳中之阴脏，故肺脏本病，亦偏于热，治宜凉润，而有时宜辛；肾为阴脏，故肾脏本病偏于寒，治宜温化；肝为阴中之阳脏，故肝脏本病亦偏于寒，治宜温降，而有时宜清；若脾为阴中之阴脏，则其本病绝对偏于寒，而治宜辛温。惟遇外感六气，则仍以治外为主。然因其本性之不同，外邪久中，亦往往随之而化，是又不可不辨。今人每攻诋阴阳，不知阴阳实足区别万物之性。故徒知五脏之形，而不知五脏之性，不足与语医；徒知阴阳之名，而不知阴阳之用，更不足与语《内经》。试更浅《伤寒论》，仲景以三阳阴为提纲亦然。外感先伤于太阳，全身之卫阳，行使外卫之职，起而抵抗，则发热恶寒；既而阳明，但热无寒；少阳寒热往来。是三阳在外，热病居多，故以发热恶寒属于阳。阳经不解，传入三阴，则太阴腹满自利，少阴蜷卧欲寐，厥阴气上厥逆。是三阴在内，寒证居多，故以无热恶寒属于阴。然则所谓三阳三阴经发病者，亦不过表其性而已，故能知脏腑十二经之性，推阐变化，思过半矣。

## 八、脏腑受气

食气入胃，散精于肝，淫气于筋。（谷入于胃，化生精微，助木气上达而散注于肝。肝行其属，而浸灌于筋）食气入胃，浊气归心，淫精于脉，脉气流经。（精微助君火运行，而归布于心，心行其属而浸灌子脉，更由脉而流注于经）气归于肺，肺朝百脉，输精于皮毛。（经脉流通必由于气，气主于肺，是谓百脉之朝会。肺行其属，则输布于皮毛）毛脉合精，行气于腑。（肺主皮毛，心主血脉，心肺受精，则聚于腑。腑者气聚之腑，即气海也）腑精神明，留于四脏，气归于权衡。（神明指变化言，谓气聚膻中，则出为呼吸，行于经隧，留之四脏，而若权衡之平矣）饮入于胃，游溢精气，上输于脾，（水饮之精气则游溢而先布于脾）脾气散精，上归于肺，（脾主地，而上升，则传散于肺）通调水道，下输膀胱，（肺主天，而下降。肺气运行则三焦利、水道通，而水精得下输膀胱）水精四布，五经并行，（膀胱之水得阳化气而上腾四布，则五脏六腑皆以濡养）。

此章论脏腑受气之原委也。《本经》云：受谷者浊，受气者清。盖一主化血，一主化气，阴阳不同，输布各异，故分食入、饮入二途。兹考饮食消化之原理：人之于饮食，唇以摄收之，齿以咀嚼之，舌以转掉之，使之往复周回；然后咽入，过胃脘入胃，脾以磨之，肝以疏之，而后蒸化腐热；由胃之津门泄出水分，其汁由幽门传入小肠，《内经》所谓小肠为受盛之官也；至小肠之阑门，又分泌津液，其水分皆由三焦传肾及膀胱，由溺孔而出；《内经》所谓三焦为决渎之官也；是时谷已成糟粕，传入大肠，经所谓大肠传导之官也；至直肠则结为粪，肛门而出，此《内经》之说也。泊西人新理出，谓食物入口中，先由唾腺分泌唾液，通食道而入于胃中，又从胃壁分泌胃液，进至肠中，由膵脏分泌膵液，由肝脏分泌胆汁，由肠壁分

秦氏内经学

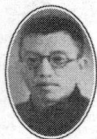

泌肠液，由体内各部特别机能，消化食吻。盖食物入口，第一经口内咀嚼，与唾液混和而咽下之；第二食物至胃，则胃液消化之；第三至肠，则胆液、膵液等溶解之；第四胃肠吸收滋养分，送入血管循环于全身；第五至肛门，则排泄渣滓，本文只言五脏受气而略消化作用，因特申述之。

## 九、精气津液血脉

两精相搏，合而成形，（两精谓阴阳之精。阳施阴受，而后孕育也）常先身生是为精。（因精而成形，是精先身生也）上焦开发，（上焦，胸中也。中藏宗气，亦名真气）宣五谷味，（宣，布散也）熏肤、充身、泽毛，若雾露之溉，是为气。（《本经》云：水受气于谷，谷入于胃，以传于肺，五脏六腑皆以受气。故肺气开发，则能熏于肤、充于身、泽于毛，若雾露之滋润而溉养也）腠理发泄，汗出溱溱，是为津。（腠理者，肌肉之纹理，卫气所游行。汗，即津之泄。《本经》云：阳加于阴谓之汗。阴即指津。故热盛阴涸者，身壮热而无汗，津内竭也）谷入气满，淖泽注于骨，（水谷之精气充足，则濡润骨骼）骨属屈伸泄泽，补益脑髓，皮肤润泽，是谓液。（骨骼举动屈伸则经脉流行，而泄其泽，脑髓肢肤皆受灌溉。液即津之属，津为液之清者，液为津之浊者）中焦受气取汁，变化而赤，是谓血。（胃中谷食，既化为汁，上奉于心经，心火鼓铸之力，由黄白而渐变为赤）壅遏营气，令无所避，是谓脉。（营指血言。血犹江河堤崩，则洪水泛滥，故必有以约束，使循环而无所避匿。脉即血管，《本经》所谓"脉者，血之腑也"）。

此章论精气、津液、血脉之所生也。数者俱为后天水谷之所化，营养灌溉，无时可脱，赖以奉生而周于性命者也。故精脱者耳聋；气脱者目不明；津脱者腠理开，汗大泄；液脱者骨属屈伸不利，脑髓消，胫酸，耳数鸣；血脱者色白，其脉空虚。不入死途，即为损门，可不宝哉。

又按：《内经》"精"字，有广义、狭义两种。如曰，人始生，先成精，精成而脑髓生；又曰两神相搏，合而成形，常先身生，是谓精；又，故生之来谓之精，精伤则骨酸痿厥，精时自下；又曰，无令精出——此皆狭义之精，即构成于睾丸之白色黏液也。如曰，营卫者精气也；又曰热者邪气也，汗者精气也；又曰五脏六腑之精气，皆上注于目；又曰精华日脱，邪气乃并——此皆广义之精，乃营养身躯之一切精华也。后人不明其义，于是见"冬藏于精，春不病温"，亦以为狭义之精，而不知与上文"冬不按跷，春不病温"之义正同，遂至治疗多悖谬，不可不辨也。再《内经》曰：营卫者精气也，血者神气也，血之与气异名同类，故夺血者无汗，夺汗者无血，此则又为"津血同源说"之祖，盖亡血有吐、衄、便、溺四大证，亡津亦有呕、利、消、汗四大证。吐血出于贲门，与呕吐同；

衄血名为红汗,与汗出同;便血出于魄门,与下利同;溺血出于胞中,与下消同——两相比较,性质均相类。况手阳明主津,足阳明主血,津血同经,本相连带。如霍乱吐泻不见血,然津液尽而血亦尽,故保津即所以保血,而养血即可以生津。后世遂有治病以存津液为急务之训,不知本自《内经》也。

(上海秦伯未著述,昆山陈中权校)

# 第二章

# 《内经》解剖学

解剖学者，研究人体之构造，为医学之基础也。考《灵枢·经水》篇曰：夫八尺之士，皮肉在此，外可度量切循而得之，其死可解剖而视之。吾国解剖之言，始见于此。《汉书·王莽传》：莽诛翟义之党，使太医尚方与巧屠共刳剥之，量度五脏，以竹筵导其脉，知所终始，云可以治病。《文献通考》载"五脏存真图"，赵舆时《宾退录》云：广西戮欧希范及其党，凡二日割五十有六腹，宜州推官灵简皆详视之，为图以传于世。晁公武《郡斋读书志》载"存真图"一卷。崇宁间，泗州刑贼于市，郡守李夷行遣医并画工往视。抉膜摘膏盲，曲折图之，尽得纤悉。校以古书，无少异者。张果《医说》云：无为军张济善用针，刘诀于异人，能亲解人而视其经络，则无不精。因岁饥疾，人相食。凡视百七十人，以行针，无不立验。《赤水玄珠》载何一阳说云：余先年精力时，以医从师南征，历剖贼腹，考验脏腑。心大长于豕心，而平顶不尖；大小肠与豕无异，惟小肠上多红花纹；膀胱是真脬之室，余皆如《难经》所云。

古人辨脏腑经络，取之实验如此，此吾国解剖学之滥觞也。兹收《内经》之解剖学摘录于后，其间最精者为十二正经及奇经八脉，盖为吾人临床之指南，实非西医所能知其妙用，愿熟玩之。

## 一、十二经

肺手太阴之脉，起于中焦，（十二经脉所属，肺为手太阴经也。中焦当胃中脘，在脐上四寸之分。手之三阴，从脏走手，故手太阴脉发于此。后凡手三阴经，皆自内而出也）下络大肠，（络，联系也。当任脉水分穴之分，肺脉络于大肠，以肺与大肠为表里也）还循胃口，（还，复也。循，巡环也）上膈属肺，（人有膈膜，居心肺之下，前齐鸠尾，后齐十一椎，周遭相着，所以遮隔浊气，不使上熏心肺也）从肺系横出腋下，（肺系，喉咙也。喉以通气，下连于肺。胠之下，胁之上曰腋。腋下，即中府之旁）下循臑、天府，（胠之内侧，上至腋，下至肘，嫩软白肉曰臑；天府，侠白之次也）行少阴、心主之前，（少阴，心经也。心主，手厥阴经也。手之三阴，太阴在前，厥阴在中，少阴在后也）下肘中，循臂内，（髆臂之交曰肘中，穴名尺泽。肘以下为臂。内，内侧也。行孔最、列缺、经渠之次）上骨下廉，入寸口，（骨，掌后高骨也。下廉，骨下侧也。寸口，关前动脉也，即太渊穴处）上鱼，循鱼际，（手腕之前，大指本节之间，其肥肉隆起形如鱼者，统谓之鱼。寸口之前，鱼之后，曰鱼际穴）出大指之端；（端，指尖也，即少商穴。本经止于此）其支者，从腕后直出次指内廉出其端（支者，如木之有枝，此以正经之外而复有旁通之络也。臂掌之交曰腕，此本经别络，从腕后上侧列缺穴直出次指之端，交商阳穴而接乎手阳明经也）。

大肠手阳明之脉，起于大指次指之端，（大指次指，即食指之端也，穴名商阳。手之三阳，从手走头，故手阳明脉发于此。凡后手三阳经皆然）循指上廉，出合谷两骨之间，（上廉，上侧也。凡经脉阳行于外，阴行于内，后诸经皆同。循指上廉，二间、三间也。合谷，穴名。两骨，即大指次指后岐骨间也，俗名虎口）上入两筋之中，（腕中上侧两筋陷中，阳溪穴也）循臂上廉，入肘外廉，（循阳溪等穴以上曲池也）上臑外前廉，上肩出髃骨之前廉，（上臑，行肘髎、五里、臂臑也。肩端骨罅为髃骨，以上肩髃巨骨也）上出于柱骨之会上，（肩背之上，颈项之根，为天柱骨。六阳皆会于督脉之大椎，是为会上）下入缺盆络肺，下膈属大肠。（自大椎而前，入足阳明之缺盆，络于肺中，复下膈，当脐旁天枢之分属于大肠，与肺相为表里也）其支者，从缺盆上颈贯颊，入下齿中，（头茎为颈。耳下曲处为颊。颈中之穴，天鼎、扶突也）还出挟口交人中，左之右，右之左，上挟鼻孔（人中，即督脉之水沟穴。由人中而左右互交、上挟鼻孔者，自禾髎以交于迎香穴也。本经止于此，乃自山根交承泣穴而接乎足阳明经也）。

胃足阳明之脉，起于鼻之交頞中，（頞，鼻茎也，亦曰山根。交頞，其脉左右互交也。足之三阳，从头走足，故足阳明脉发于此。凡后足三阳经皆然也）旁纳太阳之脉，（纳，入也。足太阳起于目内眦睛明穴，与頞相近，阳明由此下行，故入之也）下循鼻外，入上齿中，（鼻外，即承泣、四白、巨髎之分）还出挟口环唇，下交承浆，（承浆，任脉穴）却循颐后下廉，出大迎，（腮下为颔。颔中为颐。由地仓以下大迎也）循颊车，上耳前，过客主人，循发际，至额颅；（颊车，本经穴，在耳下。上耳前，下关也。客主人，足少阳经穴，在耳前。循发际以上头维，至额颅，会于督脉之神庭。额颅，发际前也）其支者，从大迎前下人迎，循喉咙，入缺盆，下膈属胃，络脾；（人迎、缺盆，俱本经穴）其直者，从缺盆下乳内廉，（直者，直下而外行也。从缺盆下行气户等穴，以至乳中、乳根也）下挟脐，（天枢等穴也）入气街中。（自外陵等穴下入气街，即气冲也，在毛际两旁，鼠蹊上一寸）其支者，起于胃口，下循腹里，下至气街中而合，（循腹里，过足少阴肓俞之外，此即上文支者之脉，由胃下行，而与直者复合于气街之中也）以下髀关，抵伏兔，下膝膑中，下循胫外廉，下足跗，入

秦氏内经学

203

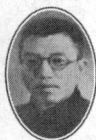

中趾内间。（髀，股也。抵，至也。髀关、伏兔，皆膝上穴名。自此由阴市诸穴以下。膝盖曰膑。骨曰胫。足面曰跗。此三者，即犊鼻、巨虚、冲阳等穴之次。乃循内庭入中趾内间而出厉兑，本经止于此）其支者，下廉三寸而别下，入中趾外间；其支者，别跗上，入大趾间，出其端。（廉，上廉也。下廉三寸，即丰隆穴。是为阳明别络，故下入中趾外间。又其支者，自跗上冲阳穴次，别行入大趾间，斜出足厥阴行间之次，循大趾出其端，而接乎足太阴经也）。

脾足太阴之脉，起于大趾之端，（起于足大趾端隐白穴。足之三阴，从足走腹，故足太阴脉发于此。凡后足三阴经皆然）循趾内侧白肉际，过核骨后，上内踝前廉，（循趾内侧白肉际，行大都、太白等穴。核骨，即大趾本节后内侧圆骨也）上踹内，循胫骨后，交出厥阴之前，（踹，足肚也，亦名腓肠。本经自漏谷上行，交出厥阴之前，即地机，阴陵泉也）上膝股内前廉，（股，大腿也，一曰髀内为股。当血海、箕门之次）入腹属脾络胃，（自冲门穴入腹内行也）上膈挟咽，连舌本，散舌下。其支者，复从胃别上膈，注心中。（足太阴外行者，由腹之四行，上府舍，腹结等穴，散于胸中，而止于大包。其内行而支者，自胃脘别上膈，注心中，而接乎手少阴经也）。

心手少阴之脉，起于心中，出属心系，下膈络小肠。其支者，从心系上挟咽，系目系。其直者，复从心系却上肺，下出腋下，（此自前心系复上肺，由足少阳渊腋之次出腋下，上行极泉穴，手少阴经行于外者始此）下循臑内后廉，行太阴、心主之后，（臑内，青灵穴也。手之三阴，少阴居太阴、厥阴之后）下肘内，循臂内后廉，（少海、灵道等穴也）抵掌后锐骨之端，（手腕下踝为锐骨，神门穴也）入掌内后廉，循小指之内出其端（少府、少冲也。手少阴经止于此，乃交小指外侧，而接乎手太阳经也）。

小肠手太阳之脉，起于小指之端，（小指外侧端少泽穴）循手外侧，上腕，出踝中，（前谷、后溪、腕骨等穴也）直上循臂骨下廉，出肘内侧两筋之间，（循臂骨下廉阳谷等穴，出肘内侧两骨尖陷中，小海穴也。此处捺之，应于小指之上）上循臑外后廉，出肩解，绕肩胛，交肩上，（肩后骨缝曰肩解，即肩贞穴也。肩胛、臑俞、天宗等交也。肩上，秉风、曲垣等穴也。左右交于两肩之上，会于督脉之大椎）入缺盆络心，循咽下膈，抵胃属小肠，其支者，从缺盆循颈上颊，至目锐眦，却入耳中。（其支行于外者，出缺盆，循颈中之天窗，上颊后之天容，由颧髎以入耳中听宫穴也，本经止于此）其支者，别颊上颐抵鼻，（目下为颧）至目内眦，斜络于颧。（下颧髎穴，本经自此交目内眦，而接乎足太阳经也）。

膀胱足太阳之脉，起于目内眦，（即睛明穴）上额交巅。（由攒竹上额，历曲差、五处等穴，自络却穴左右斜行，而交于项巅之百会）其支者，从巅至耳上角。（至耳上角，过足少阳之曲鬓、率谷、天冲、浮白、窍阴、完骨，故此六穴者皆为足太阳、少阳之会）其直者，从巅入络脑，（自百会行通天、络却、玉枕，入络于脑中）还出别下项，循肩膊内，挟脊，抵腰中，（自脑复出别下项，由天柱而下会于督脉之大椎、陶道，却循肩膊内分作四行而下。此节言内两行者，挟脊两旁，各相去一寸半，自大杼行风门及脏腑诸腧而抵腰中）入循膂，络肾，属膀胱。（挟脊两旁之肉曰膂）其支者，从腰中下挟脊贯臀，入腘中。（从腰中循髋骨下挟脊，历四髎穴，贯臀之会阳，下行承扶、殷门、浮郄、委阳，入腘之委中。腘，膝后曲处也）其支者，从髆内左右别下贯胛，挟脊内，（此支言肩髆内、大杼下行两行也。左右贯胛，去脊各三寸，挟脊下行，由秩边而过髀枢也）过髀枢，循髀外，从后廉下合腘中，（过髀枢，会于足少阳之环跳，循髀外后廉，去承扶一寸五分之间下行，复与前之入腘中者相合）以下贯腨内，出外踝之后，（贯腨内者，由合阳以下承筋、承山等穴也。出外踝之后，昆仑、仆参等穴也）循京骨，至小趾外侧。（小趾本节后大骨曰京骨，小趾外侧端为至阴穴，本经终止此。乃交于小趾之下，而接乎足少阴经也）。

肾足少阴之脉，起于小趾之下，邪走足心，（足心涌泉穴也）出于然谷之下，循内踝之后，别入跟中，（即太溪、大钟等穴）以上腨内，出腘内廉，（自复溜、交信，过足太阴之三阴交，以上腨内之筑宾，出腘内廉之阴谷）上股内后廉，（结于督脉之长强）贯脊，属肾络膀胱，其直者，从肾上贯肝膈，入肺中，循喉咙，挟舌本。其支者从肺出，络心，注胸中（支者，自神藏之际从肺络心，注胸中以上俞腑诸穴，本经止于此，而接乎手厥阴经也）。

心主手厥阴心包络之脉，起于胸中，出属心包络，下膈，历络三焦。其支者，循胸出胁，下腋三寸，（腋下三寸，天池也）上抵腋，下循臑内，行太阴少阴之间，入肘中，（曲泽穴）下臂行两筋之间，（郄门、间使、内关、大陵等穴也）入掌中，（劳宫也）循中指出其端。（中冲穴也，本经止于此）其支者，别掌中，循小指次指出其端（接乎手少阳经也）。

三焦手少阳之脉，起于大指、次指之端，（关冲穴也）上出两趾之间，（即大指、次指间液门、中渚穴也）循手表腕，（阳池也）出臂外两骨间，（外关、支沟等穴）上贯肘，循臑外上肩，而交出足少阳之后，入缺盆，布膻中，散络心包，下膈，循属三焦。其支者从膻中，上出缺盆，上项，系耳后，直上，出耳上角，以屈下颊至𩩍，（出缺盆，循天髎，上顶，会于督脉之大椎；循天牖，系耳后之翳风、瘈脉、颅息，出耳上角之角孙，过足少阳之悬厘、颔厌，下行耳颊至𩩍，会于手太阳颧髎之分）其支者从耳后（翳风穴）入耳中，（过手太阳之听宫），出走耳前，过客主人前，交颊，至目锐眦（交颊，循禾髎，上丝竹空，至目锐眦，会于瞳子髎，本经止于此，

泰氏内经学

205

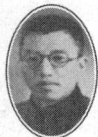

而接乎足少阳经也）。

胆足少阳之脉，起于目锐眦，（瞳子髎穴也）上抵头角，下耳后，（自头角，循颔厌，下悬颅、悬厘，从耳上发际入曲鬓、率谷，历手少阳之角孙，外折下耳后，行天冲、浮白、窍阴、完骨等穴）循颈，行手少阳之前，至肩上，却交出手少阳之后，入缺盆。其支者从耳后，入耳中，出走耳前，至目锐眦后。（从耳后，循颞颥间，过手少阳之翳风，入耳中，过手太阳之听宫，出走耳前，复自听会至目锐眦后瞳子髎穴之分也）其支者别锐眦，下大迎，合于手少阳，抵于頔，下加颊车，下颈，合缺盆，以下胸中，贯膈络肝属胆。循胁里，出气街，绕毛际，横颈髀厌中。（由胁里足厥阴之章门，下行出足阳明之气街，绕毛际，合于足厥阴，以横入髀厌中之环跳穴也）其直者从缺盆下腋，（循胸过季胁，循胸历渊腋、辄筋、日月，过季胁循京门、带脉等穴也）下合髀厌中，以下循髀阳出膝外廉，下行辅骨之前，（辅骨，膝下两旁高骨也。此循中渎、阳关、阳陵泉、阳交等）直下抵绝骨之端，（外踝上骨际曰绝骨，其端阳辅穴也）下出外踝之前，循足跗上，入小趾、次趾之间。（窍阴穴也。本经止于此）其支者别跗上，入大趾之间，循大趾歧骨内出其端，还贯爪甲，出毛（大趾爪甲后三节间为毛，而接乎足厥阴经）。

肝足厥阴之脉，起于大指丛毛之际，（大敦穴也）下循足跗上廉，（行间、太冲也）去内踝一寸，（中封也）上踝八寸，交出太阴之后，上腘内廉，（至膝关、曲泉也）循股阴，（阴包、五里等穴）入毛中，过阴器，（左右相交环绕阴器，而会于任脉之曲骨）抵小腹。（会于任脉之中极、关元）挟胃属肝络胆，上贯膈，布胁肋。其支者，从目系下颊里，环唇内。其支者复从肝，别贯膈，上注肺。（至此，复交手太阴经，终而复始焉）。

此章论十二经之起止及所过也。十二经脉究属何物，殊无定论。或谓即是血管，其所以动而应手者。凡发血之管，皆与心房之鼓搏相呼应。鼓搏一动，即发血管中血液，运行一步。全身发血之管，本无一处不动，特深藏在肌肉之里者，扣之不觉其搏跃。必发血之管，浅在肌腠间者，乃按之即动，显而易辨。诸经脉俞穴，多有动脉应手者，皆其发血管之浅在皮里者耳，两手腕寸关尺部，即其处。特其发血之管，源出于心之左下房，分枝以遍布内外，渐分渐细，至于微丝血管；又自微丝血管回行血液，渐渐并合以成回血管，总汇入肺，复归于心，是为血行之大循环。西学家言，确乎有据。则中医向谓十二经脉自为周环者，必非血液循行之真相。且即以古说证之，十二经信即血管，则又有奇经八脉，宁非血管。果尔十二经自为灌注，则八脉中之血液，又何自而来、何道而去？平心论之，实难自圆其说。惟诸经脉之循行部位，按之病情病理，合于脏腑气化，确多佐证之处，不容废弃，特不可拘泥大过，等于胶柱鼓瑟耳。

兹试以实验证之：凡手太阴脉发病，恒见肺胀满，膨膨而喘咳，缺盆中痛；甚则交两手而瞀，臑内臂前廉痛厥，掌中热。手阳明脉发病，恒见齿痛、颈肿，目黄口干、鼽衄，喉痹，肩前臑痛，大指、次指痛不用。足阳明脉发病，恒见狂疟温淫，汗出，鼽衄，口㖞，唇胗颈肿，喉痹；大腹水肿，膝膑痛肿，循膺乳、气街、股伏兔、骭外廉、足跗上皆痛，中趾不用。足太阴脉发病，恒见舌本强，胃脘痛，体不能动摇，食不下，烦心，心下急痛，股膝内肿厥，足大趾不用。手少阴脉发病，恒见嗌干，心痛、胁痛，臑臂内后廉痛厥，掌中热痛。手太阳脉发病，恒见嗌痛，颔肿，不可以顾，肩似拔，臑似折，肘臂外后廉痛。足太阳脉发病，恒见冲头痛，目似脱，项如拔，脊痛，腰似折，髀不可以曲，腘如结，臑如裂，小趾不用。足少阴脉发病，恒见口热、舌干、咽肿，烦心心痛，脊股内后廉痛痿厥，足下热而痛。手厥阴脉发病，恒见手心热，肘臂挛急腋肿，胸胁支满。手少阳脉发病，恒见耳聋嗌肿喉痹，目锐眦痛，颊肿，耳后、肩臑、肘臂外皆痛，小指、次指不用。足少阳脉发病，恒见头痛颔痛，目锐眦痛，缺盆中肿痛，胁下肿，马刀挟瘿，胸胁肋、髀膝外至胫绝骨外踝前及诸节皆痛。足厥阴脉发病，恒见腰痛不可以俯仰，嗌干，胸满，狐疝，遗溺、闭癃。以上十二经见症，盖皆鉴鉴可据者也。总之治病犹治贼，必先识贼之所在，斯不劳而获。倘贼在此界，而反于彼境捕之，则彼境无辜之民，徒增扰乱；而此界真贼，且不治而日炽。十二经脉所经之处，即十二经所辖，无异省治之分界也，如某处痛、某处痒、某处热肿、某处寒慄，即可知何经受病，又宁有误治之虑哉！故十二经实为大小内外诸科一刻不可离之法也。

## 二、奇经

任脉者，起于中极之下，以上毛际，循腹里，上关元，至咽喉，上颐，循面入目。（中极，任脉穴名，在曲骨上一寸。中极之下，即胞宫之所。任、冲、督脉皆起于胞宫，而出于会阴之间。任由会阴而入于腹，督由会阴而行于背，冲由会阴出并少阴而散于胸中。故此自毛际行腹里关元，上至咽喉面目者，皆任脉之道也）冲脉者，起于气街，并少阴之经，挟脐行，至胸中而散。（起，言外脉之所起，非发源之谓也。气街，即气冲，足阳明经穴，在毛际两旁。冲脉起于气街，并足少阴之经，会于横骨、大赫等十一穴，挟脐上行至胸中而散，此冲脉之前行者也。然少阴之脉上股内后廉，贯脊属肾，冲脉亦入脊内为伏冲之脉，然则冲脉之后行者，当亦并少阴无疑也）督脉者，起于少腹以下骨中央，女子入系廷孔。（少腹，胞宫之所居。骨中央，横骨下近外之中央也。廷，正也，直也。廷孔，言正中之直孔，即溺孔也）其孔，溺孔之端也。（此释廷孔即溺孔之义。女人溺孔，在

秦氏内经学

207

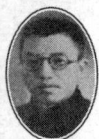

前阴中横骨之下。孔之上际谓之端，乃督脉外起之所。此虽以女子为言，然男子溺孔亦在横骨下中央，第为宗筋所函，故不见耳）其络，循阴器，合篡间，绕篡后，（督脉别络，自溺孔之端，循阴器分行向后，复合于篡间，乃又自篡间分而为二，绕行于篡之后。篡，交篡之义，谓两便争行之所，即前后二阴之间也）别绕臀，至少阴，与巨阳中络者，合少阴上股内后廉，贯脊属肾，（足少阴之脉，上股内后廉。足太阳之脉，外行者过髀枢，中行者挟脊贯臀。故此督脉之别络，自篡后绕臀，至股内后廉少阴之分，与巨阳中络者，合少阴之脉并行，而贯脊属肾也）与太阳起于目内眦，上额交巅上，入络脑，还出别下项，循肩膊内，挟脊抵腰中，入循膂络肾。（此亦督脉之别络，并足太阳之经上头下项，挟脊抵腰中，复络于肾。若其直行者，自尻上循脊里上头，由鼻而至于人中也）其男子循茎下至篡，与女子等。（茎，阴茎也）其少腹直上者，贯齐中央，上贯心，入喉上颐环唇，上系两目之下中央。（按此自少腹直上者，皆任脉之道，而本节列为督脉。五音五味篇曰：任脉冲脉皆起于胞中，上循背里为经络之海。然则前亦督也，后亦任也。故启玄子引古经云：任脉循背谓之督脉，自少腹直上者谓之任脉，亦谓之督脉。由此言之，则是以背腹分阴阳而言任督，若三脉者，则名虽异而体则一耳，故曰任脉冲脉督脉，一源而三歧也）。

跷脉者，少阴之别，起于然骨之后，（少阴之别，足少阴肾经之别络也；然骨之后，照海也，足少阴穴，即阴跷之所生）上内踝之上，直上循阴股，入阴，上循胸里，入缺盆，上出人迎之前，入頄，属目内眦，合于太阳阳跷而上行。（跷脉自内踝直上阴股，入阴，循胸里者，皆并足少阴而上行也；然足少阴之直者，循喉咙而挟舌本，此则入缺盆，上出人迎之前，入頄，属目眦内，以合于足太阳之阳跷，是跷脉有阴阳之异也）。

此章论奇经之起止及所过也。督、任、冲脉皆发源于下，如木之有本、水之有源。故督脉起于少腹以下之骨中央，所谓骨中央者，即在腰下髋髀大骨之中间，即两阴之内部。此间前有横骨，后有尾骶骨，左右有髋髀大骨，四周皆骨，其形几如井栏，故曰骨中央。其正经隧之直行者，向后而循脊直上，循前阴而合篡间，以绕过篡后，乃贯脊而上，经达巅顶。又环过前囟而循鼻柱下行，以至上唇正中之水沟穴，又行于唇内上齿龈缝中之龈交穴而终。《内经》称，合少阴上股内后廉者，乃其支络也。任脉由会阴上毛际循复直上，至下唇之承浆穴而终。《难经》、《甲乙经》更谓"上颐，循面入目"，亦其支络也。冲脉之起，与任、督同出一源，故《甲乙经》有"冲脉、任脉皆起于胞中"之语。《内经》谓起于气冲者，以气冲之穴，本与足少阴之横骨穴甚近，且以"冲"之一字，而连类及之耳。带脉围身周，后当十四椎，前垂至胞中，总束诸脉使不妄行，如人之束带者然，故名曰带。究带脉之所从出，则贯肾系，是带当属肾。女子系胞，全赖带脉主之，盖以其根结于命门也，环腰贯脊，居身之中停，又当属之于脾，故脾病而女子带下，观妇女带下，为大要症，而治以肾着汤。以脾为主，可以知矣。阳维起于诸阳之会，由外踝足太阳经之金门穴而上行于卫分。阴维起于诸阴之会，由内踝之足少阴经之筑宾而上行于营分。阳跷为太阳之别，起于申脉穴，循外踝上行入风池。阴跷少阴之别，起于照海穴，循内踝上行至咽喉。此四脉，实与六阴六阳经脉相通。惟六阴六阳，各行其部分，而统摄其大纲者，则赖此四脉——阳维统其表，阴维统其里，阳跷统其背，阴跷统其正。故阳维、阳跷其始也，由太阳经而起；其卒也，阳跷上入风池，阳维与督脉会于风府、哑门，是此二脉亦督脉之亚也。阴维、阴跷其始也，由少阴经而起；其卒也，阴跷上行至咽喉，贯冲脉，阴维上至天突廉泉交任脉，是此脉亦冲任之亚也。故跷维四脉，归于奇经之列，而不为十二经所拘也。至奇脉之发病，惟《难经》独详。《难经》曰，督之为病，脊强而厥；任之为病，其内苦结，男子七疝，女子瘕聚；冲之为病，逆气而里急；带之为病，腹满，腰溶溶若坐水中；阴跷为病，阳缓而阴急；阳跷为病，阴缓而阳结；阳维为病苦寒热，阴维为病苦心痛。殊足补《内经》所阙略也。

## 三、脉度

手之六阳，从手至头，长五尺，五六三丈。（手太阳起小指少泽，至头之听宫。手阳明起次指商阳，至头之迎香。手少阳起四指关冲，至头之丝竹空。六经各长五尺，五六共长三丈）手之六阴，从手至胸中，三尺五寸，三六一丈八尺，五六三尺，合二丈一尺。（手太阴起大指少商，至胸中中府。手少阴起小指少冲，至胸中极泉。手厥阴起中指中冲，至胸中天池。各长三尺五寸，六阴经共长二丈一尺）足之六阳，从足上至头，八尺，六八四丈八尺。（足太阳起小趾至阴，至头之睛明。足阳明起次趾厉兑，至头之头维。足少阳起四趾窍阴，至头之瞳子髎。各长八尺，六八共长四丈八尺）足之六阴，从足至胸中，六尺五寸，六六三丈六尺，五六三尺，合三丈九尺。（足太阴起大趾隐白，至胸中大包。足少阴起足心涌泉，至胸中俞府。足厥阴起大趾大敦，至胸中期门。各长六尺五寸，六阴经共长三丈九尺）跷脉从足至目，七尺五寸，二七一丈四尺，二五一尺，合一丈五尺。（跷脉者，足少阴太阳之别，从足至目内，各长七尺五寸，左右共长一丈五尺）督脉任脉各四尺五寸，二四八尺，二五一尺，合九尺。（督行于背，任行于腹，各长四尺五寸，共长九尺）凡都合一十六丈二尺，此气之大经隧也。（右连前共二十八脉，通长一十六丈二尺，此周身经隧之总数也）。

此章论经络之长度也。《本经》云，营行脉中，五十度而大会，欲知营之远行，盖不可不明经络之尺寸也。《难经》曰，人一呼脉行三寸，一吸脉行三寸，呼吸定息，脉行六寸；人一日一夜，凡一万三千五百息，脉行五

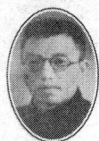

十度周于身。漏水下百刻。释之者曰：水下一刻，计一百三十五息，脉行八丈二尺，二刻计百七十息，脉行十六丈二尺，为一周。自寅时注肺初行，一时呼吸气计一千一百二十五息，脉行一百四十四丈；以次相传，至丑时一万三千五百息，脉行八百十丈已毕，凡五十周。于是有"肺寅大卯胃辰宫，脾巳心午小未中，膀申肾酉心包戌，亥三子胆丑肝通"之语。然按之实际，手三阴脉长三尺五寸，足三阳脉长八尺，长短大相悬绝，安得以十二经平均配十二时？且彼以寅卯一刻为始，而经脉连行之度，起于肺经，亦以寅初一刻为纪，故云水下一刻。而水下一刻之中，气脉凡半周于身，焉有大肠属卯，胃属辰宫等次，而况更有奇经混入其间乎？此《内经》之文不误，而后人强辩以失其旨者也。至跷脉分会阳而识言一者，则男子数其阳，女子数其阴也。正经十二而云二十四者，则每经左右各一也。维脉、带脉不与其数者，则此专论营气所容行之大隧也。若街脉为十二经之干脉，其数已分列于三会三阳中矣。要其大旨，以十二经循环一周，为人身脉道之终始。而以任督绾其腹背，以跷脉充其两旁。凡上下前后左右，无乎不到焉。

## 四、别络

手太阴之别，名曰列缺，起于腕上分间，并太阴之经，直入掌中，散入于鱼际。（此下即十五络穴也。不曰络而曰别者，以本经由此穴而别走邻经也。手太阴之络名列缺，在腕后一寸五分，上侧分肉间，太阴自此别走阳明者。其太阴本经之脉，由此直入掌中，散于鱼际也。人或有寸关尺三部脉不见，自列缺至阳溪见者，俗谓之反关脉，此经脉虚而络脉满，《千金翼》谓阳脉逆，反大于气口三倍者是也）其病实，则手锐掌热；虚则欠缺，小便遗数。取之去腕半寸，别走阳明也。（掌后高骨为手锐骨。实为邪热有余，故手锐掌热。欠缺，张口伸腰也。虚因肺气不足，故为欠去欠及小便遗而且数。《通俗文》曰：体倦则伸，志倦则缺也。治此者取列缺，谓实可泻之，虚可补之。后诸经皆准此。半寸，当作寸半。此太阴之络别走阳明，而阳明之络曰偏历，亦入太阴，以其相为表里，故互为注络以相通也。他经皆然）。

手少阴之别，名曰通里，去腕寸半，别而上行，循经入于心中，系舌本，属目系。其实则支膈，虚则不能言。取之掌后一寸，别走太阳也。（手少阴之络，名通里。在腕后一寸陷中，别走手太阳者也。此经入心下膈，故邪实则支膈，谓膈间若有所支而不畅也。其支者上系舌本，故虚则不能言，当取通里，或补或泻以治之也）。

手心主之别，名曰内关，去腕二寸，出于两筋之间，循经以上系于心包，络心系。实则心痛。虚则为头强，取之两筋间也。（手厥阴之络名内关，在掌后去腕二寸两筋间，别走手少阳者也。此经系心包，络心系，又去耳后，合少阳完骨之下。故邪实则心痛，虚则头强不利也。皆取内关以治之）。

手太阳之别，名曰支正，上腕五寸，内注少阴；其别者上走肘，络肩。实则节弛肘废，虚则生疣，小者如指痂疥，取之所别也。（手太阳之络名支正，在腕后五寸，走臂内侧，注手少阴者也。此经走肘络肩，故邪实则脉络壅滞而节弛肘废，正虚则血气不行，大则为疣，小则为指间痂疥之类。取之所别，即支正也）。

手阳明之别，名曰偏历，去腕三寸，别入太阴；其别者，上循臂，乘肩髃，上曲颊偏齿；其别者，入耳合于宗脉。实则龋聋，虚则齿寒痹隔，取之所别也。（手阳明之络名偏历，在腕后三寸上侧间，别走手太阴者也。按本经筋脉皆无入耳上目之文，惟此别络有之。宗脉者，脉聚于耳目之间者也。龋，齿蠹病也。此经上曲颊偏齿入耳，络肺下膈，故实则为齿龋耳聋，虚则为齿寒内痹而隔。治此者，当取所别之偏历）。

手少阳之别，名曰外关，去腕二寸，外绕臂，注胸中，合心主。病实则肘挛，虚则不收，取之所别也。（手少阳之络名外关，在腕后二寸两筋间，别走手厥阴心主者也。此经绕臂，故为肘挛及不收之病。治此者，当取所别之外关）。

足太阳之别，名曰飞阳，去踝七寸，别走少阴。实则鼽窒头背痛，虚则鼽衄，取之所别也。（足太阳之络名飞阳，在足外踝上七寸，别走足少阴者也。此经起于目内眦，络脑行头背，故其为病如此。治此者，当取所别之飞阳）。

足少阳之别，名曰光明，去踝五寸，别走厥阴，下络足跗。实则厥，虚则痿躄，坐不能起，取之所别也。（足少阳之络名光明，在外踝上五寸，别走足厥阴者也。此经下络足跗，故为厥为痿躄。治此者，当取所别之光明）。

足阳明之别，名曰丰隆，去踝八寸，别走太阴；其别者，循胫骨外廉，上络头项，合诸经之气，下络喉嗌。其病气逆则喉痹瘁喑，实则狂巅，虚则足不收胫枯，取之所别也。（足阳明之络名丰隆，在外踝上八寸，别走足太阴者也。此经循喉咙入缺盆，胃为五脏六腑之海，而喉嗌缺盆为诸经之孔道，故合诸经之气下络喉嗌而为病如此。治之者，当取所别之丰隆也）。

足太阴之别，名曰公孙，去本节之后一寸，别走阳明；其别者，入络肠胃。厥气上逆则霍乱，实则肠中切痛，虚则臌胀，取之所别也。（足太阴之络名公孙，在足大趾本节后一寸，别走足阳明者也。厥气者，脾气失调而或寒或热，皆为厥气。逆而上行则为霍乱。本经入腹属脾络胃，故其所病如此。治此者，当取所别之公孙也）。

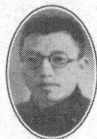

足少阴之别，名曰大钟，当踝后绕跟，别走太阳；其别者，并经上走于心包，下外贯腰脊。其病气逆则烦闷，实则闭癃，虚则腰痛，取之所别也。（足少阴之络名大钟，在足跟后骨上两筋间，别走足太阳者也。前十二经脉言本经从肺出络心，此言上走心包，下外贯腰脊，故其为病如此。而治此者，当取所别之大钟也）。

足厥阴之别，名曰蠡沟，去内踝五寸，别走少阳；其别者，循胫上睪，结于茎。其病气逆则睪肿卒疝，实则挺长，虚则暴痒，取之所别也。（足厥阴之络名蠡沟，在足内踝上五寸，别走足少阳者也。本经络阴器，上睪结于茎，故其所病如此。而治此者，当取所别之蠡沟）。

任脉之别，名曰尾翳，下鸠尾，散于腹。实则腹皮痛，虚则痒搔，取之所别也。（尾翳，误也，任脉之络名屏翳，即会阴穴，在大便前、小便后、两阴之间，任、督、冲三脉所起之处。此经由鸠尾下行散于腹，故其为病若此。而治之者，当取所别之会阴）。

督脉之别，名曰长强，挟膂上项，散头上，下当肩胛左右，别走太阳，入贯膂。实则脊强，虚则头重高摇之，挟脊之有过者，取之所别也。（督脉之络名长强，在尾骶骨端，别走任脉足少阴者也。此经上头项走肩背，故其所病如此。头重高摇之，谓力弱不胜而颤掉也。治此者，当取所别之长强）。

脾之大络，名曰大包，出渊腋下三寸，布胸胁。实则身尽痛，虚则百节尽皆纵，此脉若罗络之血者，皆取之脾之大络脉也。（脾之大络名大包，在渊腋下三寸，布胸胁，出九肋间，总统阴阳诸络，由脾灌溉五脏者也，故其为病如此。罗络之血者，言此大络包罗诸络之血，故皆取脾之大络以去之。大络，即大包也）。

凡此十五络者，实则必见，虚则必下，视之不见，求之上下，人经不同，络脉异所别也。（十二经共十二络，而外有任督之络，及脾之大络，是为十五络也。凡人之十二经脉，伏行分肉之间，深不可见；其脉之浮而可见者，皆络脉也。然又必邪气盛者脉乃壅盛，故实则必见；正气虚者，脉乃陷下，而视之不见矣。故当求上下诸穴，以相印证而察之，何也？盖以人经有肥瘦长短之不同，络脉亦异其所别，故不可执一而求也）。

此章论十二经外又有十五别脉也。别脉者络也，经脉犹如江河之径道，络脉则如江河之支流。二者似同实异，兹为辨析如下：就表里言，经其里，络其表，此异者一；就横直言，者者经，横者络，此异者二；经脉十二，皆伏于分肉之内，深而不见，络脉则浮而常见，此异者三；经脉之行，必由溪谷大节之间，络之行不经大节，而惟于经脉不到之处出入联络，以为流通之用，其异者四；经脉所不到之处曰绝道，而诸络必行绝道而出入，以联络经脉，此经脉所以有资于络。络有大小，小曰小络，大曰大络，有出有入，孙络有见于皮肤，故其会皆见于外，此异者五。经脉之与络，其异者，正其互为功用也。经有十二，络有十五，凡二十七气，相随上下。苟昧乎此，则不知正气流行之道路，遑论病机出入耶？

## 五、十二经筋

足太阳之筋，起于足小趾，上结于踝，邪上结于膝，（足太阳之筋，起于足小趾爪甲之侧，即足太阳经脉所止之处，至阴穴次也。循足跗外侧，上结于外踝昆仑之分，乃邪上跗阳，而结于膝腘之分。结，聚也）。其下循足外踝，结于踵，上循跟，结于腘；（其下，足跗之下也。踵即足跟之突出者，跟即踵上之硬筋处也，乃仆参、申脉之分。结于腘，委中也）其别者结于踹外，上腘中内廉，与腘中并，（此即大筋之旁出者，别为柔软短筋，亦犹木之有枝也。后凡言别者、支者皆仿此。此支自外踝别行，由足踹肚之下尖处，行少阳之后，结于腘之外侧络穴飞阳之分，乃上腘内廉，合大筋于委中而一之也）上结于臀，（尾骶骨旁，会阳之分也）上挟脊上项；（挟脊背，分左右上项，会于督脉之陶道、大椎，此皆附脊之刚筋也）其支者，别入结于舌本；（其支者，自项别入内行，与手少阳之筋结于舌本，散于舌下。自此以上，皆柔软之筋，而散于头面）其直者，结于枕骨，上头下颜，结于鼻；（其直者，自项而上，与足少阴之筋，合于脑后枕骨间，由是而上过于头，前下于颜，以结于鼻下之两旁也。额上曰颜）其支者，为目上网，下结于頄；（网，纲维也，所以约束目睫、司开阖者也。目下曰頄，即颧也。此支自通顶入脑者下属目本，散于目上，为目上网，下行者结于頄，与足少阳之筋合）其支者，从腋后外廉，结于肩髃；（又其支者，从挟脊，循腋后外廉，行足少阳之后，上至肩，会手阳明之筋，结于肩髃）其支者，入腋下，上出缺盆，上结于完骨；（此支后行者，从腋后走腋下，向前邪出阳明之缺盆，乃从耳后直上，会手太阳、足少阳之筋，结于完骨。完骨，耳后高骨也）其支者，出缺盆，邪上出于頄。（此支前行者，同前缺盆之筋岐出，别上颐颔，邪行出于頄，与前之下结于頄者互考）。

足少阳之筋，起于小趾、次趾，上结外踝，上循胫外廉，结于膝外廉；（小趾次趾，即第四趾窍阴之次也。外踝，丘墟之次。胫外廉，外丘、阳交之次。膝外廉，阳陵泉、阳关之次。此皆刚筋也）其支者，别起外辅骨，上走髀，前者结于伏兔之上，后者结于尻；（膝下两旁突出之骨曰辅骨。膝上六寸起肉曰伏兔。尾骶骨曰尻。此支自外辅骨上走于髀，分为二岐，前结于阳明之伏兔，后结于督脉之尻，至此刚柔相制，所以联臀膝而运枢机也）其直者，上乘眇季胁，上走腋前廉，系于膺乳，结于缺盆；（季胁下两旁软处曰眇。胸上两旁高处曰膺。此直者，自外辅骨走髀，由髀枢上行乘眇，循季胁上走腋，当手太阴之下，出腋前廉，横系于胸乳之分，上结于

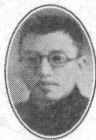

缺盆，与手太阴之筋相合，皆刚筋也）直者，上出腋，贯缺盆，出太阳之前，循耳后，上额角，交巅上，下走颔，上结于烦；（此直者，自上走腋处直上出腋，贯于缺盆，与上之结于缺盆者相合，乃行足太阳经筋之前，循耳上额角，交太阳之筋于巅上，复从足阳明头维之分走耳前，下腮颔，复上结于烦）支者，结于目眦，为外维。（此支者，从颧上斜趋结于目外眦，而为目之外维，凡人能左右盼视者，正以此筋为之伸缩也）。

足阳明之筋，起于中三趾，结于跗上，邪外上加于辅骨，上结于膝外廉，直上结于髀枢，上循胁属脊；（中三趾，即足之中趾，厉兑之旁也。结于跗上，冲阳之次，乃从足面邪行，出太阴、少阳两筋之间，上辅骨，结于膝之外廉，直上髀枢，行少阳之前，循胁向后，内属于脊）其直者，上循骭，结于膝，其支者，结于外辅骨，合少阳；（骭，足胫骨也。其直者，自跗循骭，结于膝下外廉三里之次，以上膝膑中。其支者，自前跗上邪外上行，结于外辅骨阳陵泉之分，与少阳相合）其直者，上循伏兔，上结于髀，聚于阴器，上腹而布，（此直者，由膝膑直上，循伏兔、髀关之分，结于髀中，乃上行聚于阴器，阴阳总宗筋之会，会于气街而阳明为之长也。乃自横骨之分，左右挟行，循天枢、关门等穴，而上布于腹，此上至颈，皆刚筋也）至缺盆而结，上颈，上挟口，合于烦，下结于鼻，上合于太阳，太阳为目上网，阳明为目下网；（自缺盆上颈中人迎穴，乃循颐颊上挟口吻、与阳跷会于地仓，上合于颧髎，下结于鼻旁，复上睛明穴合于足太阳。太阳细筋，散于目上，故为目上网；阳明细筋，散于目下，故为目下网）其支者，从颊，结于耳前。（其支者，自颐颊间上结耳前，会于足少阳之上关、颔厌，上至头维而终也）。

足太阴之筋，起于大趾之端内侧，上结于内踝；（大趾之端内侧，隐白也。循核骨而上，结于内踝下，商丘之次）其直者，络于膝内辅骨，上循阴股，结于髀，聚于阴器，（络当作"结"。此自内踝直上，结于膝内辅骨阴陵泉之次。股之内侧曰阴股。结于髀，箕门之次也。乃上横骨两端，与足厥阴会于冲门，横绕曲骨，并足少阴阳明之筋而聚于阴器，皆刚筋也）上腹，结于脐，循腹里，结于肋，散于胸中；其内者，着于脊。（其前行者，自阴器上腹，会手少阴之筋结于脐，循腹里由大横、腹哀之次，结于肋，乃散为柔细之筋上行，布于胸中胸乡、大包之次。其内行者，由阴器宗筋之间，并阳明少阴之筋而上着于脊）。

足少阴之筋，起于小趾之下，并足太阴之筋，邪走内踝之下，结于踵，与太阳之筋合，而上结于内辅之下，（足少阴之筋，起小趾下，邪趋足心，又邪趋内侧，上然谷，并足太阴商丘之次，走内踝之下，结于根踵之间，与太阳之筋合，由踵内侧上行，结于内辅骨下阴谷之次。并太阴之筋，而上循阴股，结于阴器，自内辅并太阴之筋，上循阴股，上横骨，与太阴、厥阴、阳明之筋合，而结于阴器，皆刚筋也）循脊内，挟膂上至项，结于枕骨，与足太阳之筋合。（自阴器内行，由子宫上系肾间，并冲脉循脊两旁，挟膂上至项，与足太阳之筋合，结于枕骨，内属髓海）。

足厥阴之筋，起于大趾之上，上结于内踝之前，（大趾上三毛际，大敦次也。行跗上，与足太阴之筋并行，结于内踝前中封之次）上循胫，上结内辅之下，上循阴股，结于阴器，络诸筋。（由内踝上足胫，循三阴交之分上行，并足少阴之筋，上结于内辅骨下曲泉之次，复并太阴之筋，上循阴股中五里、阴廉之分，上阴脉而结于阴器。阴器者，合太阴、厥阴、阳明、少阴之筋，以及冲、任、督之脉皆聚于此，故曰宗筋。厥阴属肝，肝主筋，故络诸筋而一之，以成健运之用）。

手太阳之筋，起于小指之上，结于腕，上循臂内廉，结于肘内锐骨之后，弹之应小指之上，入结于腋下；（手小指之上外侧，少泽穴也。上行结于手腕外侧腕骨、阳谷之次，上循臂内侧，结于肘下锐骨之后，小海之次。但于肘尖下两骨罅中，以指捺其筋，则酸麻应于小指之上，是其验也。又由肘臑外廉，入结于后腋之下，此皆刚筋也）其支者，后走腋后廉，上绕肩胛，循颈出走太阳之前，结于耳后完骨；（其支者，自腋下与足太阳之筋合，走腋后廉，上绕肩胛，行肩外腧、肩中腧，循颈中天窗之分，出走太阳经筋自缺盆出者之前，同上结于耳后完骨之次也）其支者，入耳中；直者，出耳上，下结于颔，上属目外眦。（此支者，自颈上曲牙，入耳中听宫之分。其直者，上行出耳上，会于手少阳角孙之次。其前而下者，循颐结于颔，与手阳明之筋合。其前而上者，属目外眦瞳子髎之次，与手足少阳之筋合也）。

手少阳之筋，起于小指、次指之端，结于腕中，循臂结于肘，上绕臑外廉，上肩走颈，合手太阳；（小指、次指之端，无名指关冲之次也。上结于手腕之阳池，循臂外关、支沟之次，出臂上两骨间结于肘，自肘上臑外廉，由臑会行太阳之里、阳明之外，上肩髎，走颈中天牖之分，与手太阳之筋合，此皆刚筋也）其支者，当曲颊，入系舌本；（其支者，自颈中当曲颊下入系舌本，与足太阳之筋合）其支者，上曲牙，循耳前，属目外眦，上乘颔，结于角。（又支者，自颊行曲牙，会足阳明之筋，循耳前上行，与手太阳、足少阳之筋屈曲交绾，而会于耳上之角孙，乃属目外眦而复会于瞳子髎之次。颔，当作额。盖此筋自耳前行外眦，与三阳交会，上出两额之左右，以结于额之上角也）。

手阳明之筋，起于大指、次指之端，结于腕上，循臂，上结于肘外，上臑，结于髃；（大指、次指之端，食指尖商阳之次也。历合谷，结于腕上阳溪之次，循臂上廉，又结于肘外髎之次，乃上臑会，与足太阳之筋合，结于肩髃，此皆刚筋也）其支者，绕肩胛，挟脊；（此支自肩髃屈曲后行，

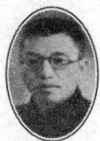

绕肩胛,与手足太阳之筋合而挟于脊)直者,从肩髃上颈;(此直者自肩髃行巨骨,上颈中天鼎、扶突之次)其支者,上颊,结于頄;(此支者,自颈上颊入下齿中,上结于手太阳颧髎之分)直者,上出手太阳之前,上左角,络头,下右颔;(此直者,自颈,出手太阳天窗、天容之前,行耳前,上额左角络头,以下右颔。此举左而言,则右在其中,亦如经脉之左之右右之左也。故右行者,亦上额右角,交络于头,下左颔,以合于太阳、少阳之筋)。

手太阴之筋,起于大指之上,循指上行,结于鱼后,行寸口外侧,(手大指上,少商之次也。鱼后,鱼际也。寸口外侧,即列缺之次)上循臂,结肘中,上臑内廉,入腋下,(上循臂结于肘中尺泽之次,上臑内廉天府之次,乃横入腋下,与手少阴之筋合,此上皆刚筋也)出缺盆,结肩前髃,此自腋下上出缺盆,行肩上三阳之前,而结于肩之前髃也)上结缺盆,下结胸里,散贯贲,合贲,下抵季胁。(此上行者,自腋而上,并足三阳之筋上结于缺盆。下行者,自腋入胸,结于胸里,散贯于胃上口贲门之分,与手厥阴之筋合,下行抵季胁,与足少阳、厥阴之筋合也)。

手心主之筋,起于中指,与太阴之筋并行,结于肘内廉,(中指端,中冲之次也。循指入掌中,至掌后大陵之次,并手太阴之筋,上结于肘内廉曲泽之次)上臂阴,结腋下,下散前后挟胁;(上臂阴天泉之次,由曲腋间并太阴之筋结于腋下,当天池之次下行,前后布散挟胁,联于手太阴、足少阳之筋。此经自掌至腋,皆刚筋也)其支者,入腋,散胸中,结于臂。(此支者,自天池之分,入腋内,散于胸中。臂当作"贲",盖此支并太阴之筋入散胸中,故同结于贲也)。

手少阴之筋,起于小指之内侧,结于锐骨,上结肘内廉,上入腋,交太阴,挟乳里,(小指内侧,少冲次也。结于锐骨,神门次也。肘内廉,少海次也。上入腋极泉之次,交手太阴之筋,邪络挟乳内行。此经自指至腋,皆刚筋也)结于胸中,循臂,下系于脐。(自乳里内行结于胸中,与三阴之筋合。"臂"字,亦当作"贲",盖心主、少阴之筋,皆与太阴合于贲,而下行也)。

此章论十二经筋也。《内经》详论人身之十二经筋,而西人则独详于筋肉,彼所谓筋肉者,盖指肌肉而言。谓肌肉占全身组织之大部分,以成吾人完全之形体。随所在各呈其形式,即随所在而各施其作用,以为运动焉。初未尝一及于筋,究之连动之力,非肌肉为之也。考《说文》云:"筋",肉之力也,从月从力,所以明其义。从竹者,以竹之为物多筋,所以明其形。据此则肉之力,生于筋也彰矣。今试就经筋与肌肉之关系,举三例以证。足太阳之筋,散为目上纲。足阳明之筋,散为目下网,所以约束目睫,司开阖也,此其一;足少阳之筋,结于目眦,为外维。凡人能左右盼视,

秦伯未 讲内经 —— 秦伯未医学全书

正以此筋为之伸缩，此其二；足少阳之筋，前结于阳明之伏兔，后结于督脉之尻，所以连臀膝而运枢机，此其三；有此三例，可知肌肉之作用，其主动不尽关于肌肉，筋为之也。故筋者，肉之力也，一语为千古定义。今更本经旨而推阐其义：①筋之作用。人体十二经筋其重要与经脉同。盖经脉营行表里，故出入脏腑，各有其次；经筋连缀百骸，故维络周身，各效其职。凡人肢体俯仰屈伸，无一非筋之作用。②筋之起止。十二经筋多于四肢爪甲之间，而后盛于辅骨，结于肘腕，系于膝关，联于肌肉，上于颈项，终于头面，此人身经筋之大略也。③筋有大小。大筋连于骨节之内，小筋络于骨肉之外。④筋有交维。维筋从左之右，右之左，上之下，下之左右上下交，维故命曰维筋相交。⑤筋之大会。足太阴、少阴、厥阴之筋，及阳明之筋，与夫冲、督、任之筋，皆聚于阴器，故曰"前阴者，宗筋之所聚会"。⑥筋之所主。一身之筋，皆肝所主，故惟足厥阴之筋络诸筋，而肝曰罢极之本，肝主筋，络诸筋而一，所以成健军之用。筋之用如是其大，故《内经》配合经脉，而名之曰经筋也。

　　兹举十经筋之发病如下：足太阳之筋病，小趾支跟肿痛腘挛，脊反折，项筋急，肩不举，腋支缺盆中纽痛，不可左右摇；足少阳之筋病，小趾、次趾支转筋，引膝外转筋，膝不可屈伸，腘筋急，前引髀，后引尻，即上乘眇，季胁痛，上引缺盆膺乳，颈维筋急；足阳明之筋病，足中指支胫转筋，脚跳坚，伏兔转筋，髀前肿，癀疝，腹筋急，引缺盆及颊；足太阴之筋病，足大趾支内踝痛，转筋痛，膝内辅骨痛阴股引髀而痛，阴器纽痛，下引脐两胁痛，引膺中脊内痛；足少阴之筋病，足下转筋，及所过而结者皆痛，及转筋；足厥阴之筋病，足大趾支内踝之前痛，内辅痛，阴股痛转筋，阴器不用；手太阳之筋病，小指支肘内锐骨后廉痛，循臂阴入腋下痛，绕眉眒引颈而痛，应耳中鸣痛，引颔目瞑；手少阳之筋病，当所过者，即支转筋舌卷；手阳明之筋病，当所过者，支痛及转筋，肩不举，颈不可左右视；手太阴之筋病，当所过者，支转筋痛，甚成息贲，胁急吐血；手心主之筋病，当所过者，支转筋，前及胸痛息贲；手少阴之筋病，内急，心承伏梁，下为肘纲，当所过者，支转肘痛。至于经筋之病，寒则多反折筋急，热则多弛纵不收，阴痿不用；阳急则反折，阴急则俛不伸。又其大要也。

（上海秦伯未著述，昆山陈中权校）

秦氏内经学

217

# 第三章 《内经》诊断学

凡疾病之起，皆有一定之害因。其害因及于各脏器之机能，则呈种种病之现象。此病之现象，谓之症候。症候又分自觉与他觉二种。自觉症候者，病人自觉身体诸般之变常，如疲劳、倦怠、疼痛、麻痹等是也；他觉症候者，由医师之诊查而得，如由肉眼之望诊法而鉴别其强壮体、薄弱体，按脉之切诊法而洞悉其新病痼疾是也。其症候为某病特有之确征，而即可下其诊断者，谓之指定症候；若某病之固有症候竟不发，或虽发而属于异常者，谓之阴性指定症候。由诸种之症候，而鉴别其病性者，谓之疾病之诊断，或因疾病而起器官之解剖的变化者，谓之解剖的诊断，或其解剖的变化，不能详悉，惟从其现于外面最显著之症候，而定其病性者，谓之症候的诊断。夫诊断之法，虽若此繁赜，然综而言之，不外二类。一曰讯问，一曰诊查。从讯问可得既往症，从诊查可得现在症。从既往而至现在，时时记录其病变者，谓之病历；病历既具，则疾病之诊断可确；诊断既确，乃可言其预后，以施适当今疗法。预后者，预料其疾病变化之机，以定其后之结果之谓也。故在上古，望闻问切四者并重。《难经》云：望而知之谓之神，闻而知之谓之圣，问而知之谓之工，切脉而知之谓之巧。又如《金匮》云：上工望而知之，中工问而知之，下工脉而知之。可以为证。诊断举之重要，既如上述，而繁复变化，不可不精密研究。研究之程序，当以《内经》为初步。特初读时有如登黄山而观云，氤氲叆叇，峰峦百变，恍惚迷离，旋得旋失。然一旦豁然，亦又犹登泰岱而观日，海水蒸红，天光凝赤，一轮朗日，腾跃而起，当叹为观止焉。

## 一、脉位

尺内两傍，则季胁也。（尺内，谓尺泽之内，即尺脉也。两傍，谓尺之外侧，即尺之前后半部也。季胁近肾，肾属尺，故尺之两傍为季胁之分野也）尺外以候肾，尺里以候腹。（尺外、尺里，李士材谓即前半部后半部也。上言季胁者，概其部位而言。此复分别者，就其所主而言。季胁之上，肾之分；季胁之内，腹之分。故肾腹主之。肾主外者，前以候阳，人身背为阳，肾附于背也。腹主里者，后以候阴，人身腹为阴也。诸部皆左右，而此独不分者，以两尺臂主平肾也）**中坿上**，（谓附尺之上，而居乎中，即关脉也）左外以候肝，内以候鬲，（左外，谓左关之前半部。内，谓左关之后半部。肝居左而为阴中之阳脏，故候之左关之外。王冰曰：肝主膈。膈，隔也。故候之左关之内。言肝而胆在其中矣）右外以候胃，内以候脾，（右外，谓右关之前半部。内，谓右关之后半部。胃为阳，脾为阴，故外候胃而内候脾）上附上，（谓上而又上，即寸脉也）右外以候肺，内以候胸中，（五脏之位，惟肺最高，故右寸之前以候肺。胸中者，宗气之居。《本经》曰：宗气积于胸中，命曰气海；上出于肺，循喉咙而行呼吸，故候右内）左外以候心，内以候膻中，（心肺皆居膈上，而心为阳中之阳，故候于左。膻中在两乳之间，当心包所居之分。《内经》曰：膻中者，臣使之官，故与心并见焉）前以候前，后以候后，（上前，谓关前。下前，谓形身之前。上后，谓关后。下后，谓形身之后。寸为阳，尺为阴。故以两手关前候形身之前，关后候形身之后。然统言之寸为前尺为后。分言之，则上半部为前、下半部为后。总之，言上以候上，下以候下耳）上竟上者，（竟，尽也。上而于上，寸脉前鱼际是也）胸喉中事也。（肺气藏于胸，天气通于喉，天位最高，故以上竟上之鱼际应之下）下竟下者，（下而尽于下，尺脉后动处是也）少腹腰股膝胫中事也。（人体以少腹、腰股、膝胫、足为最卑，故以最后之脉应之）。

此章论切脉以测脏腑之却位也。脏腑分属三部之理，《难经》谓：手太阴阳明金也，足少阴太阳水也，金生水，水流下行，而不能上，故在下部也；足厥阴少阳木也，生手太阳少阴火，火炎上行而不能下，故为上部；手心主少阳火，生足阴阳阴土，土主中宫，故在中部也，盖以五行子母相生养为言。至于张景岳则以火王于南，故心见左寸；木王于东，故肝见左关；金王于西，故肺见右寸；水王于北，故肾见两尺；土土于中，而寄位西南，故脾见右关，则本河图五行之序而言也。《本经》又有三部九候之法。三部者，上、中、下；九候者一部中复分天地人也。上部天，属两额之动脉，以候头角之气；上部地，属两颊之动脉，以候口齿之气；上部人，属耳前之动脉，以候耳目之气。中部天，属手太阴，以候肺；中部地，属手阳明，以候胸中之气；中部人，属手少阴，以候心。下部天，属足厥阴，以候肝；下部地，属足少阴，以候肾；下部人，属足太阴，以候脾胃之气。此其大较。自秦越人，彼专取寸口，弃此不用，因略焉。他若王叔和，以心、小肠属左寸，肝、胆属左关，肾、膀胱属左尺，肺、大肠属右寸，脾、胃属右关，命门、三焦属右尺。李濒湖以心、膻中属左寸，肝、胆属左关，肾、膀胱、小肠属左尺，肺、胸中属右寸，脾、胃属右关，肾、大肠属右尺。张景岳以心、膻中属左寸，肝、胆属左关，肾、胱膀、大肠属左尺。其脏腑之分配，盖各有出入。今考大小二肠，虽《内经》无明训，其实尺里以候腹，大小肠、膀胱俱在其中。王叔和以大小二肠配于两寸，取心、

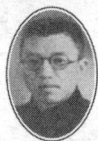

肺与二肠相表里之义也；李濒湖以小肠配于左尺，大肠配于于右尺，上下分属之义也；张景岳以大肠配左尺，取金水相从之义，小肠配右尺，取火归火位之义也。皆有其理，特当病证相参。如大便秘结，右尺宜实，今右尺反虚，便知金水同病也；小便热淋，左尺宜数，今左尺如常，而右尺反数，便知相火炽盛也，或两尺如常，而脉应两寸，便知心移热于小肠，肺移热于肠也。一家之说，俱不可拘泥如此。

## 二、至数

人一呼脉再动，一吸脉亦再动。（出气曰呼，入气曰吸，一呼一吸为一息。动，至也；再动，二至也）呼吸定息，脉五动，（定息，为呼吸调换之际。又一至合成五至）闰以太息，（此申脉五动之理。闰，犹余也。呼吸定息之时，有余不尽，而脉又一动，如岁余之有闰也）命曰平人。平人者，不病之人也。（脉无太过不及，气象平调，故曰平人。反此者，即为有病之人矣）常以不病调病人，医不病，故为病人平息以调之为法。（不病者，其息匀，病者其息乱也）人一呼脉一动，一吸脉一动，曰少气，（荣气行于脉中，卫气行于脉外，荣卫相将，脉随气转，呼吸脉各一至，则一息为二至，减于平人，半气之衰微可知，《脉经》所谓败脉，《难经》所谓离经者是也）人一呼脉三动，一吸脉三动而躁，尺热曰病温，（一息之中，脉凡六至，谓之数脉。《难经》曰：数则为热，躁者来去不静。尺热者，尺中近臂处有热。《本经》曰：尺热者身热，是虽言尺热，实概通身而言。夫脉数躁而身有热，正温病之候也）尺不热，脉滑，曰病风。（风为阴邪，伤人阳气，气分之邪留而不出，则迫于经，故脉滑。然风之伤人，其变不一，不独主于肌表，故尺不热，与温病不同也）脉涩曰痹。（痹者，闭也。邪积而不行，故脉见涩。脉法曰：滑，不涩也，往来流利；涩，不滑也，如雨露沙。滑为血实气壅，涩为气滞血少是也）人呼脉四动以上，曰死。（呼吸脉各四动，已过平人之倍，况以上乎。《难经》曰：脉四至曰脱精，五至曰死，六至曰命尽）脉绝不至曰死。（脉绝不至，元气已竭。王冰所谓，天真之气已无，当死）乍数乍疏，曰死。（乍疏乍数，胃谷之精已败。脾胃为后天之本，本拨而命穷矣。张景岳谓，阴阳败乱无主是也。夫四至以上，太过之极也。脉绝不至，不及之脉也。乍疏乍数或太过不及，气之乱也。此皆不平之甚，故为死也）。

此章论呼吸至数，以察平、病、死也。大法，脉来五动曰平，太过不及则病，剧则死矣。然室女、尼姑之脉，常濡而弱；婴儿乳子之脉，常细而疾；三四岁者，呼吸定息，息脉以七八至为平，较常人不同，又不当以五至为衡也。况人禀形气，有适中，有静躁，有气血衰旺，各不相同。华佗曰：脉者，气血之先也。气血盛则脉盛，气血衰则脉衰。又长人脉长，短人脉短，性急则脉急，性缓则脉缓，均宜细心体会之。

　　夫脉之至数，不外迟、数二字。迟主寒，数主热。而迟之中，有力属积冷，无力属虚寒；浮迟属表冷，沉迟属里寒；迟涩属血少，迟滑属胀满。又迟而不流利，则为涩脉；迟而有歇止，则为结脉；迟而浮大且软，则为虚脉。数之中，有力属实火，无力属虚火；浮数属表热，沉数属里热；右数属火亢，左数属阴戕。又数而弦急则为紧脉；数而流利，则为滑脉；数而有止，则为促脉；数而过极，则为疾脉；数如豆粒，则为动脉。似相类之脉，非深思不能辨别，至数亦岂易言哉。

## 三、四时脉象

　　平人之常气禀于胃。胃者，平人之常气也。人无胃气曰逆，逆者死。（土得天地中和之气，长养万物，分王四时，而人胃应之，受水谷化精气，以养五脏六腑，实平人之常气不可一刻无者也。《本经》曰：邪气来也紧而疾，谷气来也迟而和，即胃气之谓）春胃微弦曰平，（春令木王，其脉当弦，但当有胃气而不可太过不及，否则为病脉矣）弦多胃少曰肝病，（弦多者，脉过于弦，太过而少胃气，是肝木之胜、胃气之衰，故知肝病）但弦无胃曰死，（但有弦象，而无胃气，是肝之真脏见也，故死）胃而有毛曰秋病，（春脉不弦，反得轻浮之毛脉。毛乃秋脉，见于春时，金虚其位，至秋金旺而当病矣）毛甚曰今病，（春脉毛甚，则木受金刑，不必至秋，今当病也）夏胃微钩曰平，钩多胃少曰心病，但钩多胃曰死。胃而有石曰冬病，石甚曰今病。长夏胃微软弱曰平，弱多胃少曰脾病，但代无胃曰死。软弱有石曰冬病，石甚曰今病。秋胃微毛曰平，毛多胃少曰肺病，但毛无胃曰死。毛有弦曰春病，弦甚曰今病。冬胃微石曰平，石多胃少曰肾病，但石无胃曰死。石而有钩夏病，钩甚曰今病。

　　此章论四时之平、病、死脉也。春弦夏钩，秋毛冬石，随时应见，而中以胃气为主。胃气盛则平，胃气衰则病，胃气绝则死。胃气绝者，但弦、但钩、但毛、但石，而真脏脉见也。《本经》所谓：无胃气者，但得真脏脉也。盖五脏皆禀气于胃，胃为五脏之本。脏气不能自致于手太阴，必因胃气乃达，此《难经》所以以胃气为死生之要会也。若夫春见毛脉，金刑木也；夏见石脉，水刑火也，皆我胜者而乘之也。长夏秋冬，一言软弱有石，一言毛而有弦，一言石而有钩，皆我胜者而反受乘也。夫胜我者刑我，由于本气之虚；我胜者被刑，亦由本气之虚。故春夏今病，皆言受克；长夏今病，则言本虚；秋冬今病，则言乘侮。以明受克乘侮，总因本气先虚耳。《本经》通命曰逆四时，而归之不可治。盖极状其互相克贼，脏气受伤也。

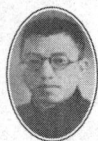

## 四、急缓大小滑涩脉证

心脉急甚为瘛疭，（心主血脉，寒盛则血不调畅周身。瘛者，筋脉引急；疭者，筋弛长也）微急为心痛，引背食不下。（寒微，则心气不舒，故痛心。系达背痛，则相引必胸有邪，食当不下）缓甚为狂笑，（心为火脏，热邪甚则阳有余，而心神反朗。《本经》所谓"神有余则笑不休也"）微缓则为伏梁，在心下，上下行，时唾血。（心邪郁结，则为伏梁。《难经》云：心之积，名曰伏梁，有痞块在心下，能升能降。病甚则上，病退则下。心生血热，则上溢而时唾血）大甚为喉吤，（宗气积于胸中，上出候咙，以贯心脉，而行呼吸。心气盈，则喉中吤然有声）微大为心痹引背，善泪出。（气多血少，则心神不足而为痹闭。即《金匮》"胸痹，心痛彻背，背痛彻心之类"。心病，则五脏之精气皆并于心，心系络肺，肺举则液升而泣出）小甚为善哕，（气血虚则脉小，哕呃逆也）微小为消瘅。（五脏，主藏精。血气皆少，则津液枯竭也。瘅，热也，即消渴也）滑甚为善温，（热甚于上也）微滑为心疝，引脐少腹鸣。（心不受邪而传腑，积而成形，名曰心疝。小肠居下，故引脐痛、小腹鸣）涩甚为瘖。（心主言。心气少，故瘖）微涩为血溢维厥，耳鸣巅疾。（血溢，则血亏而脉涩。维，四维也。血虚气滞，则手足厥冷。心开窍于耳，气虚则耳鸣。巅疾者，巅顶眩冒）。

肺脉急甚为癫疾，（肺主金而寒，寒之甚则癫，《难经》所谓：重阴则癫也）微急为肺寒热，怠惰，咳唾血，引腰背胸，若鼻息肉不通，（息，瘜通。肺主皮毛，受寒则为寒热。肺主气，肺病则不举而怠惰。清肃失司，而咳嗽，咳甚则阳络伤而吐血。肺居胸中，其系著背，故咳时牵引胸背，而腰亦为之波及也。肺开窍于鼻，若有息肉不通，盖状鼻寒也）缓甚为多汗，（热，则皮毛开张，津液外泄也）微缓为痿瘘偏风，头以下汗出不可止。（肺热叶焦，则为痿躄、鼠瘘、寒热病。其本在脏，其末在脉。肺朝百脉，微寒则气血不和而凝结颈腋之间，或身偏不用，而寒中在分腠之间。盖病在皮肤，为肺寒热病。在血脉，为鼠瘘病。在分腠，为偏风也。腠理开，故头以下汗出，颈项胸背之间，肺之外部也）大甚为头肿，（气盛上也）微大为肺痹，引胸背，起恶日光，（气盛肺脏，故为肺痹。《本经》云：肺痹者，烦满喘呕，故胸背为之不舒。日光者，太阳之火。阴精少，故恶日光也）小甚为飧泄，（小为气虚，大肠为肺之腑，气虚则传化失司矣）微小消瘅。（肺主津水之源，肺阴虚也）滑甚则为息贲上气，（肺邪郁结则为息贲，《难经》云：肺之积，曰息贲。在右胁下，覆大如杯，甚则气上逆矣）微滑为上下失血。（气为血帅。气逆，故血亦逆。或上逆于口鼻而为吐衄，或下窜二阴而为便血）涩甚为呕血，（脉涩主少血也）微涩为鼠瘘，在颈支腋之间，下不胜其上，其应善酸矣。（缓为鼠瘘，而涩亦为鼠瘘者，以鼠瘘终责之气血不和也）。

　　肝脉急甚为恶言，（肝在志为怒。肝中寒则气强，故出言不驯）微急为肥气，在胁下，若覆杯。（肝邪郁结，则为肥气。《难经》曰：肝之积，曰肥气，在左胁下，如覆杯状）缓甚为善呕，（肝热则气逆也）微缓为水瘕痹也。（水瘕痹，为水积而闭塞不通之病。肝气逆，则贼土，土病则水无所制，蓄积而成矣）大甚为内痈，善呕衄，（《本经》曰，喜怒不测，饮食不节，阴气不足，阳气有余，荣气不行，乃发为痈。大则肝气盛，盛则郁怒而不得疏达，故发为痈。呕者，肝气善逆而上升也。衄者，肝血郁而上冒也）微大为肝痹，阴缩，咳外小腹。（肝气结，故为肝痹。逆于下，故为阴缩。木火乘金，则咳。肝脉抵小腹，咳故相引。阴缩，即囊缩也）小甚为多饮，（肝为阴之尽、阳之生，阴少则阳甚也）微小为消瘅，（阴虚，故渴，《伤寒论》之"厥阴为病，消渴"是也）滑甚为癀疝，（《经》曰：足厥阴肝病，癀疝。由肝木气郁、胃有湿热所致，病为腹里大脓血，在肠胃之外）微滑为遗溺。（肝火在下，疏泄不禁也）涩甚为溢饮。（脉涩，则肝虚不能疏土；土不化，则津液聚而为痰饮。《金匮》云：饮水流行，归于四肢，当汗出而不汗出，身体疼痛，谓之溢饮也）微涩为瘛挛筋痹。（肝主筋，脉涩血不足以养筋也）。

　　脾脉急甚为瘛疭，（脾受寒，则失乾健，而营卫之行涩也）微急为膈中，食饮入而还出，后沃沫。（脾寒不能运化饮食，故为膈中。膈中者，食饮入而还出。后沃沫，盖不能游溢精气，上归于肺，四布于皮毛，而涎沫后口出也）缓甚为痿厥，（脾热则津液消耗，肌肉失所营养，而为肉痿。《本经》曰：脾气热，则胃乾而渴，肌肉不仁，发为肉痿也。阴气不足，阳气因而鸱张，则为热厥。《本经》曰：阴气衰于下，则为热厥也）微缓为风痿，四肢不用，心慧然若无病。（风痿，即脾风。脾热血虚，则四肢瘫痪。病在经，而不在于内，故心慧然）大甚为击仆，（脾主中气。脉大则阳气盛，阳盛则阴虚，而四肢无力，且两目昏眩，有如击而欲仆也）微大为疝气，腹里大，脓血在肠胃之外。（脾恶湿，大属热，湿热内蕴而下注也。腹内膨大，脾气壅滞也。肠胃之外，犹言腹内也）小甚为寒热，（血少则荣卫不和也）微小为消瘅。（血少则热，热则津液暗耗也）滑甚为癀癃，（湿热内甚，故郁而为癀疝、癃闭）微滑为虫毒、蛔蝎、腹热。（湿热蕴伏，则生虫毒蛔蝎之属，虫动而腹为之内热矣）涩甚为肠癀，（涩为气血虚。脾脉者，络肠，肠虚而风冷内袭也。肠癀，即小肠气病。少腹达睾丸，引腰脊而痛也）微涩为内癀，多下脓血。（内癀，即肠癀疡，当下脓血）。

　　肾脉急甚，为骨癫疾，（寒在肾，肾主骨，故为骨癫疾。癫疾之由于肾气逆者也。《本经》曰，汗出烦悗，呕多沃沫，气下泄，不治）微急为沉厥奔豚，足不收，不得前后。（肾为生气之源，正气虚寒则沉厥，骤然气逆、

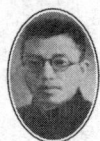

不省人事也。肾邪郁结,则为奔豚。《经》云:肾之积,名曰奔豚。发于少腹,上至心下,若豚状也。肾主骨,精髓不化,故足软不收。开窍二阴,阳虚不化,故不得前后也)缓甚为折脊,(折脊者,脊如折也。肾脉贯脊,中热则精气减,故不能支也)微缓为洞,洞者食不化,下咽还出。(戊癸合而化生火土,以消入胃之食饮,邪热上逆,食入还出,是名为洞。朱丹溪所谓,食入即吐,是有火也)大甚为阴痿,(肾脉大甚,水亏火旺,当阴器痿而不举也)微大为石水,起脐已下至小腹腄腄然;上至胃脘,死不治。(石水,肾水也。肾虚则气不化而水停,自脐以下、上至小腹,不胜重坠。若上至胃脘,则反乘土脏,泛滥无制,故死)小甚为洞泄,(元阳下衰也)微小为消瘅,(肾主五液,阳衰则津液不化,无以承上也)滑甚为癃㿉,(阴火盛则为癃闭,注则为㿉疝)微滑为骨痿,坐不能起,起则目无所见。(火旺则阴亏,骨无所养,则痿。精不养目,则眩而无所见)涩甚为痛,(血气沮滞也)微涩为不月、沉痔。(气血不行,在女子为不月,月事不行也;在男子为沉痔,痔下坠也)。

此章论急缓、大小、滑涩六脉之病象,以明五脏之病变也。急者多寒,缓者多热;大者多气少血,小者气血皆少;滑者阳气盛,微有热,涩者少血,微有寒。六者相为对待,以总诸脉之纲领。顾《难经》主浮沉、长短、滑涩,《伤寒论》主弦紧、浮沉、滑微,微有出入。然大抵终不外浮沉、迟数、滑涩,以其足统表里、阴阳、虚实、冷热、脏腑、气血之病也。推而广之,浮为在表,则散大可类也;沉为在里,则细伏可类也;迟者为寒,则徐缓可类也;涩本于虚,则短结可类也。振衣者必挈其领,理网者必总其纲,能明乎此,思过半矣。

本此浮沉、迟数、滑涩六脉而再推阐之:浮在皮毛,如水漂木,举之有余,按之不足。无力表虚,有力表实;浮紧伤寒,浮缓中风;浮数风热,浮迟风湿;浮芤失血,浮短气病;浮洪虚热,浮虚暑惫;浮涩血伤,浮濡气败;沉行筋骨,如水投石。按之有余,举之不足。无力里虚,有力里实;沉迟痼冷,沉数内热;沉滑痰饮,沉涩血结;沉弱虚里,沉牢坚积;沉紧冷疼,沉缓寒湿。滑脉替替,往来流利,盘珠之形,荷露之义。浮滑风痰,沉滑痰食;滑数痰火,滑短气塞;滑而浮大,尿则阴痛;滑而浮散,中风瘫痪;滑而冲和,娠孕可决。涩脉塞滞,如刀刮竹,迟细而短,三象俱足。涩而坚大,为有实热;涩而虚软,虚火炎灼。迟数之义,已见于前,兹不复赘。要知主脉难辨,而兼脉之难,尤不可不细味也。

## 五、搏坚软散脉证

心脉搏坚而长,当病舌卷不能言。(心脏受邪则气滞。心系上挟咽,而津液不上承也)其软而散者,当消,环自已(心液内虚也)。

肺脉搏坚而长，当病吐血。（邪实于肺，则气逆络伤也）其软而散者，当病灌汗，至今不复发散也。（肺主皮毛，肺虚不固，故为灌汗，言汗出如水。灌然，状其多也。故不可更与发散其表）。

肝脉搏坚而长，色不青，当病坠若搏。因血在胁下，令人喘逆。（邪实于肝，病当色青。不青者，病不在脏，而在于经。或坠下，或因搏斗，血滞肝部也，枢机不利，升降不和，则气逆而为喘矣）其软而散，色泽者，当病溢饮。溢饮者，暴渴多饮，而溢入肌皮肠胃之外也。（肝脏不足，脾湿胜之，聚沫凝痰，流溢肌皮肠胃之外，而为溢饮也。湿在于外，故颜色光泽；津不下承，故渴而多饮）。

胃脉搏坚而长，其色赤，当病折髀。其软而散者，当病食痹。（阳明下行者，从气冲下髀，抵伏兔。热盛筋萎，故病髀如折也。若软而散者，胃气本虚，阳明支别上行者，由大迎、人迎，循候咙，入缺盆，下膈，属胃络脾，故食即气逆，滞闷不行，而为食痹）。

脾脉搏坚而长，其色黄，当病少气。其软而散，色不泽者，当病足胫肿，若水状也。（脾弱不能生肺，故为少气。若其软散，而色不泽者，尤属脾虚。脾经之脉，从拇指上内踝前廉，循胻骨后，交出厥阴之前，故病足胫肿。若水状者，以脾虚不能制水也）。

肾脉搏坚而长，其色黄而赤者，当病折腰。其软而散者，当病少血，至今不复也。（肾不足，故病腰如折。若见软散，肾气本虚。肾主水，以生化津液。今肾气不化，故病少血。本原气气衰，故今不能恢复）。

此章论搏坚软散之病形，以明五脏之虚实也。搏坚长者，邪实内盛，有余之脉也。软而散者，正气内夺，不足之脉也。病不外有余、不足，脉法亦然。有余者泻之，不足者补之。否则实实虚虚，鲜有不偾事者矣。而实证脉宜实，虚证脉宜虚，尤为不可不知。故热病宜洪大，忌沉细；狂疾宜实大，忌沉细；腹胀宜浮大，忌虚小。皆实病得实脉也。水肿宜沉细，忌浮数；癥痕宜微细，忌紧数；鼻衄宜细数，忌浮大。皆虚脉也。他若温病发热，脉忌小；下痢身热，脉忌数；腹中有积，脉忌弱；脱血，脉忌实。又病在中脉虚，病在外脉涩，皆属所忌，终以虚实是视耳。

## 六、诸脉证

夫脉者，血之腑也。（营行脉中，犹血之腑库也）长则气治，（长为有余，主正气和平。《中藏经》所谓气血盛则脉盛也）短则气病，（短为不足，主正气虚弱。《中藏经》所谓气血衰则脉衰也）数则烦心，（心恶热，热盛故烦心。《中藏经》所谓气血热则脉数也）大则病进，（邪气方张也）上盛则气高，（寸为上。上盛者，寸脉实也。肺主气而居上，故为气高，高犹言逆也）下盛则气胀，（尺为下。下盛者，尺脉实也。肝居下而善逆，故为气

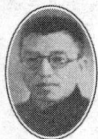

胀）代为气衰，（代脉，动而中止，正气衰竭也）细则气少，（细脉，体如蛛丝，正气衰少也）涩则心痛。（心生血。涩则血竭心虚也）浑浑革至如涌泉，病进而色弊。（脉来乱坚硬，如涌泉之汩汩无序，是邪盛也。故内为病进，外为色不荣也）绵绵其去如弦绝死。（脉去无力，更如弦之紧而欲绝，是正败邪盛故死）粗大者，阴不足，阳有余，为热中也。（粗大，即洪盛之谓，阳盛阴虚也）来疾去徐，上实下虚，为厥巅疾。（来急去缓，阳盛阴虚也。上实下虚，寸盛尺弱也。来为阳，寸主上，故病邪气厥逆于上，而为巅顶之疾）来徐去疾，上虚下实为恶风也。（来缓去急，阳虚阴盛也。上虚下实，寸弱尺盛也。故病阳虚而恶风）妇人手少阴脉动甚者，妊子也。（受孕由精血，肾主精，心主血，故诊之于手少阴心脉动甚者，滑而血王也）阴搏阳别，谓之有子。（阴合手、足少阴而言。心肾为胎孕之本也。搏者，搏击于指，精血盛也。阳别者，言搏似乎阳邪，而鼓动滑利，本非邪脉。与阳邪自有区别也。阴中见阳，别有调和之象，有子必矣）肺脉满为肺雍，喘而两胠满。（肺主呼吸，其脉横出腋下。邪气壅滞，则呼吸不利而喘息，清肃失司而胠满）肝脉满为肝雍，两胠满，卧则惊，不得小便。（肝脉上贯膈，布胁肋，邪气壅滞则两胠满。肝主惊骇，卧则气滞，气滞故惊。肝失疏泄，故小便闭）肾脉满为肾雍，脚下至少腹满，胫有大小，髀胻大跛，易偏枯。（肾脉起于足心，上膈出腘，上腹络膀胱而上行。邪气壅滞，则脚下至少腹满。胫则或肿而大，或消而小。髀胻则或大、或跛、或掉易无力、或偏枯不用，盖皆肾病而精髓不用于身之所致也）心脉满大，痫瘛筋挛。（脉者，心之所主。心者，神之所藏。心脉满大乃邪实而热。神机不利则为痫，血脉不荣则为瘛。热气内薄，则精血乾涸，而筋为之挛）肝脉小急，痫瘛筋挛。（魂者，肝之藏。筋者，肝所主。肝脉小急乃血虚有寒。血不充身，故亦痫瘛筋挛。因知内热风寒，皆足病此。虽寒热不同，而血衰一也）肝脉惊暴，有所惊骇。（惊，谓如驰骛之急，状疾促也，属阴血衰而阳热盛。肝魂惊骇者，魂不安也）肾脉小急，肝脉小急，心脉小急，不鼓，皆为瘕。（三阴脉皆小急而无鼓大之象，乃虚寒也，故病瘕。瘕，假也。假寒气而成形也）肾肝并沉，为石水。（肾肝位下脉，俱沉者，阴中阴病也，尝患石水。石水者，凝结少腹，沉坚在下也）肾肝并浮，为风水。（肝主风，肾主水。脉俱浮者，阴中阳病也，当患风水。风水者，游行四体，浮泛于上也）肾肝并虚，为死。（肾为五脏之根，肝为发生之主。脉虚，则根本拨矣）肾肝并小弦，欲惊。（脉小，阴虚也。小而兼弦，木邪胜也。气虚胆怯，故为欲惊）肾脉大急沉，肝脉大急沉，皆为疝。（疝者，寒邪结聚阴分也。脉大为实脉，急为寒脉，沉为里。肾肝受寒气而内据，故皆为疝，或为肾之水疝，或为肝之筋疝也）心脉搏急滑，为心疝。（心脉搏滑而急，是心受寒邪，故病心疝。《本经》：诊得心脉而急，病名心疝，少腹当有形也）

肺脉沉搏，为肺疝。（此承上文疝瘕之意而结束之也。三阳脉急，阳不和阴，则为瘕。三阳，太阳也。三阴脉急，阴不和阳，则为疝。三阴，太阴也）二阴急，为痫厥。（二阴，少阴也。寒客心肾，阳气不宣，神明不转，为心痫，为肾厥）二阳急，为惊。（二阳，阳明也。寒客于胃，浊气上干，则发为惊）胃脉沉鼓涩，胃外鼓大，心脉小坚急，皆鬲偏枯。（沉鼓涩，阳不足也。胃气不行于外也。外鼓大，阴受伤也，胃气不行于内也。皆非胃土柔和之脉。小坚急，血少而阴邪胜也。胃为水谷之海，心为血脉之主，胃气伤，血脉病，津液不荣于经络，故上下否鬲，半身偏枯也）男子发左，女子发右，不瘖舌转，可治，三十日起。（此申偏枯也。《本经》云：男子右为从，女子左为从。盖男以气为本，女以血为本，左属血，右属气也。今女发右、男发左是逆也。然声不瘖、舌可转是胃络上通于心，而舌为心窍，心胃之本脏尚无大伤也，故可治。期之以三十日，一月而阴阳周也）其从者，瘖，三岁起。（从者，男子发右，女子发左也。然声瘖，是胃阴不通于心，外轻而内重，故期以三岁起）不满二十者，三岁死。（以血气方刚之年辄见偏枯瘦疾，此气赋不足、早凋之兆也，不出三年死矣）脉至而搏，血衄身热者死。脉来悬钩浮，为常脉。（血衄，为阴虚脉，不应搏。搏，乃气极而然。身不应热，热乃阳失所依，故死。然失血之症，多由于阳热太盛，故但悬钩浮，而不至于搏，便是常脉，而非死脉也）脉至如喘，名曰暴厥。暴厥者，不知与人言。（喘者，如气之喘，谓急促也。阳气拂逆于中，使人忽昏冒不知人，是为暴厥）脉至如数，使人暴惊，三四日自己。（数主热。如数者，非真热之谓也。盖以猝动肝心之火，故令人暴惊。三四日，气平火衰，而自愈矣）。

此章论诸脉病形及吉凶也。《本经》举脉，每状其体，而鲜定名。《难经》仍之。《伤寒论》后渐取定名。《脉经》创七表、八里、九道之说。至李濒湖，立二十七脉。而《本经》论脉半废，不察，不知立言微妙，要皆后世所本，特亦有足以辅翼《本经》者，不可概弃耳。若伤寒热盛，脉浮大者生，沉小者死。温病三四日以下不得汗，脉大疾者生，细小难得者死。心腹痛痛不得息，脉细小迟者生，坚大疾者死。金疮出血，脉沉小者生，浮大者死。吐血衄血，脉滑小弱者生，实大者死。咳而呕腹胀且泄，脉弦急欲绝者死。咳脱形，发热，脉小坚急者死。又若浮脉，须尺内有力，为先天肾水可恃，发表无虞；沉脉，须右关有力，为后天脾胃可凭，攻下无虞。皆足以补《本经》之所不逮焉。

## 七、真脏脉

真肝脉至，（肝之真脏脉也）中外急，（中外，犹言浮沉。肝主木，其性劲急也）如循刀刃，责责然，（状坚硬也）如按琴瑟弦。（肝脉本弦，而

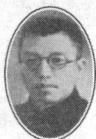

按之一线，且不流通，则无柔和象矣）色青白不泽，（有真脏脉，必有真脏色，肝之色青而白，肺乘肝也。不泽，精不足也）毛折乃死。（五脏率以毛折死者，皮毛得血气而充，毛折则精气败矣）真心脉至，（心之真脏脉也）坚而搏，（坚者，牢实。搏者，搏击。心脉本钩，而非微钩也）如循薏苡子累累然，（状短实坚小也）色赤黑不泽，（赤，心之色。赤而黑，水克火也）毛折乃死。真肺脉至，（肺之真脏脉也）大而虚，（大虚，浮散也。肺本毛，毛而散则根拔矣）如以毛羽中人肤，（状无力也）色白赤，不泽，（白，肺之色。白而赤，火刑金也）毛折乃死。真肾脉至，（肾之真脏脉也）搏而绝，（有力之甚也）如指弹石辟辟然，（状坚实也）色黑黄不泽，（黑，肾之色。黑而黄，土刑水也）毛折乃死。真脾脉至，（脾之真脏脉也）弱而乍数乍疏，（脾脉本软弱则无力矣，正气内夺，故至无伦次）色黄青不泽，（黄，脾之色。黄而青，木刑土也）毛折乃死。诸真脏脉见者，皆死不治也。（无胃气者即为真脏脉，故归不治）五脏者皆禀气于胃，胃者五脏之本也。（谷入于胃，以传于肺，五脏六腑皆以受气，是胃气为人生之大源也）脏气者，不能自致于手太阴，必因胃气乃至于手太阴也。（手太阴谓气口也。脏气之注气口者，皆受胃气以流于肺，然后得从肺而变现于气口也）。

此章论五脏之死脉也。所谓真脏者，以平脉之来，均有胃气混合其间，不易辨其脏脉之真相。今胃气既绝，则所现者，为脏脉之真相，故曰真脏脉，亦即无胃气之脉也。后世创十怪脉，亦为死征。十怪脉者，一曰釜沸，脉在皮肤，有出无入，如汤涌沸，息数俱无，乃三阳数极无阴之候，朝见夕死，夕见朝死。二曰鱼翔，脉在皮肤，头定而尾摇，浮浮泛泛，三阴数极，曰亡阳，当以死断。三曰弹石，脉在筋肉，辟辟凑指，促而坚硬，寻来即散。四曰解索，脉如解乱绳之状，散散无序。五曰屋漏，脉在筋肉间，如残霤之下，良久一滴，溅起无力，状如水滴溅地状，七八日死。六曰虾游，脉在皮肤，如虾游水面，杳然不见，须臾又来甚急，又依前隐然不动。七曰雀啄，脉在筋肉间，连连凑指，忽然顿无，如雀啄食之状，盖来三而云一也。八曰偃刀，脉如手循刀刃，无进无退，其数无准，四日难疗。九曰转豆，脉形如豆，周旋展转，并无息数，死可立待。十曰麻促，脉如麻子之混乱，细微至甚，轻者三日死，重者一日没。凡此，皆指脉之本体言，若脉与症不合，亦属危笃，前已说言之矣。

## 八、察色

察色，以言其时。（五色有衰王，部位有克贼。色脏部位，辨察明，而时可知也）庭者，首面也。（庭者，颜也。相家谓之天庭。天庭最高，色见于此者，上应首面之疾）阙上者，咽喉也。（阙在眉心。阙上者，眉心之上也。其位亦高，故应咽喉之疾）阙中者，肺也。（阙中，眉心也。中部之最高者，故应肺）下极者，心也。（下极者，两目之间。相家谓之山根。心居肺之下，故下极应心）直下者，肝也。（下极之下为鼻柱，相家谓之年寿。肝在心之下，故直下应肝）肝左者，胆也。（胆附于肝之短叶，故肝左应胆，其在年寿之左右也）下者，脾也。（年寿之下，相家谓之准头，是谓面王，亦曰明堂。准头属土，居面之中央，故以应脾）方上者，胃也。（准头两旁为方上，即迎香之上，鼻隧是也。相家谓之兰台廷尉。脾与胃为表里，脾居中而胃居外，故方上应胃）中央者，大肠也。（中央者，面之中央。谓迎香之外，颧骨之下，大肠之应也）挟大肠者，肾也。（挟大肠者，颊之上也。四脏皆一，惟肾有两。四脏居腹，惟肾附脊。故四脏次于中央，而肾独应于两颧）当肾者，脐也。（肾与脐对，故当肾之下应脐）面王以上者，小肠也。（面王，鼻准也。小肠为腑，应挟两侧，故面王之上，两颧之内，小肠之应也）面王以下者，膀胱、子处也。（面王以下者，人中也。是为膀胱、子处之应。子处，子宫也。凡人人中平浅而无髭者，多无子。是正子处之应。以上皆五脏六腑之应也。颧为骨之本，而居中部之下，故以应肩）颧后者臂也，（臂接手肩，故颧后以应臂）臂下者，手也。（手接于臂也）目内眦上者，膺乳也。（目内眦上者，阙下两旁也。胸两旁高处为膺，膺乳者，应胸前也）挟绳而上者，背也。（颊之外曰绳。身之后为背，故背应于挟绳之上）循牙车以下者，股也。（牙车，牙床也。牙车以下，主下部，故以应股）中央者，膝也。（中央，两牙车之中央也）膝以下者，胫也。下者，足也。（胫接于膝，足接于胫，以次而下也）巨分者，股里也。（巨分者，口旁大纹处也。股里者，股之内侧也）巨屈者，膝膑也。（巨屈，颊下曲骨也。膝膑，膝盖骨也。此盖统指膝部而言）此五脏、六腑、肢节之部也，各有部分。有部分，用阴和阳，用阳和阴。当明部分，万举万当。（部分既定，阴阳乃明。阳胜者，阴必衰，当助其阴以和之；阴胜者，阳必衰，当助其阳以和之。阴阳之用，无往不在，知其甚衰，万举万当矣）能别左右，是谓大道。男女异位，故曰阴阳，审察泽夭，谓之良工。（阳从左，阴从右。左右者，阴阳之道路也。故能别左右，是谓大道。男女异位者，男子左为逆，右为从；女子右为逆，左为从。故曰阴阳。阴阳既辨，又必能察其润泽枯夭，以决善恶之机，庶足谓之良工也）沉浊为内，浮泽为外。（内，主在里、在脏；外，主在表、在腑。皆言色也）黄赤为风，青黑为痛，白为寒，黄而膏润为脓水，赤甚者为血，痛甚为挛，寒甚为皮不仁。（凡五色之见于面部者，皆可因此而知其病也）五色各见其部，察其沉浮，以各浅深；察其泽夭，以观成败；察其散搏，以知远近；察其上下，以知病处。（浮者病浅，沉者病深；泽者无伤，夭者必败；散者病近，搏者病远；上者病在上，下者病在下）积神于心，以知往今。故相气不微，不知是非；属意勿去，乃知新故。（神积于心则明，故能知已往来今之事。相气

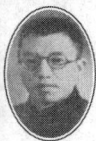

不微，言不细辨也，不知是非，无以知逆从也。属意勿去，专而无二也。新故，即往今之义）色明不粗，沉夭为甚。不明不泽，其病不甚。其色散，驹驹然未有聚，其病散而气痛，聚未成也。（稚马曰驹。驹驹然者，如驹无定散而不聚之谓。故其为病，尚散，若有痛处，因于气耳，非积聚成病也）男子色在于面王，为小腹痛，下为卵痛，其圆直为茎痛。高为本，下为首，狐疝癞阴之属也。（面王上下，为小肠、膀胱、子处之部，故主小腹痛，下及卵痛。圆直者，色垂绕于面王之下也。茎，阴茎也。高为本，下为首，因色之上下，而分茎之本末也。凡此者，总皆狐疝癞阴之属）女子色在于面王，为膀胱、子处之病。散为痛，抟为聚。方圆左右，各如其色形。其随而下至骶为淫，有润如膏状，为饮食不洁。（面王之部与男子同，而病与男子异者，以其有血海也，色散为痛，气滞无形也；色抟为聚，血凝有积也。然其积聚之或方、或圆、或左、或右，各如其外色之形象。若其色从下行，当应至尾骶而为浸淫带浊。有润如膏之物，乃饮食不洁所致也）左为左，右为右，其色有邪，聚散而不端，面色所指者也。（色见左者病在左，色见右者病在右。凡色有邪而聚散不端者，病之所在也。故但察色面所指之处，而病可知矣）色者，青黑赤白黄。皆端满，有别乡。赤者，其色赤，大如榆荚，在面王为不日。（色者，言正色也。正色凡五，皆宜端满。端为无邪，满为充足。有别乡者，言方位时日，各有所主之正向也。别乡赤者，又言正向之外而有邪色之见也。赤如榆荚见于面王，非其位也；不当见而见者，非其时也，是为不日。不日者，单以赤色为喻，而五色之谬见者，皆寿促也，可类推矣）其色上锐，首空上向，下锐下向，在左右如法。（凡邪随色见，各有所向，而尖锐之处，即其乘虚所进之方。故上锐者，以其正气之空虚，而邪乘之上向也。下锐亦然。其在左在右，皆同此法）。

此章论察色之部位也。以面部分属全体，视其面之局部而知身体局部之病。盖犹脉分三部，以分候五脏六腑也。惟所言病证，未能详尽，兹特举察目、察鼻、察耳、察口唇四大纲以补充之。第一为察目。凡目睛明能识见者，可治。睛昏不识人，或瞪目直视，或目睛正圆，或戴眼反折，或眼胞陷下，皆不治。开目欲见人者，阳证也；闭目不欲见人者，阴证也。目中不了了，睛不和，热甚于内也。目疼痛者，属阳明之热。目赤者，亦热甚也。目瞑者，必将衄血也。目睛黄者，将发身黄也。凡病欲愈，目眦黄，鼻准明，山根亮。第二为察鼻。鼻头色青者，腹中痛，苦冷者死。微黑者水气，黄色者小便难，白色者为气虚，赤色者为肺热，鲜明者有留饮。鼻孔干燥者，必将衄血。鼻孔干燥黑如烟煤，阳毒热深也。鼻孔冷滑而黑者，阴毒冷极也。鼻息鼾睡者，风温也。鼻塞浊涕者，风热也。鼻孔搧张者，为肺风，肺绝不治。第三为察耳。凡耳轮红润者生，或黄、或白、或青、或黑而枯燥者死。薄而白，薄而黑，皆为肾败。暴聋、耳中疼皆可治。若耳聋、舌卷、唇青皆难治。第四为察口唇。凡口唇焦干，为脾热。焦而红者吉，焦而黑者凶。唇口俱赤肿者，热甚也；唇口俱青黑者，冷极也。口苦者，胆热也；口中甜者，脾热也；口燥咽干者，肾热也。舌干口燥，欲饮水者，阳明之热也。口噤难言者，痉病也。上唇有疮为狐，虫食其脏；下唇有疮为惑，虫食其肛也。若唇青舌卷，唇吻反青，环口黧黑，口张气直，口如鱼口，口唇颤摇不止，气出不反，皆不治。

## 九、脏色

以五色名脏，青为肝，赤为心，白为肺，黄为脾，黑为肾。肝合筋，心合脉，肺合皮，脾合肉，肾合骨也。（言五色五脏之配合也。凡病察脉观色，以此合之五脏之病，无遁情矣）目赤色者，病在心，白在肺，青在肝，黄在脾，黑在肾。黄色不可名者，病在胸中。（五脏六腑，目为之候。故目之五色，各以其气而见本藏之病。脾应中州，胸中者，脾气之充也）至于色见青如草滋者死，（如草滋者，纯于青而色深也）黄如枳实者死，（黄黑不泽也）黑如炲者死，（炲烟煤也）赤如衄血者死，（衄血，死血也，赤紫而黑）白如枯骨者死，（枯槁无神也）此五色之见死也。（脏气败于中，则神色夭于外，夭必死矣）青如翠羽者生，赤如鸡冠者生，黄如蟹腹者生，白如豕膏者生，黑如乌羽者生，此五色之见生也。（此皆五色之明润光彩者，故见之者生）生于心，如以缟裹朱；生于肺，如以缟裹红；生于肝，如以缟裹绀；生于脾，如以缟裹栝楼实；生于肾，如以缟裹紫，此五脏所生之外荣也。（生，生气也，言五脏所生之正色也。缟，素帛也。以缟裹五物者，谓外皆白净而五色隐然内见也。朱与红皆赤，朱言其深，红言其浅也。绀，青而含赤也。凡此，皆五脏所生之正色，盖以气足于中，而后色荣于外者如此）。

此章论五色之分配也。五色虽分五脏，但其扼要之点，全在夭泽。夭者，枯晦之义；泽者，明润之义。犹切脉之分无胃气、有胃气也。故无胃气者死，夭者亦死；有胃气者生，泽者亦生。虽然，以色辨死生，仅望法中之一部份。其有不以色断死生者，亦不可不知，今试缕述，以资参考。凡舌卷囊缩，肝绝也；口不合，脾绝也；肌肉不滑，唇反，胃绝也；发直齿枯及黑，遗尿，肾绝也。毛焦面黑，直视、目瞑不见，阴气绝也；目眶陷，目系倾，汗出如珠，阳绝也。病后喘泻，脾脉将绝也。目正圆，痉，不治。手撒戴眼，太阳绝也。吐沫，声如鼾睡，面赤、面青黑，唇青，人中满，唇反，发与眉冲起，爪甲下肉黑，手掌无纹，脐凸，足蹠肿，面青，但欲伏眠，目视不见，汗出如油，肝绝，八日死。眉倾者胆绝，手足爪甲青或脱落，呼骂不休，筋绝，八日死。肩息回视，心绝，立死。发直如麻，

231

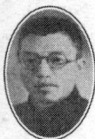

不得屈伸，自汗不止，小肠绝，六日死。口冷足肿，腹热脐胀，泄利无时，不觉，脾绝，五日死。脊痛肿，身重不可反覆，胃绝，五日死。耳干，舌背肿，溺血，大便赤泄，肉绝，九日死。口张，气出不返，肺绝，三日死。泄利无度，大肠绝；齿枯，面黑，目黄，腰欲折，自汗，肾绝，四日死。齿黄枯落，骨绝。

## 十、诸色症

赤脉之至也，喘而坚。诊曰：有积气在中，时害于食，名曰心痹。得之外疾，思虑而心虚，故邪从之。（此所以合脉色也。赤者，心之色。脉喘而坚者，谓急甚如喘而坚强也。心脏居高，病则脉为喘状，故于心肺二脏独有之。喘，为心气不足；坚，为病气有余。心脉起于心胸之中，故积气在中，时害于食。积为病气积聚，痹为脏气不行。外疾，外邪也。思虑心虚，故外邪从而居之矣）。

白脉之至也，喘而浮。上虚下实，惊，有积气在胸中，喘而虚，名曰肺痹。寒热，得之醉而使内也。（白者，肺色见也。脉喘而浮者，火乘金而病在肺也。喘为气不足，浮为肺阴虚。肺虚于上，则气不行而积于下。故上虚则为惊，下实则为积。气在胸中喘而且虚。病为肺痹者，肺气不行，而失其治节也。寒热者，金火相争，金胜则寒，火胜则热也。其因醉以入房，则火必更炽，水必更亏，肾虚盗及母气，故肺病若是矣）。

青脉之至也，长而左右弹，有积气在心下、支胠，名曰肝痹。得之寒湿，与疝同法，腰痛足清头痛。（青者，肝色见也。长而左右弹，言两手俱长而弦强也。强，搏击之义。此以肝邪有余，有气积心下，及于支胠，因成肝痹。然得之寒湿，而积于心下、支胠者，则为肝痹；积于小腹、前阴者，则为疝气。总属厥阴之寒邪，故云与疝同法。肝脉起于足大趾，与督脉会于巅，故病必腰痛、足冷、巅痛也）。

黄脉之至也，大而虚。有积气在腹中，有厥气，名曰厥疝。女子同法。得之疾使四肢，汗出当风。（黄者，脾色见也。脉大，为邪气甚；虚，为中气虚。中虚则脾不能运，故有积气在腹中。脾虚助木乘其弱，水无所畏，而肝肾之气上逆，是为厥气。且脾、肝、肾经皆结于阴器，故名曰厥疝，而男女无异也。而厥皆禀气于脾，疾使之，则劳伤脾气，而汗易泄。汗泄助表虚，而风邪客之，故为是病）。

黑脉之至也，上坚而大，有积气在小腹与阴，名曰肾痹。得之沐浴清水而卧。（黑者，肾色见也。上言尺之上，即尺外以候肾也。肾主下焦。脉坚而且大者，肾邪有余，故主积气在小腹与阴处，因成肾痹。其得于沐浴清水而卧者，以寒湿内侵，而气归同类，故病在下焦，而邪居于肾）。

此章论诸色之症候也。其举五色证候，均与脏象并参。盖脉之小大、滑涩、沉浮可以指别。五脏之象，可以类推。五脏相音，可以意识。五色微诊，可以目察。能合脉色，可以万全，正《本经》论诊断主要旨也。

至于察色之法，近今多倾向于舌部。其大要，凡舌鲜红者吉，青为冷，青而紫者为阴为寒，赤而紫者为阳为热，黑而亢极为难治。凡舌上苔白而滑者，表有寒也。又曰，丹田有热，胸中有寒也。苔黄而燥渴者，热盛也。苔黑而燥渴者，热甚而亢极也。若不燥渴，舌上黑胎而滑者，为寒为阴也。舌卷而焦，黑而燥者，阴毒热极也。舌青而苔滑者，阴毒冷极也。舌肿胀，舌上燥裂，舌生芒刺，皆热甚也。舌硬舌强，舌短缩，神气皆乱，语不清者死。又阴阳易病，吐舌数寸者死。则以面色不易辨，而舌较显著也。余谓此外又有察身之法，亦宜注意。

所谓察身者，舍脉色而察其形体所表现之状态。如病人身轻，能自转侧者，易治。若身体沉重，不能转侧者，难治。盖阴证则身重，必足冷而踡卧，常好向壁卧，闭目不欲向明，懒见人，阴毒身如被杖之疼，身重如山，不能转侧，要当辨之。阳证则身轻，手足和缓，开目欲见人，为可治。若头重视身，此天柱骨倾，元气败也。凡伤寒传变，循衣摸床，两手撮空，此神去而魂乱也，凡病人皮肤润泽者生，枯燥者死。《内经》曰：脉浮而洪，身汗如油，喘而不休，形体不仁，乍静乍乱，此为命绝。在诊断学上，颇能供吾侪之一种佐证。总之诊断之结果，即为用药之标准。宁精毋疏，宁繁毋简。故在昔轩岐愍生民之疾苦，探赜索隐，溯源穷流，垂法以福后世。而以望闻问切著为四诊法，以决阴阳、表里、寒热、虚实、死生、吉凶。今人止据脉供药，欲其不谬得乎？况豪富之家，妇人居帷幔之中，复以帛蒙手臂，即无望色之神，听声之圣，又不能尽切脉之巧，未免详问。病家厌烦，以为术疏，得药不服者有之。以病试医，以命试药，医复轻视人命，妄举妄谈，不两失乎！是以医为司命，若不明辨精察，据的投治，忍心害理，是己非人，实大背仁人之用心也。

（上海秦伯未著述，昆山陈中权校对）

# 第四章 《内经》治疗学

治疗学，可以分数项序述。一关于汤液者，一关于心理者，一关于手术者。而上古时代实无此种种方法，仅含有神秘而无聊之祈祷与符咒而已。祈祷者，所以通人之情于神也。《书经》云：周公祷武王之疾而廖；《论语》云"子疾病，子路请祷"，可引为证。符咒者，谓能以己身之炁，禁物而咒之，便如己意也。《素问》云：古之治病，惟其移精变气，可祝由而已。又云：先巫知百病之胜，先知其所从生者，可祝而已。皆其征也。所以然者，当时民智未启，皆以疾病为鬼神所祟，而不知疾病之原理，惟有媚事鬼神。即偶有撮土为剂，刮木作饵而愈者，亦必曰天降之福。巫医以一人兼为，故此时之治疗，可称为神祇时代之医术。

此不特中国为然，即西洋亦然。古代诸邦之医学，均为希腊之医学，即后世之医学，莫不渊源于希腊。故全世界之医学，自今日论之，谓为悉本诸希腊可也。而希腊之医学，始于纪元前一千年。其第一期，亦为信仰神魔之时代。此时代之疾病，深信为鬼神之所为。治疗之方法，不外祈祷。第二期始于纪元前第六世纪，医学渐离宗教信仰之外，蒙自然哲学之影响。此时代之哲学者，兼为医家，如壁泰氏、爱谟配独氏等。医学之他位，渐次独立，离宗教迷信之支配，注目于疾病之自然的原因。直至第三期歇氏出，承诸家业绪，以当日盛行之自然哲学为根据，创立学说。本诸经验，而古希腊之医学，由是大成。于此中外合观，可知医学之发明，肇端于无聊之治疗。由无聊之治疗，而生有意识之治疗。积有意识之治疗，而生经验，而产生生理、病理等学。然则治疗学之重要为何如？虽然无疾苦，即无治疗。无治疗，即无医学。疾苦无界限，即治疗无止境。

《内经》有言：逆其气则病，顺其气则愈。此语实开治疗之无限法门。因是余得拟一定律如次：治疗之根据，在恢复生理之障碍，纵有寒热、攻补等等之异趋，而终以制伏病主，不叛生理为原则。今将《内经》中关于治疗方法，类叙于下，读此可得其大纲焉。

## 一、根本治法

治病必求其本。顺其志，故临病人问所便。（便，宜也）夫中热消瘅，（瘅，旱也）则便寒。寒中之属，则便热。胃中大热、则消谷，令人悬心善饥。（悬心者，胃火上炎心血被燥，而悬悬不宁也）脐以下皮热，肠中热，则出黄如糜。（出黄，指大便糜腐烂也）脐以上皮寒，胃中寒，则腹胀；肠中寒，则腹鸣飧泄。（飧，铺也）胃中寒，肠中热，则胀而且泄；胃中热，肠中寒，则疾饥。（疾，速也）小腹痛胀，胃欲寒饮，肠欲热饮。禁之则逆其志，顺之则加其病。告之以其败，（恣情之为害也）导之以所便。春夏先治其标，后治其本；（春夏发生，宜先养气以治标）秋冬先治其本，后治其标。（秋冬收藏，宜先固精以治本）便其相逆。（委曲以便其情也）饮食衣服，适其寒温。（适，当也）寒无凄怆，暑无出汗。（暑，热也）食饮者，热无灼灼，寒无沧沧。寒热中适，故气将持，（气者，精气也。将，扶持也）乃不致邪僻也。

此章论治病当穷根本，而顺意志。得其本而后可以施治，顺其志而后可以利导。本者，原也，始也。盖有变必有象，有象必有本。凡事有必不可不顾者，即本之所在。故死以生为本，欲救其死，勿伤其生；邪以真为本，欲攻其邪，必顾其真；血以气为本，气来则行，气去则凝；证以脉为本，脉吉则吉，脉凶则凶；内者外之本，外实者何伤，中败者堪畏；下者上之本，滋苗者必先固根，伐下者必枯其上；虚者实之本，有余者拔之何难，不足者攻之何忍；真者假之本，浅陋者知现在，精妙者疑是独明。《淮南子》曰：所以贵扁鹊者，知病之所从生也。王应震曰：见痰休治痰，见血休治血，无汗不发汗，有热莫攻热，喘生休耗气，精遗不涩泄，明得个中趣，方是医中杰。真知本之言也。

顺其志者，不逆病人之情也。所谓病人之情者，有素禀之情，如五脏各有所偏，七情各有所胜；阳脏者偏宜于凉，阴脏者偏宜于热；耐毒者缓之无功，不耐毒者峻之为害。有好恶之情，不惟饮食有憎爱，抑且举动皆关心。性好吉者，危言见非；意多忧者，慰安云伪；未信者忠告难行，喜疑者深言则忌；有富贵之情，富多任性，贵多自尊。任性者，自是其是，真是者，反成非是；自尊者，遇士或慢，自重者安肯自轻。有贫贱之情，贫者，衣食不能周，况乎药饵；贱者，惶劳不能释，怀抱可知。又若有良言甫信，谬说更新，此中无主而易乱者之为害也。有最畏出奇，惟求稳当，此内多惧而过慎者之为害也。有以富贵而遇贫贱，深情牵挂，戚戚予心，心病焉来心药？有以急性而遭迟疾，更医杂投，遑遑求速，速变所以速亡。有讳疾而不肯言，有隐情而不敢露。病人之情，岂易顺哉，全在变通之士耳。

## 二、标本治法

先病而后逆者，治其本；（逆，气血之逆也）先逆而后病者，治其本。先寒而后生病者，治其本；先病而后生寒者，治其本。先热而后生病者，

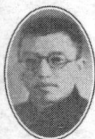

治其本,先热而后生中满者,治其标。(中满,属脾胃,脾胃为脏腑生化之大源,故先及之)先病而泄者,治其本;(泄,泄泻也)先泄而后生他病者,治其本。先病而后生中满者,治其标,先中满而后烦心者,治其本。小大不利,治其标,(小大,指前后二便。二便不通,为危急之候,故亦先之)小大利,治其本。先小大不利而后生病者,治其本。病发有余,(邪气实也)本而标之,(邪气实,则必侮及他脏,当先诛根)先治其本,后治其标;病发而不足,(精气虚也)标而本之,(精气虚,则必受他脏之侮,当先止其传)先治其标,后治其本。谨察间甚,(间甚,犹言轻重也)以意调之,间者并行,(并行者,言兼治也)甚者独行。(病重者,治宜精专,难容杂乱,故曰独行)。

此章论治病于求本外,更有治标之法也。治标于危殆时,不得已而出之,盖即所以治本。观治本者十之八九,治标惟中满及小大不利二候,可知,亦不过因其急而不得不先之也。如治病必求于本,"必"字即中满、大小不利二证。亦有急与不急之分,而先后乎其间者。今人动称"急则治其标,缓则治其本",正不知孰为可缓,孰为最急,颠倒错认,但见举手误人耳。至二便之治,小便尤难。但知癥结所在,则大肠之血燥者,不在硝黄;而膀胱之气闭者,又岂在五苓乎。

夫标本病者,切实言之,先后之病气也。先病为本,后病为标。人身真气调和,外感风、热、湿、火、燥、寒之气,谓之客气。则以外感客气为本,三阴三阳真气为标。若真气先病,因病而生风、热、湿、火、燥、寒之气,谓之同气。则以三阴三阳真气为本,所生同气为标。所以名客气者,风、热、湿、火、燥、寒六气,侵于人身而始病也;名同气者,人身厥阴之气同于风,少阴之气同于热,太阴之气同于湿,少阳之气同于火,阳明之气同于燥,太阳之气同于寒。病三阴三阳之真气,因有风热湿火燥寒之同气而为病也。故有治标治本、先治后治诸则,此其大要也。若推而广之,则一切病以先现为本,后现为标,固有不能以同气客气限之者矣。

### 三、正治法

寒者热之,热者寒之。微者逆之,(逆,逆治也,如以寒治热、以热治寒之类)甚者从之。(从,从治也,如以寒治寒、以热治热之类)坚者削之,(坚坚积也)客者除之,(客,外感客气也)劳者温之,(温,养也)结者散之,留者攻之,(留,滞着也)燥者濡之,(濡,润也)急者缓之,(急,拘急也)散者收之,损者益之,(益,补益也)逸者行之,(逸,不活动也)惊者平之。(惊则气上也)上之下之,(上下,犹言升降)摩之浴之,薄之劫之,(薄,追其隐藏也;劫,夺其强盛也)开之发之,适事为故。逆者正治,从者反治,从多从少,(多少,指所从药言)观其事也。(相机而行之）因其轻而扬之，（轻者，浮于表；扬，散也）因其重而减之，（重者，实于下）因其衰而彰之，（衰者，气血虚；彰者，补之、益之，使复彰也）形不足者温之以气，精不足者补之以味。其高者，因而越之；（越，发扬也，谓升之涌之也）其下者，引而竭之。（竭，祛除也，谓荡涤之、疏利之也）中满者泻之于内，其有邪者渍形以为汗，（邪，指外邪渍浸也）其在皮者汗而发之，其慓悍者按而收之，其实者散而泻之。血实宜决之，（决，谓泄去也）气虚宜掣引之。（掣，谓挽回也）。

此章论一般之正治法也。正治者，用与病气相反之药治之，使病菌因而扑灭。虽病气与药相反，而实合治疗之原则，所谓逆者正治是也。上列诸法，为徐子才十剂之蓝本。十剂者：一，补可扶弱。如先天不足宜补肾，后天不足宜补脾，气弱宜补肺，血弱宜补肝，神弱宜补心等。是二，重可镇怯。如怯则气浮，重以镇之。是三，轻可去实。如风寒之邪，中于人身，痈疮疥痤，发于肢体，宜轻扬之使从外解。是四，宣可去壅。如头目鼻病，牙禁喉塞，实痰在肠，水火交结，气逆壅满，法当宣达，或嚏或吐，以令布散。是五，通可行滞。如火气菀滞，宜用通剂，利其小便。是六，泄可去闭。如邪盛则闭塞，必以泄剂从大便夺之。是七，滑可去著。如痰黏喉，溺浊淋，大肠痢等症，宜滑泽以涤之。是八，涩可固脱，如开肺洞泻，溺遗精滑，大汗亡阳等症，宜收涩以敛之。是九，湿可润燥，如风热怫郁，则血液枯竭而为燥病，上燥则渴，下燥则结，均宜清润。是十，燥可去湿，如外感之湿，汗而去之，湿泛为痰，化而降之，湿停不溺，利而行之。是十剂，为药之大体，详之可无遗失。特缺寒热一端，寒热者证治之大端也。寒能制热，热证如伤寒、温疟、虚劳，何一不有，当以寒药治之。甘寒之剂，白虎汤之类；苦寒之剂，龙胆泻肝汤之类。大抵肺胃肌热宜银、翘、石膏，心腹热宜芩、连，肝肾热宜黄柏、知母、胆草。热可制寒，当用辛温之品。附子汤、附子细辛汤治太阳少阴之寒，四逆汤、理中汤治脾肾之寒，吴萸汤、乌梅丸治肝寒，青龙汤治肺寒，薤白治心胸之寒，回阳救急汤统治里寒，桂枝汤统治表寒之类。方剂虽繁，不越此补重、轻宣、通泄、滑涩、湿燥、寒热十二字。神而明之，可以统治百病矣。

## 四、反治法

热因寒用，（大寒内结，当治以热，此属正治）寒因热用，（火热在中，当治以寒，此亦正治）塞因塞用，（下气虚乏，中焦气壅，散满则更虚其下，惟有峻补其下，以疏启其中，此属反治）通因通下，（大寒内凝，大热内蓄，积聚留滞，泻利不止，寒滞以热下之，热滞以寒下之，此亦反治）必伏其所主，而先其所因。（主，主病因。病因，即求本之谓）其始则同，其终则异。（热治热，寒治寒，是始同也；热者寒，寒者热，是终异也）可

秦氏内经学

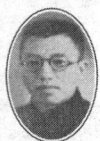

使破积，可使溃坚，可使气和，可使必已，（已愈也）逆之从之，逆而从之，（先逆而后从也）从而逆之。（先从而后逆也）疏气令调，则是道也。（凡此，皆所以使气血调和之大法也）夫治寒以热，治热以寒，绳墨也。有病热者寒之而热，有病寒者热之而寒，二者皆在，新病复起。（新病，指变病）是治王气（言专顾病之王气，而不顾其衰气。如但治阳盛，不治阴虚；专用苦寒，不明补阴配阳之妙）所以反也。而不知诸寒之而热者取之阴，（热病而寒不能解，非火之有余，乃真阴之不足也）热之而寒者取之阳，（寒病而热不能解，非寒之有余，乃真阳不足也）所谓求其属也。

此章论一般之反治法也。反治者，用与病气相同之性味治之，而收效与正治法仍相同。夫病有反治，以证有真假，真者可正治，而假者不得不用反治，以伪诱伪也。譬之真寒则脉沉而细，或弱而迟，为厥逆，为呕吐，为腹痛，为飧泄下利，为小便清频，即有发热，必欲得衣，此浮热在外而沉寒在内也；真热则脉数有力，滑大而实，为烦躁喘满，为声音壮厉，或大便秘结，或小水赤涩，或发热掀衣，或胀痛热渴，皆可正治。假寒者，外虽寒而内则热，脉数而加，或沉而鼓击，或身寒恶衣，或便热秘结，或烦渴引饮，或肠垢臭秽。此则恶寒非寒，明是热证。所谓热极反兼寒化，阳盛隔阴也。假热者，外虽热而内则寒，脉微而弱，或数而虚，浮大无根，或弦芤断续。身虽炽热而神则静，语言谵妄而声则微，或虚狂起倒而禁之则止，或蚊迹假斑而浅红细碎，或喜冷饮而所用不多，或舌胎虽赤而衣被不撤，或小水多利，或大便不结。此则恶热非热，明是寒证。所谓寒极反兼热化，阴盛隔阳也，皆当反治。

至如虚实之治，至虚有盛候，则有假实矣。大实有羸状，则有假虚矣。虚者，精气虚也。为色惨形瘦，为神衰气怯，或自汗不收，或二便失禁，或梦遗精滑，或呕吐隔塞，或病久攻多，或气短似喘，或劳伤过度。虽外证似实，而脉弱无神者，皆虚证之当补也。实者，邪气实也。或外闭于经络，或内结于脏腑，或气壅而不行，或血流而凝滞。虽外证似虚，而脉来盛实者，皆实证之当攻也。然则虚实之间，最多疑似，有不可不辨其真耳？若真气既虚，则邪气虽盛，亦不可攻，盖恐邪未去而真先脱。故治虚邪者，当先顾真气。真气存，则不致于害。盖未有真气复而邪气不退者，亦未有真气竭而命不倾者。如必不得已，亦当酌量缓急，权衡多少，寓战于守，斯可矣。总之，假虚之证不多见，而假实之证最多。假寒之证不难治，而假热之治多误。真假能辨，逆从自明矣。

## 五、外邪治法

邪风之至，疾如风雨，（疾，速也）故善治者治皮毛，其次治肌肤，其次治筋脉，其次治六腑，其次治五脏。治五脏者，半死半生也。（邪愈深则治愈难也）天之邪气，（风寒暑湿火燥，无形者也）感则害人五脏；（喉主天气，而通于脏也）水谷之寒热，（水谷，有形者也）感则害人六腑；（咽主地气，而通于腑也）地之湿气，感则害人皮肉筋脉。（湿性凝滞，营卫之不利也）善诊者，察色按脉，先别阴阳。审清浊，而知部份；（望色也）视喘息，听音声，而知所苦；（闻声也）观权衡规矩，而知病所主；（《本经》论脉，有"春应中规，夏应中矩，秋应中衡，冬应中权"之文）按尺寸，观浮沉滑涩，而知病所生。（切脉也）以治无过，（过，过失也）以诊，则不失矣。

此章论治外邪之程序也。邪从外至，治必先表，以止内传，即"圣人不治已病治未病"之旨。张仲景曰：时气不和，便当早言，寻其邪由，及在腠理，以时治之，罕有不愈；患人忍之，数日乃说，邪气入脏，则难可制。扁鹊见齐桓公，谓病在腠理，三见之后，则已入脏，不可治而逃。可知外邪之症，断非早治不可。盖病之始入，风寒既浅，气血脏腑未伤，自然治之甚易。至于邪气深入，则邪气与真气相乱。欲攻邪则碍真，欲扶真则碍邪，即使邪渐去而真已不支矣。若得病之后，更或劳动感风，伤气伤食，尤为危笃之渐。

治外感，如将兵之贵神速，一扑而尽。盖早平一日，则人少受一日之害。故外感内伤，为证治两大关键。而去其所本无，复其所固有，两言可尽。如六淫外袭，身中气血日失和平。一切外感有余之症，有须汗吐下和之法，皆是去其所本无也；若七情受伤，脏腑有损，身中气血，日就亏耗。一切内伤不足之症，有须滋填培补之治，皆是复其所固有也。特外感病挟食者颇多，当思食为邪里，散其邪则食自下。若难消导于发散中，不专达表，胃汁复伤，因而陷闭者有之。至若风多挟暑湿寒，或挟燥火，或恼怒，或劳倦，或房事，及肝气宿瘀诸血证，皆外感病之不无有挟者。所贵随症制宜，斟酌尽善耳。

## 六、内伤治法

病有不从毫毛生，而五脏阳已竭也。津液充郭，（郭，廓通，谓阳气虚则津液不行，而滞于形体也）其魄独居，（魄属阴，谓阳去则阴独留也）精孤于内，（精中无气，故曰孤）气耗于外，形不可与衣相保。（皮肤胀满，身体羸败，形衣不相保合也）此四极急而动中，（四极，四肢也。急，胀急也。动中，喘咳起于内也）是气拒于内，（气，指水气）形弛于外。（弛，指弛废）平治于权衡，去菀陈莝。（菀，积也。陈，久也。莝，腐草也）是以微动四极，（使流通而气易行）温衣，（助肌表之阳）缪刺其处，（缪刺者，以左取右，以右取左，去大络之留滞也）以复其形。开鬼门，（鬼门，汗孔也）洁净腑，（净腑，膀胱也）精以时服，（服，行也）五阳已布，疏

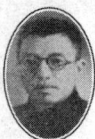

涤五脏，故精自生，形自盛，骨肉相保，巨气乃平。（大气因而和平也）。

此章论治内伤之程序也。凡邪害脏腑，皆得名曰内伤，非仅限于虚怯一症。其属虚怯者，更因体质不同，各有所偏。偏于阴虚，脏腑燥热，易感温病，易受燥气。偏于阳虚，脏腑寒湿，易感寒邪，易患湿症。气类之感召，即《易经》"水流湿，火就燥"之理也。此虚根乎生初，可因其体质何偏，而平素起居饮食消息之，无俟乎蛮补也。惟大病被汗吐下后，邪去而气血不能遽复，及妇人新产后，血液去而形气不足以充，则不得不资补益，以恢复其固有耳。

虚证不难治，而每误于因病似虚，因虚致病。所谓因病似虚者，其人本无他恙，或感六淫之邪，或伤饮食之积，或为情志怫菀，或为气血瘀留，以致精神昏昧，头目昏花，懒于言语，倦于动作，口中无味，面目萎黄，气短脉沉，厥冷泄泻。种种见症，羸状杂彰，而菀邪内固。病者每不谨于恒，无不以虚自据，而畏攻畏削。傍人但执外见之形，无不指其虚而劝补。医者复多不明标本，专听陈述病源，辄投补剂。邪得补而愈甚，积得补而愈深，怫郁者解散靡从，瘀留者滋蔓益甚，又安知此病之非虚所致乎？所谓因虚致病者，其人先天之赋禀素弱，后天之调养复乖，或纵欲而伤精，或心苦而神耗，或处境有冻馁劳役，或任情有骄恣宴安。精伤者，肾旷其作强之官；神耗者，心失其君主之用。形寒饮冷伤肺，饥饱劳役伤脾，贫贱者多有之；大怒逆气伤肝，醇醴厚味伤胃，富贵者多有之。内藏即伤，外患易作。以致阳虚恶寒，阴虚恶热，上气喘满，胁胀腹膨，前后不通，躁扰闷乱，饮食不久，脉大无根。种种形证，虚而类实，虽肌肉未脱而神宰消亡，即起居如常而患端萌伏，然变证百出，本乎一虚。于此应补之际，而病人、旁人转生疑虑，或谓外邪未散，或谓内积未除。欲补阴畏寒凉之伤脾，欲补阳畏燥热之助火。加之无断之医，迁就苟合，殊不知此病之皆虚所致也！故能辨此二者，虚证治之斯易，何患方书日众，治法日误哉。

## 七、七情治法

凡诊病者，必问饮食起居。暴乐暴苦，始乐后苦（乐则喜，喜则气缓；苦则悲，悲则气消）皆伤精气。精气竭绝，形体毁沮。（沮，疽也）暴怒伤阴（怒伤肝也）暴喜伤阳。（喜伤心也）厥气上行，（厥，逆也）满脉去形。（气逆于脉，故曰满；精离其形，故曰去）愚医治之，不知补泻，不知病情，精华日脱，邪气乃并。（邪气指喜怒偏胜之气也）故凡未诊病者，必问。尝贵后贱，（心必屈辱）虽不中邪，（邪，外感也）病从内生，名曰脱营。（营犹荣也）尝富后贫，（心必忧煎）名曰失精。（精，五脏之精气也）五气留连，（五脏气衰不运也）病有所并。医工诊之，不在脏腑，（内无邪也）不变躯形，（外无邪也）诊之而疑，不知病名。身体日减，（减，瘦消也）气虚无精，（无精，犹言精衰也）病深无气，（病日进，则气日虚也）洒洒然时惊。病深者，以其外耗于卫，内夺于荣。（此申洒洒然者，以气虚而寒也。惊者，以血少而怯也）良工所失，不知病情，治之过也。

此章论七情病之治法也。七情，即《本经》之五志。五志之外，尚余有二，总之曰喜怒忧思悲恐惊。然情有七，无非出于五脏。而求其所由，无不从心所发。证之《本经》，忧愁恐惧则伤心，怵惕思虑则伤神，悲哀忧愁则心动，心动则五脏六腑皆摇。可见心为五脏六腑之大主，而总统魂魄，兼赅志意，所谓五志惟心所使也。至此处出其文而无治法。则《本经》"怒伤肝，悲胜怒；喜伤心，恐胜喜；思伤脾，怒胜思；悲伤肺，喜胜悲；恐伤肾，思胜恐"，已启其端。盖七情之病，还以七情治之，草木之品，终难奏效也！

尝考七情为内伤之本。《本经》曰：百病皆生于气。怒则气上，喜则气缓，悲则气消，恐则气下，惊则气乱，劳则气耗，思则气结，寒则气收，热则气泄。《难经》论五劳：谓自上损下者，一损肺，咳嗽；二损心，盗汗；三损胃，食减便溏；四损肝，善怒筋缓；五损肾，淋漏。过胃则不治。自下损上者，一损肾，遗浊经闭；二损肝，胁痛；三损脾，食减，腹泻肌消；四损心，惊悸不寐；五损肺，咳喘。过脾则不治。《金匮》谓：肺痿损气，心劳损神，脾劳损食，肝劳损血，肾劳损精。与此同义。后人又推为六极：六极者，数转筋，指甲痛，为筋极；牙疼踵痛，足痿不耐久立，为骨极；面无华色，头发堕落，为血极；肤如虫行，体肉干黑为肉极；肌无膏泽目无精光，为精极；气少不能言，胸胁逆满为气极。然则内伤首言七情者，原病之所由起也；分言五劳者，明病之所由传也；推言六极者，穷病之所至极也。医者但知益气、益精、缓中、调营卫、调饮食等法，而卒鲜效者，皆不能由七情着眼耳。

## 八、五方治法

一病而治各不同，皆愈者，地势使然也。故东方之域，天地之所始生也。（天地之气自东而来）鱼盐之地，滨海傍水，其民食鱼而嗜咸。皆安其处，美其食。鱼者使人热中，（鱼生水中，外阴而内阳）盐者胜血，（咸能凝血，故多食则渴）故其民皆黑色疏理，（血弱故也）其病皆为痈疡，（热中故也）其治宜砭石，（砭石，石针也）故砭石亦从东方来。（言砭石法当肇于东）西方者，金玉之域，沙石之处，天地之所收引也。（天地之气西而降）其民陵居而多风，水土刚强。其民不衣而褐荐，（褐，毛布也；荐，草茵也）华食而脂肥，（华，浓厚也）故邪不能伤其形体。（肌肉实而肤腠密也）其病生于内，其治宜毒药，（毒药，总赅药饵言，药性皆偏，多食俱能损人故也）故毒药亦从西方来。（言药饵之法当肇于西）北方者，天地所闭

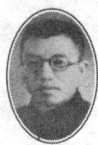

藏之域也。（天地之阴在北也）其地高陵居，风寒冰冽。其民乐野处而乳食，脏寒生满病，（脏寒多滞，则生胀满）其治宜灸炳，（灸，艾灸；炳，灼也）故灸炳者亦从北方来。（言灸炳之法当肇于北）南方者，天地所长养，阳之所盛处也。（天地之阳在南也）其地下，（下，卑也）水土弱，雾露之所聚也，（犹言湿盛也）其民嗜酸而食腑，（腑，腐也，如豉酱之属）故其民皆致理而赤色，其病挛痹，（酸性收，而腑多湿也）其治宜微针，故九针亦从南方来。（言针法当肇于南。九针者，镵针、员针、鍉针、锋针、铍针、员利针、毫针、长针、大针是）中央者，其地平以湿，天地所以生万物也众。其民食杂而不劳，（四方辐辏，万物所归也）故其治多痿厥寒热，其治宜导引按跷，（导引按跷，即推拿按摩也）故导引按跷亦从中央出也。（言导引按跷之法当肇于中央）故圣人杂合以治，各得其所宜。病虽异而病皆愈者，得病之情，知治之大体也。

此章论五方之一般治法也。五方不同，酿病各异，谓之地方病，以仅限于一地为然。盖人禀天地之气以生，故其气体随地而别。西北之人，气深而厚，凡受风寒，难于透出，宜用疏通重剂；东南之人，气浮而薄，凡遇风寒，易于疏泄，宜用疏通轻剂。又西北地寒，当用温热之药，然或有邪蕴于中而内反甚热，则用辛寒为宜；东南地温，当用清凉之品，然或有气邪随散，则易于亡阳，又当用辛温为宜。皆当随地制宜，随俗将意。故入其境，必问水土风俗，而细调之。不但各方各别，即一方之中，风气亦回殊。且所出之泉，所产之物，皆能致病。士人往往有极效之方，宜详审访察。否则恃已之能，执已之见，反为士人笑矣。

夫各方之病不同，治疗之法以歧。宋元诸家遂创"古方不能治今病"之议，意谓今人体气薄弱，只宜平和之剂。故偏于温补者，每遵阳能生阴之说，不独芩连、知柏畏其寒凝，即丹芍、地冬，亦所忌用；偏于滋补者，又守阴常不足之论，不但附桂、姜黄，视若砒鸩，即香砂、丁蔻，亦不轻投。将仲景方书，置之高阁。不知仲景著书，当为久远计，非为一时计。况药本攻病，有是病则病受之，无是病不独峻剂能伤真气，即和平之品，亦堪杀人。然而，彼辈之废古方，当有鉴于效用鲜薄而废。曷知因证用药，未有不验。惟各方之水土风俗有变易，或相合、不相合则有之。其弊在不明五方异治之法，诋仲景何为？

（上海秦伯未著述，昆山陈中权校订）

# 第五章

# 《内经》方剂学

　　吾人即明了治疗之原则及方法，当进而求治疗之工具，以收治疗之美果。考吾国医学，由神示时代进而为有意识之治疗，其第一种工具为针灸及砭石。《本草纲目》云："古者以石为针，季世以针代石"，可引为证。嗣后，《内经》分九针，而日趋精密，遂立针科一门。虽不能谓为普通的一般的治疗，而于治疗学上殊有纪载之价值。西洋治法，最早而最有价值者，认为刺络与切断，正与吾国相类也。自药物渐次发明，遂减少旧有之治疗法，而增进汤液治疗法，立大小之制，定奇偶之度，方剂之学，于是大盛。方剂之治疗，不能确定其昉自何时，但观《内经》乌贼骨、生铁落、连翘根等方，可知黄帝时已肇其端。更观《搜神记》医缓之治晋侯疾曰：其疾在膏肓，药饵不可及，针灸不能至；《史记·扁鹊列传》扁鹊治虢太子病，使子豹为五分之熨，以八减之剂和煮之，更熨两胁下，但服汤二旬而复故。则当时针砭汤液，相提并行，方剂之进步，可以想见。降及两汉，药物发明日夥，乃鲜及针砭，而倾向方剂。张机《伤寒论》中，多方剂而少针砭，可以寻其线索。自是以降，名医飙兴，良方层出。如晋·葛洪之《肘后备急方》，唐·孙思邈之《千金要方》，宋·王衮之《博济方》，许叔微之《本事方》，沈括之《苏沈良方》，董汲之《旅舍备要方》，王贶之《全生指迷方》，陈师文等之《和剂局方》，夏德之《卫生十全方》，陈自明之《妇人良方》，陈言之《三因方》，郭稽中之《新增产育宝庆方》，李迅之《集验背疽方》，严用和之《济生方》，金·刘完素之《宣明论方》，及《伤寒直格方》，元·沙图穆苏之《瑞竹堂经验方》，危亦林之《世医得效方》，明·周定王橚之《普济方》，吴崑之《古方考》，清·鄂尔泰等之《删补名医方论》，王子接之《古方选注》，吴仪洛之《成方切用》等，或自成一家，或祖述前哲，灿然雄观。治疗工具，堪称大备。然吾人饮水思源，不得不归功于《内经》，兹将《内经》方剂，汇辑如下，以资考证焉。

## 一、方制

　　君一臣二，（主病之药为君，佐君之药为臣）奇之制也。（奇，单也。制，制度也）君二臣四，偶之制也。（偶，双也）君二臣三，奇之制也。君二臣六，偶之制也。近者奇之，（单刀直入）远者偶之。（双方兼顾）汗者

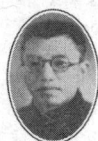

不以偶，（以近而新也）下者不以奇。（以远而久也）补上治上制以缓，（缓则留布上部也）补下治下制以急。（急则直达下焦也）急则气味厚，（厚者重浊下降）缓则气味薄。（薄者轻清上升）适其至所，（所，病处也）此之谓也。病所远而中道气味之者，（中道即衰也，言病有深远或药力有所不逮。"之"字当是"乏"之讹）食而过之，（过，犹达也。谓当以食为节，如欲其远，药在食前；欲其近，药在食后）无越其制也。是故平气之道，（气，指病气）近而奇偶，制小其服也；（近者宜轻）远而奇偶，制大其服也。（远则宜峻）大则数少，（制大者，药数少则其力专也）小则数多，（制小者，药数多则其力薄也）多则九之，少则二之，奇之不去则偶之，（不去，指病不退也）是谓重方。（重，重复也）偶之不去，则反佐以取之。（偶又不退，则当用反治法）所谓寒热温凉，反从其病也。（反治者，所以从其病，盖变通之妙用也）。

此章论方剂之制度也。夫一三五七、二四六八者，品数之单骈也。奇偶者，所以制缓急厚薄之气体，以为远近汗下之用者也，于品数之单骈何与邪？品数之单骈，于治病之实，又何与邪？制病以气，况数之单骈，又无气邪？盖《本经》用一物为君，复用同气之二物以辅之，是物性专一，故曰奇；用二物不同气者为君，复用同气者各二物以辅之是，两气并行，故曰偶也。君二而臣有多寡，则力有偏重，故亦曰奇。臣力平均，则亦曰偶。推之品数加多，均依此例此奇偶之义，不可易者也。旧解皆专指数之单骈，以神其妙用，实际毫无所补，可为喷饭。且汗不以偶，而麻黄汤用四。下不以奇，而小承气汤用三。推言之桂枝汤亦解表之剂，其用五。大承气汤亦攻下之剂，其用四。足征数之单骈，与效用无涉，而古人固未尝泥也。后世推广其义，而定七方，大小缓急奇偶复是也。大方者，以病有兼证，邪有强盛，非大力不能克之，如大承气汤，大青龙汤，一下一汗，皆取其分量重，药味多也。小方者，以病兼证，邪气轻浅，药少分量轻，中病而止，不伤其气，如小承气之微下，小建中之微温，力不太过也。缓方以虚延之证，剽劫不能成功，须缓药调治，如虚劳用炙甘草汤、四君子汤之甘缓，及咽痛用甘蜜半夏汤之徐徐咽下是也。急方者，以病势危急，则方求速效，如急下之宜大承气汤，急救之宜四逆汤是也。奇方者，以病有定形，药无牵制，意取单锐，如少阴病咽痛用猪肤汤，补虚用独参汤是也。偶方者，以单行力孤，恐有未济，并驾齐驱，如肾气丸附、桂同用，大建中汤椒、姜同用是也。复方者两证并见，则两方合用，数证相杂则化合数方而为一方也，如调胃承气汤加连翘、薄荷、黄芩、栀子、为凉膈散，再加麻黄、防风、白术、枳壳、厚朴、为通圣散是也。凡此与治疗学上之十剂，均有提挈纲领之功。特因症用药，斯为上乘，固不必拘于此也。

## 二、血枯方

有病胸胁支满者，（支，否塞也）妨于食，病至则先闻腥臊臭，（病至，病发之时也。臭，气也）出清液，先唾血，四支清，（支，肢通。清，冷也）目眩，时时前后血，（前后，二便也）病名血枯。（吐血、便血，血枯可知）此得之年少时，有所大脱血。若醉入房，（入房，房中事也）中气竭，肺伤，（肺主气，肝主血，肺肝伤，则气血不和。此申上述诸症之所由来也）故月事衰少不来也。（气为血帅，气血虚而经水断绝矣）治以四乌贼骨，（四，四分也。岛乌贼骨，即海螵蛸，气味咸温，下行能治女子赤白、漏下及血闭血枯）一茹藘。（一，一分也。茹藘，即苦草，气味甘寒，能活血通经脉）二物并合之，丸以雀卵，（以雀卵合丸也。雀卵气味甘温，能补益精血）大如小豆，以五丸为后饭，（后饭者，先药后饭，所以使其下达也）饮以鲍鱼汁，（以鲍鱼汤送下也。鲍鱼，即淡鱼，以石首鱼为胜，气味辛温，能入水脏，通血脉）利肠中及伤肝也。（利肠中，以生化补伤肝之不足，此方之大旨也）。

此章论血枯之方也。乌贼、茹藘、雀卵、鲍鱼四药，皆通血脉。血主于肝，凡病伤肝者皆可用之。且四药又能益精气，血枯经闭，尤属相宜。夫血枯与血膈相似，皆经闭不通之候。然枯之与膈，实相反有如冰炭。枯者枯竭之谓，血虚之极也；膈者阻隔之谓，血本不虚，而或气、或寒、或积有所逆也。膈者，病发于暂，其证则或痛或实，通之则血行而愈，可攻者也。枯者，其来也渐，冲任内竭，其证无形，必不可通者也。若用桃仁、红花、三棱、莪术之类，益损其枯。惟有补养温运，使其血充，则弗招自至。此《本经》立方之所以为千古式也。

《本经》云："太冲脉盛，月事以时下"。以冲为五脏六腑之海，脏腑之血，皆归冲脉，可见冲脉为月经之本。然血气之化，由于水谷，水谷盛则血气亦盛，水谷衰则血气亦衰。是又冲脉之血，总由胃腑水谷之化，而胃气更为冲脉之本也。故月经之本，所重在冲脉，所重在胃气，所重在心脾生化之源。心生血，脾统血，肝藏血，凡伤心、伤脾、伤肝者，均能为经脉之病。《本经》"二阳之病发心脾，有不得隐曲，女子不月"，指心脾言，本节所云，指肝藏言，可以会通矣。叶香岩治经病，扼要在奇经八脉，其次最重调肝。因女子以肝为先天，阴性凝结，易于怫菀，菀则气滞血亦滞，肝病必妨中焦，故次重脾胃。余则血虚者养之，血热者凉之，血瘀者通之，气滞者疏之，气弱者补之，诚女科之明鉴也。至若年长未配之女，年壮失龙之妾，孀居妇，比丘尼，思结而不能伸，多有经闭之病。此七情之忧，尤当先理肝郁，再就各体之偏阴偏阳调剂焉。

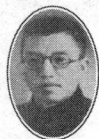

## 三、鼓胀方

有病心腹痛，（邪滞食停，气不通达也）旦食则不能暮食，（脾胃运化失职也）名为鼓胀。（腹胀如鼓之坚大，故名）治以鸡矢醴，（鸡矢，能消积下气，通利二便。醴，醇酒也，用以运行有力）一剂知，（知，谓知其效也）二剂已。（已，为愈其病也）其时有复发者，此饮食不节，故时有病之。（鼓胀本因积滞，故不可复纵口腹）虽然，其病且已时，故当病气聚于腹也。（此申所以不节饮食必复发者，以病愈之际，邪气未尽除，得食则复聚也）。

此章论鼓胀之方也。鸡矢醴为攻伐实邪之峻剂。凡脾肾虚寒发胀，及气虚中满等证，均在所忌。后世用此方有数法，一用羯鸡矢研细，炒焦色，地上出火毒，以百沸汤淋汁，每服一大盏，调木香、槟榔末各一钱，日三服，空腹下，以平为度；一用羯鸡矢炒微焦，入无灰好酒共煎，用布滤取汁，五更热饮则腹鸣，辰巳时行二三次，皆黑水，次日觉腹皮渐有皱纹，又饮一次而病愈矣。二法似用后者为便，且不失经意也。

臌膈二者，同为大病，然有虚实之分。臌者，有物积中，其症属实；膈者，不能纳物，其症属虚。实者可治，虚者难治。盖膈则胃脘枯槁，不复用事，惟留一线细窍，饮食不能下达；臌因肠胃衰弱，不能运化，或痰或血，或气或食，凝结于中，以致臌膨胀满。治之当先下其积聚，然后补养其中气，则肠胃渐能克化矣。惟脏气已绝，臂细脐凸，手心及背平满，青筋绕腹，种种恶症齐现则不治。是鸡矢醴为臌胀初起之方，而非一切臌胀，均可守以为法。后世诸方，不明疾病之时期，未攻《本经》之立意，皆是悍毒急攻之法。耗损真元，亏伤脾胃。其始非不遂消，其后攻之不减，其后再攻之如铁石，方谓邪气之盛，不责猛药所致，此喻嘉言所以有"腹胀忌用攻泻"之论也。

## 四、狂症方

病有怒狂者，（因怒而狂也）生于阳也。阳气者，因暴折而难决，（遭折坐则志无所伸，逢疑虑则气抑上逆）故善怒也，（善，犹言易也）名曰阳厥。（厥，逆也）阳明者常动，（阳明动脉，如人迎、冲阳等处）巨阳少阳不动，（巨阳，太阳也。太阳少阳动脉，如委中、听会等处，虽动而不甚）不动而动大疾，此其候也，夺其食即已。夫食入于阴，（阴指内）长气于阳，（阳指外）故夺其食即已。使之服以生铁洛为饮（洛，落通。生铁落，即炉冶间锤落之铁屑，用水研浸可以为饮，气寒而重，能堕热、开结、下气）夫生铁洛者，下气疾也。（此申其功用在平逆气也）。

此章论狂症之方也。狂症之来，侧重火气之逆。故先之以夺食，恐佐其邪也；继之以生铁洛饮，治病之本也。大抵狂病在肝胆胃，三阳并而上升，则火炽而痰涌，心窍为之闭塞。或治以承气、白虎，在直折胃家火。而本方主旨，则重在制肝胆之邪，实非一般狂症之主方。故首言怒狂，怒为肝之志，所以明肝火之逆，学者注意焉。

癫狂之症，均名失心。心主不明，则十二官危。故视听言动，皆失其职。姑撮要合言之癫者，或悲或笑，或歌或泣，如醉如痴，言语不分次序，处境不分秽净，此志愿不遂多有之；狂者，猖狂刚暴，妄见妄言，骂詈不避亲疏，抵触不畏水火，甚则弃衣而走，登高而歌，踰墙上屋，非素所能，此大怒气上者多有之。盖心热甚则多喜而为癫，笑语失序，颠倒错乱之谓也；肝热甚则多怒而为狂，躁扰奔越，狂妄不禁之谓也。而二者俱属痰热，内实之症则一。后人误解《难经》"重阳则狂，重阴则癫"二语，以为狂属热而癫属寒，实不尽然。证之《本经》，暴怒伤肝，以肝气逆而血乱；暴喜伤阳，以心气缓而神逸。又多阳者多喜，多阴者多怒，皆以喜怒分阴阳，而非以寒热分阴阳，可以知之。

## 五、不卧方

厥气客于脏腑，则卫气独卫于外（卫气者，昼行于阳，夜行于阴。内病则不得入，而独留于外）行于阳不得入于阴，（阳，指四末、分肉、皮肤。阴，指脏腑）行于阳则阳气盛，阳气盛则阳跷满，不得入于阴。阴虚，故目不瞑。治之补其不足，（指阴虚）泻其有余，（指阳盛）调其虚实，以通其道，（道，卫气之径也）而去其邪。（邪，厥气之客也）饮以半夏汤，（气逆则湿滞。半夏辛温，主化湿痰，湿痰化而气道自通矣）一剂阴阳已通，其卧立至，此所谓决渎壅塞，经络大通，阴阳得和者也。其方以流水千里以外者八升，（取流动也）扬之万遍，（取其轻清也）取其清五升煮之，炊以苇薪，火沸，置秫米一升，（秫米，即北人所称小黄米，甘黏微凉，能养营和卫）治半夏五合，（治，制也）徐炊令竭为一升半，去滓饮汁一小杯，日三，稍益，（每日三服，渐增其量）以知为度，（中病即止也）故其病新发者，覆杯即卧，汗出则已矣，（汗出，所以泻其阳盛）久者三饮而已也。

此章论不卧之方也。不卧之症，有邪实有余者，有营虚不足者，此盖为去邪者设耳。如外有风寒暑湿之邪，内有痰火水气忿怒之邪，去其邪而神自安，此属有余之证。心肾亏虚而神不能归藏，补其阴而梦自熟，此属不足之证。或谓劳神殚虑，耗其阴血，惺惺不寐，病在心；神气衰微，疑神疑鬼，怔忡悸怯，独处无睡，病在肝胆；水气上逆，喘嗽有音，不能仰卧，病在肺；因有惊恐，神出舍空，痰乘虚入，谵妄不寐，病在心包；气血不足，病后虚烦，略睡而醒，病在脾；伤寒阳明腑病，热甚而卧不安，

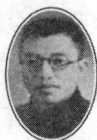

病在胃。心脾肝胆不卧，多属不足；肺胃心包之不卧，多属有余。盖总以有邪为实，无邪为虚也。由此而推嗜卧之证，若肝气受热，或浊火乱其神明，多睡少醒，由于热也；若脉缓怠惰，四肢不收体重泄泻而嗜卧，由于湿也；若头重身热，而昏愦不醒，属于风也。若劳役之余，及脱血下痢之后，精神未复而酣然沉困，属于虚也；若饮食才入，辄生困倦，精神昏冒，呵欠欲睡者，由于脾倦兼湿热也。然伤寒邪入少阴，则脉微细，但欲寐，故神旺而甘寐者人之常，神惫而嗜卧者人之病，此其大要也。《内经》以"阳不入阴则不卧，阴不出阳则嗜卧"，尤为卧证之提纲。盖无论何因，皆能使营卫不和，然则《本经》阴阳已通一语，非仅为半夏汤发，实为一切卧症发也。

## 六、酒风方

有病身热解堕，（解堕，与懈惰通。身热者，酒之阳实于表也。解堕者，酒之湿，阻遏气机也）汗出如浴，（开发腠理则汗泄如浴，言其多也）恶风少气，（表不固则恶风，热耗气则少气。少气，气短也）名曰酒风。（因酒得风，故名）治以泽泻、术各十分，（泽泻，性味甘淡微寒，能渗利湿热。术，性味甘苦温，能补中燥湿止汗）麋衔五分，（麋衔，即薇衔，南人呼为吴风草，味苦平微寒，能驱风湿）合以三指撮，（用三指撮合，以约其数也）为后饭（饭后药先也）。

此章论酒风之方也。酒风，即漏风。曰酒者，原其本之由于酒也。曰漏者，明其症之汗如浴也。酒为熟谷之液，湿热之气独盛。伤之者，为酒泄，早起泄泻，时或挟血；为酒痔，饮酒即发，肿痛流血；为酒渴，津液枯燥，烦渴欲饮；为酒胀，腹胀如斗，前后溲血，为酒咳；气聚不散，湿痰作嗽，为酒积。面黄口干，腹胀呕痰等，不仅酒风已也。惟酒性发散，易开玄腑，故感风为多。

夫中风之症，后人皆归少年曾斫丧，或高年多姬侍。以余视之，房劳致虚者固众，而沉湎致虚者尤多。尝历治中风之人，强半系善饮者，其明验也。盖酒性温散，善解腠理，卫虚则外邪易入，酒气湿热，能酿痰涎。当少壮时血强气雄，不能为害。中年以后，经脉骨肉，皆糟粕之味所积，蒸胃腐肠，虽色泽荣华，而内实败坏。譬之本根朽蠹，未遇狂风耳。朱丹溪论中风主湿与痰，纵未尝专指曲蘖，而致痰湿者，莫盛于酒，岂可徒恃衽席议虚。若酒色并嗜，又为双斧伐木，其仆可立待。戒之慎之。

## 七、口甘方

有病口甘者，此五气之溢也，（五气，即土气，以土数五也）名曰脾瘅。（土属脾，言脾脏蕴热所致也）夫五味入口，藏于胃，脾为之行其精气，津液在脾，（言脾气壅滞，而津液不行也）故令人口甘也。此肥美之所发也。（肥美，指高粱厚味）此人必数食甘美而多肥也。（数，频也）肥者令人内热，（味厚，则气壅而菀热生）甘者令人中满，（甘者，性缓不散，粘滞而胀满生）故其气上溢，转为消渴。（热能伤阴，故传郁而为渴症）治之以兰，（兰，即佩兰，香草也。其气芳香，能化湿清热，生津止渴）除陈气也。（陈气言积蓄之浊气也）。

　　此章论口甘之方也。口为脾所主。脾恶湿而行津液，热气壅滞，则湿与热并，津液不行。《本经》用兰草，旨在清化以理脾，使湿热散而脾健，脾健而津液输布。后世只知脾热之为口甘，每用生地、芍药及三黄丸等以凉润，不知脾中之热，有非一味凉润所能解者，去经旨远矣。

　　《本经》论肥甘之发病凡数见：一曰膏粱之变，足生大疔，受如持虚；再曰热中消中者，皆富贵人也。今禁高粱，是不合其心，并此口甘而三。足征肥甘之品，最能生热。惟此热非肥甘自生，用为肥甘壅滞阳气，不能宣发所致，不可不知。进言之，不特肥甘如是，即脾胃弱而多食，亦能壅滞气机。故湿热病后，切戒口腹，《本经》所谓"食肉则复，多食则遗"。深惧温热之气，为食所遏，不得发越，聚而再肆其疟也。

## 八、阳明筋痹方

　　足阳明之筋病，足中趾支胫转筋，（本筋起足中趾，结于跗上，邪外上行加于辅骨，上结膝外廉。其直者，循骭结于膝。转，转戾拘急也）脚跳坚，（跳，跳动。坚，坚强）伏兔转筋，髀前肿，癀疝，腹中急，（其直者，上循伏兔，结于髀，聚于阴器，上腹而布也。阒，于颁通，阴肿也。称阒疝者，以其里脓血也）引缺盆及颊，卒口僻急者，（卒，猝通。僻，歪斜也。其筋自缺盆上颈颊，挟口，故病此）目不合，（其筋上合于太阳，太阳为目上网，阳明为目下网，故拘急则目不能合）热则筋纵，目不开。颊筋有寒则急，引颊移口；有热则筋弛纵，缓不胜收，故僻。（此拘急属寒，而弛缓属热也）治之以马膏，（马膏，马脂也。性味甘平，能养筋治痹，柔润之品也）膏其急者，以白酒和桂，（白酒、肉桂性味辛温，能通经络行血脉，故用以散寒）涂其缓者，以桑钩钩之。（桑枝性平，能利关节。钩者，钩正其口也）即以生桑炭置之坎中，（坎，颊坎也）高下以坐等，以膏熨急颊，饮以美酒、啖美炙肉，（取活血舒筋）不能饮者，自强也，为之三拊而已（拊，抚摩也）。

　　此章论阳明筋痹之方也。筋赖血液之营养，则濡润而屈伸自如。热则血枯，寒则血滞，筋因之而或纵或急。本方旨在柔筋，故以马膏为君，更因寒热之邪，而以酒、桂、桑钩为佐，实治一切筋病之绳墨也。或以筋脉拘挛，浪用辛窜通利。其由寒湿者，固无不可，然多用则寒湿去而血液亦

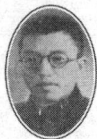

伤。矧有不由寒湿者，不更将益夺其血乎？此不读《本经》之过也。

《本经》方剂不多见，而用意精密，实开吾辈无数灵机。师其意而推之各病，恒觉水乳交融。某妇宿会脱血，忽患周身筋脉拘挛，其属血不养筋显然。余用阿胶、鸡子黄、生地、首乌、麦冬、甘草、女贞子、茯神、白芍、木瓜、钩藤、桑枝等，八剂而愈。病人自述，病发时身体如入罗纲，内外筋脉牵绊拘紧，痛苦异常。服药后辄觉渐渐松懈云。盖即师本方马膏意，而用阿胶、鸡子黄等，血肉有情，质味重厚，以育阴润筋也。学者能于此等处觉悟，则读《本经》如饮莼萝茶，其弥味永矣。

## 九、猛疽方

痈发于嗌中，名曰猛疽。（猛，言为害之急也）猛疽不治，（不治，言早期失治也）化为脓，（气血腐败，则成脓）脓不写，（写，泻通）塞咽，半日死。（咽喉为饮食呼吸之道，脓塞则气绝，故死期甚迫）其化为脓者，写则合豕膏，（豕膏，猪脂之炼净者也，能润肺清热）冷食，三日已。

此章论猛疽之方也，猛疽即后世所称结喉痈。发于项前结喉之上，项前之中。经属任脉，兼肝肺二经，积热忧愤所致。肿甚则堵塞咽喉，汤水不下，其凶可畏。若脓成不针，热必内溃，十无一生矣。欲辨脓之有无浅深，以手按之坚硬者无脓，不热者无脓，热者有脓。大软者为脓已熟，半软半硬者，脓未全成。按之，指起即复者有脓，不复者无脓。深按之速起者，内是稀黄水；缓起者，内是壤污脓。按之实而痛者，内必是血；虚而不痛者，内必是气。轻按即痛者其脓浅，重按方痛者其脓深。薄皮剥起者，其脓必浅；皮色不变不高阜者，其脓必稠。大抵痈疽疮疡，先宜出黄白稠脓，次宜出桃花脓，再次宜流淡红水。胖人宜于脓多，瘦人宜于脓少。又凡气实者多稠黄脓，气虚者多稀白脓，半虚半实者多稠白脓。又有脓出如粉浆、如污水者，谓之败浆，属不治。

猛疽初起，当用黄连消毒饮以清毒火。豕膏，仅为脓写之后，出一治法。故《本经》曰"泻则合豕膏"，终取其清润而已。观葛氏方有治肺热暴瘖者，用猪脂一斤，炼过入白蜜一斤，再炼，少顷滤净，冷定，不时挑服一匙，即愈；若无疾服此，最能润肺润肠，即是豕膏之属。

## 十、败疵方

痈发于胁，名曰败疵。（败，言能败坏气血也）败疵者，妇子之病也。（以多由忧菀所致，而女子工愁故也）灸之，其病大痈脓，（灸则阳气内发也）治之，其中用有生肉，大如赤小豆。剉陵翘草根各一升，（陵翘，即连翘。草根，指壳及根也。连翘壳，性味平，能散结消肿，泻火排脓；连翘根，性味甘寒平，能下热气，疗痈疽肿痛）以水一斗六升煮之竭，为取三升，则强饮。厚衣，坐于釜上，令汗出至足已（所以泄其热也）。

此章论败疵之方也。败疵生肋骨间，由肝经火毒菀怒结聚而成。初如梅李，渐大如碗，色紫焮痛，连及肩胛。患在左，痛牵右，患在右，痛牵左。二十一日之内，脓溃稠黏者顺，届期不溃，出清水者逆。初起似内服柴胡清肝汤，疏气涤热为是。《本经》方恐未能尽其用也。

痈疽之生，皆由营卫不足，气血凝结，经络阻隔，故曰痈者壅也，疽者阻也。虽有外、内、不内外三因，而内因七情，实占大半。《本经》以败疵为女子之病，盖女子七情独富，其旨深哉。

（上海秦伯未著述，昆山陈中权校订）

# 下 篇

# 第六章

# 《内经》病理学

吾人身体机关构造如常，其生活机能依规则而无障碍，觉有活泼健全之状态，谓之健康。若起种种变化，障碍正规之机能，感有不快之状态，即谓之疾病。然疾病虽为健康生活之变化异常，而衡之于生理上生活机能，其根本殊无差异。所异者，惟处时量三者：即异处性、异时性、异量性是也。异处性者，如月经出血，则为生理；若鼻衄等则为疾病。异时性者，如月经寻常四周间排泄一次，则为生理；若排泄无一定时期，则为疾病。异量性者，如月经每次量约平均百克，则为生理；若太过而崩漏，或不及而涩少，则为疾病。总之，在同一现象，或属生理，或属病理，均因其处其时其量而差别也。

至欲知何以生活机能上起障碍而发生疾病，则病理学尚矣。其在西医，有责之人身血液、黏液、胆液失其调和，是为液体病理学；责之人身之原子形态与各原子间之罅隙起变化，是为固体病理学。更有精神病理学、细胞病理学、精气说、生力说、寄生虫说等，纷呶无已。若夫吾国，无病理学专书。其言病理最早者，大抵散见于《内经》。谓疾病有外邪与内生之别，外邪为风寒暑湿燥火之所伤，内生为七情六欲之所酿。而所以发生者，大抵关于气血之不能抵抗，故曰"邪之所凑，其气必虚"也。后巢元方专主真阳虚，刘守真专主泻火，张子和以气为关键，李东垣以补脾胃为主，朱丹溪倡"阳常有余，阴常不足"之说，正亦派别纷纭。而于上述主因之外，更以寒热痰湿及饮食为诱因，又以人之虚实、男女老少、地理风俗之不同为副因。盖其思想之高，在同时往往突过西医焉。兹将《内经》所论，分述如下。

## 一、六气标本

六气标本，所从不同。（六气者，风寒暑湿火燥，天之令也。标，末也。本，原也）有从本者，有从标本者，有不从标本者也。少阳太阴从本，（六气少阳为相火，是少阳从火而化，故火为本，少阳为标。太阴为湿土，是太阴从湿而化，故湿为本，太阴为标。二气之标本同，故经病之化皆从乎本）少阴太阳，从本从标，（少阴为君火，从热而化，故热为本，少阴为标，是阴从乎阳也。太阳为寒水，从寒而化，故寒为本，太阳为标，是阳

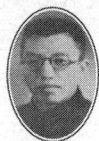

从乎阴也。二气之标本异，故经病之化，或从乎标，或从乎本也）阳明厥阴，不从标本，从乎中也，（阳明为燥金，从燥而化，故燥为本，阳明为标。厥阴为风木，从风而化，故风为本，厥阴为标。但阳明与太阴为表里，故以太阴为中气，而金从湿土之化。厥阴与少阳为表里，故以少阳为中气，而木从相火之化，是皆从乎中也）故从本者，化生于本；从标本者，有标本之化；从中者，以中气为化也，（六气之太过不及皆能为病，病之化生必有所因，故或从乎本，或从乎标，或从乎中气，知其所从则治无失矣）百病之起，有生于本者，有生于标者，有生于中气者；有取本而得者，有取标而得者，有取中气而得者，有取标本而得者；有逆取而得者，有从取而得者，（中气，中见之气也。如少阳厥阴互为中气，阳明太阴互为中气，太阳少阴互为中气，以其相为表里，故其气互通也。取，求也。病生于本者，必求其本而治之。病生于标者，必求其标而治之。病生于中气者，必求中气而治之。或生于标，或生于本者，必或标或本而治之。取有标本，治有逆从。以寒治热，治真热也；以热治寒，治真寒也，是为逆取。以热治热，治假热也；以寒治寒，治假寒也，是为从取）逆，正顺也；若顺，逆也，（病热而治以寒，病寒而治以热，于病似逆，于治为顺，故曰逆，正顺也。病热而治以热，病寒而治以寒，于病若顺，于治为反，故曰若顺，逆也。逆者正治，从者反治）知标与本，用之不殆；明知逆顺，正行无问。不知是者，不足以言。（用运用也殆危也正行执中而行不偏不倚也无问无所疑问以资惑乱也不有真见乌能及此）。

此章论六气之标本也。《内经》云：少阳之上，火气治之，中见厥阴；阳明之上，燥气治之，中见太阴；太阳之上，寒气治之，中见少阴；厥阴之上，风气治之，中见少阳；少阴之上，热气治之，中见太阳；太阴之上，湿气治之，中见阳明，所谓本也。本之下，中之见也；见之下，气之标也。本标不同，气应异象。惟要之五行之气，以木遇火则从火化；以金遇土，则从湿化。总不离水流湿，火就燥，同气相求之义耳。若进而深究，则六气从化，未必皆为有余。知有余之为病，应知其不足之难化。盖六经之气，时有盛衰。气有余则化生太过，气不足则化生不前。从其化者化之常，得其常则化生不息。逆其化者化之变，得其变则强弱为灾。如木从火化，火盛则木从其化，化之太过也。阳衰则木失其化，化之不前也。又如燥从湿化，湿盛则燥从其化，化之太过也。土衰则金失其化，化之不前也。五行之气，正对俱然。此标本生化之理，所必然者。陈修园谓：不明标本，不能读《伤寒论》，以伤寒重六经。病邪之传变，俱视经气而转移。故欲研究病理，先宜明了标本。

## 二、病之虚实

病之虚实，邪气盛则实，精气夺则虚，（邪气有微盛，故邪盛则实；正气有强弱，故精夺则虚。夺，失也）五脏虚实之大体，气虚者，肺虚也；气逆者，足寒也，（肺主气，故气虚者，即肺虚也。气逆不行，则无以及于四肢，阳虚于下，故足寒也）非其时则生，当其时则死，（以肺虚而遇秋冬，非相贼之时，故生；若当春则金木不和，病必甚；当夏则金虚受克，病必死也）余脏皆如此。（心、脾、肝、肾各有衰亡，以肺为例，可类推矣）故有余有五，不足亦有五。此十者，其气不等也。神有余则笑不休，神不足则悲，（心藏脉，脉舍神。心气虚则悲，实则笑不休）血气未并，五脏安定，邪客于形，洒淅起于毫毛，未入于经络也，故命曰"神之微"（此外邪之在心经也。并，偏聚也。邪之中人，久而不散，则或并于气，或并于血，病乃甚矣。今血气未并，邪犹不深，故五脏安定，但洒淅起于毫毛，未及经络。此以浮浅微邪，在脉之表，神之微病也，故命曰"神之微"也）。气有余则喘咳上气，不足则息不利，少气。（此肺脏之虚实也。肺气虚则鼻塞不利，少气；实则喘咳，胸盈仰息）气血未并，五脏安定，皮肤微病，命曰"白气微泄"。（此肺金之表邪也。肺主皮肤而属金，微邪客之，故命曰"白气微泄"）血有余则怒，不足则恐。（此肝脏之虚实也。肝气虚则恐，实则怒）血气未并，五脏安定，孙络外溢，则经有留血。（此肝经之表邪也。邪不在脏而在经，但察其孙络之脉有外溢者则知其大经之内，有留止之血也）形有余则腹胀，泾溲不利；不足，则四肢不用。（此脾脏之虚实也。泾，水名也。溲，溺也。脾湿胜则气壅不行故腹胀而泾溲不利。脾主四肢，故虚则四肢不用）血气未并，五脏安定，肌肉蠕动，命曰"微风"。（此脾经之表邪也。脾主肌肉，故微邪未深者，但肌肉间蠕动，如有虫之微行也。脾土畏风木，风主动，故命曰"微风"）志有余则腹胀飧泄，不足则厥。（此肾脏之虚实也。肾藏志，水之精也。水化寒，故肾邪有余则寒气在腹，而为腹胀飧泄；肾气不足则阴虚阳胜，而为厥逆上冲。肾藏精，精舍志。肾气虚则厥，实则胀。厥则阳气并于上，阴气并于下。阳并于上则火独光也，阴并于下则足寒，足寒则胀也）血气未并，五脏安定，骨节有动。（此肾经之微邪也。肾主骨，邪未入脏而薄于骨，故但于骨节之间，有鼓动之状）皆随其有余、不足而补写之。

此章论病发有虚实也。邪气盛则实，精气夺则虚。二语为病治之大纲，其辞似显，其义甚微，最当详辨。盖实言邪气实，宜泻也；虚言正气虚，宜补也。凡邪正相搏而为病，则邪实正虚，皆可言也。主泻者曰"邪盛当泻"，主补者曰"精夺当补"，各执一见，藉口文饰，以至精之训，酿莫大之害。不知理之所在，有必不可移易者，察虚实之缓急、有无是也。何谓缓急，察邪正之孰缓孰急也。无虚者，急在邪气，去之不速，留则生变也；多虚者，急在正气，培之不早，临期无济也；微虚微实者，亦治其实，可一扫而除也；甚虚甚实者，所畏在虚，但固守根本为先，以已之不可胜，

255

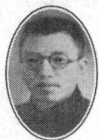

则邪无不退也；二虚一实者，兼其实，开其一面也，二实一虚者，兼其虚，防生不测也。总之，实而惧补，固必增邪，犹可解救，其祸小；虚而惧攻，真气忽去，莫可挽回，其祸大。此虚实之不可不察也。何谓有无，察邪气之究有究无也。凡风、寒、暑、湿、燥、火皆能为邪，邪之在表在里，在腑在脏，必有所居。求得其本，则直取之，此所谓有，有则邪之实也；若无六气之邪，而病出三阴，则惟情欲以伤内，劳倦以伤外，非邪似邪，非实似实，此所谓无，无则病在元气也。不明虚实有无之义，必至以逆为从，以标作本，绝人长命，可不惧且慎哉！

## 三、脏气得失

五脏者，中之守也。（五脏者，各有所藏，藏而弗失则精神完固，故为中之守也）中盛脏满，气胜伤恐者，声如从室中言，是中气之湿也。（中，胸腹也。脏，脏腑也。盛满，胀急也。气胜，喘息也。伤恐者，肾受伤也。声如从室中言，混浊不清也。是皆水气上逆之候，故为中气之湿症，此脾肺肾三脏之失守也）言而微，终日乃复言者，此夺气也。（气虚之盛，故声不接续，肺脏失守也）衣被不敛，言语善恶，不避亲疏者，此神明之乱也。（神明将脱，故昏乱若此，心脏之失守也）仓廪不藏者，是门户不要也。（要，约束也。幽门、阑门、魄门，皆仓廪之门户。门户不能固则肠胃不能藏，所以泄利不禁，脾藏之失守也）水泉不止者，是膀胱不藏也。（膀胱与肾为表里，所以藏津液。水泉不止而遗溲失禁，肾脏之失守也）得守者生，失守者死。（五脏得守，则无以上诸病，故生；失守，则神去而死矣）夫五脏者，身之强也。（此下言形气之不守，而内应乎五脏也。脏气充则形体强，故五脏为身之强）头者，精明之府，头倾视深，精神将夺矣。（五脏六腑之精气，皆上升于头，以成七窍之用，故头为精明之府。头倾者，低垂不能举也。视深者，目陷无光也。脏气失强，故精神之夺如此）背者，胸中之府，背曲肩随，府将坏矣，（背乃脏俞所系，故为胸中之府。背曲肩随，亦脏气之失强也）腰者，肾之府，转摇不能，肾将惫矣。（此肾脏之失强也）膝者，筋之府，屈伸不能，行则偻附，筋将惫矣。（筋虽主于肝，而维络关节以立此身者，惟膝腘之筋为最，故膝为筋之府。筋惫若是，则诸经之失强也）骨者，髓之府，不能久立，行则振掉，骨将惫矣。（髓充于骨，故骨为髓之府。髓空则骨弱无力，此肾之失强者也）得强则生，失强则死。（藏强则气强，故生；失强则气竭，故死）。

此章论脏腑形气之得守、失守，得强、失强也，何以知脏气之得失，曰"有诸内者形乎外"，故可从外而知其隐情。凡病之来，不外虚实，外入多实，内出多虚。实者其来速，其去亦速；虚者其来渐，其去亦渐。脏气得失之辨，岂越虚实二途哉？盖外邪足以乱脏腑，内伤亦足以变形气。如言中气之湿，神明之乱，俱由于外。府将坏，肾将惫，俱由于内。由于外者，汗下行散而已；独由于内者，补益之中极须明辨。良由人之虚损，有先天不足者，有后天不足者。先天由于禀受，后天属于劳伤。劳者，劳其神气，如思虑、喜怒则伤心，忧愁、悲哀则伤肺。伤者，伤其形体，如饮食失节则伤脾，起居不慎则伤肝，色欲纵肆则伤肾。惟脏虽有五，而所藏无非精气。精为阴，人之水；气为阳，人之火。水火得其正，则为精为气，水火失其和，则为热为寒。因其偏胜，病亦偏胜。故水亏宜大补真阴，不可再伐阳气；火虚宜大补元阳，不可再伤阴气。个中权衡，全赖医者，是以得失之间，辨之宜早宜细。余尝诊一孩，行走强直，精神萎顿。群医以为冒风挟食，余曰：此病在脊，得之先天怯弱。后延西医检查，果骨劳也。即此知《内经》推究病源之精，实胜今人，此章犹一斑耳。

## 四、病机

夫百病之生也，皆生于风、寒、暑、湿、燥、火，以之化之变也。（气之正者为化，气之邪者为变，故曰"之化之变"也）盛者泻之，虚者补之。审察病机，无失气宜（病随气动，必察其机，治之得要，是无失也）诸风掉眩，皆属于肝；（风类不一，故曰"诸风"。掉，摇也。眩，运也。风主动摇，木之化也，故属于肝。其虚其实，皆能致此。如发生之纪，其动掉眩巅疾；厥阴之复，筋骨掉眩之类者，肝之实也。又如阳明司天，掉振鼓栗，筋痿不能久立者，燥金之盛，肝受邪也；太阴之复，头顶痛重而掉瘈尤甚者，木不制土，湿气反盛，皆肝之虚也。下虚则厥，上虚则眩。实者宜凉宜泻，虚则宜补宜温。反而为之，祸不旋踵矣。余治仿此）诸寒收引，皆属于肾；（收，敛也。引，急也。肾属水，其化寒。凡阳气不达则荣卫凝聚，形体拘挛，皆收引之谓。如太阳之胜，为筋肉拘苛、血脉凝泣。岁水太过为阴厥，为上下中寒，水之实也。岁水不及，为足痿清厥，涸流之纪，其病癃闭，水之虚也。水之虚实，皆本于肾）诸气膹郁，皆属于肺；（膹，喘急也。郁，痞闷也。肺属金，其化燥。燥金盛，则清邪在肺，而肺病有余。如岁金太过，甚则喘咳逆，气之类是也；金气衰，则火邪胜之，而肺病不足，如从革之纪，其发喘咳之类是也。肺主气，故诸气膹郁者，其虚其实，皆属于肺之病也）诸湿肿满，皆属于脾；（脾属土，其化湿，土气实则湿邪盛行。如岁土太过，则饮发中满食减，四肢不举之类是也。土气虚，则风木乘之，寒水侮之。如岁木太过，脾土受邪，民病肠鸣腹支满，卑监之纪，其病留满痞塞；岁水太过，甚则腹大胫肿之类是也。脾主肌肉，故诸湿肿满等症，虚实皆属于脾）诸热瞀瘈，皆属于火；（瞀，昏闷也。瘈，抽掣也。邪热伤神则瞀，亢阳伤血则瘈，故皆属于火。然岁火不及，则民病两臂内痛，郁冒朦昧；岁水太过，则民病身热、烦心、躁悸、渴而妄冒，

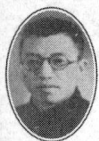

此又火之所以存虚实也）**诸痛痒疮，皆属于心**；（热甚则痛，热微则痒。心属火，其化热，故疮疡皆属于心也。然赫曦之纪，其病疮疡，心邪盛也；太阳司天，亦发为痈疡，寒水胜也。火盛则心实，水胜则心虚，于此可见）**诸厥固泄，皆属于下**；（厥，逆也。厥有阴阳二证，阳衰于下，则为寒厥；阴衰于下，则为热厥。固，前后不通也。阴虚则无气，无气则清浊不化，寒闭也；火盛则水亏，水亏则精液干涸，热结也。泄，二阴不固也。命门火衰，则阳虚失禁，寒泄也；命门水衰，则火迫注遗，热泄也。下，肾也。盖肾居五脏之下，为水火阴阳之宅，开窍于二阴，故诸厥固泄，皆属于下）**诸痿喘呕，皆属于上**；（痿有筋痿、脉痿、骨痿、肉痿之辨，故曰"诸痿"。凡肢体痿弱，多在下部，而曰"属于上者"，如五脏使人痿者，因肺热叶焦，发为痿躄也；肺居上焦，故属于上。气急曰"喘"，病在肺也。吐而有物有声曰"呕"，病在胃口也。逆而不降，是皆上焦之病）**诸禁鼓栗，如丧神守，皆属于火**；（禁，噤也。寒厥咬牙曰"禁"。鼓，鼓颔也。栗，战也。凡病寒战，而精神不能主持，如丧失神守者，皆火之病也。然火有虚实之辨，若表里热甚而外生寒慄者，所谓热极生寒，重阳必阴也。心火热甚，亢极而战，反兼水化制之，故为寒栗者，皆火之实也。若阴盛阳虚而生寒慄者，阳虚畏外寒，阴胜则为寒，寒则真气去，去则虚，虚则寒搏于皮肤之间，皆言火之虚也。有伤寒将解而为战汗者，其人本虚，是以作战。有痎疟之为寒栗者，疟之发也，始则阳并于阴，既则阳复阴仇，并于阳则阳胜，并于阴则阴胜，阴胜则寒，阳胜则热。更寒更热，更实更虚也。由此观之，可见诸禁鼓慄虽皆属火，必有虚实之分耳）**诸痉项强，皆属于湿**；（痉，风强病也。项为足之太阳，湿兼风化，而侵寒水之经，湿之极也。然太阳所至，为屈伸不利；太阳之复，为腰脽反痛；屈伸不便者，是又为寒水反胜之虚邪矣）**诸逆冲上，皆属于火**；（火性炎上，故诸逆冲上者，皆属于火。然诸脏诸经，皆有逆气，则其阴阳虚实有不同矣。其在心、脾、胃，太阴所谓"上走心为噫"者。阴盛而上走于阳明，阳明络属心，故曰"上走心为噫"也。有在肺者，肺苦气上逆也；有在脾者，足太阴厥气上逆，则霍乱也；有在肝者，肝脉若搏，令人喘逆也；有在肾者，少阴所谓"呕咳上气喘者，阴气在下，阳气在上，诸阳气浮，无所依从"也。有在奇经者，如冲脉为病，逆气里急，督脉生病，从少腹上冲心而痛，不得前后，为冲疝也。凡此者，皆诸逆冲上之病，虽诸冲上皆属于火，但阳盛者火之实，阳衰者火之虚，治分补泻，于此详之）**诸胀腹大，皆属于热**；（热气内盛者，在肺则胀于上，在脾胃则胀于中，在肝肾则胀于下。此以火邪所至，乃为烦满，故曰"诸胀腹大，皆属于热"。如岁火太过，民病胁支满；少阴司天，肺，腹大满，膨膨而喘咳；少阳司天，身热胕肿，腹满仰息之类，皆实热也。然岁水太过，民病腹大胫肿；岁火不及，民病胁支满，少腹大。

流衍之纪，其病胀。水郁之发，善厥逆，痞坚腹胀。太阳之胜，腹满食减；阳明之复，为腹胀而泄。又如适寒凉者胀，脏寒生满病，胃中寒则胀满，是皆言"热不足，寒有余"也。腹满不减，减不足言，须当下之，宜与大承气汤，言实胀也；腹胀时减，复如故，此为寒，当与温药，言虚胀也。治此者，不可不察也）**诸躁狂越，皆属于火；**（躁，烦躁不宁也。狂，狂乱也。越，失常度也。热盛于外，则肢体躁扰；热盛于内，则神志躁烦。盖火入于肺则烦，火入于肾则躁。烦为热之轻，躁为热之甚耳。如少阴之胜，心下热，呕逆躁烦；少阳之复，心热躁烦，便数憎风之类，是皆火胜之躁也。然有所谓阴躁者，如岁水太过，寒气流行，邪害心火，民病心热、烦心、躁悸、阴厥、谵妄之类，阴之胜也，是为阴盛发躁，名曰"阴躁"。凡内热而躁者，有邪之热也，病多属火；外热而躁者，无根之火也，病多属寒。此所以热躁宜寒，阴躁宜热也。狂，阳病也。邪入于阳则狂，重阳者狂。如赫曦之纪，血流狂妄之类，阳狂也。然复有虚狂者，如悲哀动中则伤魂，魂伤则狂妄不精；喜乐无极则伤魄，魄伤则狂，狂者意不存人。阳重脱者阳狂，石之则阳气虚，虚则狂，是狂亦有虚实，补泻不可惧用也）**诸强暴直，皆属于风；**（暴，猝也。强直，筋病，强劲不柔和也。肝主筋，其化风。风气有余，如木郁之发，善暴僵仆之类，肝邪实也；风气不足，如委和之纪，其动缓戾拘缓之类，肝气虚也。此皆肝木本气之化，故曰"属风"，非外来虚风，八风之谓。凡诸病风而筋为强急者，正以风位之下，金气乘之，燥逐风生，其燥益甚，治宜补阴以制阳，养营以润燥，故曰"治风先治血，血行风自灭"，此最善之法也。设误认为外感之邪，而用疏风愈风等剂，则益燥其燥，非惟不能去风，而适所以致风矣）**诸病有声，鼓之如鼓，皆属于热；**（鼓之如鼓，胀而有声也。为阳气所逆，故属于热。然胃中寒则腹胀，肠中寒则阳鸣飧泄，中气不足，肠为之苦鸣，此又皆寒胀之有声者也）**诸病胕肿，疼酸惊骇，皆属于火；**（胕肿，浮肿也。胕肿疼酸者，阳实于外，火在经也。惊骇不宁者，热乘阴分，火在脏也。故如少阴、少阳司天，皆为疮疡、胕肿之类，是火之实也。然伏明之纪，其发痛；太阳司天为胕肿，身后痈；太阴所至为重胕肿；太阳在泉，寒复内余则腰尻、股胫、足膝中痛之类，皆以寒湿之胜，而为肿为痛，是又火之不足也。至于惊骇，虚实亦然。如少阴所至为惊骇，君火盛也。若委和之纪，其发惊骇；阳明之复，亦为惊骇，此又以木衰金胜，肝胆受伤，火无生气，阳虚所致，当知也）**诸转反戾，水液混浊，皆属于热；**（诸转反戾，转筋拘挛也。水液，小便。热气燥烁于筋，则挛瘲为痛，火主燔灼、燥动故也。小便混浊者，天气热则水混浊，寒则清洁，水体清而火体浊故也；又如清水为汤，则自然浊也，此所谓"皆属于热"，宜从寒者是也。然其中亦各有虚实之不同者，如伤暑霍乱而为转筋之类，宜用甘凉调和等剂，清其亢烈

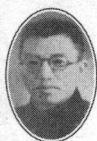

之火者，热之属也；如感冒非时风寒，或因暴雨之后，湿毒中藏而为转筋霍乱，宜用辛温等剂，理中气以逐阴邪者，寒之属也。大抵热甚者，必多烦燥焦渴；寒甚者，必多厥逆畏寒。故太阳之至为痉；太阳之复为腰脽反痛，屈伸不便；水郁之发为大关节不利，是皆阳衰阴胜之病也。水液之浊，虽为属火；然思虑伤心，劳倦伤脾，色欲伤肾，三阴损亏者多有是病；又中气不足，溲便为之变，则阴阳盛衰，又未可尽为实热）**诸病水液，澄澈清冷，皆属于寒；**（水液者，上下所出皆是也。水体清，其气寒，故凡或吐或利，水谷不化而澄澈清冷者，皆得寒水之化。如秋冬寒冷，水必澄清也）**诸呕吐酸，暴注下迫，皆属于热；**（胃膈热甚则为呕，火气炎上之象也。酸者，肝木之味也，心火盛制金，不能平木，则肝木自甚，故为酸也。暴注，卒暴注泄也。肠胃热甚而传化失常，火性疾速，故如是也。下迫，后重里急。迫，痛也。火性急速而能燥物故也，是皆就热为言，亦属暴病故耳。或有属虚、属寒、属湿、又当久病，宜临病而察之，不可"扪籥以为日"也）。

此章论疾病之机要也。中医论病理，注重于因。因者，风寒暑湿之类。风之性劲强扬厉，寒之性收敛凝涩，暑之性热而耗，湿之性寒而着。能明各因之性，则举其因而理在其中，亦可举极繁而归于极简。此病机之成立，殆即以此为标准也。故《内经》又曰：谨守病机，各司其属，有者求之，无者求之，盛者责之，虚者责之。凡或有或无，皆谓之机，有者言其实，无者言其虚。求之者，求有无之本也。夫大寒而甚，热之不热，是无火也。大热而甚，寒之不寒，是无水也。内格呕逆，食不得入，是有火也。病呕而吐，食入反出，是无火也。暴速注下，食不及化，是无水也。溏泄而久，止发无恒，是无火也。故心盛则生热，肾盛则生寒。肾虚则寒动于中，心虚则热收于内。热之不及，责心之虚；寒之不久，责肾之少。研究病机，端宜反复辨其虚实，勿以一字印定视之。所谓规矩准绳，匠氏之法，一隅三反，巧则在人。得此旨者，惟王太仆而已。虽然，三消为热病矣，而有移寒于肺之症。厥逆为寒病矣，而有热深厥深之症。病非单纯，自不能以片面判断。但三消毕竟以热为多，厥逆毕竟以寒为多，则直指属寒属热，亦无不可。倘以言寒而认为为纯寒，以言热而认为纯热，率以十九条为绝对之评判，则不免失《内经》之本旨。

十九条中，遗阙"燥"字，故《原病式》增诸涩、枯、涸、干、劲、皱揭，皆属于燥一条。并申之曰：物湿则滑泽，干则涩滞，燥湿相反故也，如遍身中外燥滞，皆属燥经之化。或麻者，亦由于涩，水液衰少而不通利也。枯者，不荣。涸，无水液。干，不滋润。劲，不和柔。皱揭者，皮肤启裂。以燥金主于紧敛也，今按燥为火之余气，故《易》曰："燥万物者，莫熯乎火。"而燥非特为火，如呕吐汗下太过，亦能致之，总由津液水血不充也。是以治火可用苦寒，治燥必用甘寒；火郁可以发，燥胜必用润；火可以直折，燥必用濡养，二者截然不谋。《内经》既以六气为主，"燥"字自应充补，惟不必泥秋金之气化也。又遗"暑"字，暑即是热也。《内经》云：热气大来，火之胜也。阳之动，始于温，盛于暑。盖在天为热，在地为火，其性为暑也。王潜齐谓"暑热并非二气"，或云"暑必兼湿者"，误。暑湿原二，虽易兼感，实非暑中必定有湿。譬如暑与风亦多兼感，岂可谓暑中必兼风耶？其言最畅，是则经文虽遗"暑"，正复不须蛇足矣。余著有《内经病机十九条之研究》，分分析研究、合并研究两纲外，摭采各家学说，可以参考。

## 五、阴阳发病

阳气者，若天与日，失其所，则折寿而不彰。（此发明阳气之本也。日不明则天为阴晦，阳不固则人为夭折，皆阳气之失所也）故天运当以日光明；（天不自明，明在日月；月体本黑，得日乃明，此天运必以日光明也。日，即阳也。阳，即明也。阳之所在，明必随之；明之所及，阳之至耳。阳明一体，本无二也。然阳在午则为昼，而日丽中天，著有象之神明，离之阳在外也；阳在子则为夜，而火伏水中，化无形之元气，坎之阳在内也。君火以明，相火以位，曰君曰相，无非阳气之所在。苟或失序，欲保天年，其可得乎）是故阳因而上，卫外者也。欲如运枢，起居如惊，神气乃浮。（此下言阳气不固者，四时之邪，皆得以伤之也。清阳为天，包覆万物，故固于上而卫于外。人之卫气，亦犹是也。欲其如运枢周旋，不已不息。若举动躁妄，则神气浮越，即不能固其阳气也，邪乃侵之）因于寒，体若燔炭，汗出而散。（感寒邪则发热，得汗而解）因于暑，汗，烦则喘喝，静则多言。（暑有阴、阳二证，阳证因于中热，阴证因于中寒。但感在夏至之后者，皆谓之暑耳。暑有热中之凉气，非尽热也。暑伤于阳者，汗出烦躁为喘，为大声呼喝；若其静者，亦不免于多言。盖邪伤于阴，精神内乱，故言无伦次也。故曰："静而得之为中暑，动而得之为中热"）因于湿，首如裹，湿热不攘，大筋缏短，小筋弛长。缏短为拘，弛长为痿，（湿之中人，有内外上下之辨。湿伤外者，雨雾阴湿之属也；湿伤内者，酒浆乳酪之属也。湿在上，则首如裹，谓若以物蒙裹然者。凡人行瘴雾之中，及酒多之后，觉胀壅头面，即其状也。湿热，湿郁成热也。攘，退也。湿热不退而下及肢体，大筋受之则血伤，故为缏短；小筋受之则柔弱，故为弛长。缏短，故拘挛不伸；弛长，故痿弱无力）因于气，为肿，四维相代，阳气乃竭，（气，指风气也。风胜则浮，故为肿也。四肢为诸阳之本，胃气所在，病盛而至于四维相代，即内闭九窍、外壅肌肉，卫气解散之谓也）阴者，藏精而起亟也；阳者，卫外而为固也。（人有阴阳，阳主外而为卫，所以固

秦氏内经学

261

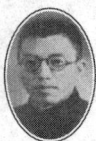

气也；阴主内而藏精，所以起亟也。阴内阳外，气欲和平，不和则病矣。亟，即气也。精化为气，藏精起气之谓也）阴不胜其阳，则脉流薄疾，并乃狂。（薄，气相迫也。疾，急数也。并者，阳邪入于阳分，谓重阳也。阴不胜阳，则阳邪盛，故当为阳脉、阳证之外见者如此）阳不胜其阴，则五脏气争，九窍不通。（邪在阴分，则脏气不和，故有所争。上七窍，五官也；下二窍，二阴也。九窍之气，皆属于脏。阳不胜阴，则阴邪盛，故当为阴病之内见者如此）是以圣人陈阴阳，筋脉和同，骨髓坚固，气血皆从。（陈阴阳，犹言铺设得所，不使偏胜也。故于筋脉骨髓，无不和调，气血皆从，从则顺矣）如是，则内外调和，邪不能害，耳目聪明，气立如故。（耳目聪明，以九窍之要者言，神气之全可知也。人受天地之气以立命，故曰"气立"。阴阳和而氧立如故也）风客淫气，精乃亡，邪伤肝也。（此下四节，皆失调和之道，所以为筋骨、气血之病也。淫气者，阴阳之乱气也。表不和则风邪客之，风木生火，淫气化热，热则伤阴，精用消亡。风气通于肝，故必先伤肝也。然气为百病之始，故凡病因于外而内连五脏者，皆由乎风也）因而饱食，筋脉横解，肠澼为痔；（此下三节，皆兼上文"风客淫气"而言也。风气既淫于外，因而饱食，则随客阳明，必肠胃横满，横满则有损伤，故筋脉弛解，病为肠辟为痔，而下痢脓血也）因而大饮则气逆；（酒挟风邪，则因辛走肺，故肺布叶举，而气逆上奔也）因而强力，肾气乃伤，高骨乃坏。（高骨，腰之高骨也，凡因风强力者，其伤在骨，骨伤则贤气亦伤，肾主骨也。若强力入房，尤伤精髓。髓者，骨之充。骨者，髓之府。精髓耗伤，故高骨坏而不为用）凡阴阳之要，阳密乃固。（阳为阴之卫，阴为阳之宅。必阳气闭密于外，无所妄耗，则邪不能害，而阴气完固于内，此培养阴阳之要也）两者不和，若春无秋，若冬无夏，因而和之，是谓圣度。（两，阴阳也。不和，偏病也）故阳强不能密，阴气乃绝。（强，亢也。孤阳独用，不能固密，则阴气耗而竭绝矣）阴平阳秘，精神乃治也。（平，即静也。秘，即固也。人生所赖，惟精与神。精以阴生，神从阳化，故阴平阳秘，则精神治矣）阴阳离决，精气乃绝。（决，绝也。有阳无阴则精绝，有阴无阳则气绝。两相离决，非病则亡。正以见阴阳不可偏废也）。

此章论阴阳气之发病也。阳主外卫，阴主内荣。阳不固，则六淫之邪得以外袭；阴不固，则五脏之气因而内争。外袭而传舍，内争而溃乱。淫泆变化，乃至不可胜数。《内经》称虚邪之中人，始于皮肤；皮肤缓则腠理开，开则邪从毛发入；入则抵深，深则毛发立，毛发立则淅然，故皮肤痛。留而不去，则传舍于络脉，在络之时，痛于肌肉。其痛之时息，大经乃代。留而不去，传舍于经，在经之时，洒淅喜惊。留而不去，传舍于输，在输之时，六经不通，四肢则肢节痛，腰脊乃强。留而不去，传舍于伏冲之脉，在伏冲之时，体重身痛。留而不去，传舍于肠胃，在肠胃之时，贲响腹胀，多寒则肠鸣飧泄，食不化；多热则溏出糜。留而不去，传舍于肠胃之外，募原之间，留著于脉，稽留而不去，息而成积。乃外邪传变之一例也。虽然，阳在外而为阴之使，阴在内而为阳之守。欲保阴阳之平，须知二气互抱之根。阴平阳秘，精神乃治；阴阳离决，精气乃绝，尤为《内经》之本旨。

## 六、情志发病

百病之生于气也。（气之在人，和则为正，不和则为邪，故百病皆生于气也）怒则气上，喜则气缓，悲则气消，恐则气下，寒则气收，炅则气泄，惊则气乱，劳则气耗，思则气结，九气不同。怒则气逆，甚则呕血及飧泄，故气上矣。（怒，肝志也。怒动于肝，则气逆而上，气逼血升，故甚则呕血。肝木乘脾，故为飧泄。肝为阳中之阴，气发于下，故气上矣。下乘则飧泄，上犯则食而气逆也）喜则气和志达，营卫通利，故气缓矣。（气脉和调，则志畅达。营卫通利，故气徐缓。然喜盛则气过于缓而渐至涣散，故喜则气下。又喜乐者，神惮散而不藏也）悲则心系急，肺布叶举，而上焦不通，营卫不散，热气在中，故气消矣。（悲生于心则心系急，上走肺则肺叶举，故精气升于肺则悲也。心肺俱居膈上，故为上焦不通。肺主气而行表里，故为营卫不散。悲哀伤气，故气消矣）恐则精却，却则上焦闭，闭则气还，还则下焦胀，故气不行矣。（恐惧伤肾则伤精，故致精却。却者，退也。精却则升降不交，故上焦闭。上焦闭则气归于下，病为胀满而气不行，故曰"恐则气下"也。又曰，忧愁者，气闭塞而不行。恐惧者，神荡惮而不收）寒则腠理闭，气不行，故气收矣；（腠，肤腠也。理，肉理也。寒束于外则玄腑闭密，阳气不能舒达，故收敛于中而不得散也）炅则腠理开，营卫通，汗大泄，故气泄矣。（热则气通，故腠理开。阳从汗散，故气亦泄）惊则心无所倚，神无所归，虑无所定，故气乱矣。（大惊卒恐，则神志散失，血气分离，阴阳破散，故气乱矣）劳则喘息汗出，外内皆越，故气耗矣，（疲劳过度则阳分动于阴分，故上奔于肺而为喘，外达于表而为汗。阳动则散，故内外皆越而气耗矣）思则心有所存，神有所归，正气留而不行，故气结矣。（思之无已则系恋不释，神留不散，故气结也）。

此章论情志之发病也。七情者，即五志也。五志之外，尚余者三，总之曰喜、怒、思、忧、恐、惊、悲、畏。其目有八，不止七也。然情虽有八，无非出于五脏。如心在志为喜，肝在志为怒，脾在志为思，肺在志为忧，肾在志为恐，此五脏五志之分属也。至若五志有互通为病者，如喜本属心，而有曰"肺喜乐无极则伤魄"，是心肺皆主于喜也。盖喜生于阳，而心肺皆为阳脏，故喜出于心而移于肺，所谓"多阳者多喜"也。又若怒本属肝，而有曰"胆为怒"者，以肝胆相为表里，肝气虽强而取决于胆也。

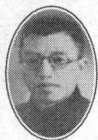

有曰"血并于上，气并于下，心烦惋善怒者，以阳为阴胜，故病及于心也，有曰肾盛怒而不止，则伤志，有曰邪客于足少阴之络，令人无故善怒"者，以怒发于阴而侵乎肾也。是肝、胆、心、肾四脏，皆能病怒，所谓"多阴者多怒"，亦曰"阴出之阳则怒"也。又若思本属脾，而此曰"思则心有所存，神有所归，正气留而不行，故气结矣"，盖心为脾之母，母气不行则病及其子，所以心、脾皆病于思也。又若忧本属肺，而有曰"心之变动为忧"者，有曰"心小则易伤以忧"者，盖忧则神伤，故伤心也；有曰"精气并走于肝则忧"者，肝胜而侮脾也；有曰"脾忧愁而不解则伤意"者，脾主中气，中气受抑则生意不伸，故郁而为忧，是心、肺、脾、肝四藏皆能病于忧也。又若恐本属肾，而有曰"恐惧则伤心"者，神伤则恐也；有曰"血不足则恐"，有曰"肝虚则恐"者，以肝为将军之官，肝气不足则怯而恐也；有曰"恐则脾气乘矣"，以肾虚而脾胜之也；有曰"胃为气逆，为哕为恐"者，以阳明土胜，亦伤肾也，是心、肾、肝、脾、胃五脏，皆主于恐，而恐则气下也。五志互病之辨，既详如此。尚有病悲者，曰"肝悲哀动中则伤魂"，悲伤于肝也；又曰"精气并于肺则悲"，又曰"悲则肺气乘矣"，亦金气伤肝也；有曰"心虚则悲"，有曰"神不足则悲"，有曰"悲哀太甚则胞络绝，胞络绝则阳气内动，发则心下崩，数溲血"者，皆悲伤于心也，此肝、肺、心三脏皆病于悲，而气为之消也。有病为惊者，曰"东方色青，入通于肝，其病发惊骇"，以肝应东方风木，风主震动而连乎胆也；有曰阳明所谓"甚则厥"，"闻木音则惕然而惊"者，肝邪乘胃也；有曰"惊则心无所倚，神无所归"者，心神散失也，此肝、胆、胃、心四脏皆病于惊，而气为之乱也。又有病为畏者，曰"精气并于脾则畏"，盖并于脾则伤肾，畏由恐而生也。由此言之，是情志之伤，诚五脏各有所属，然求其所由，则无不从心而发，故曰"心怵惕思虑则伤神，神伤则恐惧自失"、"忧愁恐惧则伤心"、"悲哀忧愁则心动，心动则五脏六腑皆摇"。可见心为五脏六腑之大主，而总统魂魄，兼该志、意。故忧动于心则肺应，思动于心则脾应，怒动于心则肝应，恐动于心则肾应。此所以五者，惟心所赐也。设能善养此心，而居处安静，无为惧惧，无为欣欣，婉然从物而不争，与时变化而无违，则志意和，精神定，悔怒不起，魂魄不散，五脏俱安，邪亦安从而犯我哉！

## 七、五味发病

五味入口，各有所走，各有所病。酸走筋，多食之，令人癃；咸走血，多食之，令人渴；辛走气，多食之，令人洞心；苦走骨，多食之，令人变呕；甘走肉，多食之，令人悗心。盖谓酸入于胃，其气涩以收，上之两焦，弗能出入也。（谓上、中二焦涩结不舒也）不出即留于胃中，胃中和温，则下注膀胱。膀胱之胞薄以懦，得酸则缩，绻约而不通，水道不行，故癃（绻，不分也。约，束也。癃，小水不利也。味过于酸，则上之两焦弗能出入。若留于胃中，则为吞酸等疾。若胃中温和不留，则下注膀胱，膀胱得酸则缩，故为癃也）阴者，积筋之所终也，故酸入而走筋矣。（阴者，阴器也。积筋者，宗筋之所聚也。肝主筋，其味酸，故内为膀胱之癃，而外走肝经之筋也。酸走筋，筋病无多食酸）咸入于胃，其气上走中焦，注于脉，则血气走之，血与咸相得则凝，凝则胃中汁注之，注之则胃中竭，竭则咽路焦，故舌本干而善渴。血脉者，中焦之道也，故咸入而走血矣。（血为水化，咸亦属水，咸与血相得，故走注血脉。若味过于咸，则血凝而结，水液注之，则津竭而渴。然血脉必作于中焦，故咸入中焦而走血。咸走血，血病毋多食咸）辛入于胃，其气走于上焦。上焦者，受气而营诸阳者也。姜、韭之气熏之，营卫之气，不时受之，久留心下，故洞心。辛与气俱行，故辛入而与汗俱出。（洞心，透心若空也。营诸阳，营养阳分也。辛味属阳，故走上焦之气分。过于辛则开窍而散，故为洞心，为汗出。辛走气，气病无多食辛）苦入于胃，五谷之气，皆不能胜苦。苦入下脘，三焦之道，皆闭而不通，故变呕。齿者，骨之所终也。故苦入而走骨，故入而复出，知其走骨也。（苦味，性坚而沉，故走骨。味过于苦，则抑遏胃中阳气，不能运化，故五谷之气不能胜之，三焦之道闭而不通，所以入而复出，其变为呕。又如齿，为骨之所终。苦通于骨，内不能受，其气复从口齿而出，正因其走骨也。苦走骨，骨病无多食苦）甘入于胃，其气弱小，不能上至于上焦，而与谷留于胃中者，令人柔润者也。胃柔则缓，缓则虫动，虫动则令人悗心。其气外通于肉，故甘走肉。（甘性柔缓，故其气弱小，不能至于上焦。味过于甘，则与谷气留于胃中，令人柔润而缓。久则甘从湿化，致生诸虫，虫动于胃，甘缓于中，心当悗矣。悗，闷也。甘入脾，脾主肉，故甘走肉也。甘走肉，肉病无多食甘）。

此章论五味之发病也。夫天食人以五气，地食人以五味，本赖以营养脏腑。然得其平则和而贵，失其平则偏而胜。所谓"气增而久，夭之由也"。尝攻《内经》之论五味，曰：心欲苦，肺欲辛，肝欲酸，脾欲甘，肾欲咸者，言其所合，脏得之而遂其性也。曰：多食咸则脉凝泣而色变，多食苦则皮槁而毛拔，多食辛则筋急而爪枯，多食酸则肉胝皱而唇揭，多食甘则骨痛而发落者，言其所伤，脏得之而逆其性也。盖五脏各有其性，五味各有其用。用之适宜，以生以化。用之违道，以消以亡。故知五味之能养，应知五味之能伤，更应知五味之能救其所伤。如曰：肝欲散，急食辛以散之，用辛补之，酸泻之；心欲软，急食咸以软之，用咸补之，甘泻之；脾欲缓，急食甘以缓之，用甘补之，苦泻之；肺欲收，急食酸以收之，用酸补之，辛泻之；肾欲坚，急食苦以坚之，用苦补之，咸泻之。以五味调

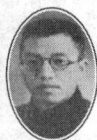

养五脏，精且细矣。推此而论六淫之治，亦莫不然。如风淫于内，治以辛凉，佐以苦甘，以甘缓之，以辛散之；热淫于内，治以咸寒，佐以甘苦，以酸收之，以苦发之；湿淫于内，治以苦热，佐以酸淡，以苦燥之，以淡泄之；火淫于内，治以咸冷，佐以苦辛，以酸收之，以苦发之；燥淫于内，治以苦温，佐以甘辛，以苦下之；寒淫于内，治以甘热，佐以苦辛，以咸泻之，以辛润之，以苦坚之，皆不易之法也。故余著《药物学讲义》，教有志药物者，先辨其气味，再论其功效。

## 八、六经发病

二阳之病发心脾，有不得隐曲，女子不月。（二阳，阳明也，为胃与大肠二经。然大肠、小肠皆属于胃，此节所言，则独重在胃耳。盖胃与心，母子也。人之情欲，本以伤心，母伤则害及其子。胃与脾，表里也。人之劳倦，本以伤脾，脏伤则病连于腑，故凡内而伤精，外而伤形，皆能病及于胃，此二阳之病所以发于心脾也。不得隐曲，阳道病也。宗筋会于气街，而阳明为之长，既病则阳道外衰，故为"不得隐曲"。其在女子当为不月，亦其候也）其薄为风消，其传为息贲者，死不治。（风，木气也。消，枯瘦也。贲，急迫也。阳明受病，久而传变，则木邪胜土，故肌体风消；胃病则肺失所养，故气息奔急。气竭于上，由精亏于下，败及五脏，故死不治）三阳为病，发寒热，下为痈肿，及为痿厥腨痛。（三阳，太阳也，为膀胱、小肠二经。三阳为表，故病发寒热，及为痈肿。足太阳之脉，从头下背，贯臀入腘，循腨抵足，故其为病则足膝无力曰"痿"，逆冷曰"厥"，足肚酸疼曰"腨痛"也）其传为索泽，其传为癫疝，（阳邪在表为热，则皮肤润泽之气必皆消散，是为索泽也。癫疝者，小腹控睾而痛也）一阳发病，少气，善咳，善泄。（一阳，少阳也，为胆与三焦二经。胆属风木，三焦属相火。其为病也，壮火则食气伤肺，故为少气，为咳；木强则侮土，故善泄）其传为心掣，其传为膈。（心为君火，而相火上炎则同气相求，邪归于心。心动不宁，若有所引，名曰"心掣"。又"其传"者，以木乘土，脾胃受伤，乃为膈证）二阳一阴发病，主惊骇，背痛，善噫，善欠，名曰"风厥"。（二阳，胃与大肠也。一阴，肝与心主也。肝、胃二经，皆主惊骇。背痛者，手、足阳明之筋皆夹脊也。噫，嗳气也，其主在心。欠，呵欠也。虽主于肾，又足阳明病为数欠。肝与心包风热为邪，而阳明受之，故病名"风厥"）二阴一阳发病，善胀，心满，善气，（二阴，心与肾也。一阳，胆与三焦也。胆经邪胜则侮脾，故善胀。肾经邪胜则乘心，故心满。三焦病则上下不行，故善气也）三阳三阴发病，为偏枯痿易，四肢不举（三阳，膀胱、小肠也。三阴，脾、肺也。膀胱之脉，自头背下行两足。小肠之脉，自两手上行肩胛。且脾主四肢，肺主诸气。四经俱病，故当为偏枯，为痿易，为四肢不举。痿易者，痿弱不支，左右相掉易也）。

此章论三阴三阳经之发病也。经病有二，一言其性，因其本性而病。如少阳之上，火气主之。是少阳之性属于热，热能耗散，故病少气。太阴之上，温气主之。是太阴之性属于阴，阴者重著，故病四肢不举是也。一言其界，因其分疆而病。如手太阴脉从肺系横出腋下，下循臑，下腑中，循臂内，则为肺胀满喘咳，缺盆中痛，交两手而瞀；手阳明脉从缺盆上颈贯颊，入下齿中，则为齿痛颈肿是也。不言太阳、阳明、少阳、太阴、少阴、厥阴，而称一阴、二阴、三阴、一阳、二阳、三阳者，自生理言，则有内外。自性质言，则有太少。若更议感症，则自外而受，必先于表，以次传舍，方及于里。故《伤寒论》之次序，反以太阳居首，厥阴殿后也。能晓乎此，则虚实寒热之来，虽不一其病，而经署分明，统辖在我，不难从经气决之。

## 九、十二经终

十二经脉之终。（十二经脉，即十二藏之气也。终者，气尽之谓）太阳脉之终也，戴眼、反折、瘛疭，其色白，绝汗乃出，出则死矣。（戴者，戴于上也，谓目睛仰视而不能转也。反折，腰脊反张也。瘛者，筋之急也。疭者，筋之缓也。绝汗者，暴出如油不能收也。足太阳之脉，起于目内眦，上额交巅，入络脑，下项，挟脊，抵腰中，下至足之小趾。手太阳之脉，起于小指之端，循臂上肩。其支者，循颈上颊，至目之外眦，故其为病如此）少阳终者，耳聋，百节皆纵，目睘绝系，绝系一日半死。其死者，色先青白，乃死矣。（手足少阳之脉，皆入于耳中，亦皆至于目锐眦，故为耳聋、目睘也。睘者，直视如惊貌。因少阳之系绝，不能旋转，故若此也。胆者，筋其应。少阳气绝，故百节皆纵也。木之色青，金之色白，金木相贼，则青白先见。此少阳之死候也）阳明终者，口目动作，善惊，妄言，色黄，其上下经盛，不仁，则终矣。（手足阳明之脉，皆挟口入目，故为口目动作而牵引歪斜也。闻木音则惕然而惊，是阳明善惊。詈骂不避亲疏，是阳明妄言也。黄者，土色外见也。上下经盛，谓头颈手足阳明之脉，皆躁动而盛，是胃气之败也。不知疼痛，谓之不仁，是肌肉之败也。此皆阳明气竭之候）少阴终者，面黑，齿长而垢，腹胀闭，上下不通而终矣。（手少阴气绝则血败，足少阴气绝则色如炲，面黑故也。肾主骨，肾败则骨败，故齿根不固，长而垢也。手少阴之脉，下膈，络小肠。足少阴之脉，络膀胱，贯肝膈，故为腹胀闭，上下不通，则心肾隔绝，此少阴之终也）太阴终者，腹胀闭，不得息，善噫善呕。呕则逆，逆则面赤；不逆则上下不通，不通则面黑，皮毛焦而终矣。（足太阴脉，入腹属脾，故为腹胀闭；手太阴脉，上膈，属肺，而主呼吸，故为不得息。胀闭则升降难，不得息则气道

秦氏内经学

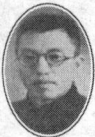

滞，故为噫为呕。呕则气逆于上，故为面赤；不逆则痞塞于中，故为上下不通。脾气败则无以制水，故黑色见于面；肺气败则治节不行，故皮毛焦而终矣）厥阴终者，中热，嗌干，善溺，心烦，甚则舌卷、卵上缩而终矣。（手厥阴心主之脉，起于胸中，出属心包络，下膈，历络三焦；足厥阴肝脉，循喉咙之后，上入颃颡，其下者，循股阴，入毛中，过阴器，故为中热、嗌干、善溺、心烦等病。又舌者，心之苗也。肝者，筋之合也。筋者，聚于阴器而脉络于舌本，故甚则舌卷卵缩，而厥阴之气终矣）。

此章论十二经脉之终也。手足六经，各分表里，是为十二。十二经之终者，表里之气败也。《内经》又谓：手太阴气绝，则皮毛焦。太阴者，行气温于皮毛。气不荣，则津液去皮节，爪枯毛折矣。手少阴气绝则脉不通，血不流，髦色不泽，血先死而面黑如漆柴矣。足太阴气绝，则脉不荣肌肉。唇舌者，肌肉之本。脉不荣则肌肉软，舌萎，人中满而唇反矣。足少阴气绝，则骨枯。少阴者，伏行而濡骨髓。骨不濡则内不能著，骨肉不相亲则肉软却，齿长垢，发无泽矣。足厥阴气绝，则筋绝。肝者，筋之合。筋者，聚于阴器而脉络舌本。脉弗荣则筋急，引舌与卵，唇青舌卷卵缩矣。又谓，五阴气俱绝则目系转，转则目运，为志先死，远一日半死矣。六阳气绝，则阴与阳相离，离则腠理发泄，绝汗乃出。旦占夕死，夕占日死。医之治病欲其生，病之从来有吉凶。可治不可治之间，实为研究病理者最后之一步，而不可忽视者也。

（上海秦伯未著述）

　　　　　　　　　　《内经》杂病学

　　杂病者，指一切病证也。考之昔贤，李果有《杂病方论》，张景岳有《杂证谟》，彭浩有《杂病正传》，刘纯有《杂病治例》，霍应兆有《杂证全书》，徐大椿有《杂病源》，沈金鳌有《杂病源流》，盖皆于伤寒之外别树一帜。而张机《金匮要略》一书，尤为后世治杂病之准则。《灵枢·杂病》篇一章，尤为后世称杂病之滥觞。

　　近贤丁仲祜曰：有传染病焉，急慢殊归。有呼吸器病焉，险夷异趋；有消化器病焉，轻重具有千变。杂病之难治，于此可见。故其原因，其病所，务须诊断精确，使无遁情。程钟龄曰：人身之病，不离乎内伤外感。风寒暑湿燥火，外感也；喜怒忧思悲恐惊，与阴虚、阳虚、伤食，内伤也。总计之，共十九字，而千变万化之病，于以出焉。实能于杂病中下提要钩玄之功夫，指示后学简捷之途径。兹将《内经》所论杂病，汇辑如下。学者能细认其症，详考其因，再读后世书，无不迎刃解矣。

　　## 一、中风

　　天有八风，经有五风。（经，经脉也。八风，八方之风也；五风，五脏之风也）八风发邪，以为经风，触五脏邪气发病。（八风不得其正，则发为邪气。其中于人，则人为五经之风。特以所伤之异，故名亦异耳。风自外入，则循经而触五脏，故发病）风之伤人也，或为寒热，或为热中，或为寒中，或为疠风，或为偏枯，或为风也，其病各异。或内至五脏六腑，其名不同。（意谓风之伤人，若惟一证，及其为变，无所不至）。

　　风气藏于皮肤之间，内不得通，外不得泄。（风寒袭于皮腠，则玄腑闭封，故内不得通、外不得泄，此外感之始也）风者，善行而数变，腠理开则淅然寒，闭则热而闷。其寒也，则衰饮食；其热也，则消肌肉，故使人解（肢体困倦，少气懒言）而不能食，名曰寒热。（寒邪伤阳，则胃气不化，故衰少饮食。热邪伤阴，则津液枯涸，故消瘦肌肉。寒热交作，真气大衰，故为解不食，此明风寒之为寒热也）风气与阳明入胃，循脉而上至目内眦。其人肥，则风气不得外泄，则为执中而目黄；人瘦则外泄而寒，则为寒中而泣出。（风寒客于阳明，则内入于胃。胃居中焦，其脉上行系于目系。人肥腠理致密，邪不得泄，留为热中，故目黄；人瘦则肌肤疏浅，

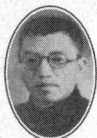

风寒犯之，阳气易泄，泄则寒中，而泣出。此明风气之变，或为热中或寒中也）风气与太阳俱入，行诸脉俞，散于分肉之间，与卫气相干，其道不利，故使肌肉愤膹而有疡，卫气有所凝而不行，故其肉有不仁也。（风由太阳经入者，自背而下，凡五脏六腑之俞皆附焉，故邪必行诸脉俞而散于分肉也，分肉者，卫气之所行也。卫气昼行于阳，自足太阳始，风与真气相搏，俱行于分肉之间，故气疲道涩而不利，不利则风邪抟聚，故肌肉肿，愤膹而为疮疡。或卫无不行，则体有不仁，痛养寒热，皆有所不测焉）疠者，有营气热胕，其气不清，故使鼻柱坏而色败，皮肤疡溃，风热客于脉而不去，名曰疠风，或名曰寒热。（风寒客于血脉久留不去，则营气化热，皮肤胕溃，气血不清，败坏为疠，所谓"脉风或为疠也"）。

以春甲乙伤于风者，为肝风；以夏丙丁伤于风者，为心风；以季夏戊己伤于邪者，为脾风；以秋庚辛中于邪者，为肺风；以冬壬癸中于邪者，为肾风。（此明风邪内至于脏也）风中五脏六腑之俞，亦为脏腑之风。（风中五脏六腑之俞，即十二经脏腑之风也）各入其门户所中，则为偏风。（其有不中俞穴，乘人身之偏虚处而中之，是偏著一隅，故曰偏风。若脑风、目风是。王冰谓，随俞左右而偏中之，则为偏风。）非风气循风府而上，则为脑风。（风府，督脉穴。自风府而上则入脑户，故为脑风。其症项背恶寒，脑户觉冷）风入系头，则目风眼寒。（风自脑户入系于头，则合于足之太阳。太阳之脉起于目内眦，风邪入之，故为目风，或痛、或痒、或眼寒而畏风羞涩也）饮酒中风，则为漏风。（酒性温散，善开玄腑。酒后中风则汗漏不止，故曰漏风，亦谓之酒风）入房汗出中风，则为内风。（内耗其精，外开腠理，风邪因乘虚入，故曰内风）新沐中风，则为首风。（沐头而中风也）久风入中，则为肠内风。（久风不散，传入肠胃之中。热则为肠风下血，寒则水谷不化而为飧泄泻利）外在腠理，则为泄风。（风在腠理，则汗泄不止，故曰泄风）故风者百病之长也。至其变化，乃为他病也。无常方，然致自风气也。（无常方，言变化之多，而其致之者，则皆因风耳）。

五脏之风，形状不同。肺风之状，多汗恶风，色眈然白，时咳短气，昼日则瘥，暮则甚，诊在眉上，其色白。（多汗者，阳受风气，开泄腠理也。恶风者，伤风恶也，下文诸脏皆同。眈然，浅白貌。肺主气，在变动为咳，风邪迫之，故时咳短气也。昼则阳气充，故觉其瘥；暮则阳气虚，故为甚也。眉上，乃阙庭之间，肺之候也，故肺病则白色见于此）心风之状，多汗恶风，焦绝，善怒吓，赤色，病甚则言不可快，诊在口，其色赤。（焦绝者，唇舌焦燥，津液干绝也。风薄于心，则神志溃乱，或为善怒，或为惊吓。心主舌，病甚则舌本强，故言不可快。口，应作舌。心和，则舌能知味，故诊之。详拙著《读内经记》）肝风之状，多汗恶风，善悲，色微苍，嗌干，善怒，时憎女子，诊在目下，其色青。（"善悲"二字，疑从肺风条误录于此。足厥阴脉循喉咙之后，上入颃颡，故嗌干也。善怒，肝之志也。肝为阴中之阳，其脉环阴器，强则好色，病则妒阴，故时憎女子也。肝气通于目，故诊在目下，色当青也）脾风之状，多汗恶风，身体怠惰，四肢不欲动，色薄微黄，不嗜食，诊在鼻，上其色黄。（身体怠惰，四肢不用者，脾主肌肉四肢也。不嗜食，脾病不能化也。鼻为面王，主应脾胃，故色诊当在于鼻上）肾风之状，多汗恶风，而胅然浮肿，脊痛不能立正，其色炲，隐曲不利，诊在肌上，其色黑。（胅然，浮肿貌。风邪入肾，则输泌失职，故面浮肿。肾脉贯脊属肾，故令脊痛不能正立。炲，烟炲也。隐曲，阴道也。肾主水，故色黑如炲；肾开窍于二阴，故为隐曲不利。肌，当作者，颧下也。张景岳谓肌肉本主于脾，今其风水合邪，反侮乎土，故诊在肌上，非。详《读内经记》）胃风之状，颈多汗，恶风食不下，膈塞不通，腹善满，失衣则胀，食寒则泄，诊形瘦而腹大。（胃脉从大迎前下人迎，循喉咙入缺盆，故胃风之状，颈必多汗恶风。胃主受纳水谷，风邪居之，故饮食不下，膈塞不通胃。脉循腹里，故善满。失衣，不更衣也。若腑气不行，则不特满而且加？胀；饮食寒冷，则不特满而且加飧泄。胃者，肉其应，胃病故形瘦。腹者，胃所居，邪实故腹大）首风之状，头面多汗恶风，当先风一日则病甚，头痛不可以出内，至其风日，则病少愈。（首为诸阳之会。因沐中风则头面之皮腠疏，故多汗恶风。凡患首风者，止作无时，故凡于风气将发，必先风一日而病甚头痛，以阳邪居于阳分，阳性先而速也。至风胜之日，气随风散，故少愈）漏风之状，或多汗，常不可单衣，食则汗出，甚则身汗，喘息，恶风，衣常濡，口干善渴，不能劳事。（漏风之病，因于饮酒中风也。倘若酒行风动，则多汗；酒气外充，则无汗。故著一"或"字而与别证仅云"多汗者"不同。阳胜则身热，故不可单衣，王冰所谓脾胃有风热也。《千金方》云：漏风之状，恶风，多汗，少气，口干善渴，近衣则身热如火，临食则汗流如雨，骨即懈惰，不欲自劳。可引为证。张景岳以"不可单衣"为"必须衣絮"，陋甚。食入于阴，长气于阳，故食则汗出。甚则阳浮于上，故喘息。津亡于内，所以口干善渴，身不能劳也）泄风之状，多汗，汗出泄衣上，口中干，上渍其风，不能劳事，身体尽痛则寒（泄风者，表不固也。上渍者，身半以上汗多如渍也。口中干，津液涸也。液涸则血虚，故不耐劳而身尽痛也。汗多则亡阳，故令人寒也）。

　　此章论中风诸症也。《内经》言风邪所中各病，范围至广。至仲景所称之中风，即后世之伤风症。后世所称之中风，即西医之脑充血症。今将后世之所谓中风，略述如下：中风分真、类二途。凡虚风外中，轻则麻痹不仁，重则瘫痪不用。其痰火内生，轻则舌强难语，重则痰壅神昏。而入手先分闭症、脱症。如牙关紧闭，两手据固，为闭；口开脾绝，手撒心绝，

秦氏内经学

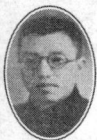

眼合肝绝，遗尿肾绝，鼻鼾肺绝，以及吐沫直视摇头，面赤如妆，汗出如珠为脱。真中风虽风从外中，亦由内虚召风。其挛急偏枯，口㖞舌强，二便不爽，由风挟痰火壅塞，致营卫脉络失和。先用通关，继则养血顺气，佐以消痰清火。风闭，用桂枝、羌活；寒凝，用姜、附、桂心；热痹，用栀、芩、石膏；湿滞，用苍、术、五苓；血瘀，用桃仁、牛膝；气滞，用木香、枳壳、青、陈；痰阻，用星、夏、浮石、牛黄。类中风本非外风，猝然昏厥，无㖞斜偏废等症，是宜辨也。李士材以类中症，条分火中、虚中、湿中、寒中、暑中、气中、食中、恶中等。《金鉴》因之。火中，即河间所谓瘫痪，多由火盛水衰，心神昏冒，筋骨不用也。虚中，即东垣所谓猝中昏愦，皆属气虚。湿中，即丹溪所谓东南湿土生痰，痰热生风，因而昏冒。寒中，体强口噤，脐腹冷痛，身寒无汗。暑中，面垢晕倒，须分阴阳，得之避暑纳凉，寒外暑内；或赤日长途，中外皆热。气中，气逆痰潮，牙关紧急，极似中风，但中风身温，中气身冷，中风脉浮，应人迎；中气脉沉，应气口。食中，醉饱后，或感寒，或恼怒，胃气不行，忽然厥逆。恶中，飞尸鬼击，卒厥客忤，肢冷口噤，此其别也。至或谓西北高寒风劲，真气空者，猝为所中，是为真中；东南卑湿酿热，真阴虚者，风自内生，虚阳上冒，亦致昏仆，是为类中，则胶柱之谈，未可深信。

## 二、伤寒

今夫热病者，皆伤寒之类也。或愈或死，其死皆以六七日之间，其愈皆以十日以上者，何也？（伤寒者，中阴寒杀厉之气也。世人以为寒盛于冬，中而病者，是为伤寒。实则四时皆有之，不限于冬今也）然巨阳者，诸阳之属也。（巨，大也。太阳为六经之长，统摄阳分，故诸阳皆其所属）其脉连于风府，故为诸阳主气也。（风府，督脉穴。太阳经脉覆于巅背之表，故主诸阳之气分）人之伤于寒也，则为病热，热虽甚不死。（病热，言发热也。《本经》云：体若燔炭，汗出而散，故不死。历来学者作热病解，大误！）其两感于寒而病者，必不免于死矣。（表里俱受，是谓两感）伤寒一日，巨阳受之，故头项痛，腰脊强。（巨阳，足太阳也，为三阳之表。而脉连风府，故凡病伤寒者，多从太阳始。太阳之经从头项下肩膊，挟脊抵腰中，故其为病如此。人身经络，三阳为表，三阴为里。三阳之序，则太阳为三阳，阳中之阳也；阳明为二阳，居太阳之次；少阳为一阳，居阳明之次，此三阳为表也。三阴之序，则太阴为三阴，居少阳之次；少阴为二阴，居太阴之次；厥阴为一阴，居少阴之次，此三阴为里也。其次序之数，则以内而外，故各有一二三之先后者。如此邪之中人，必自外而内。邪客于皮则腠理开，开则邪入，客于络脉，络脉满则注于经脉，经脉满则入舍脏腑。此所以邪必先于皮毛，经必始于太阳，而后传舍三阴三阳，五脏六腑皆受病也）二日，阳明受之，阳明主肉，其脉侠鼻络于目，故身热目疼而鼻干，不得卧也。（伤寒多发热，而独此言身热者，盖阳明主肌肉，身热尤甚也。邪热在胃，则烦故不得卧，余症皆本经之所及）三日，少阳受之，少阳主胆，其脉循胁络于耳，故胸胁痛而耳聋。（邪在少阳者，三阳已盖将入太阴，故为半表半里之经。其经脉出耳前，后下循胸胁，故为胁痛耳聋等症）三阳经络，皆受其病，而未入于脏者，故可汗而已。（三阳为表，属腑。邪在表而未入于三阳之脏者，皆可汗而散也）四日，太阴受之，太阴脉布胃中络于嗌，故腹满而嗌干。（邪在三阳，失于汗解，则入三阴。自太阴始也）五日，少阴受之，少阴脉贯肾络于肺，系舌本，故口燥舌干而渴。（肾经属水，而邪热涸之，故口舌为之干渴）六日，厥阴受之，厥阴脉循阴器而络于肝，故烦满而囊缩。（六经传遍，乃至厥阴。邪热甚于阴分，故为烦满）三阴三阳、五脏六腑皆受病，营卫不行，五脏不通，则死矣。（伤寒邪在经络，本为表症，经尽气复自当渐解。若六经传遍而邪不退，则深入于腑，腑不退，则深入于脏，故五脏六腑皆受病矣。邪盛于外则营卫不行，气竭于内则五脏不通，故六七日间致死也。善治此者，必不使其邪入内，亦必不使其脏气竭。知斯二者，近于道矣）其不两感于寒者，七日巨阳病衰，头痛少愈。（邪气渐退则正气渐复）八日，阳明病衰，身热少愈。九日少阳病衰，耳聋微闻。十日，太阴病衰，腹减如故，则思饮食。十一日，少阴病里，渴止不满，舌干已而嚏。十二日，厥阴病衰，囊纵，少腹微下，大气皆去，病日已矣。（所谓其愈皆十日已上如此）治之之法，各通其脏脉，病日衰已矣，其未满三日者，可汗而已，其满三日者，可泄而已。（各通其脏脉，谓当随经分治也。凡传经之邪未满三日者，其邪在表，故可以汗；已满三日者，其邪传里，故可以下。然此言表里之大体耳。按脉大浮数，病为在表，可发其汗；脉实沉数，病为在里，可下之。故曰邪虽多，但有表症而脉浮大者，犹宜发汗；曰邪虽少，但有里症而脉沉实者，即当下之。此汗、下之法，但当以表里为据，有不可以执一下也）其两感于寒者，一日，则巨阳与少阳俱病，则头痛口干而烦满。（两感者，表里同病也。足太阳与少阴为表里，故在太阳为头痛，在少阴则为口干烦满）二日，则阳明与太阴俱病，则腹满身热，不欲食，谵言。（阳明、太阴为表里，二经同病也。谵言，妄言也。阳明病则身热谵言，太阴病则腹满不欲食）三日，则少阳与厥阴俱病，则耳聋囊缩而厥，水将不入，不知人，六日死。（少阳、厥阴表里同病也。少阳病则为耳聋，厥阴病则为囊缩而厥。至是，则三阴三阳俱受病，故水浆不入，于六日之际当死也）五脏已伤，六腑不通，营卫不行。如是之后，三日乃死，何也？（谓两感传遍之后，复三日而死也，盖即六日之义）盖阳明者，十二经脉之长也，其血气盛，故不知人，三日其气乃尽，故死矣。（阳明为十二经脉之长，多气多血之经。若感于

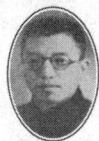

邪，邪必甚，故不知人。人凡两感于邪者，三日之后，肾气乃尽，故当死也。两感者，本表里之同病，似若皆以外邪言，而实未必有尽然者。正似内外俱伤，便是两感。今见少阴先溃于内，而太阳继之于外者，即纵情肆慾之两感也；太阴受伤于里，而阳明重感于表者，即劳倦竭力、饮食失调之两感也；厥阴气逆于脏，少阳复病于腑者，必七情不慎、疲筋败血之两感也。人知两感为伤寒，而不知伤寒之两感内外俱困，病斯剧矣）。

此章论伤寒症状也。伤寒病，传变无穷。《内经》仅言传经之常，而未及于变。自仲景而后，诸大家俱有名可法，学者所当旁考而精思之。然仲景全书，其变化之迹，亦得综要言之矣。大抵伤寒症，有表寒，有里寒，有表热，有里热，有表里皆热，有表里皆寒，有表寒里热，有表热里寒。何谓表寒？伤寒初客太阳，头痛发热而恶寒者，名曰外感。《内经》所谓"体若燔炭，汗出而散"是也。阳明解肌，少阳和解，其理也。何谓里寒？凡伤寒不由阳经传入，而直入阴经者，手足厥冷，脉微细，下利清谷，名曰中寒，仲景所谓"急温之，宜四逆汤"是也。何谓表热？凡伤于寒，则为病热，表邪壅遏，不得外泄，或荣弱卫强，自汗不解，宜桂芍和荣、柴葛解肌是也。何谓里热？凡伤寒渐次传里，与春温夏热症，热邪内发，皆为里热。其在太阴则津液少，少阴则咽干口燥，厥阴则消渴，仲景所谓"急下之，而用大柴胡、三承气"是也。何谓表里皆热？如伤寒阳明症，传于本腑，外而肌肉，内而胃腑，热气薰蒸，口渴谵语，此散漫之热邪未结聚。治用白虎汤，外透肌肤，内清脏腑，俾得两解，不比邪热结实，专在肠胃，可下而愈也，正伤寒有此，温热症更多有此。何谓表里皆寒？凡伤寒表受寒邪，更兼直中于里，此为两感寒症，仲景用麻黄附子细辛汤是也。何谓表寒里热？如两感之症，一日太阳与少阴同病，二日阳明与太阴同病，三日少阳与厥阴同病。阳为寒，阴已成热症，岂非表寒而里热乎？亦有火郁在内，更加外感于寒，亦为表寒里热之候。又有火亢已极，反兼水化，内热闭结，而外有恶寒之状者，表似寒而里实热，误投热剂，下咽即败矣。何谓表热里寒？如人本体虚寒，而外感温热之邪，此为标热本寒，清剂不宜太过。更有阴寒在下，逼其无根失守之火发扬于上，肌肤大热，欲坐卧泥水中，表似热而里实寒，误投寒剂，人胃即危矣。伤寒变症不一，总不外表里寒热；其表里寒热之变，总不外此八言以为纲领。

若夫《伤寒论》所列六经，与《内经》热病论不同。热病论依气行之脉络言，故所著症与经脉篇义合。《伤寒论》依邪入之次序言，故所著症与经脉篇义不合。经脉三阳经皆头痛，阳明始有恶寒，而仲景乃皆入之太阳，更以胃实为正阳明；经脉嗜卧属足太阴，而仲景乃谓少阴病欲寐；经脉渴而欲饮，饥不能食，属足少阴，而仲景乃谓厥阴病消渴，饮不欲食。种种皆殊，惟少阳太阴为近之，而亦有殊者，经脉目属足少阴，而仲景少阳目眩；经脉殆泄属足厥阴，而仲景三阴俱列。所以然者，经但以阴阳分表里两层，而以身之前后两侧分为三阴三阳；仲景不但分表里两层，且分表之表为太阳，表之里为少阳，里之表为太阴，里之里为少阴，里之至里为厥阴，其腑为阳明，义取递进，不取平按。故仅列热病论六经症于伤寒例，而不即引之以冠六经篇首，别自为说，以著其名同实异也。所以实异而名仍同者，以太阳等六者，古今纪阴阳之大名。《内经》六元以纪天之六气，《难经》以纪岁之六节，《脉经》以纪日之六候，而仲景以纪表里，其义一也。故欲穷伤寒六经症者，勿缠合《内经》以乱之，不可不明。

## 三、温热

凡病伤寒而成温者，先夏至日者为病温，后夏至日者为病暑。（寒邪中人而成温病、暑病者，其在时则以夏至前后言，在病则以热之微甚言）热病已愈，时有所遗者，热甚而强食之，故有所遗也。若此者皆病已衰而热有所藏，因与谷气相薄，两热相合。治之，视其虚实，调其逆从，可使必已。（病虽衰而余热未除尚有所藏，因而强食则病气与食气相并，两热合邪，以致留连不解，故名曰遗。食滞于中者病之实，脾弱不能运者病之虚。实则泻，虚则补，虚实勿失，则逆从可调，病必已矣）当何禁之？病热少愈，食肉则复，多食则遗，此其禁也。（复者，病复作。遗，则延久也。凡病后脾胃气虚，未能消化饮食，故于肉食之类皆当从缓。但其有挟虚内馁者，又不可过于禁制，所以贵得宜也）有病温者，汗出辄复热，而脉躁疾，不为汗衰，狂言，不能食，病名阴阳交，交者死也。（汗者，阴阳之液。身热脉躁者，阳之邪。病温汗出之后，则当邪从汗解，热退脉静矣。今其不为汗衰者，乃阳胜之极，阴气不能复也，故为狂言，为不食。正以阳邪交入阴分，则阴气不守，故曰阴阳交，交者死也）人所以汗出者，皆生于谷，谷生于精。（谷气内盛则生精，精气外达则为汗，"于"字，语辞。详《读内经记》）今邪气交争于骨肉，而得汗者，是邪却而精胜也，精胜则当能食而不复热。（惟精胜邪，所以能汗）复热者邪气也，汗者精气也，今汗出而辄复热者，是邪胜也，不能食者精无俾也。（俾，使也）病而留者，其寿可立而倾也。（病气留而不退，则元气日败）汗出而脉街躁盛者死。（凡汗后脉当迟静，而反躁盛者，阴竭而邪胜也，故病必死）今脉不与汗相应，此不胜其病也，其死明矣。狂言者是失志，失志者死。（此总五志为言也，志舍于精，精不胜邪则五脏之志皆失，故致狂言者多死）今见三死，不见一生，虽愈必死也。（汗后辄复热，不能食者，一死；汗后脉尚躁盛者，二死；汗后而狂言失志者，三死。有此三者，必死之候）。

肝热病者，小便先黄，腹痛，多卧，身热。（此即当与脾热病条，互易详《读内记经》）热争则狂言及惊，胁满痛，手足躁，不得安卧。（热入于

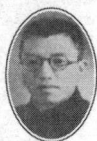

藏，则邪正相胜，故曰争，下同。气争于肝则气乱，故狂言而惊，肝病主惊骇也。肝脉布胁肋，故胁为满痛。热极则血枯筋燥，故手足躁扰）庚辛甚，甲乙大汗，气逆则庚辛死，刺足厥阴、少阳。其逆则头痛员员，（肝脉与督脉会于巅，故气逆于上则头痛员员。员员，靡定貌）脉引冲头也。（此申所以头痛之故）心热病者，先不乐，数日乃热。（心者神明之所出，邪不易犯，犯必先故热。邪先入于脏，则先有不乐之兆）热争则卒心痛，烦闷善呕，头痛面亦无汗，（热与心气分争，故卒然心痛而烦闷。心火上炎，故善呕。头者精明之腑，手少阴之脉上出于面，故头痛面赤。汗为心液，心热则液亡，故无汗）壬癸甚，丙丁大汗，气逆则壬癸死，刺手少阴、太阳。脾热病者，先头重颊痛，烦心，颜青，欲呕，身热。（此节当与肝热病者对调，详《读内经记》）热争则腰痛不可俯仰，腹满泄，两颔痛。（太阴之脉入腹属脾络胃，故腹满而泄。阳明脉循颐后下廉，出大迎，故两颔痛）甲乙甚，戊己大汗，气逆则甲乙死，刺足太阴、阳明。肺热病者，先淅然厥起毫毛，恶风寒，舌上黄，身热。（肺主皮毛，热则畏寒，故先淅然恶风寒、起毫毛也。肺脉起于中焦，循胃口，肺热入胃则胃热上升，故舌上黄而身热）热争则喘咳，痛走胸膺背，不得太息，头痛不堪，汗出而寒。（热争于肺，其变动则为喘为咳。肺者，胸中之脏；背者，胸中之腑。故痛走胸膺及背，且不得太息也。喘逆在肺，气不下行，则阳惧壅于上，故头痛不堪。热邪在肺，则皮毛不敛，故汗出而寒）丙丁甚，庚辛大汗气逆则丙丁死，刺手太阴、阳明，出血如大豆立已。肾热病者，先腰痛胻酸，苦渴数饮，身热。（足少阴之络贯腰脊，故先为腰痛；其脉循内踝之后，以上腨内，故为胻酸；又其直者，循喉咙，挟舌本，邪火耗伤肾阴，故苦渴饮；肾与太阳为表里，太阳之脉从巅下背、抵腰、走足，故为身热）热争则项痛且强，胻寒且酸，足下热，不欲言。（热争在表，则太阳经也。太阳之脉别下项，故项痛而强。热争在里，则少阴经也。少阴之脉斜走足心、挟腨内、上舌本，故为胻寒且酸、足热不言等病）其逆则头痛员员，澹澹然。（澹澹，精神短少貌）戊己甚，壬癸大汗，气逆则戊己死，刺足少阴太阳。诸汗者，至其所胜日汗出也。（所胜日，即王日也）诸治热病，以饮之寒水，乃刺之，必寒衣之，居止寒处，身寒而止也。

此章论温热之症状也。考温热病，历来医家，均以伏气为主。其根据者，为《内经》"藏于精者，春不病温"、"冬伤于寒，春必病温"二文。且目精藏于肾，寒属水气，遂牵及少阴。其间亦有反对伏气者，乃指冬不藏精为阳气大泄。如冬无冰、桃李反花之类，亦觉牵强。要知《内经》冬不藏精、冬伤于寒、冬不按跷三文，同属一意。"精"字作精气解，与"汗生于谷，谷生于精"之"精"同，谓因努力强用力而汗泄也。"寒"字直指病名，谓冬病伤寒，则必用辛温发汗，汗多则伤精也。而按跷尤为与汗透泄之机会。故合三者观之，无非冬今汗泄太过，津液内亏，至春不胜和暖之温气而发病，亦即"邪之所凑，其气必虚"之旨。然则纵有伏气，亦不过发病之机，而非伏邪于内也，犹之花炮之有导火线耳。自伏气之说盛，而温病之治，竟尚凉腻，皆不明《内经》原旨，更反谓创自《内经》，岂不冤乎？

至于温热病，不可作伤寒症治，而用大汗大下。初病，憎寒发热头痛，得汗则解。温邪化热伤肺，上焦气阻，用辛凉轻剂。叶氏《温热论》云：肺主气属卫，心主血属营。临症者，卫之后方气，营之后方血。邪在卫汗之，到气方可清气，入营犹可透热转气，入血乃恐耗血动血，直须凉血散血。否则前后不循缓急之法，动手便错。且温邪而面色白者，须顾其阳气，湿胜则阳微也。虽湿邪化热后，法应清凉然到十分之七，不可过用寒凉，恐成功反弃，何也？湿热去，阳亦衰微也。面色苍者，须顾其津液，清凉到十分之六七，往往热减身寒，不可遽谓虚寒，而投补剂，恐炉焰虽熄，灰中有火也。凡温热病，救阴易，通阳难。救阴不在血，而在津与汗；通阳不在温，而在利小便，较杂症自不同也。如热结于腑，必舌灰黄，或老黄，乃下之。舌苔黄不厚，而带滑者，热未伤津，犹可清热透表。苔薄而干者，津伤也，宜禁苦寒，以甘寒轻剂治之。若热传营，舌色必绛，其绛色中兼黄白色者，气分之邪未尽，泄卫、透营两和可也。纯绛鲜泽者，胞络受病也，宜清心宣窍。舌心绛而黏腻，似苔非苔，湿热熏蒸为痰，将闭心包也，急加芳香逐之，以开其闭，恐昏厥为痉也。平昔心虚有痰，外热一陷，里络就闭，非郁金、菖蒲所能开，须牛黄丸、至宝丹。舌绛而干燥者，火邪劫营，凉血清火为要。舌绛而有碎点黄白者，当生疳也；大红点者，热毒乘心也，用黄连、金汁。色绛而不鲜，干枯而痿者，此肾阴涸，急以阿胶、鸡子黄、地黄、天冬等救之，缓则不及矣。舌独中心绛干者，胃热而心营受烁也，清胃方中加入清心之品，否则延及舌尖，为火盛津干也。舌尖绛独干，此心火上炎，宜利其腑。苔白而薄，外感风寒也，当疏散之。白而干薄，肺津伤也；白苔绛底者，湿遏热伏也，当先泄湿透热，防其就干也，再从里透于外，则变润矣。舌生芒刺，上焦热极也，舌苔不燥，自觉闷极者，脾湿盛也。舌苔黏腻，吐出浊沫者，口必甜味，乃湿热与谷气相搏，芳香辛散以逐之，自退。若苔如碱，胃中宿滞，挟秽浊郁伏，当急急开泄，否则闭结中焦，不能从募原达出矣。舌黑而滑者，水来克火，为阴症，宜温之；若见短缩，为肾气竭。舌黑而干者，津干火炽，急泻火补水。舌淡红无色或干而色不荣，胃津伤、气不化也，勿用寒凉。总之温病变化，至速綦繁，全在心灵手敏以驾驭之。今人拘执《伤寒论》可以统治温病，不知伤寒之法，可以通治。而温病之方，后贤殊多心得。故于温热病各书，未可废弃，所谓合之则得其叠，分之则极其偏也。

泰氏内经学

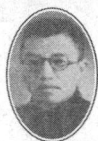

## 四、痎疟

夫痎疟皆生于风，蓄作有时。（痎疟发于夜者也。疟，残虐之谓）其始发也，先起于毫毛，伸欠乃作，寒栗鼓颔，腰脊俱痛，寒去则内外皆热，头痛如破，渴欲冷饮。（起于毫毛，俏寒而毛竖也。伸者，伸其四肢，邪动于经也。欠，呵欠也，阴阳争引而然也）阴阳上下交争，虚实更作，阴阳相移也。阳并于阴，则阴实而阳虚，阳明虚则寒栗鼓颔也。（阳并于阴，则阴邪胜，阴胜则寒也。阳明者，胃气之所出，其主肌肉，其脉循颐颊，故阳明虚则为寒栗鼓颔。鼓者，振栗之谓）巨阳虚则腰背头项痛。（腰背头项，皆太阳经也，阳虚则寒邪居之，故为痛）阳俱虚，则阴气胜，阴气胜，则骨寒而痛。（三阳者，兼阳明、少阳而言。阴气胜则阳气不行，血脉凝滞，故骨寒而痛）寒生于内，故中外皆寒。（表里阴邪皆胜也）阳胜则外热，阴虚则内热，外内皆热则喘而渴，故欲冷饮也。（此邪在阴分而复并于阳分，并于阳则阳胜，阳胜则内外皆热，而喘渴喜冷）此皆得之夏伤于暑，热气盛，藏于皮肤之内，肠胃之外，此营气之所舍也，（于皮肤之内，肠胃之外，即经脉间耳。荣行脉中，故曰荣气所舍）令人汗孔、疏腠理开。（暑气能开肌表也）因得秋气，汗出遇风，及得之以浴，水气舍于皮肤之内，与卫气并居。卫气者，昼日行于阳，夜行于阴，此气得阳而外出，得阴而内薄，内外相薄，是以日作。（风寒自表而入，则与卫气并居，故必随卫气以为出入。卫气一日一周，是以新感之疟亦一日一作。然则作之疟，邪在卫也，其气浅，故其冶亦易）其间日而作者，气之舍深，内薄于阴，阳气独发，阴邪内著，阴与阳争不得出，是经间日而作也。（其气之舍深，则邪居荣气之间，连乎脏矣。荣为阴，卫为阳。阳气独发者，其行本速；阴邪内著者，其行则迟。一速一迟，相拒而争，则阴邪不得与卫气俱出，故间日而作也）其作日晏与日早者，邪气客于风府，循膂而下，（风府，督脉穴。膂，吕同。脊骨曰膂，象形也；一曰夹脊两旁之肉曰膂。下者，下行至尾骶也）卫气一日一夜大会于风府，其明日日下一节，故其作也晏。（卫气每至明旦则出于足太阳之睛明穴，而大会于风府，此一日一夜卫气周行之常度也。若邪气客于风府，又循膂而下，其气循深，则日下一节，自阳就阴，其会渐迟，故其作渐晏也）此先客于脊背也，每至于风府则腠理开，腠理开则邪气入，邪气入则病作，以此日作稍益晏也。其出于风府，日下一节，二十五日下至骶骨，二十六日入于脊内，注于伏膂之内。（项骨三节，脊骨二十一节，共二十四节。邪气自风府日下一节，故于二十五日下至尾骶，复自后而前，故于二十六日入于脊内，以注伏膂之脉。卫脉之循背者，伏行膂之间，故曰伏膂也）其气上行，九日出于缺盆之中，其气日高，故作日益早也。（邪在伏膂之脉，循脊而上，无关节之窒，故九日而出缺盆。其气日高，则自阴就阳；其邪日退，故作渐早也）其间日发者，由邪气内薄于五脏，横连募原也。其道远，其气深，其行迟不能与卫气俱存，不得皆出，故间日乃作也。（此重申上文未尽之义也。诸经募原之气内连五脏，邪在阴分，故道远行迟，而间日作也）卫气每至于风府，腠理乃发，发则邪气入，入则病作。今卫气日下一节，其气之发也，不当风府，又何所会而病日作也？此邪气客于头项，循膂而下者也，故虚实不同，邪中异所，则不得当其风府也。（凡邪气客于头项，则必循脊而下，此其常也。然邪之所中，亦但随虚实而异其处，不必尽当风府也。然则所谓日下者，惟邪气耳。卫气周流循环，岂有日下之理。但气至而会，其病乃作，则邪气、卫气均为日下节矣）故邪中于头项者，气至头项而病；中于背者，气至背而病；中于腰脊者，气至腰脊而病；中于手足者，气至手足而病。（气至者，卫气之至也；至于邪合，然后病。故其蓄作则迟早有时）。

卫气之所在，与邪气相合则病作，故风无常府。卫气之所发，必开其腠理，邪气之所合，则其府也。（府者，所以聚物，故凡风之所居即为风府）夫风之与疟也，相似同类，而风独常在，疟则有时而休者。风气留其处，故常在；疟气随经络，沉以内薄，故卫气应乃作。（此"风"字，指风证而言。风之与疟，皆因于风，二者本相似同类，然风则无体，疟有时止，当知所辨也。风气留其处，著而不移；疟气随经络，流变不一。沉以内薄，言其深也。即上文"薄于五脏，横连募原"之谓，故必因卫气之应而作也）疟先寒而后热者，夏伤于大暑，其汗大出，腠理开发，因遇夏气凄沧之水寒，藏于腠理皮肤之中。秋伤于风，则病成矣。夫寒者，阴气也；风者，阳气也。先伤于寒，而后伤于风，故先寒而后热也。病以时作，名曰寒疟。先热而后寒者，此先伤于风，而后伤于寒，故先热而后寒也。亦以时作，名曰温疟。其但热而不寒者，阴气先竭，阳气独发，则少气烦冤，手足热而欲呕，名曰瘅疟。有余者泻之，不足者补之。今热为有余，寒为不足。夫疟者之寒，汤火不能温也；及其热，泳水不能寒也，此皆有余、不足之类。当此之时，良工不能止，必须其自衰乃刺之，故曰：无刺熇熇之热，（熇熇，热正盛也）无刺浑浑之脉（浑浑之脉，阴阳虚实未定也）无刺漉漉之汗，（漉漉，汗大出也）故为其病逆，未可治也。凡为疟者，药法饮食皆然也。（当其时宜避其锐）夫疟之始发也，阳气并于阴。当是之时，阳虚而阴盛，外无气，故先寒栗也。（卫气并于阴分，则表虚故曰"外无气"）阴气逆极，则复出之阳，阳与阴复并于外，则阴虚而阳实，故先热而渴。（气极于里，复出于外，阴虚阳实，故病热而渴）夫疟气者，并于阳则阳胜，并于阴则阴胜。阴胜则寒，阳胜则热。（此疟症或寒或热之故也）疟者，风寒之不常也，病极则复出。（或阴或阳，疟本不常。有先寒后热者，阴极则得于阳也；有先热后寒者，阳极则复于阴也）至病之发也，如火之热，如

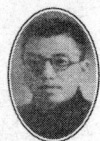

风雨之不可当也。方其盛时，必毁；因其衰也，事必大昌，此谓也。夫疟之未发也，阴未并阳，阳未并阴，因而调之，真气得安，邪气乃亡。故工不能治其已发，为其气逆也。攻之早晏如何？疟之且发也，阴阳之且移也，必从四末始也。阳已伤，阴从之，故先其时坚束其处，令邪气不得入，阴气不得出，审候见之，在孙络盛坚而血者皆取之，此真往而未得并者也。（阴阳且移，必从四末始者，以十经井、原之气皆本于四肢也，故凡疟之将发，则四肢先有寒意，此即其候。故治之者，当于先时未发之顷，坚束其处，谓四关之上也，使邪气不得流行，乃察其经络之坚盛者，皆取之，今北人多行此法。砭出其血，谓之"放寒"，其义即此。故可合真气自为往来，而邪则能无并也）疟不发其应何如？疟气者，必更盛更虚，当气之所在也。病在阳则热而脉躁，在阴则寒而脉静。（疟不发，谓其未作时也）极则阴阳俱衰，卫气相离，故病得休。卫气集，则复病也。时有间二日或至数日发，或渴或不渴。其间日者，邪气与卫气客于六腑，而有时相失，不能相得，休数日乃作也。（客，犹言会也。邪在六腑，则气远会希，故或间二日或休数日乃作也。此言疟之间二日及数日发者，以邪气深客于腑，时与卫气相失而然，其理甚明。丹溪谓作于子、午、卯、酉日为"少阴疟"；作于寅、申、巳、亥日为"厥阴疟"；作于辰、戌、丑、未日为"太阴疟"，此不过以六气司天之义为言。然子、午虽曰少阴，而卯、酉则阳明矣；巳、亥虽曰厥阴，而寅、申则少阳矣；丑、未虽曰太阴，而辰、戌则太阳矣。如三日作者，犹可借此为言。若四日，又将何以辨之？不可为训）疟者，阴阳更胜也，或甚或不甚，故或渴或不渴。夏伤于暑，秋必咳疟，此应四时者也。今疟有不必应，其病异形者，反四时也。其以秋病者寒甚，（以秋盛热之后，而新凉束之，阴阳相激，故病为寒甚）以冬病者寒不甚，（阳气伏藏于内，故冬病者虽寒不甚）以春病者恶风，（春时阳气外泄，腠理渐疏，余寒未去，故多病恶风）以夏病者多汗，（夏时热甚，熏蒸肌表，病此者多汗）温疟与寒疟，而皆安舍，舍于何脏，（安舍者，言其何所居也）温疟者，得之冬中于风寒，气藏于骨髓之中，至春则阳气大发，邪气不能自出，因遇大暑，脑髓烁，肌肉消，腠理发泄，或有所用力，邪气与汗皆出，此病藏于肾，其气先从内出之于外也。如是者，阴虚而阳盛，阳盛则热矣。衰则气复反入，入则阳虚，阳虚则寒矣。故先热而后寒，名曰温疟。又有瘅疟者，肺素有热，气盛于身，厥逆上冲，中气实而不外泄，因有所用力，腠理开，风寒舍于皮肤之内、分肉之间而发，发则阳气盛，阳气盛而不衰则病矣。其气不及于阴，故但热而不寒。（肺素有热者，阳盛气实之人也，故邪中于外，亦但在阳分而不及于阴，则但热不寒也）气内藏于心而外舍于分肉之间，令人消烁脱肉，故命曰瘅疟。（气藏于心，阳之脏也，热在肌肉之间，故今人消烁。然则瘅疟之所舍者，在肺心两经）。

此章论亥疟之症候也。致疟之原因，西医归之寄生虫病，谓疟虫皆原生动物类，由单一细胞而生，孳乳生息于人血之中，以赤血球为巢穴。其增殖也，一细胞分裂而为数细胞，则一虫分裂而为数虫矣。即分裂破坏其所寄之旧血球，出游血液之中，又复别选新赤血球而居之，以发育生长于其中。及时，则又分裂，又破坏血球，舍旧而新矣。此谓之无性生殖，生生不息，以繁殖丑类于人血，而戕贼吾人。以谓疟虫凡分三种：一曰恶性疟虫，此为疟虫中之最小者，其长成者之长度，约得赤血球三分之一，其分裂或每日或间日不等；二曰间日热疟虫，其分裂也，以四十八小时，凡一个原虫，能分裂至十五个至十个；三曰四日热疟虫，发育最缓，其分裂也，须阅七十二小时，原虫有分裂九个至十二个。以上三种，凡分裂之时，能使人温度上升，其率甚速。其始发也，能使末稍动脉收缩，故皮肤之血量大减，于是洒然毛发起立，而寒栗作矣；继则血管渐胀，蒸然热矣；终则末稍动脉大胀，汗出淋漓，溢热排泄，而病症乃失。

　　是盖以寒热之作，疟虫分裂为之也。其在《内经》，则归之于风寒暑三气。因气所中处所之不同，别为日作、间作；亦因气所感之先后，别为风疟、温疟。后人复增益之，而定温疟、痰疟、食疟等名。兹汇录于后，以资临症之参考：风疟，脉浮大，春夏为多，感风而得，恶风自汗头痛。风为阳邪，故先热后寒，宜紫苏、川芎、白芷、姜皮等。寒疟，脉紧盛，秋冬为多，乘凉浴水，感寒而成，恶寒无汗。寒为阴邪，故先寒后热，宜桂枝、生姜、厚朴、草果等。暑疟，脉虚受暑，热炽烦冤，邪伤土焦肺气，发必寒轻热重，唇燥舌绛，渴喜热饮。盛暑发者，白虎汤，虚加人参、麦冬；秋凉伏暑发者，杏仁、贝母、花粉、黄芩、半夏、知母、青蒿等。温疟，脉濡缓，面浮身痛，脘闷不饥，呕恶，邪阻中焦脾络，发必寒重肢冷，舌白苔腻，吾热饮，大便不爽，忽秘忽溏，为湿结气痹，宜半夏、厚朴、白蔻、草果、薏苡、滑石、茯苓、通草，或胃苓汤去桂、草。其湿热交蒸阻气，拽热渗湿，审其重轻，切忌柴、葛劫津，宜杏、朴、苓、夏、橘红、生姜、竹茹、麦冬、栝蒌、枳壳。瘅疟但热不寒，由阴气先伤，阳气独发，壮热少气烦冤，手足热，欲呕。邪内藏于心，外舍肌肉，令人消烁肌肉，宜甘寒生津，生地、麦冬、知母、竹叶、丹皮、杏仁、贝母、花粉、梨汁、蔗浆；盛暑发者，白虎汤。温疟，脉如平人，但热不寒，骨节烦疼，时呕，《金匮》用桂枝白虎汤，若温邪兼湿，宜半夏、杏仁、蔻仁、滑石，俱忌柴、葛升举。牝疟多寒，《金匮》用蜀漆散，宜酌用陈汤加姜、桂枝。牝疟，邪伏于肾经气分。寒疟，邪伏于胆经营分。若但寒不热，柴胡姜桂汤。痰疟，素脾虚多痰，暑热又能蒸痰，胸闷欲呕。热痰，君贝母，佐以竹茹、橘红、栝蒌霜、茯苓皮；寒痰，君白术、佐以半夏、陈皮、姜汁、苏子。食疟，饮食生冷不节，致寒热较重，饥不思食，满闷腹疼，养胃汤减参、

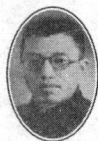

术。瘴疟，岭南气炎，感受山岚涧溪之毒，乍寒乍热，迷闷发狂，须祛瘴涤痰，平胃散加减。疫疟，因染时邪，寒热成疟，其症沿门阖境，达原饮。鬼疟，夜发，为邪入血分，宜升散营中之邪，内补建中汤，加升、柴、生首乌；脾虚者，补中益气汤。劳疟，病久延虚，尪羸气怯，因劳即发，寒热模糊，最难调治，补中益气汤加牛膝、鳖甲、制首乌。疟母，久病失调，邪入肝经，挟瘀血痰涎，胁下结块，宜疏通血络，鳖甲煎丸。疟疾变痢，因暑湿迫注，失于解散，由经入腑，宜表里分消，用柴胡、半夏、黄芩、积壳、陈皮、红曲、滑石、茯苓、炙甘草，连进大剂，以痢愈为度，疟亦止。此治诸疟之大概也。此外又有似疟非疟，同一恶寒发热，或寒热往来，最宜详解脉证虚实，勿以阴阳内损之初症，误认疟邪，轻用表散，如小柴胡汤、祛疟饮之类。若脉症皆虚，即宜黄芪建中汤、补中益气汤，升、柴少用。血虚发热者，逍遥散。盖阳虚则恶寒，阴虚则发热。且伤寒后及大病后、产后劳怯等症，俱有寒热往来，或日发，俱宜作虚治，以疟之寒热有定时、杂症之寒热无定时为辨。余每见世人疏忽贻误，特及之。

## 五、厥逆

夫厥之寒热者，阳气衰于下，则为寒厥，阴气衰于下，则为热厥。(凡物之生气，必自下而升，故阴阳之气衰于下，则寒厥热厥由此而生也) 热厥之为热也，必起于足下者，阳气起于足五趾之表，阴脉者集于足下而聚于足心，故阳气胜则足下热也。(足趾之端曰表，三阳之所起也；足下、足心，三阴之所聚也。若阳气胜则阴气虚，阳乘阴位，故热厥必从足下始。凡人病阴虚者，所以足心多热也) 寒厥之为寒也，必从五趾而上于膝者，阴气起于五趾之里，集于膝下而聚于膝上，故阴气胜则从五趾至膝上寒，其寒也不从外，皆从内也。(里，言内也，亦足下也。若阴气胜则阳气虚，阳不胜阴，故寒厥必起于五趾而上寒至膝。然其寒也非从外入，皆由内而生也。故凡病阳虚者，必手足多寒，皆从趾端起也) 寒厥何失而然也？(厥之将发，手足先寒者，是为寒厥) 前阴者，宗筋之所聚，太阴、阳明之所合也。(前阴者，阴器也；宗筋者，众筋之所聚也。如足之三阴、阳明、少阳及冲、任、督、跷诸脉，皆聚于此，故曰宗筋。此独言太阴、阳明之合者，重水谷之气也。盖胃为水谷气血之海，主润宗筋，又阴阳总宗筋之会，会于气街，而阳明为之长，故特言之，以发明下文之义) 春夏则阳气多而阴气少，秋冬则阴气盛而阳气衰。此人者质壮，以秋冬夺于所用，下气上争不能复，精气溢下，邪气因从之而上也。(质壮者有所恃，当秋冬阴胜之时，恒多劳欲以夺精气，精虚于下则取足于上，故下气上争也) 气因于中，(气，即上文之精气、邪气也。精气之原，本于水谷，水谷之化，出于脾胃。故凡病为寒厥、为下气上争、为精气溢下，皆气因于中也。然水在胃，命门在肾。以精气言，则肾精之化因于胃；以火土言，则土中阳气根于命门。阴阳巅倒，互有所关，故上文云"厥起于下"，此云"气因于中"，正以明上下相因之义）阳气衰，不能渗营其经络，阳气日损，阴气独在，故手足为之寒也。热厥何如而然也？（厥之将发，手足皆热者，是为热厥）酒入于胃，则络脉满而经脉虚，（酒为熟谷之液，其气悍而疾，故先充络脉，络满而经虚者，酒能伤阴，阳盛则阴衰也）脾主为胃行其津液者也，阴气虚则阳气入，阳气入则胃不和，胃不和则精气竭，精气竭则不营其四肢也。（脾主为胃行其津液，故酒入胃必归于脾。湿热在脾，则脾阴虚，阳独亢，而胃不和矣）此人必数醉，若饱以入房，气聚于脾中不得散，酒气与谷气相薄，热盛于中，故热遍于身，内热而溺赤也。夫酒气盛而慓悍，肾气日衰，阳气独胜，故手足为之热也。（数醉若饱入房者，既伤其脾，复伤其肾，皆阴虚也，故手足为热）厥或令人腹满，或令人暴不知人，或至半日，远至一日，乃知人者。阴气盛于上则下虚，下虚则腹胀满。（阴气盛于上，则不守于下，故下虚。阴虚于下，则脾肾之气不化，故腹为胀满）阳气盛于上，则下气重上而邪气逆，逆则阳气乱，阳气乱则不知人也。（重，并也。阳气盛于上，则下气并而上行。并则逆，逆则乱，阳气乱则神明失守，故暴不知人也）其六经脉之厥状病能：（能，犹形也。前言病厥之本，此明各经之状）巨阳之厥，则肿首头重，足不能行，发为眩仆；（眩，目眩乱也；仆，猝倒也。足太阳之脉起于目内眦，上额交巅，入络脑，故为肿首头重眩仆。其下行之支者，合腘中，贯腨，故为足不能行）阳明之厥，则癫疾，欲走呼，腹满不得卧，面赤而热，妄见而妄言；（阳明，胃脉也，为多气多血之经。气逆于胃，则阳明邪实，故为巅狂之疾，而欲走且呼也。其脉循腹里，故为腹满。胃不和则卧不安，故为不得卧。阳明之脉行于面，故为面赤而热。阳邪盛，则神明乱，故为妄见妄言）少阳之厥，则暴聋颊肿而热，胁痛，胻不可以运；（厥在足少阳经者，其脉入耳中，故暴聋。下加颊车，故颊肿而热。下腋循胸过季胁，故胁痛。下出膝外廉，下外辅骨之前，故胻不可以运）太阴之厥，则腹满瞋胀，后不利，不欲食，食则呕，不得卧；（足太阴之脉，入腹，属脾络胃，故厥则腹满瞋胀。逆气在脾，故大便不利，且令不欲食，而食则呕。脾与胃为表里，胃不和者卧不安，脾亦然也）少阴之厥，则口干溺赤，腹满心痛；（厥逆在足少阴者，其脉循喉咙，挟舌本，故口干。肾脉络膀胱，故溺赤。其直者，从肾上贯肝膈，其支者从肺出，络心，注胸中，故腹满心痛）厥阴之厥，则少腹肿痛，腹胀，泾溲不利，好卧屈膝，阴缩肿，胻内热。（足厥阴之脉，抵少腹，挟胃，故厥则少腹肿痛而腹胀。其脉环阴器，故泾溲不利、阴缩而肿。肝主筋，为罢极之本，故足蜷好卧而屈膝。其下者行足胫内侧，故胻内为热）盛则泻之，虚则补之，不盛不虚，取经调之。（不盛不虚者，惟逆气在经，而无关

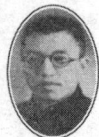

于虚盛也，故但取其经而调之）人有病头痛数岁不已，当有所犯大寒，内至骨髓。髓者以脑为主，脑逆故令头痛，齿亦痛，病亦名曰"厥逆"。（髓以脑为主，诸髓皆属于脑也，故大寒至髓，则上入头脑，而为痛。其邪深，故数岁不已。髓为骨之充，故头痛齿亦痛。是因邪逆于上，故亦名曰厥逆）有癃者一日数十溲，此不足也；身热如炭，颈膺如格，人迎躁盛，喘息，气逆，此有余也。太阴脉细微如发者，此不足也，（癃，小水不利也。一日数十溲，数欲便而所出不多也。如炭者，热之甚也。如格者，上下不通，若有所格也。惟拙见疑"烙"字之误。人迎躁盛者，足阳明动脉在结喉两旁，所以候阳也。喘息者，呼吸急促也。气逆者，冶节不行也。太阴脉微细者，即两手寸口之脉所以候阴也）病在太阴，（脾肺二脏皆属太阴，下文颇在肺，此则专言脾脏也。太阴之脉细微者，正以气口亦太阴也。脏不足则脉见于此。又中气不足，溲便为之变。今其癃而数十溲者，亦由中气之不足耳，故病在脾）其盛在胃，（上云身热如炭者，胃主肌肉也。颈膺如格者，胃脉循喉咙、入缺盆、下膈也。人迎躁盛者，一盛、二盛、三盛、四盛，且大且数，名曰"溢阳"也。凡三上者，皆属阳明，故曰"其盛在胃"）颇在肺，（即喘息气逆也）病亦名曰"厥"，死不治。（阴不入阳，故其盛在胃；阳不入阴，故太阴细微。病亦名曰"厥"者，阴阳皆逆也，故死不可治）此所谓得"五有余"、"二不足"也。所谓"五有余"者，五病之气有余也；"二不足"者，亦病气之不足也。今外得"五有余"，内得"二不足"，此其身不表不里，亦正死明矣。（外得五有余者，一身热如炭，二颈膺如格，三人迎躁盛，四喘息，五气逆也。内得二不足者，一癃而一日数十溲，二太阴脉细微如发也。若此五病者，邪气有余也；二病者，正气不足也。欲泻其邪，则阴虚于里；欲补其虚，则阳实于外。救里不可，治表亦不可，此不表不里之病，即阳证阴脉之类，有死而已，不能为也）有病厥者，诊右脉沉而紧，左脉浮而迟，不知病主安在。（此言厥逆而为腰痛者，其病在肾也。右脉、左脉皆以两尺为言）然冬诊之，右脉固当沉紧，此应四时；左脉浮而迟，此逆四时。（冬气伏藏，故沉紧者为应时，浮迟者为逆，逆则为厥矣）在左当主病在肾，颇关在肺，当腰痛也。（在左者当主病在肾，此正以尺为言也。然浮者为肺脉，故云"颇关在肺"）何以言之？少阴脉贯肾络肺，今得肺脉，肾为之病，故肾为腰痛之病也。（肾脉本络于肺，今以冬月而肺脉见于肾位，乃肾气不足，故脉不能沉，而见浮迟。此非肺病，病在肾也。腰为肾之腑，故肾气逆者，当病为腰痛）有病膺肿颈痛，胸满腹胀，亦名厥逆。（膺肿颈痛，胸满腹胀，皆在上中二焦，此以阴并于阳，下逆于上，故亦病名"厥逆"）灸之则瘖，石之则狂，须其气并乃可治也。（瘖，失音也。石，总针石而言）何以然？阳气重上，有余于上，灸之则阳气入阴，入则瘖；（阳气有余于上而后灸之，是以火济火也。阳极乘阴,则阴不能支,故失声为痦)石之则阳气虚,虚则狂。(阳并于上,其下必虚。以石泄之,则阳气随刺而去,气去则上下俱虚而神失其守,故为狂也)须其气并而治之,可使全也。(气并者,谓阴阳既逆之后,必渐通也。盖上下不交,因而厥逆。当其乖离而强治之,恐致偏绝,故必须其气并也)。

此章论厥逆之病症也。厥之为义,逆也。凡一切失常悖逆之候,《内经》均谓之厥。近今都以"厥"字作"厥冷"解,遂于《内经》文字,每每格不相入,此不明训诂之弊也。今以后世所论厥症述之,有寒热、气血、食痰、尸蚘、煎薄、痿痹、风痛、痦郁、骨痛、肾色、暴疟诸厥之分。寒厥,初病即肢冷,腹痛脉微,或表热里寒,下利清谷,厥逆干呕,咽痛,脉沉细而微。热厥,初病身热,烦燥脉滑;数日忽肢冷,乍温,乃热深发厥,烦渴躁妄,失下而手足冷,乃阳极似阴,热极似寒,不可疑作阴症,轻用热药。凡伤寒之厥,辨邪气,寒厥宜温,热厥可散可攻。若由阴阳之衰,则元气为重,寒厥宜补阳,热厥宜补阴。气厥症有二,气虚气实,皆能致厥。气虚而厥者,必形色消索,身征冷,脉微弱为气脱;气实而厥者,形色郁勃,脉沉弦而滑,胸膈喘满为气逆。血厥症亦二,血脱血逆,皆能致厥。吐衄暴崩,及产后,血大脱,则气随之,故猝仆;血逆者,暴怒伤阴,血逆于上。食厥,由醉饱过度,偶感风寒、恼怒,食气填中,脾阳不运,忽仆不省,误作中风中气治则死。痰厥,由痰热阻蔽心胞,肢冷猝仆。尸厥,即中恶之候,因犯不正之气忽手足厥冷,牙紧口噤,昏不知人;或由登冢吊死,飞尸鬼击,语妄面青。蚘厥,多因胃寒,蚘虫攻胃,心腹痛不可忍,或吐涎沫,或吐蛔虫,发有休止。煎厥者,诸动属阳,烦劳则阳气暴张,劳火亢炎而精绝,迁延至夏,内外皆热,孤阳厥逆,如煎如熬。薄厥者,肝本藏血,怒则火起于肝,迫血上行而厥。痿厥,亦热厥症,厥从肝起,致四末不用,因水亏则阳浮,灼筋络热沸腾。痹厥,脚气顽麻,初发必身痛,肢筋肿。风厥,手足搐搦,身体强直,亦名痉厥。痛厥,肝风发痉,肢瘛液涸。痦厥,乃类中风症,暴痦不语,《内经》所谓"内夺而厥,则为痦痱"。郁厥,乃血厥症,平居无疾,忽默默无知,目闭口噤,恶闻人声,移时方寤,由热升风动,郁冒而厥,妇人多有之。痛厥,由胃阳久衰,肝木来乘,浊气攻胃。肾厥,火由背脊上升,肢逆吐沫。色厥,乃纵欲竭情,精脱于下,气脱于上。暴厥,脉至如喘,气闭肢冷,若鼻及心腹微温,目中神采不变,口无涎,卵不缩,智可救。凡诸厥,脉大浮洪有力,易醒;脉细沉数急不连贯,凶。厥仆,大指陷拳者,轻;面青、环口青、唇白、鼻孔黑、人中吊,危也。

## 六、肿胀

寸口脉大坚以涩者,胀也。(脉大者,邪之盛;坚者,邪之实;涩,因

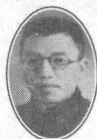

气血之虚而不能流利。大抵洪大之脉，阴气必衰；坚强之脉，胃气必损。故大坚以涩，病当为胀）何以知脏腑？阴为脏，阳为腑也。（涩而坚者为阴，其胀在脏；大而坚者为阳，其胀在腑）夫气之令人胀也，血脉之中，脏腑之内，三者皆存焉，然非胀之舍也。（舍，言留止之处也）胀之舍，在于脏腑之外，排脏腑而郭胸胁、胀皮肤，故名曰胀。脏腑之在胸胁腹里之内也，若匣匮之藏禁器也，各有次舍，异名而同处。一域之中，其气各异。盖胸腹，脏腑之郭也。（胸腹者，所以保障五内也）膻中者，心主之宫城也。（膻中者，胸中也。肺覆于上，膈膜障于下，为清虚周密之宫，心主之所居也）胃者，太仓也。（胃为水谷之海也）咽喉、小肠者，传送也。胃之五窍者，闾里门户也。（闾，巷门也；里，邻里也；五家为比，五比为闾，盖二十五家为闾也；五家为轨，十轨为里，盖五十家为里也。胃之五窍为闾里门户者，非言胃有五窍，正以上自胃脘，下至小肠大肠，皆属于胃，故曰闾里门户。如咽门、贲门、幽门、阑门、魄门，皆胃气之所行也，故总属胃，谓之五窍）廉泉、玉英者，津液之道也。（二穴俱属任脉。玉英，即玉堂）故五脏六腑者，各有畔界，其病有各形状。（畔界各有所属，故病之形状可按也）营气循脉，卫气逆为脉胀。（营在脉中，其气精专；卫行脉外，其气栗疾滑利，而行于分肉之间。故必由卫气之逆，而后病及于营，则为脉胀。是以凡病胀者，皆发于卫气也）卫气并脉，循分肉为肤胀。（卫气逆而并于脉，复循分肉之间，故为肤胀）三里而泻，近者一下，远者三下，无分虚实，工在疾泻。（三里，足阳明经穴。阳明为五脏六腑之海，而主肌肉。故胀在肌肤者，当以针泻之。一下、三下，谓一次、三次也。盖邪有远近，故治有难易耳）心胀者，烦心短气，卧不安。肺胀者，虚满而喘咳。肝胀者，胁下满而痛引少腹。脾胀者，善哕，四肢烦悗，体重不能胜衣，卧不安。肾胀者，腹满引背央央然，腰髀痛。（央央然，困苦貌）胃胀者，腹满，胃脘痛，鼻闻焦臭，妨于食，大便难。大肠胀者，肠鸣而痛濯濯，冬日重感于寒，则飧泄不化。小肠胀者，少腹䐜胀，引腰而痛。膀胱胀者，小腹满而气癃。三焦胀者，气满于皮肤中，轻轻然而不坚。胆胀者，胁下痛胀，口中苦，善太息。凡此诸胀者，其道在一，明知逆顺，针数不失。泻虚补实，神去其室，致邪失正，真不可定，粗之所败，谓之夭命；补虚泻实，神归其室，久塞其空，谓之良工。卫气之在身也，常然并脉，循分肉。行有顺逆，阴阳相随，乃得天和；五脏更始，四时循序，五谷乃化。（此卫气之常度也）然后厥气在下，营卫留止，寒气逆上，真邪相攻，两气相搏，乃合为胀也。（此明卫气之逆也。厥逆之气，自下而上，营卫失常，故真邪相攻而合为胀也）合之于真，三合而得。（胀虽由于卫气，然有合于血脉之中者，在经络也；有合于脏者，在阴分也；有合于腑者，在阳分也。三合既明，得其真矣）水与肤胀、鼓胀、肠覃、石瘕、石水，有以别之。（此六症者，病异而形相似，故宜有以别之）水始起也，目窠上微肿，如新卧起之状，（目之下为目窠，微肿如新卧起之状者，形如卧蚕也）其有颈脉动，时咳，（颈脉，足阳明人迎也。阳明之脉，下至腹里，而水邪乘之，故为颈脉动。水之标在肺，故为时咳）阴股间寒，足胫肿，腹乃大，其水已成矣。（阴邪始于阴分也）以手按其腹，随手而起，如里水之状，此其候也。（凡按水囊者，必随手而起，故病水者亦若是。以上皆水肿之候）肤胀者，寒气客于皮肤之间，鼕鼕然不坚，腹大，身尽肿，皮厚，（鼕鼕然，鼓声也。寒气客于皮肤之间，阳气不行，病在气分，故有声若鼓。气本无形，故不坚；气无所不至，故腹大、身尽肿。若因于水，则有水处肿，无水处不肿；又有水则皮泽而薄，无水则皮厚，此为可辨）按其腹窅而不起，腹色不变，此其候也。（寒气在肤腠之间，按散之则能猝聚，故窅然不起。腹色不变，即皮厚之意）鼓胀者，腹胀身皆大，大与肤胀等也，色苍黄，腹筋起也。（腹胀身皆大，与上文肤胀之证同。色苍黄者，亦皮厚、腹色不变之义。但腹有筋起为稍异耳。盖此亦肿在气分，故名鼓胀也）肠覃者，寒气客于肠外，与卫气相搏，气不得荣，因有所系，癖而内着，恶气乃起，瘜肉乃生。（寒气与卫气阳搏，则蓄积不行，留于肠外，有所系着，故癖积起、瘜肉生，病日以成矣。瘜肉，恶肉也）其始生也，大如鸡卵；稍以益大，至其成，如怀子之状；久者离岁，按之则坚，推之则移，月事以时下也。（离岁，越岁也。寒邪客于肠外，不在胞中，故无妨于月事，其非血病可知。盖由汁沫所聚而生，此肠覃之候也）石瘕生于胞中，寒气客于子门。（胞，即子宫也。男女皆有之，在男谓之精室，在女谓之血海。子门，即子宫之门也）子门闭塞，气不得通，恶血当泻不泻，衃以留止，日以益大，状如怀子，月事不以时下，皆生于女子，可导而下。（衃，凝败之血也。子门闭塞，则衃留血止，其坚如石，故曰石瘕。月事不以时，惟女子有之也，故可以导血之剂下之）肤胀鼓胀，亦可刺。先写其胀之血络，后调其经，刺去其血络也。（先泻其胀之血络，谓无论虚实，凡有血络之外见者，必先泻之，而后因虚实以调其经也。刺去其血络，即重明先泻之义。所言者凡六证，而独云肤鼓胀者，盖兼五证而统言之也，辞虽简而意则在也）。

此章论肿胀之症状也。张景岳云：肿胀一病，五脏六腑，无不有之。然考"诸湿肿满，皆属于脾"，又其本在肾，其末在肺，皆聚水也。又肾者，胃之关也。关门不利，故聚水而从其类也。则诸经虽皆有胀，无不干于脾肺肾三脏。盖脾主运化，肺生气，肾主五液。凡五气所化之液，悉属于肾；五液所行之气，悉属于肺；转输于二脏之中，以制水生金者，悉属于脾。所以肿胀之生，无不由此者也。

凡肿在外属水，胀在内属气。肿分阳水阴水，胀别气实气虚。因湿热

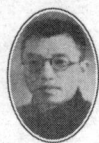

浊滞致水肿者，为阳水；因肺脾肾虚至水溢者，为阴水。浊气在上为实胀，中气不运为虚胀。辨其位，则脏腑、脉络、皮肤、上下、表里皆有之；辨其因，则寒热、湿痰、气血、郁滞、虫积皆致之。阳症必热，热者多实；阴症必寒，寒者多虚。溺赤便秘，脉数有之力，为实；溺清便泻，脉微无力，为虚。实者六淫外客，饮食内伤，忽然浮肿，其来必速；虚者情志操劳，酒色过度，病后气虚，其肿渐至。知此而后治法可详。治水肿必健脾导水，治鼓胀必通腑疏肝。湿在上中下者，用分消；湿浊在里者，洁净腑。风水脉浮者，开鬼门；肺脾不运者，消皮水。肺气壅热者，用肃降。脘痞郁热者，用苦降。清阳痞结者，通腑阳。胃满浊逆者，泄肝木。胃阳虚者，用温通。脾阳虚者，用建运。脾肾阳虚者，用气化。中气陷者，用升提。木邪侮土者，和肝胃。肝经郁热者，降逆火。暴怒伤肝者，平逆气。三焦壅滞者，用疏利。湿热夹滞者，兼消利。食滞中满者，专消导。气虚中满者，兼消补。气虚兼寒者，宜温补。气血郁积夹湿热者，平肝胃。清浊混淆，气喘溺少，通身肿痛者，暖下泄浊。湿热痰积，脉实有力者，涤宿水。血沫凝涩经隧者，利搜逐。胀实坚满拒按者，急攻下。病后虚肿，及产后面浮足肿者，补元气。单腹胀症，多属腑，腑宜通，勿用滋腻守补。妇人先肿胀而后经断者，为水分；先经断而后肿胀者，为血分。先喘而后胀者，治在肺；先胀而后喘者，治在脾。水肿先起于腹，后散四肢者，可治；先起于四肢，后归于腹者，死。凡病水分，皆阴胜，与气分不同。水肿之症，其色明润，其皮光薄，其肿不速，每自下而上，按肉如泥，肿有分界。病在气分，则阳症、阴症皆有之；若病在水分，多阴症，当细辨。

## 七、诸痛

人之五脏卒痛者，经脉流行不止，环周不休，寒气入经而稽迟，泣而不行。（"泣"字，当是"洹"字，形似之讹。详《读内经记》）客于脉中则血少，客于脉外则气不通，故卒然而痛。其痛或有卒然而止者，或痛甚不休者，或痛甚不可按者，或按之而痛止者，或按之无益者，或喘动应手者，或心与背相引而痛者，或胁肋与少腹相引而痛者，或腹痛引阴股者，或痛宿昔而成积者，或卒然痛死不知人、有少间复生者，或痛而呕者，或腹痛而后泄者，或痛而闭不通者，凡此诸痛，皆当别之。寒气客于脉外则脉寒，脉寒则缩蜷，缩蜷则脉绌急，绌急则外引小络，故卒然而痛。得炅则痛立止。（蜷，不伸也。绌，屈曲也。炅，热也。寒气客于脉外者，邪不甚深，卫气不得流通，则外引小络而卒然为痛，故但得炅热之气，其痛立止）因重中于寒，则病久矣。（重中于寒，则不易解散也）寒气客于经脉之中，与炅气相薄，则脉满，满则痛而不可按也。（阳气行于脉中而寒袭之，则寒热相薄，留而不行，则邪实于经，故脉满而痛不可按）寒气稽留，炅气从上，则脉充大而血气乱，故痛甚不可按也。（灵气从上，阳主升也。寒邪遏之，则脉充于内，而血气乱，故其痛必甚）寒气客于肠胃之间，膜原之下，血不得散，小络急引故痛，按之则血气散，故按之痛止。（肠胃之间、膜原之下，皆有空虚之处，血不散而小络满，则急引而痛，按之则寒气可散，小络可缓，故其痛止。非若经脉之无罅隙者，按之则愈实而愈痛也）寒气客于挟脊之脉，则深按之不能及，故按之无益也。（挟脊者，足太阳经也。其最深者则伏冲、伏脊之脉，故按之不能及其处）寒气客于冲脉，冲脉起于关元，随腹直上，寒气客则脉不通，脉不通则气因之，故喘动应手矣。（关元，任脉穴，在脐下三寸。冲脉起于胞中，即关元也。其脉并足少阴肾经，挟脐上行，会于咽侯，而肾脉上达于肺。若寒气客之，则脉不通，脉不通则气亦逆，故喘动应手也）寒气客于背俞之脉，则脉泣，脉泣则血虚，血虚则痛，其俞注于心，故相引而痛。按之则热气至，热气至则痛止矣。（背俞，五脏俞也，皆足太阳经穴。太阳之脉循脊，当心入散，上出于项，故寒气客之则脉涩血虚，为背与心相引而痛。因其俞注于心也。按之则热至而痛止者，正以血虚故耳）寒气客于厥阴之脉，厥阴之脉者络阴器，系于肝，寒气客于脉中则血泣脉急，故胁肋血少、腹相引痛矣。（肝经之脉循阴股，入毛中，抵少腹，布肋也）厥气客于阴股，寒气上及少腹，血泣在下相引，故腹痛引阴股。（厥气，寒逆之气也。少腹阴股之间，乃足少阴冲脉之所循行也。小肠为受盛之腑，化物所出，故寒气客其膜原血络之间，则血涩不行，故不得注于大经，稽留渐久，因成积也）寒气客于五脏，厥逆上泄，阴气竭，阳气未入，故卒然痛，死不知人。气复反则生矣。（寒伤脏气，则气不得降而厥逆上泄，乃致与阴暴竭，阳气未能遽入，故卒然痛死，必待脏气复反则生矣）寒气客于肠胃，厥逆上出，故痛而呕也。（肠胃亦言腑也。水谷之在六腑，必自上而下，乃其顺也；若寒气客之，则逆而上出，故为痛而呕）寒气客于小肠，小肠不得成聚，故后泄腹痛矣。（小肠为寒邪所胜，则阳气不化，水谷不得停留，故病为后泄腹痛）热气留于小肠，肠中痛，瘅热焦渴，则坚干不得出，故痛而闭不通矣。（热留小肠是阳脏阳病也，故为瘅热焦渴、坚干痛闭之疾）。

此章论诸痛之症候也。治痛之法，有曰"痛无补法"者，有曰"通则不痛，痛则不通"者，有曰"痛随利减"者，人相传诵，皆以此为不易之法。凡是痛证，无不执而用之。不知"痛随利减"，"利"字训作"通"字，非下也。假令在表者实，汗而利之；在气血者实，散之、行之而利之，则得治实之法也。然痛症亦有虚实，治法亦有补泻，其辨之之法，不可不详。凡痛而胀闭者多实，不胀不闭者多虚；痛而拒按者为实，可按者为虚；喜寒者多虚；饱而甚者多实，饥而甚者多虚；脉实气粗者多实，脉虚气少者多虚；新病壮年者多实，愈攻愈剧者多虚。痛在经者脉多弦大，痛在脏

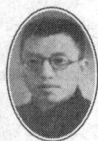

者脉多沉微。必兼脉症而察之，则虚实自有明辨。实者可利，虚者亦可利乎？不当利而利之，则为害不浅！故凡治表虚而痛者，阳不足也，非温经不可；里虚而痛者，阴不足也，非养荣不可；上虚而痛者，心脾受伤也，非补中不可；下虚而痛者，脱泄亡阴也，非速救脾肾，温补命门不可。夫以温补而治痛者，古人非不多也，惟薛立斋尤得之。奈何明似丹溪，而亦曰诸痛不可补气，局人意见如此！

至于痛有局部、全部之分，兹以全部言之：凡一身尽痛，伤寒、伤暑、伤湿、霍乱、阴毒，及一切寒湿、风湿、湿热、内伤寒热、气血经脉不和诸症，皆有之。如伤寒发热，身痛拘急；中暑伤气，自汗身痛，神倦脉虚；中湿身痛，身重不能转侧，脉细缓，霍乱吐泻，身痛，口渴溺少，脉伏；阴毒身痛如被杖，面青，咽肿痛，脉沉细而疾；寒湿相搏，但头汗出，背强身痛，脉沉涩；风湿相搏，一身尽痛，脉虚浮而涩；湿热相搏，遍身烦痛，脉滑而疾；内伤身痛，劳倦神疲，脉虚软无神。凡肢节痹痛属火，身体沉重属湿，拘急属寒，肿属水，游走不定属风，痛在一处如冰冷，属痰。下体痛而溺少，宜分利。上体肿痛，脉浮自汗恶风，宜泄湿，兼实表。尤宜察其兼症而审治之。

## 八、痹

风寒湿气杂至，合而为痹。（痹者，闭也。一阴一阳结谓之喉痹，食痹而吐，皆闭塞之义。故风寒湿三气杂至，则壅闭经络，血气不行而病为痹，即痛风不仁之属也）其风气胜者为行痹，（风者善行数变，故为行痹。凡走注历节疼痛之类皆是）寒气胜者为痛痹，（阴寒之气凝结不散，为气不行，故痛不可当，即痛风也）湿气胜者为着痹也。（著痹者，肢体重著不移，或为疼痛，或为顽木不仁，湿性凝滞故也）其有五者，以冬遇此者为骨痹，以春遇此者为筋痹，以夏遇此者为脉痹，以至阴遇此者为肌痹，以秋遇此者为皮痹。（遇此者，指上文之三气也）内舍五脏六腑，五脏皆有合，病久而不去者，内舍于其合也。（皮肉筋骨脉，皆有五脏之合。病在外而久不去，则因其合而内达于脏矣）故骨痹不已，复感于邪，内舍于肾；筋痹不已，复感于邪，内合于肝；脉痹不已，复感于邪，内舍于心；肌痹不已，复感于邪，内舍于脾；皮痹不已，复感于邪，内舍于肺。所谓痹者，各以其时，重感于风寒湿之气也。（舍者，邪入而居之也。时，谓气王之时。五脏皆有所应也，病久不去而复感于邪气，必更深故内舍其合而入于脏）凡痹之客五脏者，肺痹者，烦满喘而呕；（肺在上焦，其脉循胃口故也）心痹者，脉不通，烦则心下鼓，暴上气而喘，嗌干善噫，厥气上则恐；（心合脉，而痹气居之，故脉不通。心脉起于心中，其支者上挟咽，其直者却上肺，故病此诸症。气复厥逆则神怯而恐）肝痹者，夜卧则惊，多饮，数小便，上为引如怀；（肝藏魂，肝气痹则魂不安，故主夜卧惊骇。肝脉下者，过阴器，抵小腹；上者，循喉咙之后，上入颃颡，故为病如此）**肾痹者善胀，尻以代踵，脊以代头；**（肾阳失充，不助消化，则善胀满。尻以代踵者，足挛不能伸也。脊以代头者，骨萎不能直也。以肾脉入跟中，上腨内，出腘内廉，贯脊，属肾故也）**脾痹者，四肢解堕，发咳呕汁，上为大塞；**（脾主四肢，故令解堕。其脉属脾络胃，上膈挟咽，今其气痹不行，故发咳呕汁，甚则上焦痞隔，为大塞不通也）**肠痹者，数饮而出不得，中气喘争，时发飧泄；**（肠痹者，兼大小肠而言。肠间病痹，则下焦之气不化，故虽数饮而水不得出，水不出则上逆，而为中气喘争，或横窜而为时发飧泄）**胞痹者，少腹、膀胱按之内痛，若沃以汤，涩于小便，上为清涕。**（胞，膀胱之胞也。膀胱气闭，故按之则内痛。水闭不行则蓄而为热，故若沃以汤，且涩于小便也。膀胱之脉，从巅入络脑，故上为清涕）。

　　**阴气者，静则神藏，躁则消亡。**（阴气者，脏气也。五脏者，所以藏精、神、魂、魄、志、意者也。人能安静，则邪不能干，故精神完固；而内脏若躁扰妄动，则精气耗散，神志消亡，故外邪得以乘之，五脏之痹因而生矣）**饮食自倍，肠胃乃伤。**（六腑者，所以受水谷而化物者也。若过用不节，致伤肠胃，则腑之痹因而生矣）**淫气喘息，痹聚在肺；淫气忧思，痹聚在心；淫气遗溺，痹聚在肾；淫气乏竭，痹聚在肝；淫气肌绝，痹聚在脾。**（淫气，邪乱之气也。五脏之痹上文虽已详然，犹有可辨者，如此又可因之以知其聚在何脏也）**诸痹不已，亦益内也。**（在表者不去，必入内而益深）**其风气胜者，其人易已也。**（风易散，故易已；然则寒湿二痹愈之较难，以阴邪留滞，不易行也）**痹，其时有死者，或疼久者，或易已者。然其入脏者死，其留连筋骨间者疼久，其留皮肤间者易已。**（死者，伤真阴也；疼久者，邪深也；易已者，邪浅也）**其客于六腑者，亦其食饮居处为其病本也。**（水谷之寒热，感则害及六腑；居处之邪气，感则伤在六阳。故食饮居处，为六腑致病之本）**六腑亦各有俞，风、寒、湿气中其俞，而食饮应之，循俞而入，各舍其腑也。**（俞，言周身之穴，凡邪可入皆谓之俞，非荣俞、背俞之谓。食伤于内，邪中于外，表里相应，故得乘虚而入舍于腑）**荣卫之气，不令人痹。盖荣者水谷之精气也，和调于五脏，洒陈于六腑，乃能入于脉也。故循脉上下，贯五脏，络六腑也。卫者，水谷之悍气也。其气栗疾滑利，不能入于脉也，故循皮肤之中、分肉之间，熏于肓膜，散于胸腹。**（肓者，凡腔腹肉理之间、上下空隙之处也。膜，筋膜也）**逆其气则病，从其气则愈，不与风寒湿气合，故不为痹。**（营卫之气但不可逆，故逆之则病，从之则愈。然非若皮肉、筋骨、血脉、脏腑之有形者也，无迹可著，故不与三气为合，盖无形亦无痹也）**痹，或痛或不痛，或不仁，或寒或热，或燥或湿；痛者，寒气多也，有寒故痛也。**（寒多则血脉凝滞，

秦氏内经学

291

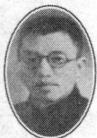

故必为痛）其不痛不仁者，病久入深，荣卫之行涩，经络时疏，皮肤不营，故为不仁。其寒者，阳气少，阴气多，与病相益，故寒也。（凡病寒者，不必尽由于外寒，但阳气不足、阴气有余，则寒从中生，与病相益，故为寒症）其热者，阳气多，阴气少，病气胜，阳遭阴，故为痹热。（遭，逢也。阳盛遭阴，阴气不能胜之，故为痹热）其多汗而濡者，此其逢湿盛也，阳气少，阴气胜，两气相感，故汗出而濡也。（上文兼燥而言，此则全从寒湿两气也）夫痹而不痛者，痹在于骨则重，在于脉则血凝而不流，在于筋则屈不伸，在于肉则不仁，在于皮则寒，具此五者，则不痛也。（具此五者，则筋、骨、皮、肉、血脉之间，气无不痹，故不为痛也）凡痹之类，逢寒则急，逢热则纵。周痹之在身也，上下移徙随脉，其上下左右相应，间不容空，此痛在血脉之中，邪将在血肉之间乎？何以其痛之移也？不及下针，其恦痛之时，不及定治，而痛已止。（恦痛，动而痛也。不及下针、不及定治，言移易之速也）此名众痹，非周痹也。各在其处，更发更止，更居更起，以右应左，以左应右，非能周也，更发更休也。（各在其处，谓随聚而发也。不能周遍上下，但或左或右，若更发更休、患无定所，故曰众痹）必刺其处，勿今复起。（治从其本，则不复起）周痹者，在于血脉之中，随脉上下，不能左右，各当其所。（能上能下，但随血脉而周遍于身，故曰周痹。非若众痹之左右移易也）痛从上下者，先刺其下以过之，后刺其上以脱之；痛从下上者，先刺其上以过之，后刺其下以脱之。（过者，去之之谓；脱者，拔绝之谓。先刺以过之，去其标也；后刺以脱之，拔其本也）此痛安生而有名？风寒湿气客于外，分肉之间，迫切而为沫，沫得寒则聚，聚则排分肉而分裂也，分裂则痛。（邪气客于肌表，渐入分肉之间，则迫切津液而为沫，得寒则聚而不散，故排裂肉理为痛）痛则神归之，神归之则热，热则痛解，痛解则厥，厥则他痹发，发则如是。（痛则心注其处，故神归之。神归，即气归也。气归则热，热则寒散，而痛暂解。然其逆气仍在，故痛虽解而厥未除，则别有所聚，故或自上而下，或自下而上，他痹发矣）此内不在脏，而外未发于皮，独居分肉之间，真气不能周，故命曰周痹。（真气不能周，即气闭不行也，故曰痹者，闭也）。

此章论痹病之症候也。《内经》以风、寒、湿三气为病因，可知此病大都属于阴症。故《金匮》有曰："诸痹宜针，引阳气也"。其风胜者脉必浮，寒胜者脉必涩，湿胜者脉必缓，三痹各有所胜，用药以胜者为主，而兼者佐之。治行痹宜散风，兼祛寒利湿，参以补血，血行风自灭也；治痛痹宜温寒，兼疏风渗湿，参以益火，辛温能解凝寒也；治着痹宜利湿，兼祛风逐寒，参以补脾，脾强可以胜湿也。石顽有三痹汤，通治一切痹症，则不外补助真元，宣通脉络，使气血流畅而已。至五合之痹，大抵骨痹苦痛切骨，筋痹筋脉弛缓，脉痹经隧为壅，肌痹弱而肉麻，皮痹搔如隔帛，治亦不外行湿流气，以解其郁滞。盖总由风入阴分，与寒湿互结，扰乱其血脉，致身中之阳不通于阴也。

## 九、痿

五脏各有所合，皆能使人痿。（痿者，痿弱无力，举动不能也）故肺热叶焦，则皮毛虚弱急薄，着则生痿躄也。（肺痿者，皮毛痿也。盖热乘肺金，在内则为叶焦，在外则皮毛虚弱而为急薄。若热气留著不去，而及于筋脉、骨肉，则病生痿躄。躄者，足弱不能行也）心气热，则下脉厥而上，上则下脉虚，虚则生脉痿，枢折挈，胫纵而不任地也。（心痿者，脉痿也。心气热，则火独上炎，故三阴在下之脉，亦皆逆而上。上逆则下虚，乃生脉痿。脉痿者，凡四肢关节之处，如枢纽之折而不能提挈，足胫纵缓而不能任地也）肝气热则胆泄口苦，筋膜干，筋膜干则筋急而挛，发为筋痿。（肝痿者，筋痿也。胆附于肝，肝气热则胆汁溢泄，故为口苦；筋膜受热则血液干燥，故拘急而挛，为筋痿也）脾气热，则胃干而渴，肌肉不仁，发为肉痿。（脾痿者，肉痿也。脾与胃以膜相连而开窍于口，故脾气热则胃干而渴。脾主肌肉，今热蓄于内则精气耗伤，故肌肉不仁，发为肉痿）肾气热，则腰脊不举，骨枯而髓减，发为骨痿。（肾痿者，骨痿也。腰者肾之府，其脉贯脊，其主骨髓，故肾气热则见症若此）何以得之？肺者，脏之长也，为心之盖也。有所失亡，所求不得，则发肺鸣，鸣则肺热叶焦，发为痿躄。（肺位最高，故谓之长；覆于心上，故谓之盖。肺志不伸，则气郁生火，故喘息有声，发为肺鸣。金脏病则失其清肃之化，故热而叶焦，五脏之阴皆为之不足，此痿躄之生于肺也）悲哀太甚，则胞络绝，胞络绝则阳气内动，发则心下崩，数溲血也。（胞络者，子宫之络脉也。胞脉属心而络于胞中，故悲哀太甚，则心系急而胞络绝，上下不交，亢阳内动，逼血下崩，今人数为溺血也）故大经空虚，发为肌痹，传为脉痿。（血失，则大经空虚，无以渗灌肌肉、荣养脉络，故先为肌肉顽痹，而后传为脉痿者，生于心也）思想无穷，所愿不得，意淫于外，入房太甚，宗筋弛纵，发为筋痿，及为白淫。（思想无穷，所愿不得，欲不遂也；意淫于外，入房太甚，阴气伤也，故筋弛纵，发为筋痿。宗筋者，聚于前阴，精伤于内，气陷于下，故为白淫，即今之所谓带浊也）故曰筋痿者，生于肝使内也。（肝主筋，故使内，而筋痿者生于肝也）有渐于湿，以水为事，若有所留，居处相湿，肌肉濡渍，痹而不仁，发为肉痿。（渐，有由来也。以水为事，从事于卑湿之所也。相，并也。脾主肌肉而恶湿，湿著于肉，则卫气不荣，故肌肉顽痹而为肉痿）故曰肉痿者，得之湿地也。（地之湿气，感则害皮肉、筋脉，病生于脾也）有所远行劳倦，逢大热而渴，渴则阳气内伐，内伐则热舍于肾。肾者水藏也，今水不胜火，则骨枯而髓虚，故足不任身，

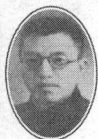

发为骨痿。（远行劳倦，最能生热。阳盛则内伐真阴，水不胜火，故主于肾）故曰骨痿者，生于大热也。（热甚则精髓干涸，故骨枯而为痿病，生于肾也）何以别之？肺热者色白而毛败，心热者色赤而络脉溢，肝热者色苍而爪枯，脾热者色黄而肉蠕动，肾热者色黑而齿枯。（蠕，虫行微动貌）。

言治痿者，独取阳明。（此下言治痿之法也）以阳明为五脏六腑之海，主润宗筋，束骨而利机关也。（阳明，胃脉也。主纳水谷、化气血，以资养表里，故为五脏六腑之海，而下润宗筋。宗筋者，前阴所聚之筋也，为诸筋之会。凡腰脊溪谷之筋皆属于此，故主束骨而利机关也）冲脉者，经脉之海也，主渗灌溪谷，与阳明合于筋。（经脉之海者，冲脉为十二经之血海也，故主渗灌溪谷。冲脉起于气街，并少阴之经，夹脐上行，阳明脉亦夹脐旁，去中行二寸下行，故皆会于宗筋）阴阳总宗筋之会，会于气街，而阳明为之长，皆属于带脉，而络于督脉。（宗筋聚于前阴。前阴者，足之三阴、阳明、少阳及冲、任、督、跷九脉之所会也。九者之中，则阳明为五脏六腑之海，冲为经脉之海，此一阴一阳总乎其间，故曰阴阳总宗筋之会也。会于气街者，气街为阳明之正脉，故阳明独为之长。带脉者，起于季胁，围身一周。督脉者，起于会阴，分三歧为任、冲，而上行腹背。故诸经者，皆联属于带脉，支络于督脉也）故阳明虚则宗筋纵，带脉不引，故足痿不用也。（阳明虚则血气少，不能润养宗筋，故至弛纵。宗筋纵则带脉不能收引，故足痿不为用，此所以当治阳明也）治之各补其荣，而通其俞，调其虚实，和其逆顺。筋脉骨肉，各以其时受月，则病已矣。（诸经之所溜为荥，所注为俞，补者所以致气，通者所以行气。上文云"独取阳明"，此复云"各补其荥而通其俞"，盖治痿者当取阳明，又必察其所受之经而兼治之可也）。

此章论痿病之证候也。痿者，肢弱无力，筋弛不收，为热伤血脉之症，适与痹症相反。河间，主血衰不能营养百骸。子和谓，痿必火乘金，病多作于五六七月，脉多浮大。戴人，主肾水衰，骨髓枯竭，直言痿病无寒。丹溪云，泻南方，则肺金清而东方有制，土不受戕；补北方，则心火降而西方有养，金不苦燥。士材论，胃虚食减，脾虚下陷，均能成痿。石顽，主阳明湿热。各具确见。要之四末之疾，动而或劲为风，不仁或痛为痹，弱而不用为痿，逆而寒热为厥。风必兼热，痹必风、寒、湿合邪，痿必火乘金，厥则或寒或热，皆从下起，辨别极宜分清。若拘风淫末疾，以风药例治，大误大误！

## 十、积聚

病有少腹盛，上下左右皆有根，名曰伏梁。（伏，藏伏也。梁，疆梁，坚硬之谓）裹大脓血，居肠胃之外，不可治。治之每切按之致死，（按，抑也。切按之者，谓过于妄攻也）何也？此下则因阴，必下脓血；上则迫胃脘，生膈挟胃脘内痈。（此病连居三阴、冲、带之间，裹大脓血，而伏于肠胃之外。其上下左右皆有根系，故下行者能下脓血，上行者能迫胃脘，致生膈胃间痈疡也）此久病也，难治。（此延积既久，根结日深，故不易治）居脐上为逆，居脐下为从。（居脐上则渐通心肺，故为逆；脐下者其势犹缓，故为从。《本经》有云：心脉微缓为伏梁，在心下，上下行，时唾血；又手少阴之筋病，内急心痛，伏梁；又心之积名曰伏梁，起时上大如臂，上至心下。然此既云"脐上为逆，脐下为从"，下文又云"环脐而痛，病名伏梁"，是不独以心积为伏梁也。盖凡积有内伏而坚强者，皆得名之。独言伏梁者，殆总诸积为言也）勿动呕夺。（言勿得妄攻而数夺其胃气也）有曰，人有身体髀股胻皆肿，环脐而痛，病名伏梁。（此亦在冲脉之分，而结于脐腹者也。冲脉之在上者，出颃颡，循背里；在中者，挟脐腹；在下者，伏行股足之间，故其为病如此）此风根也，其气溢于大肠，而着于肓。肓之原在脐下，故环脐而痛也。（风根，即寒气也。如积之始生，得寒乃生，厥乃成积，即此谓也。肓之原在脐下，即下气海也，一名下肓，谓之脖胦者即此。今病在冲脉，则与大小肠相附，而当气海之间，故其为病如此）不可动之，动之为水溺涩之病。（不当动而妄下之，则反伤其阴，阴伤则积气愈壅于下，而水道为之不利也）病胁下满，气逆，二三岁不已，名曰息积。（积不在中，而在胁之下者，初起微小，久而至大，则协满气逆，喘促息难，故名息积。今人有积在左胁之下，俗名为痞者，其即此症。惟小儿为尤多，盖以胃之大络名曰虚里，贯膈，络肺，出于左乳下，其动应衣，为阳阴宗气所出之道也。若饮食过伤，脾不及化，余气留滞而结聚于此，其根正在胁间。阳明病剧，则上达于肺，此其所以为息积也）此不妨于食，不可灸刺，积为导引、服药，药不能独治也。（积不在胃，故不妨于食。喘者忌灸，恐助火邪。羸者忌刺，恐泻胃气。故必渐次积为导引，久久行之，以开其滞，仍用药饵以和其气，二者并行斯病可愈。若专恃于药，而不积为导引，则药亦不能独治之。可见治之不易也）。

　　此章论积聚之症候也。诸有形而坚着不移者为积，诸无形而留止不定者为聚。积在五脏，主阴病，属血分；聚在六腑，主阳病，属气分。《难经》既以积聚分属脏腑，巢氏《病源》别立"癥瘕"之名，以不动者为癥，动者为瘕，亦犹《难经》之积聚而已。第无形之瘕聚，其散易；有形之癥积，其破难。治之者，先辨有形无形，在气在血，可略得其概矣。其生于五脏者，肺之积曰息贲，在右胁下；肝之积曰肥气，在左胁下；心之积曰伏梁，在脐上，上至心下；脾之积曰痞气，在胃脘；肾之积曰奔豚，发于少腹，上至心，上下无时。其见于腹则为癥瘕，癥瘕者按之不移，即血癥、食癥之属；瘕者假物成形，如血鳖、石瘕之类。见于胸胁为痞癖，癖乃结

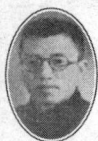

块，在肌肉而可见；癖由内着，结隐僻而难踪。既分其部，必原所起。初由寒气、瘀血、痰沫，交结于肓膜，久而盘踞坚牢，至元气日削，盘踞日深，攻补两难措手。惟先理其气，气行则脉络通；或先调其中，脾运则积滞化。其药性宜辛散温通，方能入阴出阳，能散凝聚。然初为气结正经，久则血伤入络，必理血分，兼通络瘀，搜逐之中，酌补元气。即邪深积痼，务令脾胃气旺，乃可消磨坚结；否则专事攻削，正气益衰，积聚何由去乎？知养正则邪可除，而后结者散之，客者除之，留者行之，坚者削之，强者夺之，咸以软之，苦以泻之，和其中外，可使必已。

### 十一、痢疾

肠澼便血，身热则死，寒则生。（肠澼，滞下也，利而不利之谓。便血，赤痢也。身热者阳胜阴败，故死；寒则荣气未伤，故生）肠澼下白沫，脉沉则生，脉浮则死。（白沫，白痢也，病在阴而见阴脉者为顺，故生；见阳脉者为逆，故死）肠澼下脓血，脉悬绝则死，滑大则生。（下脓血者，兼白赤而言也。悬绝者，为太过则坚而搏，不足则微而脱，皆胃气去而真脏见也。邪实正虚，势相悬绝，故死。滑，因血盛大，以气充血气未伤，故生）肠澼之属，身不热，肺不悬绝，亦得滑大者为生，悬涩者曰死，以脏期之。（以脏期之者，肝见庚辛死，心见壬癸死，肝见丙丁死，脾见甲乙死，肾见戊己死也）。

此章论痢疾之症候也。痢疾，《本经》谓之肠澼。由胃腑湿蒸热壅，致气血凝结，挟糟粕积滞，进入大小肠，倾刮脂液，化脓血下注，或痢白、痢红、痢淤紫、痢五色，腹痛呕吐，口干溺涩，里急后重，气陷肛坠。因其闭滞不利，故亦名滞下也。俗以白属寒，赤属热，不知白伤气分，赤伤血分，赤白相间，气血俱伤。伤气分则调气，伤血分则和血，调气而后重除，和血则便脓愈也。然论致痢之由，其暑湿伤胃者，郁热居多；生冷伤脾者，寒滞为甚，入手宜分。气陷则仓廪不藏，阴亡则门户不闭。由脾伤肾，势所必然。故郁热者清之，寒滞者温之，湿胜者泄之，宿食者消之，积滞者导之，腹痛者和之，气陷下者举之，虚滑者摄之，脂液涸者润之。久不愈者，补而固之。痢止，和中调之。治法尽此矣。而症之寒热虚实，宜细审焉。凡痢挟热者多实，初起外受暑热，内因停滞，绕脐痛胀，烦渴迫迫，下痢鲜红，脉洪滑者，宜清火导滞；如挟虚感寒，生冷不节，脾失转输，因而呕逆，下痢白脓，脉弦弱者，宜温理脾胃，兼佐行气。盖因寒伤脏，忌用苦寒下夺也。况所痢脓垢，皆大小肠脂液所化，已非胃腑宿食，不得误认积滞，肆行攻下，剥削殆尽。但见下利血水，或如屋漏水，即须温摄。如痢纯血，鲜红成块者，多心脾伏热，其血紫黯稀淡，乃阳虚不能摄阴，宜温调其气，非炮姜不治。痢色黑有二，焦黑者极热，反兼胜之化；

光如黑漆者为瘀血。纯下清血者，为肠胃风袭。五色痢乃五脏化气并伤。昔人以为肾损，盖五液不守，精室受伤，治必益火消阴，实脾防水，兼理其气。诸如此类，极宜细审。

## 十二、目疾

五脏六腑之精气，皆上注于目而为之精。（为之精，为精明之用也）精之窠为眼，（窠者，窝穴之谓。眼者，目之总称。五脏六腑之精气皆上注于目，故眼为精之窠，而五色见焉）骨之精为瞳子，（瞳子，眸子也。骨之精主于肾，其色玄，故瞳子内明而色正黑）筋之精为黑眼，（黑眼，黑珠也。筋之精主于肝，故色浅于瞳子）血之精为络，（络，脉络也。血脉之精主于心，故眦络之色皆赤）其窠气之精为白眼，（窠气者，言目窠之气也。气之精主于肺，故为白眼）肌肉之精为约束，裹撷精、骨、血、气之精，而与脉并为系，上属于脑，后出于项中。（约束，眼胞也。能开能阖，为肌肉之精，主于脾也。脾所以藏物，故裹撷筋、骨、血、气四脏之精而并为目系，以上出于脑项之间）故有邪中于项，因逢其身之虚，其入深，则随眼系以入于脑，入于脑则脑转，脑转则引目系急，目系急则目眩以转矣，邪其精，其精所中，不相比也。则精散，精散则视歧，视歧见两物。（前"邪"字，邪气也；后"邪"字，与"斜"同。邪气中于风府、天柱之间，乘其虚，则入脑连目，目系急则目眩精斜，故左右之脉互有缓急，视歧失正则两睛之所中于物者，不相比类而各异其见，是以视一为两也。此发邪气之中人者如此，以明下文之目见非常者，亦犹中邪之属耳）目者五脏六腑之精也，营卫魂魄之所常营，神气之所生也。（脏腑、营卫、魂魄所至者，皆神气也）故神劳则魂魄散，志意乱，是故瞳子、黑眼法于阴，白眼、赤脉法于阳也，故阴阳合传而精明也。（阴阳，皆精神之本，故阴阳合传而成精明之腑）目者心使也；心者，神之舍也。故精神乱而不转，卒然见非常处，精神魂魄散而不得，故曰惑也。（精神虽统于心，而外用则在目，故目为心之使，心为神之舍。所以目见非常于外，则神魂眩惑于心也）心有所喜，神有所恶，卒然相惑，则精气亦乱，视误故惑，神移乃复。（心所喜者，忽逢奇异，神则恶之。夫神有所恶，则志有不随，喜恶相感于卒然，故精气为乱。去之则神移，神移则复矣）是故间者为迷，甚者为惑。（间者，言其未甚也，亦足相迷；况其甚者，能无惑乎）。

此章论目疾之证候也。《本经》以目分五部，配属五脏。后人又创"五轮八廓"之称。肝属木，为黑睛，曰风轮；心属火，为二眦，曰血轮；脾属土，为上下胞，曰肉轮；肺属金，为白仁，曰气轮；肾属水，为瞳神，曰水轮，此五轮也。胆之腑为山廓，大肠之腑为天廓，膀胱之腑为泽廓，肝之腑为风廓，肾之腑为水廓，命门之腑为火廓，脾胃之腑为地廓，小肠

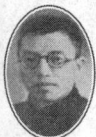

之腑为雷廓，此八廓也。或蕴积风热，或郁结七情之气，各随五脏所属而见。风则散之，热则清之，气结则调之。瞳胞自痒，清泪赤痛，是谓风眼；乌轮突起，胞硬红肿，是谓热眼；眼昏而泪，胞肿而软，酸涩微赤，怒则目疼，是谓气眼；子和云：目不因火则不病。气轮赤，肺火也；肉轮赤，脾火也；水风轮翳遮，肝肾火也；赤脉贯目，火自甚也。治目者专主治火，一句可了。东垣云：目得血而能视。五脏六腑之精，皆禀受于脾，治目者，宜理脾胃、养血安神为主，二说皆有见地。

## 十三、杂症

人之欠者，卫气昼日行于阳，夜半则行于阴。阴者主夜，夜者卧。阳者主上，阴者主下。故阴气积于下，阳气未尽，阳引而上，阴引而下，阴阳相引，故数欠。（欠者，张口呼吸，或伸臂展腰，以阴阳相引而然也。凡人之寤寐，由于卫气。卫气者，昼行于阳，则动而为寤；夜行于阴，则静而为寐。故人于欲卧未卧之际，欠必先之者，正以阳气将入阴分。阳积于下，阴犹未静，故阳欲引而升，阴欲引而降，上下相引，而欠由生也。今人有神疲劳倦而为欠者，即阳不胜阴之义）阳气尽，阴气盛，则目瞑；阴气尽，而阳气盛，则寤矣。（卫气不得入于阴则留于阳，留于阳则阳气满，阳气满则阳跷盛，不得入于阴，则阴气虚，而目不瞑矣。卫气留于阴，不得行于阳，留于阴则阴气盛，阴气盛则阴跷满，不得入于阳，则阳气虚，故目闭也）泻足少阴，补足太阳，（卫气之行于阳者，自足太阳始。行于阴者，自足少阴始。阴胜阳衰，所以为欠。又曰"肾主欠"，故当泻少阴之照海，阴跷所出也；补太阳之申脉，阳跷所出也。药法准此）人之哕者，谷入于胃，胃气上注于肺，今有故寒气与新谷气俱还入于胃，新故相乱，真邪相攻，气并相迎，复出于胃故为哕。（人之水谷入胃，其精微必上注于肺，而后行于脏腑营卫。若中焦先有寒气，则新入之谷气凝聚而不行，气不行则新故真邪，还留于胃，留则逆而上出，故为哕也。又曰"肺主为哕"，若盖寒气上逆也）补手太阴，泻足少阴。（寒气自下而升逆，则为哕。故当补肺于上，以壮其气；泻肾于下，以引其寒。盖寒从水化，哕之标在胃，哕之本在肾也）人之唏者，此阴气盛而阳气虚，阴气疾而阳气徐，阴气胜而阳气绝，故为唏。（唏，欷同，歔欷也，悲泣气咽而抽息也。一云泣余声，一云哀而不泣曰唏，悲忧之气生于阴惨，故为阳胜阴虚之候）补足太阳，泻足少阴。（亦是阳跷申脉，阴跷照海也）人之振寒者，寒气客于皮肤，阴气盛，阳气虚，故为振寒寒栗，补诸阳。（振寒者，身怯寒而振栗也。补诸阳者，凡手、足三阳之原合及阳跷等穴，皆可酌而用之）人之噫者，寒气客于胃，厥逆从下上散，复出于胃，故为噫。（噫，嗳气也，如饱食息也。此与上文之哕，皆以寒气在胃而然。但彼云"故寒气"者，以久寒在胃，言其深也；此云"寒客于胃"者，如客之寄，言其浅也。故厥逆之气从下上散，则复出于胃，而为噫也）补足太阴、阳明，一曰补眉本也。（使脾胃气温，则客寒自散，而噫可除。眉本，即足太阳经攒竹穴，是亦补阳气也）人之嚏者，阳气和利，满于心，出于鼻，故为嚏。（阳气和平顺利而潇溢于心，必上达于肺，故出于鼻而为嚏。然人有感于风寒而为嚏者，以寒邪束于皮毛，阳气无从泄越，故喷而上出，是嚏从阳气而发，益又可知。仲景曰：欲嚏不能，此人肚中寒。正谓其阳虚也。故人病阳虚等症者，久无嚏而忽得之，则阳气渐回之佳兆也）补足太阳眉本，一曰眉上也。（凡阳虚于下，则不能上逆而为嚏。补足太阳之荣于眉本者，其名"攒竹"，又名"眉上"。盖太阳与肾为表里，所以补阴中之阳也）人之嚲者，胃不实则诸脉虚，诸脉虚则经脉懈惰，经脉懈惰则行阴用力，气不能复，故为嚲。（嚲，懈惰貌，不自持也。盖胃为五脏六腑之海，故胃不实则诸脉虚，而懈惰生，再行阴用力，则阴气益虚，故为嚲）因其所在，补分肉间。（四体各有分部，胃者肉其应，故当因病所在，补分肉间，以壮其胃气）人之哀而泣涕出者，心为五脏六腑之主也，目为宗脉之所聚，上液之道也，口鼻为气之门户也，故悲哀忧愁则心动，心动则五脏六腑皆摇，摇则宗脉感，宗脉感则液道开，液道开故泣涕出焉。（宗，总也。盖心为五脏六腑之主，若悲哀忧愁动其心，则五脏六腑皆应而摇，脏腑摇则宗脉皆应而动，动则液道开，而泣涕从之出也）液者，所以灌精濡空窍者也。故上液之道开则泣，泣不止则液竭，液竭则精不灌，精不灌则目无所见矣，故名曰夺精。（精由液而化，孔窍得液而充，故以灌精濡孔窍也。液去精伤则目昏，以至渐无所见者，是夺其精也，世之因泣而丧目者，盖亦不少矣）补天柱，经挟颈。（天柱，足太阳膀胱经穴，其经挟颈之后，又曰头中分也）人之太息者，忧思则心系急，心系急则气道约，约则不利，故太息以伸出之。（太息者，息长而大，即叹息也。约，犹约束也。忧愁思虑则气抑不伸，而心系急、气道约，约则溺满闷于中，此叹息不容已也）补手少阴心主、足少阳，留之也。（助木火之脏，则阳气可舒、抑郁可解，故皆宜留针补之）人之涎下者，饮食入胃，胃中有热则虫动，虫动则胃缓，胃缓则廉泉开，故涎下。（足阳明之脉出于口，胃中有热则虫动胃缓，故廉泉开而涎下。凡目之多泪、鼻之多涕，亦皆因热而上液之道开也，有谓肺热甚则鼻涕出者，义亦犹此）补足少阴。（肾为胃关，而脉系于舌，故当补之，则液有所主，而涎自止）人之耳中鸣者，耳为宗脉之所聚也，故胃中空则宗脉虚，虚则下溜，脉有所竭者，故耳鸣。（手足三阴、三阳之脉皆入耳中，故耳亦宗脉之所聚也，阳明为诸脉之海，故胃中空则宗脉虚，宗脉虚则阳气不升而下溜，下溜则上竭。轻时为鸣，甚则为聋。然少阳太甚，壅窒为鸣者亦有之。但虚者渐而实者暴，虚者多而实者少，其辨在有邪、无邪耳）补客主人，手大指爪甲

秦氏内经学

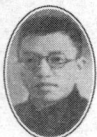

上与肉交者也。（客主人，足少阳经穴，为手足少阳、足阳明之会。手指爪甲上者，手太阴之少商穴，为肺所出之井，故皆当补之，以助其阳气）人之自啮者，此厥逆走上，脉气辈至也。少阴气至则啮舌，少阳气至则啮颊，阴阳气至则啮唇矣。（辈者，类也。厥逆走上，则血涌气腾，至生奇疾。所至之属各有其部，如少阴之脉行舌本，少阳之脉循耳颊，阳明之脉循唇口，故或为肿胀、或为怪痒，各因其处，随而啮之，不独止于舌也）视主病者则补之。（察主病之经以补之也）凡此十二邪者，皆奇邪之走空窍者也。（不同常疾，故曰奇疾）故邪之所在，皆为不足。故上气不足，脑为之不满，耳为之苦鸣，头为之苦倾，目为之眩。（倾者，沉重不能支也）中气不足，溲便为之变，肠为之苦鸣。（水由气化，故中气不足则溲便变常，而或为黄赤、或为短涩，多由情欲劳倦过伤精气而然。昧者概认为火，鲜不误矣。且中气不足则浊气居之，故肠中为之苦鸣也）下气不足，则为痿厥、心悗。（痿，足痒弱也；厥，四肢清冷也。悗，闷也。下气不足则升降不交，故心气不舒而为悗）补足外踝下，留之。（此昆仑穴也，为足太阳所行之经。凡于上、中、下气虚之病，皆可留针补之）。

此章论诸杂症之症候也。其所论述，有属于病之现象，有属于生理之现象，殊不一致。盖当时料亦以其细碎，故另汇一篇，聊资佐证而已。兹以所论嗳气引伸之，嗳即噫，《本经》归寒气客胃。后人因谓脾胃气滞，起自中焦，出于上焦，凡病后及老人脾胃虚弱者多有之。顾亦有肝气逆乘，嗳酸作饱，心下痞硬，噫气不除者。仲景谓，胃虚客气上升，必假重坠以镇逆。亦有肺气失降而作嗳者，必滑利以肃降。其他，胃虚气滞而作嗳者，胃寒气滞而作嗳者，胃虚呕痰嗳气者；寒饮，食难化，时作虚饱嗳气者；脾肾虚寒，命门火衰，浊阴不降，致痞满嗳气者；胃有痰火嗳气者；脾胃阴虚，中气为阴邪格阻嗳气者；肝气厥逆上升嗳气者。各随其因，治之可也。至于辫症，有似《本经》之所谓"解㑊"，亦类李东垣之所谓"脾倦"，当于二法中求之，兹不备释。

## 十四、痈疽

肠胃受谷，上焦出气，以温分肉、养骨节、通腠理。（上焦出气，宗气也。宗气出于喉咙而行呼吸，其以温分肉、养关节、通腠理者，是卫气化于宗气也）中焦出气如露，上注溪谷，而渗孙脉，津液和调，变化而赤为血。血和则孙脉先满，溢注于络脉皆盈，乃注于经脉。阴阳已张，因息乃行。（中焦出气，营气也。其于阴阳已张，因息乃行，是营气化于宗气也）行有经纪，周有道理，与天合同，不得休止。切而调之，从虚去实，泻则不足，疾则气减，留则先后。（凡泻者宜疾，补者宜留，是补之与泻有疾留、先后之异也）从虚去虚，补则有余。血气已调，形气乃持，是知气血之平与不平也。

未知痈疽之所从生？成败之时，生死之期，有远近，何以度之？然。经脉留行不止，与天同度，与地合纪。故天宿失度，日月薄蚀；地经失纪，水道流溢；草萱不成，五谷不殖；径路不通，民不往来；巷聚邑居，则别离异处。血气犹然，夫血脉营卫，周流不休，上应星宿，下应经数。寒邪客于经络之中，则血泣，血泣则不通，不通则卫气归之，不得复反，故痈肿。（言留聚不散也）寒气化为热，热甚则腐肉，肉腐则为脓，脓不泻则烂筋，筋烂则伤骨，骨伤则髓消。不当骨空，不得泄泻。血枯空虚，则筋肌肉不相荣，经脉败漏，蒸于五脏，脏伤故死矣。（痈毒由浅至深，伤脏则死，不可治也）。

试言痈疽之形与忌曰名。发于颈名曰夭疽，其痈大以赤黑，不急治，则热气下入渊腋。前伤任脉，内熏肝肺，熏于肺，十余日而死矣。（颈，前颈。色赤黑者，其毒必甚。渊腋，足少阳经穴。其发在颈则连于肺系，下入足少阳则及乎肝脏矣，故至于死）阳气大发，消脑留项，名曰脑烁，其色不乐，项痛而如刺以针。烦心者，死不可治。（阳气大发，邪热之甚也。色有不乐，伤乎神也。痛如刺以针，毒之锐也。烦心者，邪犯其脏也，故不可治。此二症，疑即夭疽锐毒）发于肩及臑，名曰疵痈，其状赤黑，急治之。此令人汗出至不足，不害五脏；痈发四五日，逞焫之。（肩臑下软白肉处曰臑。此非要害之所，故不及五脏。逞，疾也；焫，艾灸也。谓宜逞灸以除之也）发于腋下，赤坚者，名曰米疽，治之以砭石，欲细而长，疏砭之，涂以豕膏，六日已，勿裹之。（砭石欲细者，恐伤肉也。欲长者，用在深也，故宜疏不宜密）其痈坚而不溃者，为马刀挟瘿，急治之。（此即瘰疬也，迟则伤人）发于胸，名曰井疽，其状如大豆，三四日起，不早治，下入腹，不治，七日死矣。（发于胸者，能熏心肺。若不早治，而使入腹，毒尤甚矣，故死期之速如此）发于膺，名曰甘疽，色青，其状如谷实、瓜蒌，常苦寒热，急治之，去其寒热，十岁死，死后出脓。（膺者，胸旁之高肉处也。谷实，兼五谷而言，谓痈所结聚，形如谷实之累累也。瓜蒌，瓜蒌也，软而不溃中有所蓄如子也。此症延绵难愈，盖即乳痈之属）发于股胫，名曰股胫疽，其状不甚变，而痈脓搏骨，不急治三十日死矣。（股胫，大股也。状不甚变，言外形不显也。痈脓搏骨，言脓着于骨，即今人所谓贴骨痈也。毒甚而深，能下蚀三阴、阳明之大经，故不为急治，则死矣）发于尻，名曰锐疽，其状赤坚大，急治之。不治，三十日死矣。（尻，尾骶骨也，穴名长强，为督脉之络，一名气之阴郄，故不治则死）发于股阴，名曰赤施，不急治，六十日死；在两股之内，不治，十日而当死。（股阴，大股内侧也，当足太阴箕门、血海及足厥阴五里、阴包之间，皆阴器所聚之处，故不治则死。若两股俱病，则伤阴之极，其死尤速）发于膝，名曰

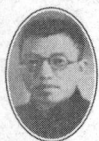

疵痈，其状大，痈色不变，寒热如坚石，勿石，石之者死。须其柔，乃石之者生。（膝痈未成而石之者，伤其筋府，故致于死。若柔，则脓成矣，砭之无害也。今之泛施刀针者，不特此也）诸痈疽之发于节而相应者，不可治也。发于阳者百日死，发于阴者三十日死。（诸节者，神气之所游行出入也，皆不宜有痈毒之患。若其相应，发于上而应于下，则发于左而应于右，其害尤甚，为不可治。然发于三阳之分者，毒浅在腑，其死稍缓；发于三阴之分者，毒深在脏，不能出一月也）发于胫，名曰兔啮，其状赤至骨，急治之；不治，害人也。（兔啮，如有所啮伤也）发于内踝，名曰走缓，其状痈也，色不变，数石其输，而止其寒热，不死。（数石其输，砭其所肿之处也）发于足上下，名曰四淫，其状大痈，急治之，百日死。（阳气受于四末，而大痈淫于其间，阳毒之盛极也。时气移易则真阴日败，故逾三月而死）发于足傍，名曰厉痈，其状不大，初如小指，发急治之，去其黑者。不消辄益。不治，百日死。（不消即益，谓初如小指而不治，则日以益大也）发于足趾，名曰脱痈，其状赤黑，死不治；不赤黑，不死不衰，急斩之，否则死矣。（六经原腧，皆在于足，痈发于足者，多为凶候。至于足趾，又皆六井所出，而痈色赤黑，其毒尤甚。若无衰退之状，则急当斩去其趾，庶得保生；否则毒气连脏，必至死也）。

痈与疽，何以别？荣卫稽留于经脉之中，则血泣而不行，不行则卫气从之而不通，塞遏而不行，故热。大热不止，热胜则肉腐，腐则为脓。然不能陷骨，髓不为焦枯，五脏不为伤，故命曰痈。（此下辨痈疽之轻重也。痈毒浮浅在表，不能陷骨，则髓不为枯，五脏不为伤，故病痈者可无虑也）热气淳盛，下陷肌肤，筋体枯，内连五脏，血气竭，当其痈下，筋骨、良肉皆无余，故命曰疽。（痈浅疽深，毒有微甚。故内连五脏，外败筋骨、良肉者，是谓之疽，乃可畏也！）疽者，上之皮，夭以坚，上如牛领之皮；痈者，其皮上薄以泽，此其候也。（夭，以色言，黑黯不泽也。此即皮色之状，可以辨其深浅矣）要知诸痈肿、筋挛、骨痛，此皆安生。（此言诸病痈肿，而有兼筋挛、骨痛者也）乃寒气之肿，八风之变也。（惟风寒之变在经，所以兼筋骨之痛。今有病大头风，虾蟆瘟之属，或为头项咽喉之痈，或为肢节肌肉之肿，正此类也）治之如何？此四时之病，以其胜治之愈也。（四时之病，即时气也，治之以胜。寒者热之，热者寒之，温者清之，清者温之，散者收之，抑者散之，燥者润之，急者缓之，坚者软之，脆者坚之，衰者补之，强者泻之，各安其气，必清必静，则病气衰去，此之谓也）人病胃脘痈者，何以诊之？诊此者，当候胃脉，其脉当沉细，沉细者气逆。（多气多血之腑，脉当洪大，而反见沉细，故为胃气之逆）逆者，人迎甚盛，甚盛则热。（胃气逆而人迎盛，逆在脏而热在经也，即"人迎三盛，病在阳明"之谓）人迎者，胃脉也。逆而盛，则热聚于胃口而不行，故胃脘为痈也。（阳明气逆而盛，则热邪聚于胃脘，故留结为痈）有病颈痈者，或石治，或针灸治之而皆已，其真安在？（其真安在，言孰为正治之法也）此同名异治者也。（颈痈之名虽同，而症则有异，故治亦各有所宜）夫痈气之息者，宜以针开除去之。（息，止也。痈有气结而留止不散者，治宜用针，以开除其气，气行则痈愈矣）夫气盛血聚者，宜石而泻之，此所谓同病异治也。（欲泻其血，宜用砭石，血泄则气衰，而痈亦愈也）。

此章论痈疽之证候也。《本经》云："诸痛痒疮，皆属于心"。疮者，痈疽之总名。凡红肿焮热称痈，痈发六腑，为阳；白陷硬痛称疽，疽生五脏，为阴。痈发速而疽起迟，疽根深而痈毒浅。总因气血凝结，经络阻滞。所谓阴滞于阳则发痈，阳滞于阴则发疽。脉浮大滑数为阳，沉小涩迟为阴。亦有似阳不甚焮赤，似阴不甚木硬，漫肿微痛，此为半阴半阳症。凡寒热肿痛，如风邪内作，无头无根；时毒漫肿，无头有根；气血交搏，有头有根。血与气壅则成肿，血与毒胜则成脓，毒为寒凝则平陷，络为痰滞则结核。肿高而软者，发于血脉；陷下而坚者，发于筋骨；平漫色黯者，发于骨髓。宜分气血虚实，毒势浅深为治。疮根大而牢者深，根盘小而浮者浅。初起恶寒壮热，拘急烦躁者重；起居如常，饮食知味者轻。如粟米，如莲蓬者重；一处焮赤，肿高知痛者轻。

凡肿疡主治，初起热甚焮痛，宜清凉消散。若见表症，寒热往来，宜疏邪。无表里症，焮肿有头，宜和解兼清热。里实便闭，宜疏通。若表里不实，内热口渴，宜生津。患成未消，宜化毒。毒气内攻，呕恶、烦躁、口干，宜护膜。以指按患顶，陷而不高，起而不热者，脓未成也；按之半软半硬者，脓将成也；按之随指而起，顶已软而热盛者，脓已热也，针以泄之。无脓宜消散，有脓勿令久留。凡脓将成，而根盘散漫者，气虚不能束血紧附也。红活而润者，气血化毒外出也。外红里黑者，毒滞于内也。紫黯不明者，气血未充不能化毒成脓也。疮口久不敛者，气血两虚也。口不敛，肌不生者，脾气虚也。溃后反痛者，亦虚也。已溃，脉虚数焮痛者，营分热也。已溃作渴便秘者，胃火炽也。溃后腐肉不化者，阳虚气陷也。凡毒发阴分，平漫不硬，不甚肿痛者，乃由痰气阴寒，非阳和通腠，不能解其冰凝。营血枯衰，非温畅滋阴，何由厚其脓汁？如阳和汤，以麻黄开腠，以白芥子理痰，以热地、鹿胶和阴阳，以姜、桂解寒凝。盖毒以寒凝，温散则毒自化脓。若清凉之剂，只可施于红肿痈疖而已。

（上海秦伯未著述，如阜章鹤年校订）

秦氏内经学

303

# 内经知要浅解

# 简　介

　　本书是根据《内经知要》所摘录的《内经》原文，重新作了注解。在每节原文之下，列有：语译、词解、体会、补充、备注、应用等项。包括原文的白话解释和名词、术语的浅注；特别是体会、应用两项，作者以丰富的临床经验对《内经》的医疗理论和实际应用作了适当的联系，较客观地说明中医的理论，实际上起着指导临床实践的作用，这对学习中医、研究中医理沦是很重要的。所以，本书是一本具有实用价值的参考用书。

　　《内经知要》是中医古典著作之一《黄帝内经》的简化本。《黄帝内经》包括"素问"和"灵枢"两部分，每部各有八十一篇文章，内容非常丰富。李念莪（名中梓，字士材，明朝末年华亭人）选择了其中比较重要的一小部分，分为道生、阴阳、色诊、脉诊、藏象、经络、治则、病能等八篇，取名《内经知要》，作为研究医学的入门本子。知要两字的来历是根据《素问·至真要大论》里说："知其要者，一言而终，不知其要，流散无穷。"意思是《内经》全书有一个思想体系，明白这个体系，一句话便可说完，如果抓不到中心，那就散漫复杂，难以理解了。这本子后来经过清朝薛雪（字生白，号一瓢，吴县人）加上补注和序文，便是现在的流行本。

　　《黄帝内经》在公元前二世纪发现的，不是一个人的作品，也不是一个时期的产物。它从西周以后西汉以前，经过若干的学者总结前人经验，并结合当时的文化，加以理论化、系统化起来，托名黄帝所作。由于《内经》总结了前人的实践经验，同时也表达了古代医学的思想体系，就成为中医学发展的基础。我们在后世医书里经常看到引用《内经》的字句便可体会到后来医家是把《内经》的理论用来指导实践的。所以我们研究中医学，先要学习《内经》，然后可以顺流而下的贯彻到其他医书，不如此，便像失掉了钥匙，无法打开中医宝库的大门的。《内经知要》仅仅给予我们一个概念，在得到初步认识以后，还要更深入地学习全部《内经》才对。

　　《内经》的本质是朴素的，因为文字深奥，注解也不够通俗，因而阻滞了部分的学习进度。本人认为学习的重要关键，首先对《内经》的学术思想要明确，名词方面不要模糊；其次，分别哪些部分要熟记，哪些部分只须了解大意；等到学完以后，再来一次复习。这种复习，没有限制的，在学习《本草经》和《伤寒论》的时候，还是要回过头来复习。因为中医中药的理论体系只有一个，只有反复地研究，才能融会贯通，这是学习中医所有古典著作的总的精神。

　　本书是我个人学习《内经知要》的肤浅见解。老实写出，提供参考，错误地方，请予指教。

秦伯未

1957 年 2 月

# 目 录

# 一、道　生

道生两字，根据本篇内"此其道生"一句提出的，说明了防止疾病、充实体力和延长寿命的方法。后来《类经》和《医经原旨》等关于此类文字，都作"摄生"，从现在来说，就是养生的意义了。

[原文]《素问·上古天真论》曰："夫上古圣人之教下也，皆谓之：虚邪贼风，避之有时；恬憺虚无，真气从之。精神内守，病安从来。"

[语译]《素问·上古天真论》上说，古代明白道理的人经常教导人们，都说是：外界的虚邪贼风要及时回避，同时，意志要安定清净，没有欲念，防止情绪的波动，使体内真气也很和顺。这样精神自然充满结实，疾病还会从那里来呢？

[名词浅释] 上古天真论：《素问》的篇名，指出古代的养生方法注重保养先天的真气，所以称作上古天真。文内还指出人生过程中生、长、衰、老的规律；教导人们改善生活，延长寿命。

虚邪贼风：《灵枢·刺节真邪论》里说："正气者，正风也，从一方来，非实风，又非虚风也；邪风者，虚风之贼伤人者也，其中人也深，不能自去。"它在自然界里分出正常和不正常的两种气候，正常的如春温、夏热、秋凉、冬寒，在应当发生的季节发生，俗语所谓当令，为了不是凭空来的，虽然有时来得过分，只能说是实风，不能当作虚风。不正常的如应热反冷，应凉反温，在不应当发生的季节里发生，便是邪气，也就是虚邪了，这种邪气带有伤人害病的残贼性质，故又叫贼风。

恬憺：音甜淡，即安静的意思。

虚无：指没有欲念和患得患失的思想情绪。

真气：《灵枢·刺节真邪论》又说："真气者，所受于天，与谷气并而充身者也。"这里所说的"天"是先天的禀赋，"谷气"是后天的营养，一个人体力充实，全靠先后二天有良好的条件，古人统称真气，后来也叫元气或精气。

[体会] 本节是全篇的主脑。它把养生的道理，环绕在内因和外因两个方面，有力地掌握了人体的完整性和人体与环境的统一性。因此："避之有时"和"真气从之"两句，是极其重要的环节。怎样来"避之有时"呢？

内经知要浅解

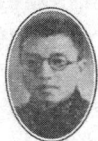

人们生活在大自然里，不可能离开环境，就必须适应环境，气候的变化不是人们所能制止的，就应该对预见的或者已见的及时回避。浅近的说，我们看到天气转变，将刮大风了，或者季节变换，将要发冷了，就得作好防备，或者骤然遭遇大冷大热，就得调节衣服，不要挨受忍耐。怎样又使"真气从之"呢？我们认识到人体复杂的组成部分，都是有机的联系，不能用局部观点来看问题。凡是嗜好、欲望、忧虑和外界诱惑等，都能使思想上存在着一种负担，影响到各个组织。《内经》里指出真气是由先天和后天合并而成的，那就包括了维持生命的一切有利条件，所有血的循环、气的流动、津液的输布等等都属于真气的一面。故凡使真气发生障碍的，我们都应该极力防止。

再从真气和虚邪贼风来作一对比：

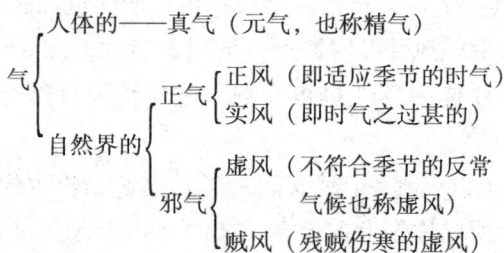

```
          人体的——真气（元气，也称精气）
          ┌      ┌ 正风（即适应季节的时气）
          │ 正气 ┤
气 ┤      │      └ 实风（即时气之过甚的）
          │ 自然界的
          │      ┌ 虚风（不符合季节的反常
          │ 邪气 ┤      气候也称虚风）
                 └ 贼风（残贼伤寒的虚风）
```

在上面表内可以看到真气和邪气，一内一外，根本处在相对的地位，绝对不能并存的。真气战胜邪气，便是健康，邪气战胜了真气，就是疾病，《内经》强调"精神内守"，更明确了人体功能的健全，是抵抗外邪侵袭的主要因素。

[应用] 本节必须熟记。虽指养生，实际含有预防意义，在治疗上是外感和内伤两类病的分界。懂得这大纲，诊察时应先考虑是否有感冒，并询问其有否受到精神刺激等，备作参考。

[补充] 上古天真论在本节之后有如下说法，原文是："是以志闲而少欲（欲望），心安而不惧，形劳而不倦（疲劳过度），气从以顺，各从其欲，皆得所愿。故美其食，任其服（章服），乐其俗（风俗），高下（指地位）不相慕，其民故曰朴（朴实）。是以嗜欲不能劳其目，淫邪（指带有诱惑性的不正当行为）不能惑其心，愚、智、贤、不肖不惧于物，故合于道。"这里指出了在日常生活中做到"恬惔虚无"的办法，也说明了"道"字的真正意义。所以"道是从一切具体事物中抽象出来的自然法则或规律"（范文澜说），并不是玄妙的名词。

[原文]《素问·上古天真论》曰："有真人者，提挈天地，把握阴阳，

呼吸精气，独立守神，肌肉若一，故能寿敝天地，无有终时，此其道生。有至人者，淳德全道，和于阴阳，调于四时，去世离俗，积精全神，游行天地之间，视听八远之外，此盖益其寿命而强者也，亦归于真人。有圣人者，处天地之和，从八风之理，适嗜欲于世俗之间，无恚嗔之心，行不欲离于世，被服章，举不欲观于俗，外不劳形于事，内无思想之患，以恬愉为务，以自得为功，形体不敝，精神不散，亦可以百数，有贤人者，法则天地，象似日月，辨列星辰，逆从阴阳，分别四时，将从上古合同于道，亦可使益寿，而有极时。"

[语译] 古代养生家有叫做真人的，他掌握天地、阴阳，呼吸精气，保养元神，不受环境支配。能把精神和肉体结合成一，进一步抛弃肉体，只有精神存在，所以寿命和天地一样地永久，没有穷尽。这种造就，不是单靠锻炼形体所能获得的，必须懂得调养精神的道理，才能与道同生哩；后来有叫做至人的，具有淳厚的道德品质，并懂得高深的养生道理。他脱离了世俗的纷扰，全心全意调和四时、阴阳来保养精神。最后也能自在地游行大地之间，保持体力的强壮、听觉和视觉的敏感，增加了寿命。虽然不及真人，也与真人距离不远了；其次有叫做圣人的，善于吸收天地的和气，鉴别八风的好坏，与人们同样地生活在世上，有时还穿着制服，做些人事工作，但绝对不使形体疲劳过度，且对饮食、起居也有适当安排，特别是思想上没有恼怒和怨恨，经常抱着愉快乐观的心理。这样避免了体力的衰弱，精神的耗散，寿到百岁以上；再次有叫做贤人的，他观察天地、日月、星辰、阴阳、四时等自然界现象的变化逆顺，作为养生的法则。为了合乎自然规律，也能活到很高的年纪。

[名词浅释] 阴阳：是古代的一种哲学，指客观存在的一切对立的事物，都由阴阳两性统一而成，详见"阴阳"篇。

八风：即八方的风，《灵枢》九宫八风篇里说："从南方来名曰大弱风，从西南方来名曰谋风，从西方来名曰刚风，从西北方来名曰折风，从北方来名曰大刚风，从东北方来名曰凶风，从东方来名曰婴儿风，从东南方来名曰弱风。"这些风都是正风。

[体会] 这是承接上文，提出真人、至人、圣人和贤人四个不同程度的养生家作为例子。圣人是神仙一流，至人是道家修炼的人，与圣人和贤人显然有区别。这是古代医学受着道教渗入的影响，只要揭去道家的外衣，对医学本质不受什么损害。故在这些例子里，可以看到不同的养生方法，也可看到他们存在着一个共同之点，这共同之点，便是掌握身体和环境的统一，特别是"精神内守"。他们认为人体的各种组织是有形的，还有一个

内经知要浅解

311

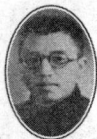

高级的、无形的精神在主持活动，如果精神充旺，形体就活泼，精神涣散，一切都不起作用了。所以劝导避免精神刺激，间接保护形体。这个观点，是极堪注意的。

[备注]《内经》原文，"有真人者"上有"上古"两字，"有至人者"上有"中古之时"四字，"有圣人者"和"有贤人者"上都有"其次"两字，应补人以明层次。

[补充] 本篇对于养生有总的精神，节录如下："上古之人，其知道者，法于阴阳，和于术数（当是指五行），食饮有节，起居有常，不妄作劳，故能形与神俱而尽终其天年，度百岁乃去。今时之人不然也，以酒为浆，以妄为常，醉以入房，以欲竭其精，以耗散其真，不知持满，不时御神，务快其心，逆于生乐，起居无节，故半百而衰也。"

[应用] 本节只要了解大意。临床上遇到精神病或神经衰弱的病人，可以根据这些理论来了解他：是否担任工作？担任些什么工作？工作的情况怎样？有没有困难和现象？同时，有没有其他心事？究竟是什么心事？日常的饮食、生活怎样？有那些是愉快的？那些是厌恶的？这些对于治疗都有帮助的。

[原文]《素问·四气调神论》曰："春三月，此谓发陈。天地俱生，万物以荣。夜卧早起，广步于庭，被发缓形，以使志生，生而勿杀，予而勿夺，赏而勿罚。此春气之应，养生之道也。逆之则伤肝，夏为寒变。奉长者少。夏三月，此谓蕃秀。天地气交，万物华实。夜卧早起，毋厌于日。使志无怒，使华英成秀，使气得泄，若所爱在外。此夏气之应，养长之道也。逆之则伤心，秋为痎疟。奉收者少，冬至重病。秋三月，此谓容平。天气以急，地气以明。早卧早起，与鸡俱兴。使志安宁，以缓秋形，收敛神气，使秋气平，无外其志，使肺气清。此秋气之应，养收之道也。逆之则伤肺，冬为飧泄。奉藏者少。冬三月，此谓闭藏。水冰地坼，无扰乎阳。早卧晚起，必待日光。使志若伏若匿，若有私意，若已有得，去寒就温，无泄皮肤，使气亟夺，此冬气之应，养藏之道也。逆之则伤肾，春为痿厥。奉生的少。"

[语译]《素问·四气调神大论》上说，春天三个月是生发的季节，也是一年的开始，好像天地从此再生，万物都有发展的现象。人们要适应这环境，晚一些睡觉，早一些起床，在庭院里散散步，同时把束发散开，衣上的带子也放宽，让身心感到舒畅活泼，还要内存生而勿杀、予而勿夺、赏而勿罚等和平愉快的意念，这是调养生气的方法。违反这方法，对内脏

的"肝"是不利的，在夏天炎热时候，可能发生寒性疾病，承受夏天的"长"气就吃亏了；夏天三个月是繁荣的季节，天地交泰，云腾致雨，草木都在开花结果。人们应该晚些睡，早些起身，不要厌恶日长，并使心上没有郁怒，毛孔能够宣通，好比百花齐放，喜形于色，这是调养夏天"长"气的方法。不如此，内伤于"心"，秋天易生痎疟，承受"收"气也就减少，甚至冬天还要生病；秋天三个月是从容平定的季节，天气渐寒，地气清肃。人们应早些卧、早些起来，可把鸡来做标准。精神必须安静，不能再同夏天一样地松驰，这样才能适应秋气，调养好"收"气。不然，会内伤于"肺"，到冬天生消化不良的飧泄病，因而承受"藏"气也少了；冬天三个月是闭藏的季节，河水结冰，田地冻裂，到处是阳衰阴盛的现象。人们要早些睡，非待太阳上升不要起来，避寒就暖，也不要时常出汗，使体力愈加耗散。精神方面须像埋伏、藏匿般的镇静起来，但内心还是要像打算一件事，得到了满意解决而异常高兴，这是保养冬天"藏"气的方法。否则会内伤"肾"气，到春天发生痿厥症，难以充分承受明春的"生"气了。

[名词浅释] 四气调神大论：《素问》的篇名，四气指四时的气候，文内论适应四时气候来调养人身的精神，故称四气调神，从而还指出了不能调神所引起的一般病症。

春三月：这里所说的四季，是用农历节气匀分，从立春、雨水、惊蛰、春分、清明、谷雨至立夏前一日为春三月，不同于习惯上的正、二、三月。

夏三月：从立夏、小满、芒种、夏至、小暑、大暑至立秋前一日为夏三月。

痎疟：痎音皆，痎疟即间日疟，也有作阴疟、久疟解的。

秋三月：从立秋、处暑、白露、秋分、寒露、霜降至立冬前一日为秋三月。

飧泄：飧音孙，意思是水和饭，飧泄指泻下不消化的东西。

冬三月：从立冬、小雪、大雪、冬至、小寒、大寒至立春前一日为冬三月。

痿厥：痿是下肢没有力，厥是足冷不暖。

[体会] 在这一节里，认识了上文所说"提挈天地"和"法则天地"等近乎玄虚的字句，是为了完成一个目标而提出的，这目标是"调于四时"和"分别四时"。很明显，先把四时划分来观察客观存在的现象，寻求其不同的性质，定出"生"、"长"、"收"、"藏"作为养生的法则。所说春主"发陈"，就是"生"气，夏主"蕃秀"，就是"长"气，秋主"容平"，就

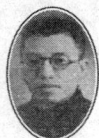

是"收"气，冬主"闭藏"，就是"藏"气。养生的要求和目的，要把人身的精神符合四时的性质，随时应变。由于古人重神不重形，故在四时主重性质，在人身就着重于精神方面。所说"以使志生"，"使志毋怒"，"使志安宁"和"使志若伏若匿"等，都是调神的关键。调神不是机械的，故又引用人情所喜悦的生、予、赏来说明春天要愉快；百花齐放、喜形于色的情况来说明夏天要畅达；在秋冬神气收藏的时候，也要像减少秋刑，内心欢喜，或者像打算一件事情得到完满解决似的心里非常高兴。这一连串的比喻，指出了精神是活动的，而且始终要舒适的，精神和健康有密切关系值得细细地体味。

还认识了春夏的性质生发蓬勃，属于阳性方面，秋冬的性质安静凝炼，属于阴性方面，所以分散成为四时，合并就是阴阳。那么用四气来调神，与"把握阴阳"、"和于阴阳"及"逆从阴阳"等都是一件事。阴阳是矛盾统一，在过去称做消长循环，故对四时转变的环节，古人又看得非常重要。指出调养的效果，不仅限于本一季节，还为下一季节打好基础，也就是在这个季节里不能很好的调养，会引起下一个季节的不健全状态。有很多疾病就在这种情况下产生的。现在把各方面综合起来。列表于后。

| | | 春三月 | 夏三月 | 秋三月 | 冬三月 |
|---|---|---|---|---|---|
| 自然界 | 现象 | 天地俱生，万物以荣 | 天地气交，万物华实 | 天气以肃，地气以明 | 水冰地坼 |
| | 性质 | 发陈（生） | 蕃秀（长） | 容平（收） | 闭藏（藏） |
| 养生方法 | 一般的 | 夜卧早起，广步于庭，被发缓行 | 夜卧早起，毋厌于日 | 早卧早起，与鸡俱兴 | 早卧晚起，必待日光 |
| | 调神 | 生而勿杀，予而勿夺，赏而勿罚 | 使华英成秀，若所爱在外 | 收敛神气，毋外其志 | 若有私意，若已有得 |
| | 要求 | 以使志生 | 使志毋怒，使气得泄 | 使志安宁，以缓秋刑，使秋气平，使肺气清 | 使志若伏若匿 |
| | 目的 | 养生气 | 养长气 | 养收气 | 养藏气 |
| | 逆后的反应 | 伤肝 | 伤心 | 伤肺 | 伤肾 |
| | 间接的影响 | 奉长者少夏为寒变 | 奉收者少，秋为痎疟，冬至重病 | 奉藏者少冬为飧泄 | 奉生者少春为痿厥 |

这种观点，既然适应了环境，还利用环境来加强本身的体力，更帮助在治疗上解决了不少问题。例如：夏天贪凉不出汗，多吃生冷东西，到秋

凉时容易发生吐泻等胃肠病；相反地，冬天好动多出汗，喜吃辛辣的东西，到春天容易感染急性、热性病等。当然，我们不能把一切的病刻板地这样看待，然而尽可能是其中因素之一。更显然的，慢性支气管炎的患者，以老年人最多，常发于秋冬两季，就为了本身阳虚，更受不住阳气萧索的季节，倘然春天转暖，本身得到外界阳气的支持，就渐渐平复了。因此，中医治疗这种病，不用一般化痰镇咳的药物，主张温养体力，促使机制自然好转。还防止秋冬发作，主张在夏天调养，理由便是借夏天阳旺来培植秋冬的不足。这是养生与治病可以结合的地方了。

[应用] 本节能熟读最好。对传染病以外的季节性疾病，或是一般的多发性疾病，除对症疗法外，可以得到进一步的处理。

[原文]《素问·四气调神论》曰："天气清静光明者也。藏德不止，故不下也。天明则日月不明，邪害空窍，阳气者闭塞，地气者冒明。云雾不精，则上应白露不下，交通不表万物命，故不施，不施则名木多死；恶气不发，风雨不节，白露不下，则菀槁不荣，贼风数至，暴雨数起，天地四时不相保，与道相失，则未央灭绝。惟圣人从之，故身无奇病，万物不失，生气不竭。"

[语译] 天气是健运不息的，所以永远不会倾颓，也为了含蓄精气而不暴露，就保持了它的清净光明。假如：天会发光的话，日月便黯然无色；天气的运行停止，势必地面的浊阴充满蔽塞。在这种上下交通混乱的情况下，可以看到云雾昏暗，露水不降，浊气不散，风雨也不调节。影响万物方面，树木都会抑郁枯槁，失去其繁荣的现象。残贼的风邪和急暴的大雨如果经常出现，对于四时的生、长、收、藏绝对不能保持常度，这是天道失常，使宇宙间一切的一切中途灭绝。只有圣人能顺从天地之正，不仅避免了奇病，并与万物不相失，生气也没有衰竭的时候。

[名词浅释] 奇病：即大病、重病的意思。

[体会] 这是古代哲学"道常无为而无不为"的思想，借来叫人保持体内的潜力。故想像天气的变化来做比喻，说明人体的阳气恰恰和天气一样，既然不能停滞，也不能发泄太过，否则机能受到障碍，一切疾病从而蜂起。故从天会发光以下直至中途灭绝，这一段指的天地混乱现象完全是假设的，不仅与医学毫不相干，即自然界也不会真的有此现象。最后指出一个"道"字和"从"字，可以明白它的中心思想还是根据上文"此其道生"和"逆从阴阳，和于四时"来的。

[应用] 略记大意。

[原文]《素问·阴阳应象大论》曰："能知七损八益，则二者可调，不

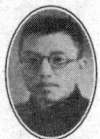

知用此，则早衰之节也。年四十而阴气自半也，起居衰矣，年五十体重，耳目不聪明矣，年六十阴痿，气大衰，九窍不利，下虚上实，涕泣俱出矣。故曰：知之则强，不知则老。故同出而异名耳。智者察同，愚者察异；愚者不足，智者有余。有余则耳目聪明，身体轻强，老者复壮，壮者益治。是以圣人为无为之事，乐恬憺之能，从欲快志于虚无之守，故寿命无穷，与天地终。"

[语译]《素问·阴阳应象大论》上说，能够了解男女七损八益的生理作用，然后会调理男女的一般疾病，所有未老先衰的现象，都由不明白这个道理所引起的。特别是不论男女，自发育长成到四十岁以后，体内物质已由高度发展而渐趋衰落，故在起居方面开始发觉衰退，到五十岁，更会感到身体笨重，听觉和视觉不够灵敏，到了六十岁，性欲也没有了，中气也不足了，表现在九窍的多涕多泪，二便不能约束，有下虚上实的现象了。所以说，明白了人生盛衰的过程，及时摄养，可以强健，否则不免衰老，衰老和强健虽然是两件事，实际还是一个根源的。只有聪明的人能认识这同一的根源，愚笨的只看到强健和衰老两个表面，于是愚笨的经常忧虑体力的不够，聪明的不但保持体力充实，并且能使老年和少年一样，那么壮年定然更要健全。所以圣人主张清静愉快，用适应自然的方法来增长他的寿命。

[词解] 阴阳应象大论：《素问》的篇名，它把自然界一切事物存在的客观现象，用阴阳两字来概括，故称阴阳应象。

七损八益：李念莪注，"七损者阳消也，八益者阴长也，能知七损八益，察其消长之机，用其扶抑之术，则阳常盛而阴不乘，二者可以调和。"本人认为上古天真论里说："女子七岁肾气（不是解剖学上的肾，用来代表发育，生殖等机能的总称）盛，齿更发长，二七而天癸至，任脉通，太冲脉盛，（天癸，任脉和太冲脉一类名词，可能指内分泌和生殖系方面的器官，留待讨论）月事以时下，故有子，三七肾气平均，故真牙生而长极，四七筋骨坚，发长极，身体盛壮，五七阳明脉衰，面始焦（同憔），发始堕，六七三阳脉衰于上，面皆焦，发始白，七七任脉虚，太冲脉衰少，天癸竭，地道不通，故形坏而无子也；丈夫八岁肾气实，发长齿更，二八肾气盛，天癸至，精气溢写（通泻，作泄字解），阴阳和，故能有子，三八肾气平均，筋骨劲强，故真牙生而长极，四八筋骨隆盛，肌肉满壮，五八肾气衰，发堕齿槁，六八阳气衰竭于上，面焦，发鬓颁白，七八肝气衰，筋不能动，天癸竭，精少，肾气衰，形体皆极，八八则齿发去，发鬓白，身体重，行步不正而无子。"据此，古人以七、八作为男女的纪数，故这里的"七"是指女子，"八"是指男子。意思是女子的月经为生理正常现象，应当按月来潮，不来潮便是病（妊娠当然例外），故称损，损字含有不使积聚的意义；男子精气的溢泄是一种生殖能力，应该充实，不充实便是病，故称益，益字含有不使亏乏的意义。所以《医宗粹言》也谓："七损八益之道，谓女子二七而天癸至，七七而绝，男子二八而天精通，八八而尽，女子以时下月故曰损，男子以节而泻故曰益。"必须说明，当损当益，都是健康之本。

下虚上实：病理上的名词，指下元虚损而上部有实象的一种病症。

[体会] 由壮而老是人生的一个过程，也是自然的发展规律。内经先从生理的正常现象来说明不可避免衰老，而且可能提前衰老，又指出智愚的认识不同，说明强壮和衰老是从同一基地上出发，两个不同的方向，就在于能否养生作为决定。故认为避免内、外因素的刺激，减少疾病，可以改善甚至阻止衰老的到来，如果已经发觉衰老，再想回复强壮，那是非常困难的了。关于这一点，我们在临床上经常遇到中年人的长期头晕、耳鸣、失眠、记忆力薄弱、面色萎黄、四肢无力等症，一般原因由于自渎或疲劳过度，虽有对症的药物治疗，适当的营养和休息，很难收到根治的效果。可以证明在日常生活中注意摄养，是制止衰弱症发生的最好方法，一见衰弱症状，就应该及早疗养。特别是衰弱症患者的情绪大多忧郁悲观，必须放弃一切思想顾虑安心静养，否则只想重用补药来挽救，也是徒然的。

[应用] 略记大意。对大脑皮质疲劳症患者可以采作一种说服方法。

[原文] 《素问·遗篇刺法论》曰："肾有久病者，可以寅时面向南，净神不乱思，闭气不息七遍，以引颈咽气顺之，如咽甚硬物。如此七遍后，饵舌下津无数。"

[语译] 《素问·遗篇刺法论》上说，肾脏有久病的，可在下半夜的寅时面向南方，心上不要胡思乱想，同时停止呼吸，等到气极的时候，伸颈使直，好像咽极硬东西似的把气咽下，这样经过七次，便会觉得舌下口津很多。

[词解] 刺法论：素问的篇名，原文已散失。这里所引用的，很可能是后人搀入的。

[体会] 这是道家修养的一种吐纳法，在医疗上很少应用。道家主重调息，据同寿录记载："调息之法，不拘时候，随便而坐，平直其身，纵任其体，不倚不曲，解衣宽带，务令调适，口中舌搅数遍，微微呵出浊气，鼻中微吸，或三五遍，或一二遍，有津咽下，叩齿数遍，舌抵上腭，唇齿相着，两目垂帘，令眈眈然渐次调息，不喘不粗。"这与内经所说的又有出入，但近于现在的气功疗法，因此录供参考。

[应用] 略记大意。

内经知要浅解

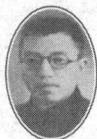

# 二、阴 阳

中医学术是建立在古代朴素的惟物主义的哲学指导思想的基础上，阴阳学说便是古代哲学。中医引用来说明人体生理和病理的现象，以及药物性能和诊断、治疗方法等的正、反两面。所以阴阳是一个机动的代名词，是在相互对立的现象上运用的，从而发展为五行学说。本篇就是借阴阳来说明人体内在和内外之间的矛盾统一的整体观念。

[原文]《素问·阴阳应象大论》曰："阴阳者，天地之道也，万物之纲纪，变化之父母，生杀之本始，神明之府也。治病必求于本。故积阳为天，积阴为地。阴静阳躁。阳生阴长，阳杀阴藏。阳化气，阴成形，寒极生热，热极生寒。寒气生浊，热气生清，清气在下，则生飧泄；浊气在上，则生腹胀。清阳为天，浊阴为地。地气上为云，天气下为雨。故清阳出上窍，浊阴出下窍；清阳发腠理，浊阴走五脏；清阳实四肢，浊阴归六腑。水为阴，火为阳；阳为气，阴为味。味归形，形归气；气归精，精归化。精食气，形食味；化生精，气生形。味伤形，气伤精；精化为气，气伤于味。阴味出下窍，阳气出上窍。味厚者为阴，薄为阴之阳；气厚者为阳，薄为阳之阴。味厚则泄，薄则通；气薄则发泄，厚则发热。壮火之气衰，少火之气壮，壮火食气，气食少火，壮火散气，少火生气，阴胜则阳病，阳胜则阴病；阳胜则热，阴胜则寒；重寒则热，重热则寒。寒伤形，热伤气；气伤痛，形伤肿。故先痛而后肿者，气伤形也；先肿而后痛者，形伤气也。喜怒伤气，寒暑伤形。天不足西北，故西北方阴也，而人右耳目不如左明也。地不满东南，故东南方阳也，而人左手足不如右强也。阳之汗，以天地之雨名之；阳之气以天地之疾风名之。"

[语译]《素问·阴阳应象大论》上说，阴阳是天地的道理，也是一切事物的纲领，变化的原始，生死的根本，好像神明之府。治病必须从这根本问题——阴阳上求得彻底的解决。一般来说，天是阳气的积聚，地是阴气的凝结；阳性多动，阴性多静；阳主生发，阴主长成，但太过的阳和阴，反会杀害和收藏；阳能化气，阴能成形；寒极可以生热，热极可以生寒；寒气多重浊，热气多轻清。病例反映，清气在下，便患腹泻，浊气在上，便患胸闷。为了天是清阳，地是浊阴，但天上的云，多由地气上升，地上的雨，却由天气下降，所以人身的清阳应该出上窍、发腠理和充实四肢，浊阴应该出下窍、走五脏和归于六腑；又因为水属阴，火属阳，阳属气，阴属味，故在人身是五味入胃，主要营养形体，从而充实真气，再由真气

化为精华以养元神。也可说成精华是食了真气而生的，形体是食了五味而长的，元神可以化生精华，真气也会充实形体。然而饮食不节，反能损害形体，因形体的损害而妨碍真气不足，再因真气不足而影响精华不化，故精华由于真气化生，真气也会因饮食而受到伤害。把饮食的气和味分开来说，凡是重于味的多下行出下窍，重于气的多上升出上窍。味厚是纯阴，味薄是阴中之阳。气厚是纯阳，气薄是阳中之阴。如味厚的能使大便泄泻，味薄的只是通畅，气薄的能疏散，气厚的便有助阳发热的作用。火也有少和壮的区分，壮火是过甚的火，能使气分耗散，少火是温和的火，能使气分强壮，所以壮火似会把气食去，气又好像是食了少火而长成的，主要是由于壮火耗气，少火生气而已。基于阴阳是相对的，故阴胜便阳病，阳胜便阴病，阳胜生热病，阴胜生寒病，寒过甚可以发现热象，热过甚可以发现寒象。从外因看，寒邪多伤形体，热邪多伤气分，气分内伤多痛，形体外伤多肿，故先痛而后肿的是由气伤形，先肿而后痛的是由形伤气。然从内、外因同时看，则又喜怒七情多伤气分，寒暑六淫多伤形体了。（下略）

[名词浅释] 神明之府：变化莫测称做神，事物昭著叫做明，意思是阴阳的变化很难窥测，而它的现象又极其显著。府的原意是人民聚集的地方，借来比喻阴阳变化的场合。

膜胀：膜音嗔，胀起的形状，胀是泛指胸膈胀满。

腠理：腠音辏，肌肉的纹理，腠理是指皮肤肌肉之间。

味：是五味，这里指饮食而言。

少火：少读去声，和少年的少意义同，对亢盛而有破坏作用的壮火恰恰相反。

[体会] 这是内经阴阳学说的概论，从自然界客观存在的一切事物现象，说明阴阳的本质及其变化，结合到人体生理和病理的一般情况。认为运用阴阳的辨证方法，可以理解人体生理的正常活动和病理的反映，作为治疗的规律，故"治病必求于本"，是全篇的主脑。

本节里比较难于理解的是"阳为气，阴为味，味归形，形归气"等十四句。就我个人的看法，阳为无形的气，阴为有形的物质，是一个总纲，以下单从物质方面提出饮食来作为例子。它的变化，可以想像如下图。

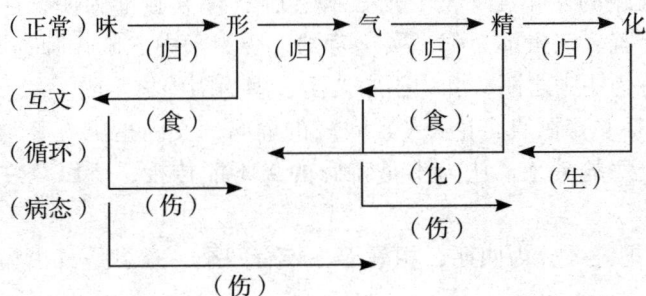

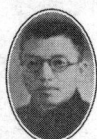

前人看到饮食的营养，不光是维持生命，凡是人体所最宝贵的精、气、神三项的作用，都靠饮食营养中得来，所以接连指出精、气和化三个方面。化不是空洞地指变化或化生，而是暗示一种善于变化的神的动作，"形归气"以下所说的气，也不同于"阳为气"的气字，而另指一种元气。由于精、气、神具有相互的关联，就产生了对于营养的密切影响，主要是指出由味充形，同时也由味生气，由气生精，由精生神，人体需要内部全面充实，不能只重形体，这是一方面。另一方面再从饮食本身来分析，认为饮食对于人体的作用，有味与气的区别，便是"阴味出下窍，阳气出上窍"等十句了。这种气和味的划分，与后来解释药物的性质和功能完全一致，故这里的"气"字与上面的"气"字意义又不同，这里所说的"味"与上面"阴为味"的味字，也有广义和狭义的分别。以上仅是对于内经文字上的一些讨论，然而可以了解内经对于阴阳的使用，并非固定的指某一事物，而是代表某一事物或某一现象的属性，必须在一切相对性里寻求某种一定情况或某一种特征来体味内经运用阴阳的意义，才不致茫无头绪。

[应用] 选择重点熟记。掌握了阴阳的原则，对于中医理论可以得到初步概念。有人看作阴阳学说是玄学、是形而上学，完全错误的。

[原文]《素问·金匮真言论》曰："平旦至日中，天之阳，阳中之阳也。日中至黄昏，天之阳，阳中之阴也。合夜至鸡鸣，天之阴，阴中之阴也。鸡鸣至平旦，天之阴，阴中之阳也。夫言人之阴阳：则外为阳，内为阴。言人身之阴阳：则背为阳，腹为阴。言人身之脏腑中阴阳，则脏者为阴，腑者为阳。肝、心、脾、肺、肾五脏皆为阴。胆、胃、大肠、小肠、膀胱、三焦，六腑皆为阳。故背为阳，阳中之阳，心也。背为阳，阳中之阴，肺也。腹为阴，阴中之阴，肾也。腹为阴，阴中之阳，肝也。腹为阴，阴中之至阴，脾也。"

[语译]《素问·金匮真言论》上说，白天是阳，天明到中午是阳中之阳，中午到黄昏是阳中之阴；夜间是阴，天黑到半夜是阴中之阴，半夜到天明是阴中之阳。人体的阴阳是：体表为阳，体内为阴，背部为阳，腹部为阴。体内脏腑的阴阳是：肝、心、脾、肺、肾五脏都为阴，胆、胃、大肠、小肠、膀胱、三焦都为阳。属于背的，心为阳中之阳，肺为阳中之阴；属于腹的，肾为阴中之阴，肝为阴中之阳，脾为阴中之至阴。

[名词浅释] 金匮真言论：《素问》的篇名，文内指出五脏与四时的相应和四时与疾病的关系，认为不是特殊的人不能传授，所以藏在金匮，当作真诀。

[体会] 把一天分为四期，相等于一年有四季，意思是日出为春，日中

为夏，日入为秋，夜半为冬，故以昼为阳、夜为阴，与春夏为阳、秋冬为阴没有异样。这些分法，似乎空泛，但中医在临床上却依靠这理由来解决了某些不明原因的病症。例如虚弱性和消耗性的发热症，有用甘温退热法，是指白天热、夜间退尽的一类，也有用甘凉退热法，是指夜间热，白天不热的一类。又如虚汗症，有用黄芪一类固表法的，指昼醒自汗，有用地骨皮一类清里法的，指夜睡盗汗。如果用得适当，见效很快，用不合适，可以增加病情的恶化。原因是阴阳既然平衡，不应当有偏倚，故某些虚的症状偏向在白天或夜间呈现，显然是阳分或阴分的不足不能加以控制，必须从根本上来调和了。

五脏分为阴阳，在中医理论上也是重要部分之一，当然，这些理论无法与现代生理学结合，但中医凭这理论运用在临床方面，却有一定的收获。第一，作为内脏机能的一个总的印象，如某种程度上看到心阳的过甚而造成亢进现象，相反地在某种程度上又看到心阳不足而顾虑到心力衰竭；第二，作为整体疗法中的一种分区疗法，如心肺是同样的阳脏，心脏有热可以影响及肺，而肺热的病症可以兼用清心的药物来帮助其退除；第三，作为用药程度上差别的准则，如心为阳中之阳，可用大苦大寒以清火，肺为阳中之阴，则宜照顾其阴分，也可用养阴生津的药来退热……，诸如此类，虽然极难说明，也可领略中医如何运用这种阴阳学说来调整或协助内脏生理机能的概况了。

［应用］能熟记最好，作为将来辨证用药的基础。

［原文］《素问·生气通天论》曰："阳气者，若天与日，失其所，则折寿而不彰。故天运当以日光明。凡阴阳之要，阳密乃固。两者不和，若春无秋，若冬无夏，因而和之，是为圣度。故阳强不能密，阴气乃绝。阴平阳秘，精神乃治。"

［语译］《素问·生气通天论》上说，人体的阳气，好像天上的太阳，天的运行不息，依靠太阳的光明，如果人体的阳气失去应有位置，会使体力衰弱甚至减短其寿命。阴阳的重要环节，在于外面的阳气不耗散，才使内部阴气得以坚固。阴和阳的不相调和，正如有春天没有秋天，有夏天没有冬天，怎样来使它和平，这是圣人的法度。所以阳气太强，容易发泄，间接使阴气受到扰乱而缺乏，只有阴气充满，阳气秘密，精神自然焕发了。

［名词浅释］生气通天论：《素问》的篇名，以天人合一为主，故以生气通于天为名。

［体会］"阴平阳秘"是矛盾统一的一个阶段，前人治病的目的，只在矛盾中求得统一，但不是说只能解决某一阶段的矛盾，而是既能解决旧矛

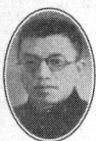

盾，又能解决新矛盾；对矛盾统一，再矛盾再统一的事物发展过程，是始终适合的。所以内经的阴阳学说实际上不能以某一阶段的平衡作为终点的。

〔应用〕择要熟记。

〔原文〕《素问·五常政大论》曰："阴精所奉，其人寿。阳精所降，其人夭。"

〔语译〕《素问·五常政大论》上说，阴气的精华能够奉承，人多长寿，如果阳气的精华衰落，不免夭折了。

〔名词浅释〕五常政大论：《素问》的篇名。内容是讲的运气，五常指五运政令的常态，有常然后有变，所以从平气到太过和不及。篇内还说到司天和在泉的症状和治疗并用药大法。

〔体会〕阴气奉承使人长寿，则阴气减少便为夭折，阳气衰落使人夭折，则阳气充旺便是长寿，从两面对照，可以了解其用意是在说明阴阳的相反相成而又相互关联，不但不能分离，并且不能有偏损。

从全篇总的意义来说，"天地之道"和"万物之纲纪，变化之父母，生杀之本始"数句是四个提纲，用来归纳和解释一切事物的变化，从而把气味、火、昼夜、形体、脏腑等作进一层的分化。说明阴阳虽然是一个抽象名词，但随着不同的事物和变化用来代表，都是实有所指的。如果没有现实的指出，光问阴阳的本身究竟是怎么？那是没有意思的。又在《内经》所举的例子里，不难看到都是对立的，所以不能把阴或阳单独孤立起来，必须认识彼此间相互影响，相互制约和相互依存，从整体观点来求得平衡，才能掌握原则运用。兹把《内经》原文列表如下。

〔应用〕从总的来说，阴阳在中医学上的应用，是一个机动的代名词，一种思想方法。前人体认到一切事物和现象，都是相互对立的，有内就有外，有上就有下……，应用在医学上，有寒就有热，有虚就有实，有形质就有功能……，故通过阴阳学说在医学上的反映，去理解古代医家积累起来的丰富经验，是极其重要的一环。

治病必求其本
↓
阴阳

**天地之道**
- 积阳为天，积阴为地
- 清阳为天，浊阴为地，地气上为云，天气下为雨（结合生理：清阳出上窍，浊阴出下窍；清阳发腠理，浊阴走五脏；清阳实四肢，浊阴归六腑）

**万物之纲纪**
- 阴静，阳躁
- 水为阴，火为阳
- 阳为气，阴为味（结合生理：阴味出下窍，阳气出上窍）

**变化之父母**
- 阳化气，阴成形（结合生理：味归形，形归气，气归精，精归化，精食气，形食味，化生精，气生形，味伤形，气伤精，精化为气，气伤于味）
- 寒极生热，热极生寒（结合生理：重寒则热，阴生则寒）
- 阴胜则阳病，阳胜则阴病，阳胜则热，阴胜则寒
- 寒伤形，热伤气（结合病理：气伤痛，形伤肿，先痛而后肿者气伤形也，先肿而后痛者形伤气也。又喜怒伤气，寒暑伤形）

**生杀之本始**
- 阳生阴长，阳杀阴藏
- 阴精所奉其人寿，阳精所降其从夭

**分化**
- 气味：味厚者为阴，薄为阴之阳，气厚者为阳，薄为阳之阴，味厚则泄，薄则通，气薄则发泄，厚则发热
- 火：壮火之衰，少火之气壮，壮火食气，气食少火，壮火散气，少火生气
- 昼夜：平旦至日中，天之阴阳，阳中之阳也。日中至黄昏，天之阳，阳中之阴了，合夜至鸡鸣，天之阴，阴中之阴也，鸡鸣至平旦，天之阴，阴中之阳也
- 形体肮脏：言人之阴阳，则外为阳，内为阴。言人身之阴阳，则背为阳，腹为阴。言人身之脏腑中阴阳，则脏者为阴，腑者为阳。肝心脾肺肾五脏皆为阴，胆胃大肠小肠膀胱三焦六腑为阳，故背为阳，阳中之阳心也，背为阳，阳中之阴肺也，腹为阴，阴中之阴肾也，腹为阴，阴中之阳肝也。腹为阴，阳中之至阴脾也

**平衡**
- 阴阳之要，阳密乃固，两者不和，若春无秋，若冬无夏，因而合之是谓不变
- 阳强不能密，阴气乃绝。阴平阳秘，精神乃治

内经知要浅解

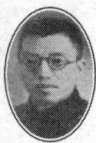

# 三、色 诊

望、闻、问、切是中医的四诊，色诊即用望法来诊断形体和内脏的病变。望法很多，这里是把望色来概括其他。

[原文]《素问·脉要精微论》曰："夫精明五色者，气之华也。赤欲如白裹朱，不欲如赭；白欲如鹅羽，不欲如盐；青欲如苍璧之泽，不欲如蓝；黄欲如罗裹雄黄，不欲如黄土；黑欲如重漆色，不欲如地苍。五色精微象见矣，其寿不久也。夫精明者，所以视万物，别白黑，审长短。以长为短，以白为黑，如是则精衰矣。"

[语译]《素问·脉要精微论》上说，两目视力的精明和面部气色的光润都与内脏精气健全有关，故红色要像白的东西包裹朱砂，不要像赭石，白色要像鹅的羽毛，不要像食盐，青色要像苍玉的润泽，不要像蓝，黄色要像罗裹雄黄，不要像黄土，黑色要像加工的漆器，不要像地面的苍褐。如果五色彻底暴露，便是精气发泄无遗，寿命定然不久了。眼所以看东西，分辨黑白，审察长短，倘然以长为短，以白为黑，也是内脏精气衰竭的象征。

[名词浅释]脉要精微论："素问"的篇名，大部分论切脉的道理，也说到辨证方法。

蓝：是一种草名，可作靛青，为天然染料之一，其色深而不鲜明。

[体会]首先指出，内经阴阳应象大论曾说过：善于诊病的，观察气色，按脉搏，听声音，再看呼吸，然后治疗可以不犯错误。可见前人是综合多种诊断方法作为辨别病情、决定治疗的方针，望法仅仅是其中之一，不能把它孤立起来。本节是说明察色和察目的概要，认为各人的面色并不一致，不论生理原有的自然色素或病理所呈现的各种变化，主要是不要枯晦和异样鲜明。一般面色枯晦的是久病和虚弱症，异样鲜明的是病邪亢进现象或虚症上的一种特殊亢奋反应，所以举出不同的五色作为对比，特别指出了十分鲜明也不是常态。至于视力方面，颠倒错乱，不是器质有变化，便是神经系统有障碍，或者是瞳孔异常及反射消失，也是严重症状，故内经当作精神涣散的先兆。

[应用]略记大意。医生与病人接触时，首先看到对方的面色和目光，如果能留心观察，对某些病症在进行诊断上是有帮助的。

[原文]《灵枢·五色》篇曰："明堂者，鼻也；阙者，眉间也；庭者，颜也；蕃者，颊侧也；蔽者，耳门也。其间欲方大，去之十步，皆见于外，如是者，寿中百岁。明堂骨高以起，平以直，五脏次于中央，六腑挟其两侧。首面上于阙庭，王宫在于下极。五脏安于胸中，真色以致，病色不见，明堂润泽以清。五色之见也，各出其色部，部骨陷者，必不免于病矣。其色部乘袭者，虽病甚不死矣。青黑为痛，黄赤为热，白为寒。其色粗以明，沈夭者为甚。其色土者，病益甚。其色下行，如云彻散者，病方巳。五色各有脏部，有外部，有内部也。色从外部走内部者，其病从外走内；其色从内走外者，其病从内走外。病生于内者，先治其阴，后治其阳，反者益甚。其病生于阳者，先治其外，后治其内，反者益甚。常候阙中，薄泽为风，冲浊为痹，在地为厥，此其常也。各以其色，言其病。大气入于脏腑者，不病而卒死。赤色出两颧，大如拇指者，病虽小愈，必卒死。黑色出于庭，大如拇指，必不病而卒死。庭者，首面也；阙上者，咽喉也；阙中者，肺也；下极者，心也；直下者，肝也；肝左者，胆也；下者，脾也；方上者，胃也；中央者，大肠也；挟大肠者，肾也；当肾者，脐也；面王以上者，小肠也；面王以下者，膀胱子处也；颧者，肩也；颧后者，臂也；臂下者，手也；目内眦上者，膺乳也；挟绳而上者，背也；循牙车以上者，股也；中央者，膝也；膝以下者，胫也；当胫以下者，足也；巨分者，股里也；巨阙者，膝膑也。各有部分，有部分，用阴和阳，用阳和阴，当明部分，万举万当，能别左右，是调大道，男女异位，故曰阴阳。审察泽夭，谓之良工。沈浊为内，浮泽为外；黄赤为风，青黑为痛，白为寒；黄为膏，润为脓，赤甚为血；痛甚为挛，寒甚为皮不仁。五色各见其部，察其浮沈，以知浅深；察其泽夭，以现成败；察其散搏，以知远近；视色上下，以知病处。色明不粗，沈夭为甚；不明不泽，其病不甚。其色散，驹驹然，未有聚，其病散而气痛，聚未成也。肾乘心，心先病，肾为应，色皆如是。男子色在于面王，为小腹痛，下为卵痛，其圜直为茎痛。高为本，下为首，狐疝阴之属也。女子在于面王，为膀胱子处之病。散为痛，搏为聚，方圆左右，各如其色形，其随而下至胝为淫，有润如膏状，为暴食不洁。色者，青黑赤白黄，皆端满有别乡，别乡赤者，其色亦大如榆荚，在面为不日。其色上锐，首空上向，下锐下向，在左右如法。

[语译]《灵枢·五色》篇上说，鼻叫做明堂，眉间叫做阙中，额叫做天庭，颊侧叫做蕃，耳门叫做蔽，这几项要生得端正宽大，十步之外，望去非常分明，才是上寿的相貌。鼻骨高起正直，把五脏依次排列中央，六腑附在两旁，阙庭（也叫下极，又称王宫）以上属于头面。五脏没有病时，这些地方发现正色而没有病色，特别是鼻部必然清润。病色的反映，多随着分配的部位呈现，只要没有深陷入骨的样子，虽有病色，不至沉重致死。

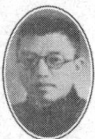

一般的病色，青和黑主痛，黄和红主热，白主寒症，但还须看其色泽，明亮的病轻，晦滞的病重，并须看其有无向上发展的形势，如向上发展，则病势更重，向下移动而好像浮云欲散的样子为病渐轻减。内脏病色的反映，既然在面部有一定部位，内部属于五脏，外部属于六腑，故病色从外走内，可以推测病邪也由表向里，相反地病色从内走外，也可推测病邪由里向表。五脏为阴，六腑为阳，那么在治疗的时候，病生于里的应该先治其脏后治其腑，病生于表的应该先治其腑后治其脏。治不合法，必然加重病势。例如：阙中是肺的部位，其色浅薄明亮多是风病，中央是脾的部位，其色晦浊多是痹病，如在下面地角，便是寒湿引起的厥症（原文作"冲浊为痹"，冲字疑中字之误，因这里所指的是上中下三部），这是一般的察色辨证法。但有极利害的病邪侵，入脏腑，也会不等到发现病症骤然死亡，像两颧有红色大如拇指，即使病能轻减，还是不免急性恶化，又像天庭发现大如拇指的黑色，那就必然暴死了。（中略）

面色沉浊晦滞的病深在内，浮泽鲜明的病浅在外，又色见黄的红的属于风的一类，青的黑的属于痛的一类，黄而膏润的（原文作"黄为膏，润为脓"，把膏润分离是刻错的）是肿疡症，红甚是血症，痛极的是挛症，寒极的是肌肤麻木症。面色的呈现，必须看它浮沉、枯润、散聚和上下，然后能明白病的浅深、新久、病灶所在及其预后的良否。故色明不显，病必不重，不明不泽而深沉枯晦，定然是严重的阶段。见于痛症多在气分而不是积聚，还有肾脏黑色发现在心的部位，这说明心病是受肾邪的影响，一般不是它部位上应见的本色，都可把这当作例子。（下略）

［名词浅释］五色篇："灵枢"的篇名，大部分叙述色诊法，也指出了一些色和脉合诊的方法。

聚：病名，腹内硬块。一般积聚并称，把积属血分，聚属气分。

［体会］本节详叙望色的方法，但在诊断上不能机械地运用。第一要善于选择其可靠经验，例如五脏大多排列在面部中央，而肾脏偏偏排在两颧，依据肾经阴亏的病人，虚火上升，往往两颧发赤发热；又如肺痨病人面白如纸，但发现潮热症状需要用滋阴药的时期，颧骨也泛红，红得像抹了胭脂一样，从这些来看，有的部分是前人从经验中得来的。其次要明确其主要还在于辨察明润和枯晦，例如黄疸的目黄和肤黄，必须看其黄如烟熏，或黄如橘皮样，像烟熏的是阴黄，应予温化，橘皮样的是阳黄，应予清利，治法截然不同；又如风温病的面色多清朗，湿温病的面色便多晦滞，虽然同样发热，在诊察时先有敏锐的感觉，这些也是常见的事实。特别要指出的，审察泽和夭，不仅属于病邪方面而与体力极有关系，凡是营养缺乏的面上不会有华色，疲劳过度的在神色也不会焕发。故泽夭可以观察疾病的类别，也可估计体力的强弱，内经是掌握了体力和病症两个方面来诊断的，

不可不知。

内经对于望色并不局限面部，也可在本节内看到。如说"黄赤为风"，是指风热病的面色，而"青黑为痛"，便多见于跌打损腕；"白为寒"是指阳虚或外感初起的面色，而"黄而膏润为脓"便为肿疡化脓症；还有"赤甚为血"，一种是指失血症，一种可能指的局部充血；至于"痛甚为挛"和"寒甚为皮不仁"，根本与面色没有牵连。于此可见，凡是医师目力观察到的地方，都属于望诊范围，所以《内经》在其他方面还举出了很多例子。如"颈脉动、喘疾、咳、曰水。"又："目裹（即眼皮）微肿如卧蚕起之状，曰水。"又："溺黄赤、安卧者黄疸。"（均见平人气象论）又："耳间青筋起者掣病（惊风抽搐一类）。"又："婴儿病其头毛皆逆上者必死。"（均见论疾诊尺篇）。由于望法是诊断的第一步，医师凭其积累的临床经验，可以首先得到一些印象，所以前人很重视列为四诊之首。后来医家发展到望舌，占了望诊中极重要的地位。

[备注] 原文"色明不粗"以下四句疑有颠倒，拟改为"色明不粗，其病不甚，不明不泽，沉夭为甚。"容易理解。

[应用] 择要熟记，作为临床上一种参考。望法是极其复杂而细致的，除面色外，还应留意面部表情，如眉头紧皱的多属痛症，用手常按头部或胸，腹部的，必然对该部感到极不舒服。在动作方面，有坐立不安的，也有懒得行动的，或喜侧卧和仰卧、向光和向暗的。症状方面，如汗出、气急、瘙痒，以及皮肤斑疹等。这些都是显而易见的，对诊断有很大帮助，特别是急症和小儿病，必须体会内经的精神，细心地、全面地诊察。

[原文]《素问·五脏生成》篇曰："面黄目青，面黄目赤，面黄目白，面黄目黑者，皆不死。面青目赤，面赤目白，面青目黑，面黑目白，面赤目青，皆死。"

[语译]《素问·五脏生成》篇（略）。

[名词浅释] 五脏生成篇："素问"的篇名，叙述形体与五脏的关联，饮食对五脏的刺激，及色脉诊断五脏的病变等。

[体会] 本节不易理解，症状也极少呈现，大概以后天生气的强弱作为吉凶的判断。黄为脾胃之色，故不死症都有黄色，认为生气尚存；反之，不见黄色，断为后天已败，多归不治。

[应用] 略记大意。主要是指出营养的重要。

[补充]《内经》察色，除面目等外，还注意到络脉的颜色，如经络论里说："阴络之色应其经，阳络之色变无常，随四时而行也。寒多则凝泣（通涩），凝泣则青黑，热多则淖泽，淖泽则黄赤。"这可能是后来儿科察指纹的滥觞。

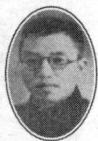

# 四、脉 诊

脉诊即切脉法，本篇叙述了切脉的部位和脉搏的正常与变化，并指出四诊综合应用的重要性。

[原文]《素问·脉要精微论》曰："诊法常以平旦，阴气未动，阳气未散，饮食未进，经脉未盛，络脉调匀，气血未乱，乃可诊有过之脉；切脉动静，而视精明，察五色，观五藏有余不足，六腑强弱，形之盛衰。以此参伍，决死生之分。尺内两傍，则季胁也。尺外以候肾，尺里以候腹。中附上，左外以候肝，内以候鬲。右外以候胃，内以候脾。上附上，右外以候肺，内以候胸中。左外以候心，内以候膻中。"

[语译]《素问·脉要精微论》上说，诊病宜在早上，因为病人经过夜间的休息，阴气和阳气都很安定；没有进过饮食，气血也不受波动。此时经络平静调匀没有紧张状态，故能诊出不正常的脉象。然而切脉变化之外，必须观察眼目和面部的神色，五脏、六腑和形体所呈现的症状，将它对比鉴别，然后可以判断预后的良否。

脉的部位，两手尺脉都应季胁界限，尺的前半部候肾，后半部候腹；附在尺之上而居于中的为关脉，左手的前半部候肝，后半部候膈膜，右手的前半部候胃，后半部候脾；上而又附于关部之上为寸脉，右手的前半部候肺，后半部候胸中，左手的前半部候心，后半部候膻中。

[名词浅释] 膻中：即心包络，别处也有指胸中气海的。

[体会] 切脉的方法，以现存医书来说，最早见载于《内经》。战国时名医秦越人曾加以推阐，至王叔和又系统化起来作成"脉经"，传至朝鲜、日本，又从阿拉伯传至印度，对世界医学曾起巨大影响，成为中医学史上光辉的一页。《内经》又主张与望诊综合应用，特别是对五脏六腑的强弱，认作诊断的重要一环。故张仲景在《伤寒论》和《金匮要略》上指出病、脉、症并治的综合性的统一方法，掌握整体诊断和整体治疗的特点，不可否认都由《内经》启发而来的。

切脉的部位分为寸关尺，究竟怎样定出寸关尺来，《内经》没有说明。"难经"第二难曾说："尺寸者脉之大要会也。从关至尺是尺内，阴之所治也，从关至鱼际是寸内，阳之所治也。故分寸为尺，分尺为寸。"意思是从手臂内侧腕部横纹处鱼际穴至臂湾横纹处尺泽穴长同身寸一尺零九分。自鱼际起分去一寸，再自尺泽起分去一尺，其相交之点即为关部，关以前是寸部为阳，关以后为尺部属阴。此外，《内经》把脏腑分配在两手的所以然，也没有加以解释，后来王叔和、李东垣、滑伯仁、李时珍、张景岳、喻嘉言和本书编者李念莪等所作的脉书里稍有出入，因此引起近人驳斥为惟心的任意支配。其实左寸候心，左关候肝，右寸候肺，右关候脾，两尺候肾，各家都是一律的。在事实上同一病人的脉，有左与右手大小不同的，也有寸与尺部强弱不同的，也有关部显出特殊的，依据前人的经验作为诊断，自有可信地方。本人曾有这样的看法：前人所指心、肝、脾、肺、肾的症状，是包括心经、肝经、脾经、肺经和肾经的发病，不等于五脏器质的病变。他在某一经病上遇到某一部脉象有特殊变化，即以某一部脉属于某脏。临床上经常见到神经系统的疾患中医所说肝火一类的头昏胀痛，左关脉多特别弦大；消化系统里中医所说脾阳不振的肠鸣泄泻等久病，右关脉也多微弱无力；倘然症是久泻而右关脉弦大，则又认作肝旺而脾受影响，不能用健脾常法治疗。这类例子很多，大半是前人从实践中积累起来的经验，故往往行之有效。所以孤立地强调或夸大切脉的神妙固然不对，贸然加以驳斥也似乎太早，有些地方还待虚心地共同研究。

[应用] 牢记脉位，并时时体会四诊综合应用的精神，可以减少疏忽大意。

[补充]《内经》在本节之后有如下的一节原文："五脏者，中（泛指体内）之守（守卫）也；中（指胸腹）盛脏满（盛和满都是胀闷的意思），气胜伤恐（指肾经）者，声如从室中言（混浊不扬），是中气（指中焦）之湿也；言而微，终日乃复言（不能连续说话者），此夺气（即气虚）也；衣被不敛，言语善恶不避亲疏者，此神明之乱（即神昏）也；仓廪不藏（即泄泻不禁）者，门户（指幽门、阑门和魄门，魄门即肛门）不要也；水泉不止（即小便失禁和遗尿等）者，是膀胱不藏也。得守者生，失守者死。五脏者，身之强也；头者精明之府（府是聚所，与藏府的府不同）；头倾（不能抬起）视深（目陷无光），精神将夺矣；背者胸中之府，背曲（脊椎无力）肩随（肩不能举），府将坏矣；腰者肾之府，转摇不能，肾将惫矣；膝者筋之府，屈伸不能，行则偻附（指不能直身，并须扶物行走），筋将备矣；骨者髓之府，不能久立，行则振掉（动摇貌），骨将备矣。得强则生，失强则死。"这些都是显而易见的症状，说明切脉的时候应注意其他方面来帮助诊断。最好熟记。

[原文]《素问·平人气象论》曰："人一呼脉再动，一吸脉亦再动，呼吸定息脉五动，闰以太息，命曰平人。平人者，不病也。人一呼脉一动，一吸脉一动，曰少气。人一呼脉三动，一吸脉三动而躁，尺热，曰病温。尺不热，脉滑曰病风，脉涩曰痹。人一呼脉四动以上曰死。脉绝不至曰死。

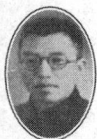

乍疏乍数曰死。"

[语译]《素问·平人气象论》上说，人一呼时脉两跳，一吸时脉也两跳，当一呼一吸成为一息的交换时间较长时，则脉增一跳，这是为了长息而多余的，都称平人，平人是健康的人。如果一呼脉一跳，一吸也一跳，便为气虚；一呼脉三跳，一吸也三跳，再加尺部皮肤发热的，便为热病；尺部皮肤不热而脉现滑象的为风病，脉现涩象的为痹病。又一呼脉四跳以上，或脉搏停止，或忽快忽慢没有规律，那都是死候了。

[名词浅释] 平人气象论："素问"的篇名，专论平人和病人的脉法，气指经脉的气血，象指脉搏的形象，认为脉象的变化，由于气血的波动，故称气象。

尺：这里的尺是尺肤的简称，即臂弯尺泽穴以下一尺的部位，不是寸关尺的尺部。

痹：感受风、寒、湿、邪而气血不和，引起骨肉、关节酸痛麻木一类的病症。

[体会] 本节从正常的脉象，举出不正常的脉象作为对比。正常的一息四跳，以一分钟十八息计算，为七十二跳，不及此数称作迟，超过此数称作数，这是指脉搏的至数；在形象方面，滑是滑利，气血活动之象，涩是艰涩，气血郁滞之象。迟脉和数脉是诊断寒症和热症的纲领，滑脉和涩脉是诊断实症和虚症的纲领，故《内经》首先提出，后来滑伯仁添入浮、沉二脉，作为诊断表症和里症的纲领，定出切脉的六纲。

[应用] 能熟记最好，为辨别平、病和死脉的一个总纲。

[原文]《灵枢·根结》篇曰："一日一夜五十营，以营五脏之精。不应数者，名曰狂生。所谓五十营者，五脏皆受气，持其脉口，数其至也。五十动而不一代者，以为常也，以知五脏之期。予之短期者，乍数乍疏也。"

[语译]《灵枢·根结》篇上说，人身气血一昼夜周行五十次，赖以运行五脏的精气，不能符合此数字的，叫做狂生。所说五十周是五脏之气普遍行到，可以切脉来计算其搏动，五十跳内没有歇止，为五脏健全的常态，如果有歇止，便可推测某一脏的衰弱而断其死期，倘再呈现快慢不规律时，则死期更近了。

[名词浅释] 根结篇："灵枢"的篇名，叙述经脉的根于何穴，结于何穴，作为针灸补泻的依据，故称根结。

狂生：狂是狂妄，即失其常态的人。

[体会]《内经》另有"五十营篇"叙述经脉气血的流行，大意是全身经脉长 16 丈 2 尺，一呼脉行 3 寸，一吸亦行 3 寸，一昼夜为 13500 息，行810 丈，五十周于身。这是前人对于血液循环的一种估计，但此数字与实际

相差甚远，因疑"一日一夜五十营"句，应作"一日一夜各五十营"，比较接近。

[应用] 略记大意。了解我国在很早以前，已知血液的循环，便知用脉搏来诊断内脏的病变，在医学史上是值得注意的。

[原文]《素问·三部九候论》曰："独小者病，独大者病，独疾者病，独迟者病，独热者病，独寒者病，独陷下者病。"

[语译]《素问·三部九候论》上说，在九候里，有一候脉独小，或独大，或独快，或独慢，或独热，或独寒，或独沉伏的，都是病之所在。

[名词浅释] 三部九候论："素问"的篇名，专讲三部九候的脉法。三部是指人体头、手和足，九候是在每部中分出三个不同的部位。如下表：

|  | | |
|---|---|---|
| 三部九候 | 上部 | 天：两额的动脉，足少阳经的悬厘穴，诊头额病<br>地：两颊的动脉，足阳明经的四白穴，诊口齿病<br>人：耳前的动脉，手少阳经的和髎穴，诊耳目病 |
| | 中部 | 天：寸口桡骨动脉，手太阴经的经渠、太渊两穴，诊肺脏病<br>地：大指次指间桡动脉，手阳明经的合谷穴，诊胸中病<br>人：掌后锐骨端的尺动脉，手少阴经的神门穴，诊心脏病 |
| | 下部 | 天：毛际外股动脉，足厥阴经的阴廉穴，诊肝脏病<br>地：跟骨上胫后动脉，足少阴经的复溜穴，诊肾脏病<br>人：鱼腹上腨穴动脉，足太阴经的阴陵泉穴，诊脾胃病 |

[体会] 凡人体浅表部位的动脉（其下为硬部），都可供脉诊之用，颞动脉和颈动脉在现代医学上也有时应用，可见前人对于切脉是有相当研究的。本节特别指出三部九候的脉象必须相应，如有一部特异便是病征，可从部位来决定其病灶。不过独寒，独热不是脉象，疑有错误。后来"难经"上所说："三部者寸、关、尺也，九候者浮、中、沉也。"是专指寸口诊法，不能并为一谈。

[应用] 略记大意。

[原文]《素问·方盛衰论》曰："形气有余，脉气不足死；脉气有余，形气不足生。"

[语译]《素问·方盛衰论》上说，形体不虚而脉象虚弱的多死，相反地，脉象不虚而形体虚弱的多生。

[名词浅释] 方盛衰论："素问"的篇名，从自然界和人体的有余和不足现象来说明盛衰的道理，从而提出一般的症状和诊法。

[体会] 这是从本质来说明脉诊的重要性。如上所述，切脉必须参证形

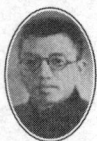

体的强弱，但形体是外貌，脉象是内脏强弱的具体表现，比如树木的根本，根本败坏，枝叶不会持久繁荣，只要根本有生气，虽然枝叶枯萎，还有苗芽抽条的希望，故在这里又补充脉重于形。这种看法，很可能在一般疾病的某种程度上比较而来的，例如病后骨瘦如柴而脉搏渐向正常的，都能短期内很快恢复，就认为无妨，有些外貌似无病而脉搏不正常，治疗效果减低，便认为难治了。所以真的形肉消脱，《内经》也当作预后不良症之一，不能以此作为定论。

［应用］能熟记最好。如果病人肌肉消瘦，形容憔悴，只要脉搏没有特殊变化，并能接受营养的，都无大碍。

［原文］《素问·脉要精微论》曰："持脉有道，虚静为保。春日浮，如鱼之游在波；夏日在肤，泛泛乎万物有余；秋日下肤，蛰虫将去；冬日在骨，蛰虫周密，君子居室。故曰知内者，按而纪之；知外者，终而始之。此六者，持脉之大法。"

［语译］《素问·脉要精微论》上说，切脉要平心静气，并且结合四时气候。春夏阳气生长脉多见浮，春则如鱼在波、浮而不显，夏则如万物盛满、浮而有力，秋冬阳气收藏脉多见沉，秋则微沉如蛰虫欲静，冬则沉如蛰虫深藏。再按内脏的部位和体表的经络路线，寻求发病的根源，这是切诊的六个大法。

［体会］人们饮食起居，多会影响脉搏，自然环境的转变，人体受着冷热刺激，脉象也有波动。显见的如饮酒、奔走、脉来加数，有些病人衣服穿得过多，或厚被盖复，热得流汗，往往脉如发热不静。这些都说明切脉时候要细心地多方面观察，才能了解真相。

［应用］略记大意。

［原文］《素问·玉机真藏论》曰："春脉者，肝也，东方木也，万物之所以始生也。故其气来软弱轻虚而滑，端直以长，故曰弦。反此者病。其气来实而强，此谓太过，病在外；其气来不实而微，此谓不及，病在中。太过则令人善忘，忽忽眩冒而巅疾；其不及则令人胸痛引背，下则两胁胠满。夏脉者，心也，南方火也，万物之所以盛长也。故其气来盛去衰，故曰钩。反此者病。其气来盛去亦盛，此谓太过，病在外；其气来不盛去反盛，此谓不及，病在中。太过则令人身热而肤痛，为浸淫；其不及则令人烦心，上见咳唾，下为气泄。秋脉者，肺也，西方金也，万物之所以收成也。故其气来轻虚以浮，来急去散，故曰浮。反此者病。其气来毛，而中央坚，两傍虚，此谓太过，病在外；其气来毛而微，此谓不及，病在中。太过则令人逆气而背痛，愠愠然；其不及则令人喘，呼吸少气而咳，上气

见血，下闻病音。冬脉者，肾也，北方水也，万物之所以合藏也。故其气来沉以搏，故曰营。反此者病。其气来如弹石者，此谓太过，病在外，其去如数者，此谓不及，病在中。太过则令人解㑊，脊脉痛，而少气不欲言；其不及则令人心悬如病饥，䏚中清，脊中痛，小腹满，小便变。脾脉者，土也，孤藏以灌四旁者也。善者不可得见，恶者可见。其来如水之流者，此谓太过，病在外；如鸟之喙者，此谓不及，病在中。"

[语译]《素问·玉机真藏论》。(略)

[名词浅解] 玉机真藏论："素问"的篇名，上半篇叙述五脏太过和不及的脉象与症状，下半篇叙述五脏的真脏脉，真脏的意思是脉来没有胃气，暴露了五脏的真相。当时珍视这篇文章，故称玉机。

[体会] 文内引用四时作陪，实际仍以五脏为主，它指出的弦、钩、毛、石为肝、心、肺、肾的平脉，借用实物来作形容，需要细细分辨体会。又从强弱来判断本脏虚实，着重在外邪和内伤的区分，故说"太过病在外，不及病在中，"是本节的关键。

[应用] 略记大意。

[原文]《素问·平人气象论》曰："夫平心脉来，累累如连珠，如循琅玕，曰心平。夏以胃气为本。病心脉来，喘喘连属，其中微曲，曰心病。死心脉来，前曲后居，如操带钩，曰心死。平肺脉来，厌厌聂聂，如落榆荚，曰肺平。秋以胃气为本，病肺脉来，不上不下，如循鸡羽，曰肺病，死肺脉来，如物之浮，如风吹毛，曰肺死。平肝脉来，软弱招招，如揭长竿末梢，曰肝平。春以胃气为本。病肝脉来，盈实而滑，如循长竿，曰肝病。死肝脉来，急益劲，如新张弓弦，曰肝死。平脾脉来，和柔相离，如鸡践地，曰脾平。长夏以胃气为本。病脾脉来，实而盈数，如鸡举足，曰脾病。死脾脉来，锐坚如鸟之喙，如鸟之距，如屋之漏，如水之流，曰脾死。平肾脉来，喘喘累累如钩，按之而坚，曰肾平。冬以胃气为本。病肾脉来如引葛，按之益坚，曰肾病。死肾脉来，发如夺索，辟辟如弹石，曰肾死。"

[语译]《素问·平人气象论》。(略)

[体会] 把胃气做中心，论述五脏的平脉、病脉和死脉。所谓胃气，是在五脏不同脉象中具有一种和缓现象，失去此和缓现象便为真脏脉。

[应用] 略记大意。

[原文]《素问·脉要精微论》曰："夫脉者，血之府也。长则气治，短则气病；数则烦心，大则病进；上盛则气高，下盛则气胀；代则气衰，细则气少，涩则心痛；浑浑革至如涌泉，病进而色弊；绵绵其去如弦

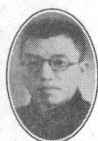

绝，死。"

[语译]《素问·脉要精微论》上说，脉是血管，故脉来长为气血充盛，短为气血有病，快为烦热，大为邪实，寸脉有力为气喘于上，尺脉有力为气滞于下，歇止为气血衰微，细小为气血不足，艰涩不利为气血凝滞而心痛。一般脉来急躁坚实，好像泉水上涌的为病邪亢进，软弱如棉而骤然像弓弦断绝的多是死脉。

[体会]上二节为三部九候法，本节是寸口脉诊法，主要从相对的脉象上来辨别体力衰弱和病邪亢进。

[补充]关于相对的脉象，"灵枢"邪气藏府病形篇以缓、急、大、小、滑、涩六脉为纲领，观察五脏病变。如说："心脉急甚为瘛疭，微急为心痛引背，食不下，缓甚为狂笑，微缓为伏梁（心积的专名）在心下，上下行，时唾血；大甚为喉吤，微大为心痹引背，善泪出；小甚为善哕，微小为消瘅；滑甚为善渴，微滑为心疝引脐，小腹鸣；涩甚为瘖，微涩为血溢（即出血），维厥（四肢冷）、耳鸣、颠（通巅，指头部）疾。肺脉急甚为癫疾，微急为肺寒热，怠惰咳吐血，引腰、背、胸若鼻瘜肉不通，缓甚为多汗，微缓为痿瘘偏风，头以下汗出不可止；大甚为胫肿，微大为肺痹引胸背，起恶日光；小甚为泄，微小为消瘅；滑甚为息贲（肺积的专名）、上气，微滑为上下出血；涩甚为呕血，微涩为鼠瘘在颈、支腋之间，下不胜其上，其应善酸矣。肝脉急甚者为恶言，微急为肥气（肝积的专名）在胁下，若复杯；缓甚为善呕，微缓为水瘕痹（积水一类病）也；大甚为内痈，善呕衄，微大为肝痹阴缩，咳引小腹；小甚为多饮，微小为消瘅；滑甚为癀疝，微滑为遗溺；涩甚为溢饮，微涩为瘛、挛、筋痹。脾脉急甚为瘛疭；微急为膈中，食饮入而还出，后沃沫；缓甚为痿厥，微缓为风痿，四肢不用，心慧然若无病；大甚为击仆，微大为疝气，腹里大，脓血在肠胃之外；小甚为寒热，微小为消瘅；滑甚为癀癃，微滑为虫毒蚘蝎腹热；涩甚为肠癀，微涩为内癀，多下脓血。肾脉急为骨癫疾，微急为沉厥奔豚，足不收，不得前后；缓甚为折脊（脊痛如折），微缓为洞，洞者食不化，下嗌还出；大甚为阴痿，微大为石水，起脐以下至小腹，睡睡然上至胃脘，死不治；小甚为洞泄，微小为消瘅；滑甚为癀癃，微滑为骨痿，坐不能起，起则目无所见，涩甚为大痈，微涩为不月（月经闭阻）、沉痔。"又说明所以然之故："诸急者多寒，缓者多热，大者多气少血（阳盛阴衰的意思），小者血气皆少，滑者阳气盛微有热，涩者少血少气微有寒。"

[应用]能熟记最好，在病人主诉时，可以估计病势，也可推测体力。

[原文]《素问·大奇论》曰："脉至浮合，浮合如数，一息十至以上，是经气予不足也，微见九、十日死。脉至如火薪然，是心精之予夺也，草

干而死。脉至如散叶，是肝气予虚也，木叶落而死。脉至如省客，省客者，脉塞而鼓，是肾气予不足也，悬去枣华而死；脉至如泥丸，是胃精予不足也，榆荚落而死。脉至如横格，是胆气予不足也，禾熟而死。脉至如弦缕，是胞精予不足也，病善言，下霜而死，不言可治。脉至如交漆，交漆者，左右傍至也，微见三十日死。脉至如涌泉，浮鼓肌中，太阳气予不足也，少气，味韭英而死。脉至如颓土之状，按之不得，是肌气予不足也，五色先见黑，白垒发死。脉至如悬雍，悬雍者，浮揣切之益大，是十二俞之予不足也，水凝而死。脉至如偃刀，偃刀者，浮之小急，按之坚大急，五脏菀热，寒热独并于肾也，如此其人不得坐，立春而死。脉至如丸，滑不直手，不直手者，按之不可得也，是大肠气予不足也，枣叶生而死。脉至如华者，令人善恐，不欲坐卧，行立常听，是小肠气予不足也，季秋而死。"

[名词浅释] 大奇论："素问"的篇名，承接奇病论加以补充，认为比奇病论的脉症还要广大奇异，故名大奇。

[体会] 借事物来形容难以言状的死脉，都是心脏极度衰弱和脉管硬变驰纵的现象，故至数和调节，与寻常脉象大不相同。后世脉书有七怪脉：一雀啄、二屋漏、三弹石、四解索、五鱼翔、六虾游、七釜沸，同一意义。由于这些怪脉，都在病人迫近死亡时发现，故极少见到。

[应用] 略记大意。


[原文]《素问·三部九候论》曰："形盛脉细，少气不足以息者危；形瘦脉大，胸中多气者死。形气相得者生。参伍不调者病。三部九候，皆相失者死。形肉已脱，九候虽调，犹死。七诊虽见，九候皆从者，不死。"

"素问"阴阳别论："凡持真脉之脏脉者，肝至悬绝急，十八日死。心至悬绝九日死。肺至悬绝，十二日死。肾至悬绝，七日死。脾至悬绝，四日死。"

"素问"平人气象论曰："妇人手少阴脉动甚者，任予也。（又）阴阳别论曰：阴搏阳别，谓之有子。"

[语译]《素问·三部九候论》上说，形充、脉细、气少呼吸困难的是死症，形瘦、脉大、气逆胸中胀闷的也是死症。故形和气符合的主生，三部九候脉不相协调的主病，完全不调匀的主死。也有九候脉虽调、形肉已经脱尽的还是主死，只有一候脉见独大、独小等而其他调和的不在此例。

《素问·阴阳别论》说，在真脏脉方面，见到虚而无根，肝为十八天死，心为九天死，肺为十二天。死，肾为七天死，脾为四天死。

《素问·平人气象论》上说，妇人的手少阴脉独见滑动的为妊娠现象。

《素问·阴阳别论》上说，阴脉搏动，不同于阳脉所致的滑动，可断为妊娠。

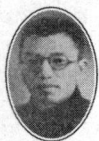

　　[体会] 切脉诊病的，重要关键在于脉症相符，阳病得阳脉，阴病得阴脉叫做顺，相反地阳病得阴脉，阴病得阳脉叫做逆。换一句说，有怎样的症，就应该有怎样的脉，如果不相符合，必有特殊情况。往往预后不良。所以伤寒论上有很多地方主张舍脉从症或是舍症从脉，作为治疗的紧急措施。但本节虽然举出形、脉和症状三项比较，主要还是形体和脉象，故形气相合是全篇的主脑，气即指脉气，所以下文都讲脉的变化了。妊娠的脉象，后人根据内经这一条文，多以滑脉作为诊断的标准，虽然也有说洪大的，也有说沉实的，基本上还是相同。但妊娠初期的脉，有不少涩而不滑，或者细而不大，所以很难尽信。"素问"腹中论里说过："何以知怀子之且生也，曰：身有病而无邪脉也。"身有病是指月经停止或妊娠应有的症状，无邪脉是指没有病脉，我认为这样说法，比较具体。

　　[备注] 原文把妊娠脉两条附在三部九候论里是编错的，兹改正。

　　[应用] 择要熟记。观察形体属于望法，应参考色诊篇。

　　[原文]《素问·征四失论》曰："诊病不问其始，忧患饮食之失节，起居之过度，或伤于毒，不先言此，卒持寸口，何病能中。妄言作名，为粗所穷。"

　　[语译]《素问·征四失论》上说，诊病不问病史，不问病人有否精神刺激、饮食的损伤，对工作上有否疲劳过度，或是否药物和食物中毒，匆促地切脉是不会了解病情的。因而胡说乱道，都易造成业务上的过失。

　　[名词浅释] 征四失论："素问"的篇名，检查了医生的四种过失。主要是指出精神不专，不能全心全意为病人服务，遂使诊断上容易犯错误。

　　[体会] 诊断的目的，是在求得病因，根据了病因，才能定出治疗的方针，故诊断必须多方面考察，深入地进行了解。切脉为四诊之一，当然有它可靠的一面，但问诊也是极其重要的一环。有些对于问诊觉得茫无头绪，我认为，张景岳的"十诊歌"很好："一问寒热二问汗，三问头身四问便，五问饮食六问胸，七聋八渴俱当辨，九问旧病十问因，更添服药参机变，妇人尤必问经期，迟速闭崩皆可见，再添片语告儿科，瘰、花（天花）、麻疹全占验。"

　　[应用] 能熟记最好。这是问诊的提要：怎样起病的？有多少时候了？有没有受到刺激？有没有吃坏东西？近来的生活情况好吗？有没有疲劳？大夫瞧过没有？吃过哪些药？这样很自然地一系列的询问，似乎极平常的，实际与病人主诉都会发生联系。

# 五、藏　象

藏是内脏，象是形象。本篇叙述内脏的生理机能和反映在体表的形态，再从内脏的性质上结合到自然界一切事物。说明人体是完整的、有机的联系，并和外界环境的统一性。

[原文]《素问·灵兰秘典论》曰："心者，君主之官也，神明出焉。肺者，相傅之官，治节出焉。肝者，将军之官，谋虑出焉。胆者，中正之官，决断出焉。膻中者，臣使之官，喜乐出焉。脾胃者，仓廪之官，五味出焉。大肠者，传道之官，变化出焉。小肠者，受盛之官，化物出焉。肾者，作强之官，伎巧出焉。三焦者，决渎之官，水道出焉。膀胱者，州都之官，津液藏焉，气化则能出矣。凡此十二官者，不得相失也。故主明则下安。以此养生则寿，殁世不殆。以为天下，则大昌。主不明，则十二官危。使道闭塞而不通，形乃大伤。以此养生则殃。以为天下者其宗大危。戒之戒之。"

[语译]《素问·灵兰秘典论》上说，人体的内脏，心如一国的领袖，掌握了人的生命和精神活动；肺如相国，调节一身气分；肝如将军，发挥一切谋略；肾如作强之官，充实智力和技巧；胆如中正之官，具有判断能力，膻中如臣使之官，赖以传达意志；脾和胃是管理仓库的官，储藏营养的场所；再由小肠管理接受，消化的东西由此运输；大肠管理传导，所有糟粕由此排除；三焦主持水利，疏通河道；膀胱最低好像州县，主蓄水液，兼有气化功能。这是十二内脏的任务，不能有失职的。（下略）

[名词浅释] 灵兰秘典论："素问"的篇名，引用行政机构来说明内脏的关系，曾藏灵兰之室作为秘笈。

伎：通技。

膻中：即心包络，别的地方也有指胸中气海的。

[体会] 本节是前人对于内脏生理的理性的概括。古代的生理研究，当然不能与现代医学来比较，但曾经下过一番实验功夫是可以看到的。《内经》上曾说："八尺之士，皮肉在此，外可度量切循而得之，其死可解剖而视之，"并在"本藏篇"、"胃肠篇"和"平人绝谷篇"等里面都有详细记录，可以明白前人的生理知识也是从解剖得来的。这里仅仅提出内脏的主要功能，说明一脏虽然有一脏的职务，不能机械地把它孤立起来，正如国家的行政机构，必须取得上下密切联系，才能把整个工作做好。并把心作

内经知要浅解

337

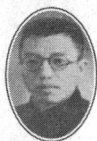

为最高领导者，从它的功能来看，包括了脑的作用。中医治病的特点，就建立在这整体的原则上。

[备注] 刺法篇内作"脾者谏议之官，知周出焉"，应加改正，以符十二官的数字。

[应用] 能熟记最好，在诊治时随时取得联系。

[原文]《素问·六节藏象论》曰："心者，生之本，神之变也，其华在面，其充在血脉。为阳中之太阳，通于夏气。肺者，气之本，魄之处也。其华在毛，其充在皮。为阳中之太阴，通于秋气。肾者，主蛰，封藏之本，精之处也。其华在发，其充在骨。为阴中之少阴，通于冬气。肝者，罢极之本，魂之处也。其华在爪，其充在筋，以生血气。其味酸，其色苍。此为阳中之少阳，通于春气。脾、胃、大肠、小肠、三焦、膀胱者，仓廪之本，营之居也。名曰器。能化糟粕、转味而入出者也。其华在唇四白，其充在股，其味甘，其色黄，通于土气。凡十一脏，取决于胆也。"

[语译]《素问·六节藏象论》上说，心是生命的根本，主持着精神活动，它的华色见于颜面，能使血脉充实，性质是阳中的太阳，同于夏气。肺是气的根本，藏魄的场所，它的华色见于毫毛，能使皮肤充实，性质是阳中的太阴，同于秋气。肾主蛰伏，是闭藏的根本，也是固藏精气的场所，它的华色见于发，能使骨髓充实，性质是阴中的少阴，同于冬气。肝是耐劳的根本，藏魂的场所，它的华色见于爪甲，能使筋充实，生长血气，味属酸，色属青，性质是阳中的少阳，同于春气。脾是饮食的根本，藏营的场所，它的华色见于口唇四围，能使肌肉充实，味属甘，色属黄，性质同于土气。此外，胃、大肠、小肠、三焦和膀胱称作器，它的功能是受纳饮食，从而消化、吸收和排泄。这五脏六腑的强弱，可从胆的壮怯作为判断。

[名词浅释] 六节藏象论："素问"的篇名，因为六六为节，结合藏象，故名。六六为节是以六十日甲子一周为一节，六六三百六十日成为一岁。

[体会] 把体表划分在五脏管辖区域之内，指出五脏起着全身的领导作用，使体表局部疾患得到一个治疗的根据，是有相当价值的。中医依此理论来辨证用药，如因疲劳过度而引起的面色憔悴、脉细、皮肤粗糙、脱发、筋骨痿软乏力、指甲枯竭和口唇淡白等症，分经滋补，均能收到良好效果。所说分经，便是在类似的药物功效里，分别那一脏的病应该使用那一种药，不能为了类似而笼统使用。例如常用的黄连和黄柏，它的性味同样苦寒无毒，主要作用同样是泻火清热，由于黄连入心经兼入肝、胆、脾、胃、大肠五经，黄柏入肾与膀胱两经，在应用上就有明显的界限。不难看到，古

方里黄连的用处如黄连阿胶鸡子黄汤、黄连泻心汤、葛根黄芩黄连汤等；黄柏的用处如滋肾通关丸、知柏八味丸等，都不允许随便改变。虽然白头翁汤和三黄石膏汤等黄连、黄柏也可同用，但正因其同用，可以进一步认识所以同用的缘故。这种细致的分析，毫无疑问是前人的实践经验，如果对这一点不够重视，处方时定然会犯隔靴搔痒之诮。理由很简单，中医的生理、病理、诊断和用药法都是一个理论体系的，抛弃了用药的法则，也就忽视了生理、病理和诊断的指导，如何会丝丝入扣呢？因在本节里乘便交代，也说明了钻研古典著作必须结合实际，才有意义。

[备注] 本节末段，原文作："脾、胃、大肠、小肠、三焦、膀胱者，仓廪之本，营之居也，名曰器，能化糟粕转味而入出者也，其华在唇四白，其充在肌，其味甘，其色黄，通于土气。"现拟改为："脾者仓廪之本，营之居也，其华在唇四白，其充在肌，其味甘，其色黄，通于土气。胃、大肠、小肠、三焦、膀胱，名曰器，能化糟粕转味而入出者也。"并在胃上应添胆字，以符十一脏之数，是否有当，提供参考。

[应用] 择要熟记，并与以下几节结合，用处较广。


[原文]《灵枢·本输》篇曰："肺合大肠，大肠者，传道之府。心合小肠，小肠者，受盛之府。肝合胆，胆者，中清之府。脾合胃，胃者，五谷之府。肾合膀胱，膀胱者，津液之府也。少阳属肾，肾上连肺，故将两藏。三焦者，中渎之府也，水道出焉，属膀胱，是孤之府也。"

[语译]《灵枢·本输》篇上说，肺与大肠相结合，大肠是传送排泄的机构，心与小肠相结合，小肠是接受消化的机构，肝与胆相结合，胆是中藏清汁的机构，脾与胃相结合，胃是存储谷食的机构，肾与膀胱相结合，膀胱是蓄积水液的机构。少阳归属肾脏，而又上连于肺，故单独管领两脏，少阳即三焦，相等于水沟，通到膀胱，由于三焦贯彻胸腹腔上中下三部，至大无偶，故称孤府。

[名词浅释] 本输篇："灵枢"的篇名，输通腧，也简作俞。篇内指出脏腑经脉由出而入，由外而内，并详其俞穴部位，故名。

合：一脏一腑相结合，也称表里。

[体会] "合"含有合而成功的意思，故着重在功能的结合，其实经络方面本有联络，可以参看。这种脏腑的结合，前人认为有脏以为体，即有腑以为用，脏之气行于腑，腑之精归于脏，就是《内经》所说"阴阳表里相输应也"，所以也称"表里"。必须分辨，《内经》所说的内脏，不等于现代医学所说的某一脏器。它在书里所指的心的功能包括循环系和脑，肺的功能包括呼吸系和皮肤的作用，肝的功能包括神经系和循环系的一部，脾的功能包括整个的消化系统，肾的功能包括泌尿系、生殖系、内分泌和新

内经知要浅解

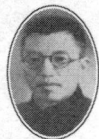

陈代谢以及脑的一部分。通过了本节的脏腑相合，尤其可以看到前人重脏不重腑的原因，是由于五脏掌握了整体的功能，这种理论，很可能是前人依据解剖所得的印象，再就临床实践中所得的经验，用推理方法把它联系而成，故在临床上有它一定的成效，而很难用现代医学加以解释。

三焦究竟是什么？也是很难明确指出的。如果从以经解经的方式来论，《灵枢·荣卫生会》篇里说："上焦出于胃上口，并咽（食道）以上，贯膈而布胸中；中焦亦并出胃中，出上焦之后；下焦者别回肠，注于膀胱而渗入焉。"又"难经"第31难也说："上焦者在心下，下膈，在胃上口；中焦者在胃中脘；下焦者当膀胱上口。"这是说明了三焦的部位。"灵枢"里还说："上焦如雾，中焦如沤，下焦如渎。"在"难经"也说："上焦主纳而不出，中焦主腐熟水谷，下焦主分泌清浊，出而不纳以传导也。"这又说明了三焦的功用。于此可见三焦对于内脏都有联系，本节里"少阳属肾，肾上连肺，故将两脏"和"属膀胱"等句，是指三焦起于肾，从肾而上行则连肺，下行则连膀胱，管领了肺与膀胱两个脏腑。李念莪引张景岳的注译，以为"三焦为中渎之府，膀胱为津液之府，肾以水脏而领水府，故肾得兼将两脏，"恐有可商之处。（考"甲乙经"少阳作少阴，那么两脏是指膀胱和肺）由于三焦不同其他内脏，故治三焦病，在上则治心、肺，在中则治脾、胃，在下则治肾与膀胱，离开了内脏来专治三焦是没办法的。相对地，心包络是心脏的外膜，虽然自成一脏，与其他内脏也不同，临床上没法离开了心脏来单独治疗，这样，在本节里也就不说到相合了。

［补充］《内经》还有五脏所合，指出五脏与形体的关系。五脏生成篇里说："心之合脉也，其荣色也，其主肾也；肺之合皮也，其荣毛也，其主心也；肝之合筋之，其荣爪也，其主肺也；脾之合肉也，其荣唇也，其主肝也；肾之合也，其荣发也，其主脾也。"

［应用］最好熟记，对某些疾病可以不用直接治疗收效，或者脏腑间同时治疗而收效更快。

［原文］《素问·金匮真言论》曰："东方青色，入通于肝，开窍于目，藏精于肝。其病发惊骇，其味酸，其类草木，其畜鸡，其谷麦，其应四时，上为岁星，是以春气在头也。其音角，其数八，足以知病之在筋也，其嗅臊。南方赤色，入通于心，开窍于耳，藏精于心。故病在五脏。其味苦，其类火，其畜羊，其谷黍，其应四时，上为荧惑星，是以知病之在脉也。其音徵，其数七，其嗅焦。中央黄色，入通于脾，开窍于口，藏精于脾，故病在舌本。其味甘，其类土，其畜牛，其谷黍，其应四时，上为镇星，是以知病之在肉也。其音宫，其数五，其嗅香。西方白色，入通于肺。开窍于鼻，藏精于肺，故病在背。其味辛，其类金，其畜马，其谷稻，其应

四时，上为太白星，是以知病之在皮毛也。其音商，其数九，其嗅腥。北方黑色，入通于肾。开窍于二阴，藏精于肾，故病在谿。其味咸，其类水，其畜彘，其谷豆，其应四时，上为辰星，是以知病之在骨也。其音羽，其数六，其嗅腐。"

[原文]《素问·阴阳应象大论》曰："东方生风，风生木，木生酸，酸生肝，肝生筋，筋生心，肝主目；其在天为玄，在人为道，在地为化，化生五味；道生智，玄生神；神在天为风，在地为木，在体为筋，在藏为肝，在色为苍，在音为角，在声为呼，在变动为握，在窍为目，在味为酸，在志为怒；怒伤肝，悲胜怒；风伤筋，燥胜风；酸伤筋，辛胜酸。南方生热，热生火，火生苦，苦生心，心生血，血生脾，心主舌；其在天为热，在地为火，在体为脉，在藏为心，在色为赤，在音为徵，在声为笑，在变动为忧，在窍为舌，在味为苦，在志为喜；喜伤心，恐胜喜；热伤气，寒胜热；苦伤气，咸胜苦。中央生湿，湿生土，土生甘，甘生脾，脾生肉，肉生肺，脾主口；其在天为湿，在地为土，在体为肉，在脏为脾，在色为黄，在音为宫，在声为歌，在变动为哕，在窍为口，在味为甘，在志为思；思伤脾，怒胜思；湿伤肉，风胜湿；甘伤肉，酸胜甘。西方生燥，燥生金，金生辛，辛生肺，肺生皮毛，皮毛生肾，肺主鼻；其在天为燥，在地为金，在体为皮毛，在藏为肺，在色为白，在音为商，在声为哭，在变动为咳，在窍为鼻，在味为辛，在志为忧；忧伤肺，喜胜忧；热伤皮毛，寒胜热；辛伤皮毛，苦胜辛。北方生寒，寒生水，水生咸，咸生肾，肾生骨髓，髓生肝，肾主耳；其在天为寒，在地为水，在体为骨，在藏为肾，在色为黑，在音为羽，在声为呻，在变动为栗，在窍为耳，在味为咸，在志为恐，恐伤肾，思胜恐；寒伤血，燥胜寒；咸伤血，甘胜咸。"

[体会] 这两节把人体结合到外界一切，作出分类的归纳，企图解释人与自然界的现象和各个方面的联系问题，在医学上有其可取的部分，但决不能机械运用。兹列表如下：

| 自然界和其他方面 | | | | | | | | | | | 人 体 | | | | | |
|---|---|---|---|---|---|---|---|---|---|---|---|---|---|---|---|---|
| 方位 | 季节 | 气候 | 星宿 | 品类 | 动物 | 植物 | 臭 | 味 | 色 | 音 | 数 | 内脏 | 七窍 | 形体 | 志 | 声 | 病所 | 病态 |
| 东 | 春 | 风 | 岁 | 草木 | 鸡 | 麦 | 臊 | 酸 | 青 | 角 | 八 | 肝 | 目 | 筋 | 怒 | 呼 | 颈项 | 握 |
| 南 | 夏 | 热 | 荧惑 | 火 | 羊 | 黍 | 焦 | 苦 | 赤 | 徵 | 七 | 心 | 舌 | 脉 | 喜 | 笑 | 胸胁 | 忧 |
| 中央 | 长夏 | 湿 | 镇 | 土 | 牛 | 稷 | 香 | 甘 | 黄 | 宫 | 五 | 脾 | 口 | 肉 | 思 | 歌 | 脊 | 哕 |

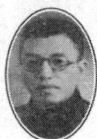

| 自然界和其他方面 | | | | | | | | | | | | 人体 | | | | | | |
|---|---|---|---|---|---|---|---|---|---|---|---|---|---|---|---|---|---|---|
| 西 | 秋 | 燥 | 太白 | 金 | 马 | 谷 | 腥 | 辛 | 白 | 商 | 九 | 肺 | 鼻 | 皮毛 | 忧 | 哭 | 肩背 | 咳 |
| 北 | 冬 | 寒 | 辰 | 水 | 彘 | 豆 | 腐 | 咸 | 黑 | 羽 | 六 | 肾 | 二阴 | 骨 | 恐 | 呻 | 腰股 | 慄 |
| | | | | | | | 臭即气 | | 微读如纸 | | | | | | | | 另一节补入 | 忧指气逆 |

"东方生风，风生本，……"等"生"字，含有联系的意思，与"其类草木，其类土"等同一用意。"在天为玄，在人为道，在地为道，在地为化，化生五味，道生智，玄生神"六句，推求天地和人的变化的来由，正如李念莪所谓"莫可名状，强名曰神。""悲胜怒，恐胜喜，怒胜思，喜胜忧，思胜恐"五句，后人作为精神治疗的根据，但主要是说明情绪的兴奋与抑制的关系，一般泛引五行生克来解说，容易使人把具有惟物论的五行学说误会到惟心方面去，似可考虑。

五行学说从阴阳发展，亦为中医基本理论之一。把木、火、土、金、水作为物质的元素，代表着自然界客观事物的存在和变化，据郭沫若先生研究：印度的四大说，希腊的四原子说，有相平行的地方。中医学引用这种古代哲学来说明有机体的生理、病理过程以及自然界的变化，与阴阳是分不开的，并且不是玄妙神秘的。余云岫在"灵素商兑"里对阴阳五行大肆攻击，显然荒谬，还有人以为阴阳可存，五行当废，那更自徐而下了。因此，本人同意江苏省中医学校的讲法："阴阳这一机动的代名词，是中国古代人民从自然观察到相互对立的现象而创造出来的，五行也是一个机动的代名词，它是从观察相互对立现象基础上发展起来的。相互对立就是相互矛盾，自然界的一切虽然存在着矛盾现象，但这种矛盾并不是一成不变的永久矛盾，它也有统一的时候。矛盾和统一是互相存在的，这是主要的一方面，矛盾既然可以得到统一，统一以后又能发生矛盾，那么在这两者之间必然有一个复杂的过程，这个过程的内容，就是运动、联系、抗拒、变化、发展等等。古人从自然界中观察到这种种现象，认为阴阳仅能说明一切事物的矛盾和统一，却不足以包括这种复杂的演变，于是便以五行来说明一切事物运动发展的过程。这一方法，在当时是普遍运用着的，并且成为一种最好的归纳、演绎法则，《内经》著作的萌始，正当诸子百家著书立说的时代，阴阳五行学说便很自然地渗透到医学领域。因为那时医家已经认识到人体和自然界有着非常密切的关系，为了要说明人体的变化及人体和自然界的关系，舍去阴阳、五行就不可能有更好的代表学说了。即是今天研究中医学，从阴阳、五行理论观点上来作学术探讨，认为离开了阴阳、五行仍然没有更好的学说来代表它。这固然是由于中医学理有其独特的一面，同时阴阳、五行是从惟物观点出发的，它本身就备具着一个科学核心，这也是事实。"（内经讲义）我们明白了阴阳、五行的来历和本质，自然不会看作和星相卜巫者命定论一流，也不会漫无边际的空谈的生克了。相反地，正因为阴阳、五行具有科学的哲学内容，还值得我们重新来研究。

[应用] 略记大意。

[原文]《灵枢·本神》篇曰："天之在我者德也，地之在我者气也，德流气薄而生者也。故生之来谓之精，两精相搏谓之神，随神往来者谓之魂，并精而出入者谓之魄。所以任物者谓之心。心有所臆谓之意，意之所存谓之志；因志而存变谓之思，因思而远慕谓之虑，因虑而处物谓之智。心怵惕思虑则伤神，神伤则恐惧自失，破䐐脱肉，毛悴色夭，死于冬。脾愁忧而不解则伤意，意伤则悗乱，四肢不单，毛悴色夭，死于春。肝悲哀动中则伤魂，魂伤则狂妄不精，不精则不正，当人阴缩而挛筋，两胁骨不单，毛悴色夭，死于秋。肺喜乐无极则伤魄，魄伤则狂，狂者意不存人，皮革焦，毛悴色夭，死于夏。肾盛怒而不止则伤志，志伤则喜忘其前言，腰脊不可以俯仰屈伸，毛悴色夭，死于季夏。恐惧而不解则伤精，精伤则骨酸痿厥，精时自下。"

[语译]《灵枢·本神》篇上说，天所赋予我的是德，地所赋予我的是气，天地缰缊，然后成形。故人生的原始叫做精，经男女交媾而有生机叫做神，阴阳二气由此发展，在阳而近乎神的叫做魂，在阴而近乎精的叫做魄。等到脱离母体以后，靠他自主的叫做心，心里想而未定叫做意，意已决定叫做志，因志而反复打算叫做思，因思考而由近及远叫做虑，因考虑而毅然处理叫做智。由于这些意识都靠精神活动，故七情的刺激最易损害内脏，例如：惊惕思虑能伤心，心藏神，神伤便会失其自主，久而大肉消瘦，皮色枯悴，死于冬季；忧愁不解能伤脾，脾藏意，意伤便会胸膈烦闷，手足无力，皮色憔悴，死于春季；悲哀过分能伤肝，肝藏魂，魂伤便会狂妄而不能精明公正，使人前阴萎缩，筋腱拘急，两胁不能舒张，皮色枯悴，死于秋季，喜乐过度能伤肺，肺藏魄，魄伤便会形如癫狂不识人，皮色枯悴，死于夏季；大怒不止能伤肾，肾藏志，志伤便会记忆力衰退，腰脊不能俯仰转动；如果恐惧经久，也能伤肾，肾又藏精，精伤则骨节酸疼，足软且冷，并有遗精滑泄等症，皮色枯悴，死于夏季之末。

[名词浅释] 本神篇："灵枢"的篇名，专述五脏的神志及其病变。

[体会] 中医分疾病为外感和内伤两大类，也就是以六淫和七情作为疾病的主要因素。其实，七情也是外在因素之一，假如没有外界的刺激，不会引起情绪的波动，七情里所说喜、怒、悲、恐等等，事实上，都是由当

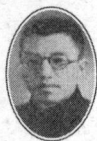

時的外界刺激或以前的刺激痕迹所引起的。但是与一般的外因发病毕竟有所不同，这问题比较复杂，准备另作专题讨论。目前所提出的是关于诊治方面的几个意见：①七情刺激的强弱，在病症上有显著的差别；②形成七情病过程的缓急，病理上并不一致；③七情病的新久，对治疗方面有相当距离；④病人的体质和敏感，应予顾及。故本节里所说"盛怒"、"喜乐无极"、"忧愁不解"以及病症的轻重、久暂等，需要细细体味，结合到临床经验，才会有深一层的认识。

[应用] 择要熟记。精神刺激能引起不同变化的反应，并使内在生活情况改变，熟悉以后，可以在治疗上得到分别处理的概念。

[**原文**]《素问·经脉别论》曰："食气入胃，散精于肝，淫气于筋。食气入胃，浊气归心，淫精于脉。脉气流经，经气归于肺，肺朝百脉，输精于皮毛，毛脉合精，行气于肺。府精神明，留于四藏，气归于权衡。权衡以平，气口成寸，以决生死。饮入于胃，游溢精气，上输于脾，脾气散精，上归于肺，通调水道，下输膀胱，水精四布，五经并行，合于四时，五藏阴阳，揆度以为常也。"

[语译]《素问·经脉别论》上说："食物入胃，经过消化后把精华送到肝脏，经肝脏把一部分送至筋肉方面，食物入胃后的另一部分传送心脏，使血液变厚，充实脉管，通过全身循环流遍经脉，再回到肺，所以肺是好像朝会百脉的地方（当肺帮助心脏输送血液，也会到达皮肤，经皮毛和血液的作用后再回到肺）。这样，使四脏都得到营养而得以平衡，因平衡而可以在寸口切脉以决疾病的吉凶。水入于胃，由气化而把精气输送于脾，再送到肺，一部分经三焦下注膀胱，这样，也是四布到体内五脏。这些都是符合四时阴阳升降的道理，并可度量五脏的正常现象。

[名词浅释] 经脉别论："素问"的篇名，言三阴三阳的脉象各不相同，宜加区别。

淫：有溢满而外出的意思。

浊气：这里是指浓厚的血气。

[体会] 本节叙述饮食消化过程的概况，目的是在说明寸口所以能作为诊断疾病的理由。

[应用] 略记大意。

[**原文**]《素问·五运行大论》曰："病之生变何如？岐伯曰：气相得则微，不相得则甚。帝曰：主岁何如？岐伯曰：气有余，则制己所胜而侮所不胜；其不及，则己所不胜，侮而乘之；己所胜，轻而侮之，侮反受邪，侮而受邪，寡于畏也。"

秦伯未

讲内经

——秦伯未医学全书

[语译]《素问·五运行大论》上，帝问："病的变化怎样?"岐伯答："岁气符合的病轻，不符合的病重。"帝问："主岁的气又怎样呢?"岐伯答："气太强则对本来所胜的加以抑制，本来所不胜的又会去侵犯它；假如太弱，那么，本来不胜的受到更深的抑制，本来所胜的也会被轻视而来侵犯了。这种乘强而侵犯的结果，到它本身主岁的时候也会受到别方面的侵犯，原因是侵犯太过，本身也受损害，引起其他方面没有畏惧哩。"

　　[名词浅释] 五运行大论："素问"的篇名，安排天的六气、地的五行采观察气候的推移变化，作为每年疾病流行的估计方法，称做运气。

　　[体会]《内经》运气学说极为复杂，大概以木火土金水五种物质作基础，在这基础上化为风寒暑湿燥火六气，"类经"所谓"气非质不立，质非气不行，质具于地，气行于天。"再按干支纪年和三阴三阳主时分为司天、在泉和左右间气等，观察其推移逆顺，因强弱而发生的变化，就是本节所说"气相得"、"不相得"、"气有余"、"其不及"等等了。这种单靠五运六气作为理论根据来预测时病，本人研究不够，留待以后讨论。

　　[应用] 略记大意。


　　[原文]《灵枢·决气》篇曰："两神相搏，合而成形，常先身生，是谓精。上焦开发，宣五谷味，薰肤、充身、泽毛、若雾露之溉，是谓气。腠理发泄，汗出溱溱，是谓津。谷入气满，淖泽注于骨，骨属屈伸泄泽，补益脑髓，皮肤润泽，是谓液。中焦受气，取汁变化而赤，是为血。壅遏营气，令无所避，是谓脉。精脱者耳聋。气脱者目不明。津脱者，腠理开，汗大泄。液脱者，骨属屈伸不利，色夭，脑髓消，胫酸，耳数鸣。血脱者，色白，夭然不泽。"

　　[语译]《灵枢·决气》篇上说，男女媾精，才会产生新的生命，故常在身生之前的，这叫做精。肺脏呼吸，播送饮食的精气，使它温暖皮肤，充实形体，润泽毫毛，像雾露灌溉的，这叫做气。腠理不固，排出体内水分而为汗，这叫做津。饮食化生血气，滋润骨骼，使骨骼屈伸滑利，再通过骨来把它补养脑髓，并使皮肤滋润，这叫做液。中焦肠胃接受饮食，经过变化而成红色的液质，这叫做血。堤防血液，限制它在固定的东西内流动，不得妄行于外，这叫做脉。凡是精虚的为耳聋。气虚的为目视不明。津虚的常见毛孔开张，汗出不止。液虚的常见骨并节屈伸不便，面色枯晦，脑力不强，足酸，耳内响鸣。血虚的常见面色白，枯槁不润。

　　[名词浅释] 决气篇："灵枢"的篇名，决是分的意思，篇内专论精、气、津、液、血、脉，认为都是先、后天的真气一气所化而分为六名，故称决气。

　　[体会] 说明精气津液血是维持人体健康的重要成分，如果缺乏，即有

内经知要浅解

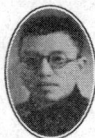

虚弱症状发现。由于饮食一气所化，故后来有"血脱益气"和"津血同源"等说，在治疗上往往相互协助，不作单纯的处理。

[补充]《内经》又把脑为髓海，冲脉为血海，膻中为气海，胃为水谷之海，称作四海。认为虚弱则病，也是人身的重要部门，故在海论里指出："气海有余者，气满胸中，悗息面赤，气海不足则气少不足以言；血海有余则常想其身大，怫然不知其所病，血海不足则常想其身小，狭然不知其所病；水谷之海有余则腹满，水谷之海不足则饥不受谷食；髓海有余则轻劲多力，自过其度，髓海不足则脑转耳鸣，胫酸眩冒，目无所见，懈怠安卧。"

[应用] 择要熟记，在虚弱症的诊治上有帮助。

# 六、经　络

本篇叙述经络的循行路线，任何一经都有它起点、终点和部分，建立起内脏和体表的表里关系。是中医生理学中的特点，对诊断、治疗方面极为重要。

[原文]《灵枢·经脉》篇曰："肺手太阴之脉，起于中焦，下络大肠，还循胃口，上膈，属肺，从肺系横出腋下，下循臑内，行少阴心主之前，下肘中，循臂内，上骨下廉，入寸口，上鱼，循鱼际，出大指之端。其支者，从腕后直出次指内廉出其端。大肠手阳明之脉，起于大指次指之端，循指上廉，出合谷两骨之间，上入两筋之中，循臂上廉，入肘外廉，上臑外前廉，上肩出髃骨之前廉，上出于柱骨之会上，下入缺盆，络肺，下膈，属大肠。其支者，从缺盆上颈贯颊，入下齿中，还出挟口，交人中，左之右，右之左，上挟鼻孔。胃足阳明之脉，起于鼻，交頞中，旁纳太阳之脉，下循鼻外，入上齿中，还出挟口环唇，下交承浆，却循颐后下廉，出大迎，循颊车，上耳前，过客主人，循发际，至额颅。其支者，从大迎前下人迎，循喉咙入缺盆，下膈，属胃，络脾。其直者，从缺盆下乳内廉，下挟脐，入气街中。其支者，起于胃口，下循腹里，下至气街中而合，以下髀关，抵伏兔，下膝膑中，下循胫外廉，下足跗，入中指（趾）内间。其支者，下廉三寸而别入中指（趾）外间。其支者，别跗上，入大指（趾）间出其端。脾足太阴之脉，起于大指（趾）之端，循指（趾）内侧白肉际，过核骨后，上内踝前廉，上踹内，循胫骨后，交出厥阴之前，上膝股内前廉，入腹，属脾，络胃，上膈，挟咽，连舌本，散舌下。其支者，复从胃别上膈，注心中。心手少阴之脉，起于心中，出属心系，下膈，络小肠。其支

者，从心系，上挟咽，击目系。其直者，复从心系，却上肺下，出腋下，下循臑内后廉，行太阴心主之后，下肘内，循臂内后廉，抵掌后锐骨之端，入掌内后廉，循小指之内出其端。小肠手太阳之脉，起于小指之端，循手外侧上腕，出踝中，直上循臂骨下廉，出肘内侧两筋之间，上循臑外后廉，出肩解，绕肩胛，并肩上，入缺盆，络心，循咽下膈，抵胃，属小肠。其支者，从缺盆循颈上颊，至目锐眦，欲入耳中。其支者，别循颊上䪼抵鼻，至目内眦，斜络于颧。膀胱足太阳之脉，起于目内眦，上额交巅，其支者，从巅至耳上角。其直者，从巅入络脑，还出别下项，循肩臂内，挟脊抵腰中，入循膂，络肾，属膀胱。其支者，从腰中下挟脊，贯臀，入腘中。其支者，从髆内左右，别下贯胛，挟脊内，过髀枢，循髀外，从后廉下合腘中，以下贯踹内，出外踝之后，循京骨至小指（趾）外侧。肾足少阴之脉，起于小指（趾）之下，斜走足心，出于然谷之下，循内踝之后，别入跟中，以上踹内，出腘内廉，上股内后廉，贯脊，属肾，络膀胱。其直者，从肾上贯肝膈，入肺中，循喉咙，挟舌本。其支者，从肺出络心，注胸中。心主手厥阴心胞络之脉，起于胸中，出属心胞络，下膈，历络三焦。其支者，循胸出胁，下腋三寸，上抵腋下，循臑内行太阴少阴之间，入肘中下臂，行两筋之间，入掌中，循中指出其端。其支者，别掌中，循小指次指出其端。三焦手少阳之脉，起于小指次指之端，上出两指之间，循手表腕，出臂外两骨之间，上贯肘，循臑外，上肩，而交出足少阳之后，入缺盆，布膻中，散络心胞，下膈，循属三焦。其支者，从膻中上出缺盆，上项，系耳后，直上出耳上角，以屈下颊至𬼘。其支者，从耳后，入耳中，出走耳前，过客主人前，交颊，至目锐眦。胆足少阳之脉，起于目内眦，上抵头角，下耳后，循颈；行手少阳之前，至肩上，却交出手少阳之后，入缺盆。其支者，从耳后入耳中，出走耳前，至目锐眦后。其支者，别锐眦，下大迎，合于手少阳，抵于𬼘，下加颊车，下颈，合缺盆，以下胸中，贯膈，络肝，属胆，循胁里出气街，绕毛际，横入髀厌中。其直者，从缺盆下腋，循胸过季胁，下合髀厌中，以下循髀阳，出膝外廉，下外辅骨之前，直下抵绝骨之端，下出外踝之前，循足跗上，入小指（趾）次指（趾）之间。其支者，别跗上，入大指（趾）之间，循大指（趾）歧骨内出其端，还贯爪甲，出三毛。肝足厥阴之脉，起于大指（趾）丛毛之际，上循足跗上廉，去内踝一寸，上踝八寸，交出太阴之后，上腘内廉，循股阴入毛中，过阴器，抵小腹，挟胃，属肝，络胆，上贯膈，布胁肋，循喉咙之后，上入颃颡，连目系，上出额与督脉会于巅。其支者，从目系下颊里，环唇内。其支者，复从肝别贯膈，上注肺。”

[语译]《灵枢·经脉》篇上说，肺的经脉叫做手太阴经，起于中焦，向下联络大肠，回绕胃口，上膈膜，络肺，沿着喉咙，横走腋下，下行沿

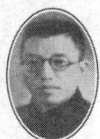

臂膊内侧，走在手少阴经和手厥阴经的前面，直下至肘内，再下沿臂内至掌后高骨的下面即寸口动脉处，通过寸口至鱼际穴，沿鱼际出拇指的指尖。它的支脉，从手腕后直走食指的尖端内侧，与手阳明经相接。

大肠的经脉叫做手阳明经，起于食指尖端，沿指上面通过拇指食指歧骨间的合谷，上走腕中两筋凹陷处，沿臂上行至肘外侧，再沿膊外前面上肩走髃骨前，再上颈背相接处的天柱骨，向前入缺盆，联络肺，下膈，又联络大肠。它的支脉，从缺盆上走颈部，通过颊入下齿，回出挟口唇，左右两脉交会于人中，自此左脉走右，右脉走左，上挟鼻孔，与足阳明经相接。

胃的经脉叫做足阳明经，起于鼻，左右相交于鼻梁，旁入足太阳经，下行沿鼻外，入上齿部，回出环绕口唇，相交于任脉的承浆穴，再沿下颔后面出大迎穴，沿耳下颊车至耳前，过足少阳经客主入穴，沿发际至额颅。它的支脉，从大迎前下走人迎穴，沿喉咙入缺盆，下膈膜联络胃和脾。直行的脉，从缺盆下走乳内侧，再下挟脐，入毛际两旁的气街穴。另一支脉，从胃下口下走腹里，至气街和本经直行的相合，下行至膝上的髀关和伏兔两穴，再下至膝盖，沿足胫外侧至足面，入足中趾内间。又一支脉，从膝下三寸别走足中指外间。又有一支脉，从足面走入足大指尖端，与足太阴经相接。

脾的经脉叫做足太阴经，起于足大趾尖端，沿足大趾内侧白肉处，过足大趾本节后上行至内踝前面，再上腿肚，沿胫骨后穿出足厥阴经的前面，上走膝和股内前面入腹，联络脾和胃，再上膈膜，挟咽喉，连舌根，散于舌底。它的支脉，从胃上膈膜至心中，与手少阴经相接。

心的经脉叫做手少阴经，起于心中，出走心系，下膈膜，联络小肠。它的支脉，从心系上挟咽喉，联系目系。直行的脉，从心系至肺，横出腋下，沿臂膊内后侧行手太阴和手厥阴两经后面，下肘内，沿臂内后侧至掌后锐骨入掌内后侧，再沿手小指内侧至尖端，与手太阳经相接。

小肠的经脉叫做手太阳经，起于手小指尖端，沿手外侧至腕过高骨，直上沿臂下侧出肘内侧两筋间，再上沿膊外后廉出肩后骨缝，绕肩胛，相交于两肩之上，入缺盆，联络心，沿食道下膈膜到胃络小肠。它的支脉，从缺盆沿颈上颊至目外眦，回入耳内。又一支脉，从颊部别走目眶下至鼻，再至目内眦斜络于颧，与足太阳经相接。

膀胱的经脉叫做足太阳经，起于目内眦，上走额交会于巅顶。它的支脉，从巅顶至耳上角。直行的脉，则从巅顶入络脑，回出下行后项，沿肩膊内挟脊至腰中，由膂部内行联络肾与膀胱。又一支脉，从腰中挟脊而下，通过臀部下入膝后曲处。还有一支脉，从肩膊内左右下胛挟脊经股外后侧下行，与另一支脉会合膝后曲处，再下至足肚出足外踝后侧，沿足小趾本节后的京骨至足小趾外侧，与足少阴经相接。

肾的经脉叫做足少阴经，起于足小趾下，斜走足心，出内踝前大骨下的然谷穴，沿内踝后入足跟，向上行至足肚出膝弯内侧，再上股内后侧，通过脊内联络肾与膀胱。直行的脉，从肾上行至肝，通过膈膜入肺，沿喉咙挟舌根。它的支脉，从肺联络心，注于胸中，与手厥阴经相接。

心主的经脉叫做手厥阴经，起于胸中，联络心包络，下隔膜依次历络上中下三焦。它的支脉，从胸走胁，当腋下三寸处上至腋，沿臂臑内侧手太阴和手少阴两经中间入肘中，下行臂两筋间，入掌内沿中指直达尖端。又一支脉。从掌内沿无名指直达尖端，与手少阳经相接。

三焦的经脉叫做手少阳经，起于无名指尖端，上走小指和无名指中间，沿手表腕出臂外两骨中间，上过肘，沿臑外侧上肩穿出足少阳经后面，入缺盆行胸中联络心包，下膈膜从中焦下络下焦。它的支脉，从胸中上出缺盆，再上走项，连耳后直上耳上角，屈曲下颊至目眶下。又一支脉，从耳后入耳中回出至耳前，过客主入穴前交颊至目外眦，与足少阳经相接。

胆的经脉叫做足少阳经，起于目内眦，上至头角，下行耳后沿颈走手少阳经前面，至肩上又穿出手少阳经后面，入于缺盆。它的支脉，从耳后入耳内，回出走耳前至目外眦后。又一支脉，从目外眦下走大迎，会合手少阳经至目眶下，再下至颊车至颈与本经直行者会合于缺盆，再下走胸中，通过膈膜联络肝和胆，沿胁里经气街穴环绕毛际，横入髀厌中。直行的脉，从缺盆下走腋，沿胸过季胁，又与髀厌中的本经会合，再下沿股外出膝外侧高骨的前侧，直下至外踝骨出外踝前侧，沿足面入足小趾次趾中间。它的支脉，从足面走中大趾，沿中大趾次趾的骨缝至尖端，又回经爪甲后二节间的三毛地方，与足厥阴经相接。

肝的经脉叫做足厥阴经，起于足大趾业毛地方，沿足面上行离内踝前一寸，再上内踝八寸穿出足太阴经后面，上走膝弯内侧，沿股阴入阴毛中，左右相交环绕阴器，至小腹，挟胃联络肝和胆，上过膈膜散布胁肋，再沿喉咙后面至上鄂连目系，出额与督脉会于巅顶。它的支脉，从目系下走颊里，环绕唇内。又一支脉，从肝另穿膈膜注于胸中，与手太阴经相接。

[名词浅释] 经脉篇："灵枢"的篇名，详述手足三阴三阳十二正经及其别脉的循行路线和发病症状，后来论经脉的都以此为根据。

络，属：都是联络的意思，凡经脉连于其本经的脏腑称属，萦绕于与本经相表里的脏腑称络。

循：由此至彼的意思。

支：如江河之有支流，是本经以外的旁支。

[体会]《内经》在经脉篇开头便说："经脉者，所以决死生，处百病，调虚实，不可不通。"马元台注释："不识十二经络，开口动手便错。"于此

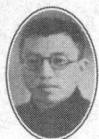

可见经脉在临床上的重要性。然而经脉究竟是什么？在现在解剖学上尚难加以说明。过去日本汉医曾经引神经来解释，没有得到结果，因此认为不合科学，想把经络否定。但据谢永光先生说："近几年来日本医界又有不少人改变了原来否定经络的主张，转过来学习古典，努力考证古籍关于治疗方面的记载，希望借此发现相当的理论或法则。法国针灸学界近年来也进行了对经络学说的研究，认为有人不根据经络学说的刺法，虽然也可收获疗效，可是这些疗效远比不上经络治疗的。"（1956 年 10 月中国新医学月刊）因此，我们知道经络与神经是两回事，不必附会到神经方面，也不能因为无法用神经分布状况来引证而加以轻视。既有实际应用的价值，将来一定能用科学来说明。

十二经络的发明，具有高度科学的生理解剖学思想。单从《内经》记载的意义来研究，在《逆顺肥瘦篇》里曾有提纲指出："手之三阴，从脏走手，手之三阳，从手走头，足之三阳，从头走足，足之三阴，从足走腹。"说明了阴经和阳经相互接连，有次序地分布全身循环往复。

不难看到，手足十二经实际上只是太阴、少阴、厥阴、太阳、阳明、少阳六各，这六种又可合为三组：第 1 组是太阴和阳明；第 2 组是少阴和太阳；第 3 组是厥阴和少阳。这样一阴一阳的配合，叫做表里，表里的意思是指具有密切关系的两个方面。所以还可把内经指出的提纲简化为公式如下：

脏——手——头——足——腹（脏）

也就是：

手之三阴——手之三阳——足之三阳——足之三阴

如果把三组分别填入，便成下列三个形式：

1. 手太阴——手阳明——足阳明——足太阴
2. 手少阴——手太阳——足太阳——足少阴
3. 手厥阴——手少阳——足少阳——足厥阴

由于十二经脉互相衔接，由阴入阳，由阳入阴，从表走里，从里走表，自上而下，自下而上，所以《内经》在卫气篇里又指出："阴阳相随，内外相贯，如环之无端。"也由于它循行路线的不同，很自然地把全身划分为若干区域，并建立起体表和内脏的表里关系。我们可以观察那一区域内的症状，就认识发病的场所，从而根据那一经、脏来进行治疗，所以在内科和其他各科都占重要地位。一般认为经络只有针灸科需要研究，那是极不全面的看法。

[应用] 必须熟记，并备经络图作为参考。依照经络的划分，在临床上能把病症清楚地分类归纳，对于整体疗法有极大帮助。

[原文]《素问·骨空论》曰："任脉者，起于中极之下，以上毛际，循

腹里，上关元，至咽喉，上颐，循面入目。冲脉者，起于气街，并少阴之经，侠脐上行，至胸中而散。任脉为病，男子内结七疝，女子带下瘕聚。冲脉为病，逆气里急。督脉为病，脊强反折。督脉起于少腹以下骨中央，女子入系廷孔。其孔，溺孔之端也。其络循阴器，合篡间，绕篡后，别绕臀，至少阴与巨阳中络者，合少阴，上股内后廉，贯脊属肾。与太阳起于目内眦，上额交巅，上入络脑，还出别下项，循肩膊内，侠脊抵腰中，入循膂，络肾。其男子循茎下至篡，与女子等。其少腹直上者，贯脐中央，上贯心，入喉，上颐，环唇，上系两目之下中央。此生病，从少腹上冲心而痛。不得前后，为冲疝。其女子不孕，癃痔，遗溺，嗌干。督脉生病，治督脉，治在骨上，甚者在齐下营。"

[语译]《素问·骨空论》上说，任脉起于脐下中极穴，上至毛际，沿腹里至关元穴，再上至咽喉，至颔部，又沿面入目下。冲脉起于少腹气街穴，与足少阴经并行挟脐而上，至胸中分散。任脉的发病，在男子是易生七疝，女子是易患白带和癥瘕、积聚病。冲脉的发病是，气逆不上，腹内急胀。督脉发病，使脊部强直反折。督脉起于少腹，下行至横骨下近外的中央部分，在女子联络廷孔——溺孔上端。它的支脉，沿阴器至篡——前后二阴之间，绕至篡后，又绕臀部，与足少阴经和足太阳经之中行者会合，上行股内后侧，通过脊内络肾。又一支脉，与足太阳经从目内眦上额交巅顶，并入络脑，回出下项，沿肩膊内侧，从脊旁至腰中，入膂络肾，其在男子沿前阴下至篡与女子同。从少腹直上的脉，通过脐的中央，上至心入喉咙，再上颔部环绕口唇，上连两目下。故这条经脉的病症，往往从少腹冲心作痛，二便不通，叫做冲疝，在女子不易受孕，并有小便不通、痔疮、或遗尿、咽干等症。凡督脉生病，当治督脉，取腰横骨上毛际中曲骨穴，病深的取脐下的阴交穴。

[名词浅释] 骨空论："素问"的篇名，叙述经脉循行于骨空间的穴位。骨空间为骨节相交，精髓相通地方，精髓属于肾，冲、任、督三脉又皆发源于肾，故一并叙入。

七疝：①冲疝，从少腹有气冲心作痛，二便不利；②狐疝，卧时入腹，站立则阴囊胀坠；③厥疝，腹内有逆气；④癥疝，睾丸肿大，顽痹不仁；⑤疝瘕，少腹烦热作痛，注泄白淫；⑥癀疝，腹筋拘急，溃脓下血；⑦㿗癃疝，内裹脓血，小便癃闭。

[备注] 督脉从少腹直上的，似指冲、任二经，故其发病亦为冲、任应有的病症，王冰曾说："任脉者女子得之以任养也，冲脉者以其气上冲也，"可作参考。

[原文]《灵枢·脉度》篇曰："跷脉者，少阴之别，起于然谷之后，上

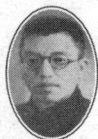

内踝之上，直上循阴股入阴，上循胸里，入缺盆，上出入迎之前，入顽，属目内眦，合于太阳阳跷而上行。气并相还，则为濡目。气不荣，则目不能合。"

[语译]《灵枢·脉度》篇上说，阴跷脉是足少阴的别脉，从然骨的后上行内踝上面，直上沿股阴至前阴，再上沿胸至缺盆，出入迎前面人颧骨上络目内眦，合足太阳的别脉阳跷脉上行。阴跷和阳跷的气并行回还，赖以润目，如果气不濡润，便为目不能合。

[名词浅释] 脉度篇："灵枢"的篇名，言全身经脉的长度，共为16丈2尺。

[体会] 十二正经之外，还有奇经，奇经凡八，由于不像十二经的表里配合成偶，故称做奇。上节和本节叙述奇经八脉的循行路线及其发病似有错简，兹录"难经"原文如下，以资考证，二十八难云；"督脉者起于下极之俞（指长强穴，在脊骶骨端），并于脊里上至风府（风府穴在脑后发上三寸），入属于脑；任脉者起于中极之下（中极穴在脐下四寸），以上至毛际，循腹里上关元（关元穴在中极上一寸），至咽喉上颐，循面入目络舌；冲脉者起于气冲（即气街穴，在毛际两旁），并足阳明之经挟脐上行，至胸中而散；带脉者起于季胁，回身一周；阳跷脉者起于跟中，循外踝上行入风池（风池穴在后脑发际陷中）；阴跷脉者亦起于跟中，循内踝上行至咽喉，交冲脉；阳维、阴维者，阳维起于诸阳会（指足外踝骨下陷中金门穴），阴维起于诸阴交（指足内踝上距踝三寸骨陷中筑宾穴）。"二十九难云："阳维维于阳，阴维维于阴，阴阳不能自相维，则怅然失志（精神不爽貌），溶溶不能自收持（指四肢懈怠）；阴跷为病，阳缓而阴急，阳跷为病，阴缓而阳急（阴阳即指阴跷和阳跷所过地方）；冲之为病，逆气而里急；督之为病，脊强而厥；任之为病，其内苦结，男子七疝，女子瘕聚；带之为病，腹满，腰溶溶若在水中；阳维为病苦寒热，阴维为病苦心痛（上指合病，此指分病）。"

从奇经八脉来说，前人认为维脉是一身纲维，跷脉是使机关跷捷，督脉为阳脉的总督，任脉为阴脉的承任，冲脉为诸脉的冲要，带脉为诸脉的总约。从全身经脉总的来说，十二经有孔穴，任督二脉亦有孔穴可以针灸，成为十四经；又十二经都有别络，不仅维脉和跷脉，脾更有一大络叫做虚里，合并任督二脉成为十五络，与十二经称为二十七气，认为如水之流，不分昼夜，终而复始，如环无端。这些正经和奇经的作用，在临床上用之有效，不可否认是前人在实践中积累起来的经验，值得重视。

[应用] 必须熟记，与十二经同样重要。

# 七、治　则

本篇叙述治疗上的基本法则，包括药物、针刺、按摩和温浴法等，特别指出方剂的组织及其适当应用。

[原文]《素问·阴阳应象大论》曰："阴阳者，天地之道也，万物之纲纪，变化之父母，生杀之本始，神明之府也。治病必求其本。谨守病机，各司其属。有者求之，无者求之，盛者责之，虚者责之。必先五胜，疏其血气，令其调达，而致和平。"

[语译]《素问·阴阳应象大论》上说，（上略）治病必须从根本上求得解决，求本的方法是：细心地掌握"病机"，辨别其属于那一部门。这部门里有的，应该寻求它的原因；没有的，尤其要寻求它别的原因。不论实症和虚症，都需要两方面来究诘根源。然后结合五胜气候，疏通血气，排除障碍，使它回复正常。

[名词浅释] 病机：机是机要。一种病的发生都有一定的症状，这症状是诊断的证据，《内经》曾把一般症状分类，作为临床的初步印象，称为病机，可参看病能篇至真要大论。

五胜：运气学说里的一个名词，指一年里五运的胜复，也就是不符合季节的气候变化。

[体会] 这是施行治疗前的一项细致工作，只有清楚地认识发病的原因和病灶，才能给予适当的治疗。《内经》所指示的，可举一简单例子来说明，比如病人的主诉是发热，一般当作外感病。但必须检查它有否怕冷、头痛等症？脉搏是否浮象？进一步必须检查它有无其他合并症？是否单纯的体表受寒？如果是单纯的体表受寒，还得检查它有汗或无汗？体质的强壮或衰弱，病程的长短和热势的升降情况，才能定出治疗的方针、处方用药。为什么一定要这样反复的检查呢？因为一般的退热法只有发汗和清凉剂两项，但是发热的原因和病灶相当复杂，有好多发热症不是发汗法和清凉剂所能解决，甚至在某种发热症上用了发汗法和清凉剂会加重其症状或引起病变。例如：①体实的人偶然感冒风寒或淋受冷雨骤然发热，兼伴怕冷、头痛、四肢酸疼、汗不出、脉象浮紧、舌苔薄白，可用麻黄、桂枝、羌活、防风一类的辛温发汗药，汗出即解；②感受风温发热的，往往不怕冷或稍有恶风、自汗出、口干、脉浮数、舌苔薄黄，宜用豆豉、薄荷、桑叶、菊花等辛凉清疏；③高热不怕风、反恶热、汗出后热势不减、脉象洪

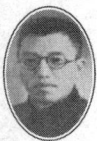

大、舌苔黄糙的，此为阳明经病，宜用石膏、知母、银花、连翘等清凉退热；④忽冷忽热，一天中不止一次，也没有一定的时间，头眩、口苦、脉象弦数的，称做少阳病，宜用柴胡、黄芩、半夏、青蒿等和解；⑤午后发热，早上身凉，舌绛、脉象细数的，多属阴虚症，宜生地、麦冬、鳖甲、银柴胡等养阴退蒸；诸如此类，难于悉举。至于乙型脑炎初起像感冒，麻疹初起像风温；又如感冒兼有咳嗽，阳明病兼有大便闭结；又如因伤食、劳顿等引起的发热，在治疗上都有显著的区别。倘然一律使用发汗和清凉剂来治疗，其后果是不可想像的。所以《内经》所说"有者求之，无者求之，盛者责之，虚者责之，"肤浅地看来好像异常空泛，一经结合到实际，便成为极其重要的一环。

［应用］必须熟记，只有不厌求详的推求，才能确认病因，定出治疗的方向方法。

［原文］《素问·至真要大论》曰："君一臣二，奇之制也。君二臣四，偶之制也。君二臣三，奇之制也。君二臣六，偶之制也。故曰：近者奇之，远者偶之。汗者不可以偶，下者不可以奇。补上治上，制以缓，补下治下，制以急。急则气味厚，缓则气味薄，适其至所，此之谓也。病所远，而中道气味之者，食而过之，无越其制度也。是故平气之道，近而奇偶，制小其服也，远而奇偶，制大其服也。大则数少，小则数多，多则九之，少则二之。奇之不去，则偶之，是谓重方。偶之不去，则反佐以取之，所谓寒热温凉，反从其病也。"

［语译］《素问·至真要大论》上说，一个方内用一个君药、两个臣药，是"奇方"的组织，两个君药、四个臣药，是"偶方"的组织，但用两个君药而三个臣药，还是奇方，如用两个君药而六个臣药，才是偶方。一般病在上而轻浅的称做近，多用奇方，病在下而深重的称做远，多用偶方，所以汗法宜于表症就不可用偶，下法宜于里症就不可用奇。此外，补上、治上的方剂要其药力稽留，宜用气味俱薄的"缓"剂，补下、治下的方剂要其药力迅捷，宜用气味俱厚的"急"剂，总之求其恰当的到达发病场所而已。因此有病所远而防止药力中途衰乏（按原文"中道气味之者"的之字不可解，疑心乏字传写所误），可以先服药、后进饭食来推进，这也是一个变通的方法。治病的道理，不论奇方或偶方，轻浅在上的组织宜"小"，深重在下的组织宜"大"，大的组织药数少，小的组织药数多，但多到九味，少则不能低于二味。此外，用了奇方而病不去，可以接用偶方，这种用法，称做"重方"，用了重方而病仍不解，就宜用反佐的方法，反佐法是用寒凉或温热的药来顺从寒或热的病症进行治疗的一种反治法。

［名词浅释］至真要大论："素问"的篇名。内经中叙述运气学说的，

有"天元纪大论"、"五运行大论"、"六微旨大论"、"气交变大论"、"五常政大论"、"六元正纪大论"等篇，本篇总括前文加以补充，认为至真至要，故名。文内并说明治疗法则、方剂组织和用药规律。

重方：重平声，重复的意思。为了既用奇方，再用偶方，故马玄台注，后世也叫"复方"，李东垣七方图，并作大、小、缓、急、奇、偶、复。

[体会] 本节专论方剂的组织，分为奇、偶、缓、急、大、小、重七种，后来称作"七方"。包含着四个形式和意义。

**1. 奇偶** 指作用的专一和混合。奇是单数，偶是双数，说明方剂的作用有单纯的、有兼施并用的。处方的主要目的是消除病因，如果只有一个病因，就是只有一个目的，也就是只要一个主药；有两个病因时，便有两个目的，就要有两个主药，所以内经把"君一臣二"称做奇方，"君二臣四"称做偶方。然而偶方内臣药的多少也能左右主药的力量，故又指出"君二臣五"仍是奇方，"君二臣六"才是偶方，说明单数是无法平分的，既然不能平分，势必力量有偏重，还是奇方的意义。因此可以体会到君二臣四是偶方，倘然臣药的分配为一与三，应该属于奇方，扩大为君三臣三，只要三方面的药力平衡，也是偶方的制度。过去有人拘泥在数字的一、三、五和二、四、六方面，忽视了方剂的作用是不对的。

**2. 缓急** 指作用的和缓和峻利。病有慢性、急性的区别，治疗上也就有缓、急的适当处理，这是一般性的。这里着重于病灶的浅近和深远，认为病在上焦，药力宜缓，病在下焦，药力宜急，说明了同样内脏的疾患，在处方时应当考虑药物的力量来适当地发挥其功能。

**3. 大小** 指作用的强盛和浅薄。方剂组织的大小，跟随病的轻重来决定，有两种方式，一种是以数少为大方，取其量重力专，数多为小方，取其量轻力散；另一种是以药少为小方，药多为大方，王冰所谓："病之甚者制大其服，病之微者制小其服。"后人只注意前者而忽略后者，不够全面。

**4. 重方** 指作用的复杂。意思是单用奇方和偶方不能解决一切病症，故必要时可以相互使用，同时在正治法以外，还可用反治法来治疗。

由于七方中有四种不同的作用，故在应用时不能把七方孤立来看，必须认识它彼此的关联。例如《伤寒论》上说："急下之，宜大承气汤。"当然，大承气汤是急方了，但大承气汤的惟一效能是通大便，也可说成奇方，它的力量强盛，也可说作大方。又如"急温之宜四逆汤。"同样包括急方、奇方和大方在内，具有不可分离的局面。因此，七方是方剂组织的一种制度，只有在作用上加以分析，才能理解其真正意义。

[补充] 至真要大论里还有如下两节：① "主病之谓君，佐君之谓臣，应臣之谓使，非上、中、下三品之谓也。" 这是对君臣的一个解释，并说明上中下三品是指古代药物分类法，与方剂无关；② "有毒无毒，所治为主，

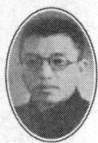

适大小为制也，君一臣二，制之小也，君二臣三佐五，制之中也，君一臣三佐九，制之大也。"这里所说的大方小方，与"大则数少，小则数多，"显然不同，可作参考。

　　[应用]必须熟记，是中医处方的基本法则。

　　[原文]《素问·至真要大论》曰："辛甘发散为阳，酸苦涌泄为阴，咸味涌泄为阴，淡味渗泄为阳。六者，或收、或散、或缓、或急、或燥、或润、或软、或坚，以所利而行之，调其气，使其平也。寒者热之，热者寒之，微者逆之，甚者从之，坚者削之，客者除之，劳者温之，结者散之，留者攻之，燥者濡之，急者缓之，散者收之，损者益之，逸者行之，惊者平之，上之下之，摩之浴之，薄之劫之，开之发之，适事为故。逆者正治，从者反治，从少从多，观其事也。热因寒用，寒因热用，寒因寒用，通因通用。必伏其所主，而先其所因。其始则同，其终则异。可使破积，可使溃坚，可使气和，可使必已。诸寒之而热者，取之阴，热之而寒者，取之阳。所谓求其属也。夫五味入胃，各归所喜攻。酸先入肝，苦先入心，甘先入脾，辛先入肺，咸先入肾。久而增气，物化之常也。气增而久，夭之由也。"

　　[语译]《素问·至真要大论》上说，药味辛、甘的有发汗、疏散作用，属于阳的性质，酸、苦的有涌吐、泄下作用，属于阴的性质，咸味同样有涌吐、泻下作用，属于阴，淡味有渗利小便作用，属于阳。这六种不同的性能，可以用来或收敛、或疏散、或缓和、或劲强、或干燥、或滋润、或坚者使软，软者使坚，只要各随需要使用，都能调理病气，达到和平。

　　一般的治疗法：寒证用热药，热证用寒药，轻证用逆治，重证用从治。症状方面，如坚实的用削伐法，感冒的用祛除法，疲劳的用温养法，凝结的用消散法，停留的用攻泻法，干燥的用滋润法，拘急的用舒缓法，耗散的用收敛法，亏损的用补益法，安逸的用运行法，惊惕的用平镇法。不论上升、下降、按摩、洗浴、迫击劫夺、疏散开泄，都以按照病况适当择用为是。这些针对症状治疗的方法，合乎治疗原则，称作正治；也有顺从病情的，称作反治，反治中并非完全顺从，有从多的，有从少的，须视病症的轻重来决定。凡是热药因寒证而用，寒药因热证而用，或者塞的方法用于塞证，通的方法用于通证，主要是制伏其主症，尤其重要的是先除其病因。故塞证用塞法，通证用通法，初起似乎同类，结果截然相异，它也能破积、攻坚，可使气和而痊愈。此外，有热症用寒药而热不退的，当补其阴，寒病用热药而寒不解的，当补其阳，这种虚症不能当作实症来治，就是求其属于那一部门的说法。

　　五味入胃，各走性质上接近的一面。例如：酸味先入肝经，苦味先入心经，甘味先入脾经，辛味先入肺经，咸味先入肾经。久服以后，因受药性的偏胜而使脏气偏盛，这是物理之常，这种偏盛经过较长时间，将会成为损害的因素。

[名词浅释] 正治：用与病邪相反性质的一类药物来治疗，如寒邪用热药，热邪用寒药。用药性与病邪相反的目的是要排除病因，符合于治疗原则，故说"逆者正治"。凡"坚者削之"至"惊者平之"一节，都属此类。

反治：用药性与病情同一方向的，所收效果与正治相同，因其含有顺从的意义，故说"从者反治"。如虚性胀满症之属于消化功能迟钝的，给予补剂，不用"结者散之"；下痢症大便频数，给予泻剂，不用"散者收之"。这种从症状表面观察来决定其相反的病因，实际上与正治是一致的。

[体会] 本节说明了一般的治疗方法，总的方面，包括药物、针灸、按摩和其他外治法；病症方面，包括了发汗、催吐、泻下、消导、滋补、镇静和收敛等法。这些方法在《内经》里曾有变化应用，后世并且加以发展，但基本上不能离开这几个原则。其特点如下：首先指出的是一病有一病的因素，只要消灭其因素，症状自然轻减。一般认为中医只是对症疗法，观察症状用药，不知中医必须在症候里寻得原因之后才会有疗法。比如有人问头痛吃些什么药？中医是无法回答的，理由就在头痛的发生不是一个原因，中药里菊花、吴萸、全蝎、牡蛎、防风、川芎等性质绝对不同，都可用治头痛，特别是中医善于从整体出发来考虑问题，就必须要从原因上求得治疗，故"伏其所主而先其所因"，是通过辨证来使用原因疗法，为《内经》治疗中的主要法则。其次，《内经》还掌握了病型的分类法，他看到每一种病的症候群里必然有一个主症，依据这主症的形态来寻求原因，从而定出治疗的方针，最为简捷可靠，故又定出了"坚"、"结"、"散"、"损"等名称。必须了解，这些名称是泛指一般病态，包含着多种病症在内，兹特列表举例见下页。

| 病型 | 病　例 | 治法 | 方　例 |
|---|---|---|---|
| 寒 | 指一般表寒和里寒现象，如因寒邪或阳虚引起的恶寒，四肢厥逆，以及寒疝，寒霍乱等 | 热 | 用辛热药，包括回阳在内，如四逆汤，大乌头煎，小青龙汤，桂附八味丸等 |
| 热 | 指一般表热和里热现象，如温病、暑热及口疮，咽喉肿痛，小溲短赤等内热症候 | 寒 | 用清凉药，包括滋阴降火在内，如白虎汤、六一散、银翘散、大补阴丸等 |
| 坚 | 指腹内坚硬有形的一类病症，如癥瘕、痃癖等 | 削 | 用克伐推荡药，多与攻剂相结合，也包括敷贴法，如削坚丸，鳖甲饮子，克坚膏 |
| 客 | 指时邪侵袭的一类症状……如伤风和其他时病等 | 除 | 用发汗、化湿等祛除六淫的药，如麻黄汤、香茹饮、神术散等 |

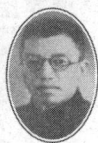

| 病型 | 病 例 | 治法 | 方 例 |
|---|---|---|---|
| 劳 | 指疲劳过度现象，如头晕不能用脑，记忆力薄弱，四肢怠惰等 | 温 | 用温养来增强体力，多与补剂相结合如四君子汤，归脾丸，人参养营汤等 |
| 结 | 指邪气痰浊郁结，包括部分外症在内，如结胸、痰核、流注、乳癌等 | 散 | 用温散药，包括敷贴法，如小陷胸汤、千金指迷丸，小金丹，硇砂膏 |
| 留 | 指脏腑积滞不能排除，如留饮停食、蓄水，便闭，以及妇科经阻等 | 攻 | 用攻逐泻下药，如十枣汤，大承气汤、舟车丸、抵当汤等 |
| 燥 | 指津液缺乏现象，如口渴，皮肤皲裂，大便困难 | 濡 | 用滋润药，如琼玉膏、沙参麦冬饮增液承气汤 |
| 急 | 指一般拘急强直症状，如口噤项强，手足拘挛等 | 缓 | 用舒展缓和药，如资寿解语汤，透经解挛汤，木瓜汤等 |
| 散 | 指耗散不能约束的症状，如盗汗、滑精、遗尿久泻及妇科崩漏等 | 收 | 用收敛固涩药，如牡力散，金锁固精丸，诃子散，女科固经丸 |
| 损 | 指一般亏损虚弱病症，如五劳六极，七伤及阴虚、阳虚中气不足等 | 益 | 用滋补强壮药，如六味地黄丸，八珍汤，补中益气，龟鹿二仙膏 |
| 逸 | 指运动障碍的现象，如瘫痪、痿痹等 | 行 | 用行血活络药，包括推舒法，如小活络丹，疏风活血汤 |
| 惊 | 指一般不安定的现象，如心悸、失眠、易醒、梦多易惊，及小儿惊风抽搐等 | 平 | 用镇静药，如朱砂安神丸，抱龙丸等 |

必须说明，治疗不是单靠病态来决定，从病态上定出的治法也不能单独应用。例如：寒的现象，有实证，有虚证，有表证，有里证，只凭一个热字，究竟选择那一类热性方药呢？又如：坚的现象，有在气在血，属寒属热，不把病灶和性质确定，也是无法选用克伐推荡一类方药的；再如留的病症，应先考虑病体能否胜任攻泻，或先攻后补，或先补后攻，或攻补兼施，或相间使用，前人也有一定步骤。诸如此类，说明了要很好地掌握内经的治疗法则，应当联系实际深入研究。

［应用］必须熟记，是治疗一般疾病的大法。

［原文］《素问·阴阳应象大论》曰："因其轻而扬之，因其重而减之，因其衰而彰之。形不足者，温之以气。精不足者，补之以味。其高者，因而越之，其下者，引而竭之，中满者泻之于内。其有邪者，渍形以为汗。

其在皮者，汗而发之。其慓悍者，按而收之。其实者，散而泻之。审其阴阳，以别柔刚。阳病治阴，阴病治阳。定其血气，各守其乡。血实宜决之，气虚宜掣引之。"

[语译]《素问·阴阳应象大论》上说，因为病轻浅，可用宣散法来祛其邪；因为病深重，可用减除法来平其势；因为病退而正气虚弱，可用补养方法来辅助其体力的恢复——形体不足的用气药温补，精髓不足的用味药滋补。病在上焦的可以因其高而催吐，在下焦的可以因其下而导泻，如在中焦胀满的可用消运和中来逐渐排除，也有在肌表的可用渍形法取汗或内服药发汗。邪势妄行耗散的当予抑制收引，结聚盘踞的当予疏散泻下，必须观察病的在阴在阳，分别邪的属刚属柔，病在阳的也可治其阴，病在阴的也可治其阳。同时明辨气分和血分，按其病源所在，血分实的予以逐瘀，气分虚的予以升提。

[名词浅释] 渍形：渍是潮润，渍形是指用薰蒸取汗。据"世医得效方"记载："蒸法以薪火烧地良久，扫除去火，以水洒之，取蚕沙、柏叶、桃叶（李念莪注作桃枝，疑误），糠、麸皆可用，相和铺烧地上可侧手厚，上铺草席，令病人卧温复之，夏月只布单复之，汗移时立至，俟周身至脚心自汗漐漐，乃用温粉扑止。"这是一种"劫之"的方法，过去多用于急症。

刚柔：据马玄台注："难经十难，以五脏之邪相干为刚，六腑之邪相干为柔。盖阳经为腑，邪始感故为柔，阴经为脏，邪人深故为刚。"简单的说，指病邪的强弱。

[体会] 本节承接上文来说明适当地运用一般疗法，关键在于一个"因"字，含有因事制宜和因人而施的意思，故指出病势的轻重，病所的高下，以及其他情况，作为灵活运用的依据。又从邪、正两方面提出了一些例子，关于邪实方面，分出轻和重、上和下等不同治法，关于正虚方面，分出形和精、气和血等不同治法。这些例子当然不够全面，但可以看到祛邪、扶正是治疗的两大纲领，怎样选用"客者除之"、"劳者温之"等等方法，达到又适合又迅捷地发挥治疗作用，实为临床上的重要一环。主要是同一病因，由于发病的场所不同，治法截然异样，只有寻出病所，处方才有目标，不犯似是而非、隔靴搔痒的毛病。然而人体是有机的联系，不能把《内经》所指出的病所呆板地孤立起来，也不能把《内经》的每一种治法简单地看待。故"轻而扬之"的"轻"字，与"高者越之"的"高"字，"在皮者汗而发之"的"皮"字都有关联；"扬"字与"越"字、"发"字以及"实者散而泻之"的"散"字都应结合。也就是说，或疏散风寒暑湿等邪，或宣化肺脏痰浊，或催吐来解除胸中痰食水饮的郁结，都属"轻而扬之"的一类。习用的如：①感冒风寒，用神白散（豆豉、白芷、生姜、

内经知要浅解

359

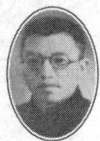

葱白、甘草）；②风温初起，用银翘散（银花、连翘、桔梗、薄荷、荆芥、豆豉、牛蒡、竹叶、甘草）；③伤风咳嗽，用三拗汤（麻黄、杏仁、甘草）；④风热头痛，用菊花茶调散（菊花、僵蚕、川芎、薄荷、荆芥、防风、细辛、羌活、白芷、甘草）；⑤鼻渊流涕腥秽，用苍耳散（苍耳子、薄荷、辛夷、白芷）；⑥伤寒胸中懊恼，用栀子鼓汤（豆鼓、山栀）……，皆归于轻扬的范围。以此为例，下面所说的"减"、"竭"、"泻"等，也包括了轻泻，重泻，泻水，泻宿食等在内，亦即包括了常用的大承气汤（枳实、大黄、芒硝、厚朴）、脾约麻仁丸（麻仁、芍药、杏仁、大黄、枳实、厚朴）、大陷胸汤（甘遂、大黄、芒硝）、控涎丹（甘遂、大戟、白芥子）和舟车丸（牵牛子、大黄、甘遂、芫花、大戟、青皮、橘红、木香、轻粉）等方剂。必须分辨，"泻之于内"不同于一般的泻，它的含义是健运消导，有帮助机体自然抗病能力使之与祛邪药物协同起来消除病邪，并不以攻泻为惟一手段。成方中如枳实消痞丸（人参、白术、枳实、黄连、麦芽、半夏曲、厚朴、茯苓、甘草、干姜）治满，中满分消丸（厚朴、枳实、黄芩、黄连、半夏、陈皮、知母、泽泻、茯苓、砂仁、干姜、姜黄、人参、白术、甘草、猪苓）治腹胀，芍药汤（芍药、黄芩、黄连、当归、肉桂、甘草、槟榔、木香）治痢下赤白，以及保和丸（神曲、山楂、茯苓、半夏、陈皮、连翘、莱菔子）的助消化等，虽然具有泻下性质，显然与单纯的泻下有所区别。故这里的"泻之于内"，不得肤浅地解释为内部积滞当用泻法，应该从"中满"两字体味其用意。至于前人对于祛邪的方法，不论发汗、催吐、利尿、通大便等，凡是用来排除实邪的都叫做泻，内经常以"虚则补之，实则泻之，"作为相对的一般治法，又不能与本节狭意的泻相提并论了。

病的发生，必然有因、有形、有所，治病必须把病因、病型和病所相结合，全面地考虑治疗方针，这是《内经》的大法。后人依据这思想指导，定出多种治法，丰富了治疗的内容。故"其在皮者汗而发之"，只是一个发汗法，《伤寒论》里就有不同的发汗方剂，发展到"温病条辨"又增添了许多不同的发汗方剂，并且两书里都记载了当用发汗而不可发汗的禁忌条文。这种掌握症状的特点和病人的特点来分别解决治疗问题，与《内经》学说是完全一致的。前苏联华格拉立克教授在中华医学会第十届全国委员代表大会上报告，讲到《内经》和其他古书中的中医治疗措施，大致说："治疗永远应当是严格地个体特异化的，并且应当根据病人病情的改变而改变处置方法；所有的治疗都应当是综合的，同时又是针对疾病的情况的。"我认为这几句话有力地表达了《内经》的治疗精神，也说明了重视病人的个体特征而予以个别治疗的重要性和科学性。因此，我们要在《内经》的大法里寻出活法，并在后人的活法里认识大法，不嫌重复，列表如下：

（必伏其所主而先其所因）

病因 ┬ 外感——风、寒、暑、湿、燥、火……
　　　└ 内伤——情志、劳倦、饮食、虫积……

（捐赠者益之，包括塞固塞用）

病型 ┬ 虚 ┬ 劳者温之（疲劳宜温养）
　　　│　　├ 燥者濡之（枯燥宜滋润）
　　　│　　├ 散者收之（耗散宜收敛）
　　　│　　└ 惊者平之（惊惕者镇静）
　　　│
　　　│　（客者除之，包括因其衰而彰）
　　　└ 实 ┬ 坚者削之（坚满宜克伐）
　　　　　　├ 结者散之（结聚宜消散）
　　　　　　├ 峁者攻之（积滞宜排除）
　　　　　　├ 急者缓之（拘急宜舒缓）
　　　　　　└ 逸者行之（静逸宜活动）

病症 — 总的治法 — 正治 反治

（因共衰而彰之）

病所 ┬ 虚 ┬ 表 ┬ 形不足温之以气（如补气健中，益胃升阳）
　　　│　　　└ 其慓悍者按之收之（如固表敛汗，涩肠止泻）
　　　│　　里 ┬ 精——精不足者补之以味（如滋肾填精，益髓补脑）
　　　│　　　　├ 气——气虚宜掣引之（如升举气陷，血脱益气）
　　　│　　　　├ 阴——诸寒之而热者取之阴（如滋阴退热，甘咸养阴）
　　　│　　　　└ 阳——诸热之而寒者取之阳（如温补命火，扶正回阳）
　　　│
　　　│　（其实者散而泻之）
　　　└ 实 ┬ 表 ┬ 其在皮者汗而发之（如辛温解表，清疏透邪）
　　　　　　│　　└ 其有邪者渍形以为汗（如芫荽透疹，桃叶取汗）
　　　　　　里 ┬ 上焦 ┬ 因其轻而扬之（如宣肺化痰，微辛疏散）
　　　　　　　　│　　　└ 因其高而越之（如酸苦涌泄、烧盐探吐）
　　　　　　　　├ 中焦——中满者泻之于内（如散郁除痞，健运分消）
　　　　　　　　├ 下焦 ┬ 因其重而减之（如消积导滞，攻逐水饮）
　　　　　　　　│　　　└ 其下者引而竭之（如润肠通便，急下存阴）
　　　　　　　　└ 血分——血实宜决之（如活血通经，散疗消瘕）

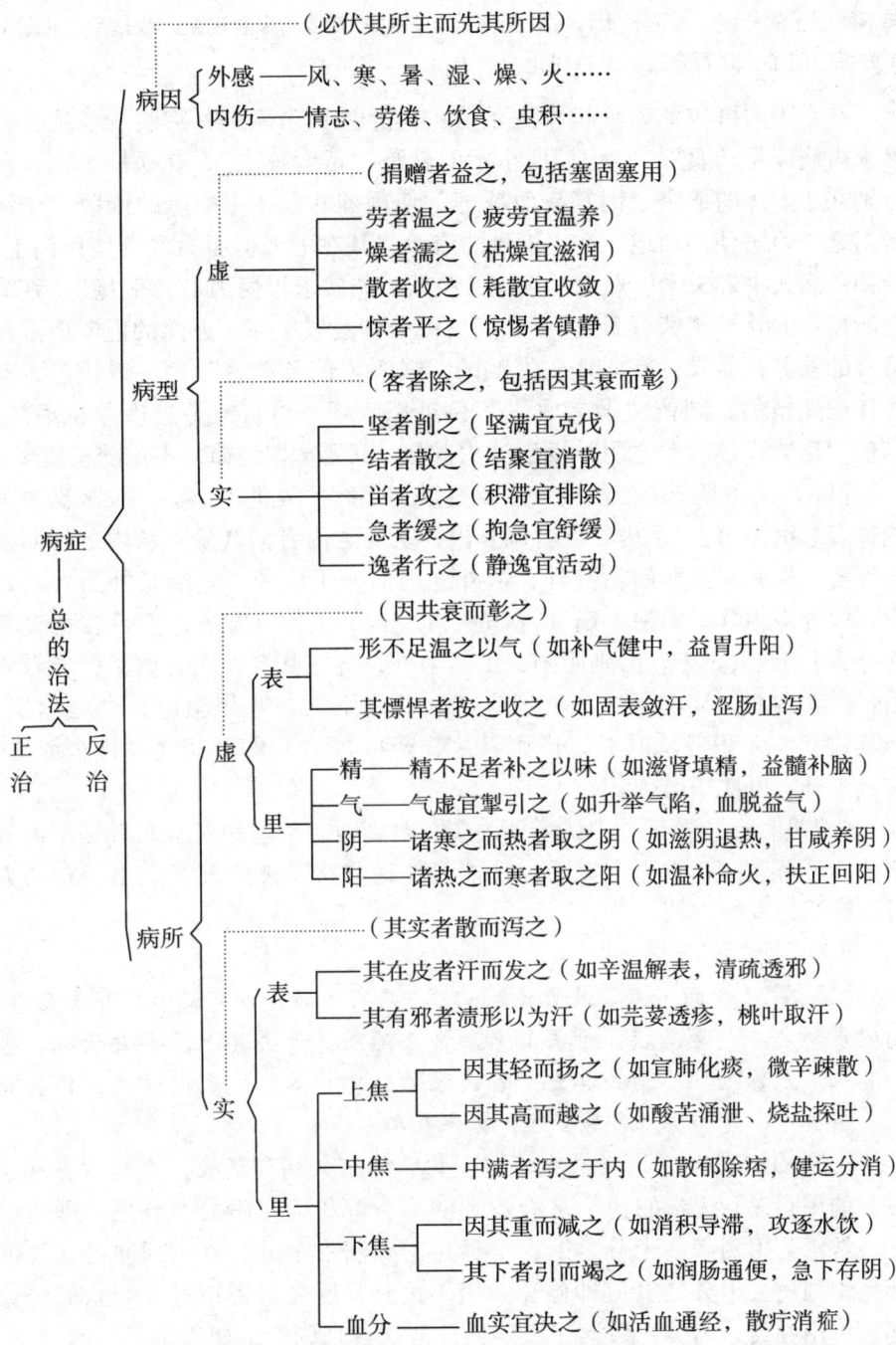

附注：此表内容限于本篇记载，不够全面，为了分类，也不能避免偏于片面。如"客者除之"是指一般外感，现在作为提纲；"逸者行之"在虚证和实证都可发现，以常见者多气血凝滞，就归入实证方面；又如"慓悍者按而收之"注解颇不一致，从字面来说，慓悍似属实证，但一般慓悍证如吐血、泄泻、大汗等多属虚证，即使因实证而引

内经知要浅解

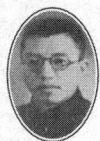

起不能制止的吐血、泄泻、大汗等，到严重状态时外表多呈虚脱现象，故最后考虑，置于表虚一门了。是否合适，留待讨论。

在上表内可以约略认识中医治病的基本原则。例如：胸腹胀满症，倘然求得病因是"食"，在病型所指示的就是"留者攻之"，在病所方面，可分别于在上焦的依照"因其高而越之"使用催吐，在于中焦的依照"中满者泻之于内"使用消运，在于下焦的依照"其在下者引而竭之"使用泻下；又如：病人主诉头晕、形瘦、气短、肢软，倘然求得病因是"劳倦"，在病型所指示的就是"劳者温之"，在病所可分别其属于那一方面的虚弱而采用适合的补养；如果再有心悸、失眠的，则依"惊者平之"例助以镇静，有多汗或遗精的，则依"散者收之"例助以收涩，再有疲劳过度兼见虚热，则依"寒之而热者取之阴"助以滋阴退蒸。只要掌握规律，不难随机应变。

［补充］在复杂的治法里，主要是辨别疾病的表里、虚实，故至真要大论曾有总纲提出："从内之外者调其内，从外之内者治其外，从内之外而盛于外者，先调其内而后治其外，从外之内而盛于内者，先治其外而后调其内，中外不相及，则治主病（既不从内，又不从外的意思，即后世所说不内外因）。调气之方，必别阴阳，定其中外，各守其乡，内者内治，外者外治，微者调之，其次平之，盛者夺之，汗之下之，寒热温凉，衰之以属，随其攸利。无积者求其脏，虚则补之，药以祛之，食以随之，行水渍之，和其中外，可使毕已。"

［应用］必须熟记。中医辨证用药，对病因、病型和病所三者是不可分割的，了解这些基本原则以后，才能具体地分析具体病况，定出治疗的方针，适当地选择方药。

［原文］《素问·五常政大论》曰；"病有久新，方有大小，有毒无毒，固宜常制矣。大毒治病，十去其六。常毒治病，十去其七，小毒治病，十去其八。无毒治病，十去其九。谷肉果菜，食养尽之，无使过之，伤其正也。不尽行，复如法。必先岁气，毋伐天和。"

［语译］《素问·五常政大论》上说，病有久病和新病，方有大方和小方，使用有毒和无毒的药物是有规则的。大毒药用到病去十分之六即应停止，常毒药用到病去十分之七，小毒药用到病去十分之八，即使是无毒的药也用到病去十分之九应即停止。用得过分，反会损害正气。剩余的一分病。可用谷类、肉类、果类和蔬菜类日常饮食来调养，如果用谷、肉、果、蔬而不能尽除时，再按病邪程度用药物治疗。（按《内经》知要句逗，作"不尽行，复如法"。兹拟改为"不尽，行复如法"）在用药期间，还要观察气候，适应生长收藏的天地常道。

［名词浅释］有毒、无毒：这是指一般的药物。前人认识到药物的作

用，由于气味的刺激，虽能治病，也能伤人，至真要大论所谓"气增而久，夭之由也。"故称做毒。也由于药物的气味有厚薄，因而作用有强弱，就区别为大毒、常毒、小毒和无毒，从现在来说，可能是指毒性反应大小，作为用药程度上差别的一般准则。

[体会] 每一种病，决定治疗方针以后，接着就是处方用药。用药不仅要针对疾病，还要注意机体本身。《左传》上说："药不瞑眩，厥疾勿瘳，"是指药性反应；《内经》上曾说："能（通耐）毒者以厚（气味厚）药，不胜（平声）毒者以薄（气味薄）药，"是指用药当顾体质。所以大寒、大热的病当用大热、大寒的药，是大匠的规矩，病人能否接受这猛烈的药物，应该根据具体情况来考虑了。《内经》分辨大毒、常毒、小毒、无毒，目的就在一面祛除病邪，一面不使损害正气，故"毋使过之，伤其正也"两句，提高了医生用药的警惕性，也指出了治病要衡量病邪的浅深和体力的强弱来决定用药的标准。过去有些人以轻剂为平稳，对用重剂的人加以指摘；也有爱用重剂的，讥笑轻剂为轻描淡写；更有过者作惊人之笔，补必人参，温必鹿角，凉必牛黄、羚羊一类，甚至长期进服，不免都有偏倚地方。由于疾病的过程，除少数慢性病外很少长期停留在某一阶段，特别是中医以辨症用药为主，必须紧随病情的进退而进退，不可能始终用一个方法来解决一种疾病，即使某种病用某种方药见效之后，也不可能即以某种方药作为某病的特效药而靠它来收功。因此，有人希望中医做到一病一方或一病一药，目前是肯定难于做到的，在将来还是有商榷的必要。

怎样算是大毒？怎样才是小毒？很难加以明确地区别。中药的作用既然把气味为研究对象，向来就以气味的厚薄作为等次，故本草书上分出大辛大热、大苦大寒、微辛微凉、微苦微温，并分甘淡、咸平等类。这种气味理论，主要是指示气味对人体内脏所发生的一种作用，中医利用其作用的反应定出效能，再因其气味的复杂而产生的效能差异，分别使用于各种不同性质的疾患，即在同一症状中也要细致地分别使用。故同是通大便药，大黄大苦大寒，宜于热证；巴豆大辛大热，宜于寒证；芒硝辛咸苦寒，用来软坚；枳实苦酸微寒，用来利气；麻仁甘平，能润燥；瓜蒌甘寒，能润燥兼清热；柏子仁甘平，则润燥而兼滋补；肉苁蓉甘咸酸温，则又滋补而兼助阳。进一步利用其气味来配成方剂，效用更为广泛，如玄参、麦冬、生地本非通大便药，"温病条辨"把它组成增液汤后，称作咸寒苦甘法，用在温病阴虚不能接受攻下药时，亦能收到通便效果，所谓"以补药之体，作泻药之用，既可攻实，又能防虚。"于此可见中药气味之说，虽与现代药理难以结合，然在中医药一个理论体系下所积累起来的经验，离开了气味来论药效，是不容易切合实际的。

[应用] 必须熟记。从药物毒性的大小联系到以上方剂组织和治疗法

内经知要浅解

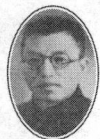

则，可以认识到：①处方用药，先要确定治疗方针；②方剂的组成有一定形式，用药也有一定的层次；③用药的另一方面，必须照顾体质；④营养疗法是调理的最好方法，在古代已很重视。

[原文]《素问·六元正纪大论》曰："妇人重身，毒之何如？"岐伯曰："有故无殒，亦无殒也。"帝曰"顾闻其故何谓也。"岐伯曰："大积大聚，其可犯也，衰其大半而止。"

[语译]《素问·六元正纪大论》中黄帝问："怀孕的妇人，服药有没有妨碍？"岐伯答："为了病而用药，对孕妇没有损害，就是对胎儿也没有伤害的。"黄帝又问："为什么呢？"岐伯说："比如大积大聚也可用药攻散，但是病去大半，即应停服。"

[名词浅释] 六元正纪大论："素问"的篇名，主要为运气学说。论六气的司天和在泉，以五运之气运化于中，三十所为一纪，两经为一周，故名。

重身：重读平声，王冰所谓："身中有身"，今江南俗语诘作笨重之重，是错的。

[体会] 本节论孕妇的用药法。按"有故无殒，亦无殒也"两句，李念莪以第一句指孕妇，第二句指胎儿，马玄台谓"不惟子全而母亦无殒"，是以第一句指胎儿，第二句指孕妇了。虽然反正母子俱无损害，似可不辨，但孕妇服药而引起流产或出血过多而妨碍胎儿发育，多从母体影响子体，故采前说为是。又"故"字李念莪认为如大积大聚，如果从《内经》全文来看，本节之前有如下一段：岐伯曰："不远寒则寒至，不远热则热至，寒至则坚否（通痞）、腹满痛急、下利之病生矣；热至则生热、吐下霍乱、痈疽疮疡、瞀郁（昏闷的意思）、注下、瞤瘛（目跳筋挛）、肿胀、呕、鼽（鼻流清涕）衄、头痛、骨节变、肉痛、血溢血泄、淋闷之病生矣。"帝曰："治之奈何？"岐伯曰："时必顺（顺四时）之，犯者治以胜（如感热治以咸寒，感寒治以甘温）也。"据此，这里的"故"，是指一般病症，所说"毒之"，也指一般的治法。大积大聚的提出，说明孕妇也可用攻散之剂，其他都可理解了。必须提高警惕，毒药治病的规律已如上述，对孕妇尤要"衰其大半"，适可而止；某些药物对妊娠禁忌的，还是应该谨慎，不能借口《内经》作为掩护。

[应用] 能熟记最好，不但避免孟浪从事所造成的业务过失，也可纠正因循敷衍而造成的不良后果。

# 八、病　能

本篇叙述内、外科的一般病症和预后，还附述了一些病理、鉴别诊断、疾病分类法和经验方剂等。"能"通"态","病能"即"病态",阴阳应象大论有"此阴阳更胜之变,病之形能也"句,因采作篇名。也有就本来字面,解作能力和机能的,姑存一说。

[原文]《素问·至真要大论》曰:"诸风掉眩,皆属于肝;诸寒收引,皆属于肾;诸气膹郁,皆属于肺;诸湿肿满,皆属于脾;诸热瞀瘛,皆属于火;诸病胕疮,皆属于心,诸厥固泄,皆属于下;诸痿喘呕,皆属于上;诸禁鼓栗,如丧神守,皆属于火;诸痉项强,皆属于湿;诸逆冲上,皆属于火;诸腹胀大,皆属于热;诸躁狂越,皆属于火;诸暴强直,皆属于风;诸病有声,鼓之如鼓,皆属于热;诸病胕肿,疼酸惊骇,皆属于火;诸转反戾,水液浑浊,皆属于火;诸病水液,澄澈清冷,皆属于寒;诸呕吐酸,暴注下迫,皆属于热。"

[语译]《素问·至真要大论》上说,一般风症震颤晕眩,都属肝经;一般寒症收缩拘急,都属肾经;一般气症喘逆痞闷,都属肺经;一般湿症浮肿胀满,都属脾经;一般热症昏闷抽搐,都属火。诸痛痒疮皆属于心;一般四肢厥冷、二便或闭或不禁等症,都属下焦;一般肺痿、气喘、呕吐等症;都属上焦;一般口噤、鼓颔战栗、不能自主等症,都属火邪;一般痉病、颈项强直等症,都属湿邪;一般逆行上冲等症,都属火邪;一般腹大胀急等症,都属热邪;一般躁乱狂妄、精神失常等症,都属火邪;一般急性筋脉强直等症,都属风邪;一般腹内有声、中空如鼓等症,都属热邪;一般浮肿、酸疼、惊惕等症,都属火邪;一般转筋、反张、小便浑浊等症,都属火邪;一般小便清利,无热感及沉淀等症,都属寒邪;一般吐酸、泻利迫急等症,都属热邪。

[名词浅释] 胕肿:胕者夫,通肤,胕肿即身体浮肿。胕字,也有作足部解的。

水液:指小便。

[体会] 本节为《内经》著名的"病机十九条"。《内经》在望色、切脉等诊断外,极其重视症状,病机就从复杂的症状中提出纲领,作为辨证求因的初步认识,也是一种疾病分类法。这里所举的病症,都指一般现象,不能看作某一种病。也可以说,这里所提出的症状,相等于"结者散之"和"急者缓之"等的"结"和"急"的意义,虽有所指,并不固定。在病因方面虽以六淫为主,亦可应用于其他杂症,显著的如小便的混浊和清利,同样适用的阴虚和阳虚证。至于原文"诸"字和"皆"字虽有概括之意,决不能包罗万象,必须触类旁通,才能得到用处。

前人对于病机的钻研,或者发掘它的根源,或者辨别它的疑似,也有推论它的转变的。如王冰说:"心虚则热收于内,肾虚则寒动于中;"马玄

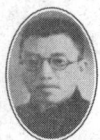

台说："有其病化者，恐其气之为假，无其病化者，恐其气之为伏，病化似虚者，恐其虚之未真，病化似盛者，恐其盛之未确，"均有深一层的看法。其间用力最专的当推金元四家中的刘完素，他依据病机十九条，参考王冰注译，并补出燥邪一条，演成《素问·玄机原病式》一书，予以系统地分类说明。兹列表对照如下：

病机
- 六淫
  - 六火：（包括热）
    - 诸热（包括发热和内热）、瞀［昏闷、瘛（音至，抽搐）］①
    - 诸禁（同噤）鼓（鼓颔）、慄（战慄）如丧神守（不能自主）
    - 诸逆、冲、上（上升的上三字都指病势上昌，如呕吐，喘息一类）
    - 诸躁（手足不安静）、狂、越（举动、言语失常、如癫狂症等）
    - 诸病胕（通肤）、肿（指一般浮肿）疼痛、惊骇（指神不安宁）
    - 诸病有声（如肠鸣）、鼓（叩击）之如鼓（指气臌一类腹胀等）
    - 诸胀、腹大（指一般腹胀症）
    - 诸转（如转筋拘挛）反戾、（戾是乖戾，如角弓反张）
    - 水液浑浊（指小便黄赤不清）
    - 诸呕、吐酸、暴（急性的意思）注（下利）下迫（迫不及待……）
  - 风：诸暴强直（如急性痉病）②
  - 寒：诸病水液，澄澈（清长无沉淀）清冷（无热感）③
  - 湿：诸痉项强（指一般强劲有力而不柔和现象）④
  - 燥：诸痉项强（指一般强劲有力而不柔和现象）⑤
- 五脏
  - 肝：诸风（一般风的现象）掉（动摇）眩⑥
  - 肾：
    - 诸寒（包括怕冷和四肢不暖等）收引（抱急一类）⑦
    - 诸厥（四肢厥逆）固（便秘）泄（泻利）下
  - 肺：
    - 诸气（一般气机不畅）膹郁（胸部痞闷）⑧
    - 诸痿（如肺脏萎缩）喘、呕
  - 脾：诸湿、肿、满⑨
  - 心：诸痛、痒、疮⑩

附注：刘完素作。

①诸热瞀瘛，暴瘖暴昧、躁扰狂越，骂詈惊骇、胕肿疼痛气逆冲上。禁慄如丧神守，嚏呕疮疡。喉痹耳鸣，目昧不明（包括目赤肿痛，翳膜眦疡等）暴注瞤瘛，暴病暴死，皆属于火。诸病喘呕吐酸，暴注下迫，转筋，小便浑浊，腹胀大鼓之如鼓，痈疽疡疹，瘤气结核，吐下霍乱，瞀郁肿胀，鼻塞鼽衄，血溢血泄，淋（小便涩痛）秘（大便涩滞），身热恶寒战慄惊惑悲笑，谵妄，衄蔑血污（指紫黑血）皆属于热。

②诸病强直，支（支持顽固的意思）痛缩（音软、收缩）戾，里急筋缩，皆属于风。

③诸病上下所出，水液，澄澈清冷，癥瘕、㿉疝，坚痞，腹满急痛，下痢清白，食已不饥，吐利腥哕，屈伸不便，厥逆禁固（指禁止坚固而运动不利）皆属于寒。

④诸痉强直，积饮痞膈中满，霍乱吐下，体重胕肿，肉如泥按之不起，皆属于湿。

⑤刘完素补：诸涩（不润）枯涸，干劲皲揭（皮肤开裂）皆属于燥。

⑥诸风掉眩，皆属于肝木。

⑦诸寒吸引，皆属于肾水。

⑧诸气膹郁，病痿，皆属于肺金。

⑨诸湿肿满，皆属于脾土。

⑩诸痛痒疮，皆属于心火。

内经病机原文 176 字，刘完素演为 277 字，增加不少症状，这是后来发展的一斑。刘完素还有"素问病机气宜保命集"（或谓张元素作）亦可参考。

[应用] 必须熟记。有了这样一个概念，从而反复追求发病因素，比较容易得出结论，依此类推，并可应付其他病变。所以十九条所包含的症状，只要能推广应用，在临床上是起着一定的指导作用的。

[原文]《素问·生气通天论》曰："阳气者若天与日，失其所则折寿而不彰，故天运当以日光明。是故阳因而上卫外者也，欲如运枢。起居如惊，神气乃浮。因于寒，体若燔炭，汗出而散。因于暑汗；烦则喘喝，静则多言；因于湿，首如裹，湿热不攘，大筋软短，小筋弛长，软短为拘，弛长为痿。因于气，为肿，四维相代，阳气乃竭。阳气者，烦劳则张，精绝，辟积于夏，使人煎厥。目盲不可以视、耳闭不可以听、溃溃乎若坏都，汩汩乎不可止。阳气者大怒则形气绝，而血菀于上，使人薄厥。有伤于筋，纵其若不容，汗出偏沮，使人偏枯。汗出见湿，乃生痤痱。高梁之变，足生大疔，受如持虚。劳汗当风，寒薄如皱，郁乃痤。阳气者，精则养神，柔则养筋。开合不得，寒气从之，乃生大偻。陷脉为瘘，留连肉腠，俞气化薄，传为善畏，及为惊骇。营气不从，逆于肉理，乃生痈肿，魄汗未尽，形弱而气烁，穴俞已闭，发为风疟。春伤于风，邪气留连，乃为洞泄。夏伤于暑，秋为痎疟。秋伤于湿，上逆而咳，发为痿厥。冬伤于寒，春必温病。阴之所生本在五味，阴之五宫伤在五味，味过于酸，肝气以津，脾气乃绝。味过于咸，大骨气劳，短肌，心气抑。味过于甘，心气喘满，色黑，肾气不衡。味过于苦，脾气不濡，胃气乃厚。味过于辛，筋脉沮弛，精神乃央。"

[语译]《素问·生气通天论》上说，阳气的作用是鼓舞于上而护卫外表的，经常运行不息。倘然生活不安定，如同受了惊吓一样，会使精神浮荡耗散，予外邪以侵袭的机会。因而受到寒邪，便身热如炽，汗出始解；因而受到暑邪，便为多汗，严重的烦闷气喘，不烦躁的也是多言自语；因而受到湿邪，头如蒙裹地作痕——湿邪不退，与热结合，便成湿热证，能使大筋短缩而拘挛，小筋松长而痿弱无力；因而受到风邪，便为浮肿，或四肢偏废，上下左右相代，阳气逐渐衰竭。

阳气因为烦劳过度，汗出太多，能使阴精耗伤，这种病积延到夏季炎热，成为煎厥，煎厥的症状是：目光昏糊不能看东西，耳内闭塞似地听觉

内经知要浅解

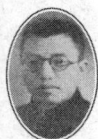

不聪，病势的发展，好比堤防破坏，无法阻止河水的奔放流泄。阳气在大怒之下，使气上逆，形态极度紧张，同时血随上升，成为薄厥。因此筋脉受伤，则四肢纵缓，不容自己运用；半边汗出，特别潮湿，可以成为半身不遂的偏枯症；汗出时候受到水湿阻滞，易生小疖和暑疹——也有喜欢吃膏粱厚味的人多生疔毒，好像拿了空虚的器皿来接受别人的赠予一样容易；劳动汗出受风，由于冷气的郁遏，也能酿成小疖、赤瘰一类疾患。

阳气中精粹的内养精神，柔润的外养筋肉，向外向内的开阖机能失常，寒气因而乘入。伤在背脊，便生大偻，身俯不能仰；伤在经脉，便生鼠瘘，留连在皮里膜外；倘从经穴内迫，逐渐成为恐惧和惊惕；留滞肌肉部分，障碍血液流行，郁结而成痈肿外疡，也有汗出未止，形体已疲，热气正在消烁，骤然受寒，毛孔闭塞，可以发生风疟。

春季伤了风邪，挨延到夏天能生泄泻；夏季伤了暑邪，秋天能生疟疾；秋季伤了湿邪，易患气逆咳嗽，并发四肢痿弱、厥冷等症；冬季伤了寒邪，到春天往往感染温病。

阴气的滋生，由于五味，五脏的损害，也由于五味。所以多啖酸的，能使肝气过旺，影响脾胃运化；多啖咸的，能使腰骨劳伤，肌肉萎缩，影响心脏气塞不行；多啖甜的，能使胸膈壅塞喘促，影响肾气平衡而色黑；多啖苦的，能使脾经枯燥，影响胃肠消化排泄；多啖辛辣的，能使筋脉毁伤弛废，精神也受到灾殃。

[名词浅释] 因于气：这里的气应作风气解，四肢相代，也是指中风偏废一类。

煎厥、薄厥：气逆而阴阳失调，轻则手足寒冷，重则不知人事，都叫做厥。煎厥、薄厥即因阴阳不调所引起的一种病症，煎是形容阴精如被煎熬地渐渐消失，薄音搏，形容有升无降迫急之状。

痤、疿、皶：痤音锄，指轻微的肿，即小疖；疿音沸，俗称疿子，即汗疹；皶音渣，鼻部及其周围红晕似疮，即面鼻赤瘰。

偻、瘘：偻音娄，指背部伛曲；瘘音漏，颈项的疾患，如鼠瘘今称瘰疬一类。

[体会] 本节以阳气为核心，说明一般疾病的形成。首先指出阳气有卫外作用，六淫的侵入都由阳气不固为其主因；其次指出阳气过旺，可使血液妄行、阴分耗散，尤其阳旺汗出而感受风寒水湿，还会变生其他疾患；再次指出阳气能养神、柔筋，如果内外失调，影响精神和形体方面都有病变呈现；最后指出阳气虚弱而引起的病症，有当时即发的，有因某脏受损而至某一时期始发的；再由于阳气而联系到阴味，并指出了阴味过度对于内脏的损害。从整个来说，这是非常具体的一段理论，包括急性病和慢性病，也包括了内症和外症。但在本节里必须找出其主病及附带病症，然后

能掌握其重点。例如：因阳气不固而感受的寒症、暑症、湿症和风症都是主病，其中湿热不攘便是附带病症；又如：因阳气耗散或上逆而致成的煎厥或薄厥是主病，其他筋纵、偏枯、痤痱、皶痤等便是附带病症。主要是有些病症都由主病传变，或因主病而连累及之，不能肯定其必有，显见的如疔疮说明膏粱热毒，不关阳气诱发，可能因痤痱而连叙，尤为附带中的附带病症了。

　　春季受了风邪至夏天生泄泻，夏季受了暑邪至秋天生疟疾等说法，在《阴阳应象大论》里比较说得简要："冬伤于湿，春必病温，春伤于风，夏生飧泄，夏伤于暑，秋必痎疟，秋伤于湿，冬生咳嗽。"这种受邪而不即发病的，过去称作"伏气"，伏气的意义与现代所说的潜伏期有些相似，古代没有病毒、病原体的研究，他看到季节性的发病，认为是脏气亏损，脏气的亏损由于调养不适当，于是有追根寻源的想法。故与道生篇内四气调神论所说："逆之则伤肝，夏为寒变，逆之则伤心，秋为痎疟"等理论完全一致。清代雷少逸曾根据内经四时六气为病，分作即病和不即病选成"时病论"一书，有法有方，可以参阅。至于伏气的争辩，在中医书里聚讼纷纭，暂时不作讨论。

　　[备注] ①《内经》原文作："阳气者若天与日，失其所则折寿而不彰，故天运当以日光明（李念莪把这几句摘入阴阳篇）。是故阳因而上卫外者也，因于寒，欲如运枢，起居如惊，神气乃浮，……"很明显，本节所说的，都是从阳气不固或阴阳不平衡以后所引起的疾患，不把阳气提出是不容易理解的，此其一。②其次，阳气的本能怎样？怎样会使阳气不固和失其平衡？《内经》中原有交代，如果不把这总纲弄清楚，对以下的许多病症也会发生模糊之感。因此，我个人认为应作如下的修改："阳因而上卫外者也，欲如运枢。起居如惊，神气乃浮。因于寒，体若燔炭，汗出而散；因于暑，汗、烦则喘喝，静则多言；因于湿，……"这样，第一第二两句说明了阳气的本能和正常现象；三、四两句说明了阳气的所以失常与生活有关系；五、六两句说明了因此而受寒的症状；以后都可迎刃而解了。③又《内经》原文煎厥之下，有："目盲不可以视，耳闭不可以听，溃溃乎若坏都（都是用来防水的），汩汩（音骨，水流貌）乎不可止"数句；大怒之上，有"阳气者"三字；开阖不得之上，有"阳气者，精则养神，柔则养筋"三句；味过于酸上，有"阴之所生，本在五味，阴之五宫，伤在五味"四句。倘然除头去尾，均能失去《内经》用意，兹均补入。

　　[应用] 必须熟记。从这里可以认识到疲劳过度、情志波动和生活不安定等都能引起阳气变化，从而体内失其平衡，外邪乘机侵袭，造成外感和内伤一系列病症。也可回顾到道生篇："真气从之，病安从来，"正是它的最好注脚。

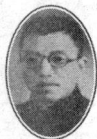

[原文]《素问·阴阳别论》曰:"二阳之病发心脾,有不得隐曲,女子不月,其传为风消,其传为息贲者,死不治。三阳为病,发寒热,下为痈肿,及为痿厥腨痛,其传为索泽,其传为颓疝。一阳发病,少气,善咳,善泄,其传为心掣,其传为膈。二阳一阴发病,主惊骇背痛,善噫,善欠,名曰风厥。二阴一阳发病,善胀,心满,善气。三阴三阳发病,为偏枯痿易,四肢不举。所谓生阳死阴者,肝之心,谓之生阳;心之肺,谓之死阴;肺之肾,谓之重阴;肾之脾,谓之辟阴。死不治。结阳者,肿四肢。结阴者,便血一升,再结二升,三结三升。阴阳结斜,多阴少阳,曰石水,少腹肿。二阳结,谓之消。三阳结,谓之隔。三阴结,谓之水。一阴一阳结,谓之喉痹。"

[语译]《素问·阴阳别论》上说,二阳病的发生多起于心脾两经,为了情绪抑郁难以表达,可以影响到女子月经不调,并能发展为肌肉消瘦的"风消",再为呼吸喘促的"息贲",便成不治之症了。三阳病的症状是,寒热、下肢浮肿,痿弱不暖,足肚酸疼,发展为形容枯槁的"索泽"症,或为小腹痛引睾丸的"颓疝"症。一阳病是气短、咳嗽、泄泻,发展为惊惕不宁的"心掣"症,或为饮食困难的"噎隔"症。二阳一阴合病是惊吓、背痛,多噫气和呵欠,叫做"风厥"。二阴一阳合病是善于作胀,胸膈满闷,气分不畅。三阴三阳合病是偏枯、足痿移易,四肢不能举动。一般病症的传变,分作生阳和死阴两项,例如:肝病传到心,叫做"生阳";心病传到肺,叫做"死阴";肺病传到肾,叫做"重阴";肾病传到脾,叫做"辟阴",辟阴是一个不治之症。病邪结聚在阳经的多肢肿,结在阴经的多便血,——浅的下血一升,重的二升,再重的三升,如果阴经阳经都有病邪而阴经重于阳经,则多少腹肿满的"石水症"。邪结二阳的病为消渴,在三阳的病为阻隔,在三阴的病为水肿,在一阴一阳的病为喉痹。

[名词浅释] 阴阳别论:"素问"的篇名,分辨阴病和阳病,阴脉和阳脉,文内有"别于阳者,别于阴者"等句,故名。

一阳、二阳、三阳、一阴、二阴、三阴:即少阳、阳明、太阳、厥阴、少阴、太阴六经的别名,以部位而言为一、二、三,以性质而言,则为太、少、厥、明。

生阳、死阴:阳主生长,阴主收藏,故病从阴脏转入阳脏的,认为化险人夷,叫做生阳,由阳转阴的认为由明入幽,叫做死阴,倘由阴脏传至阴脏,尤为严重,便称重阴和辟阴。重、平声,辟同僻,幽僻的意思。

[体会] 六经与内脏关联,其性质、功能和部位各不相同。本节即就各个经和脏的性质、功能和部位三方面来叙述一般的病变,所以没有指出发病的因素。不难看到,这里前面的二阳是胃,三阳是足太阳,一阳是胆,二阳一阴是胃与肝,二阴一阳是心与三焦,三阴三阳是脾与足太阳,后面

的二阳是胃与大肠，三阳是膀胱与小肠，三阴是脾，一阴一阳是肝与胆。姑举二阳病来说明，凡是怵惕思虑和忧愁不解都能损害心脾，脏象篇中已有论及。故有不愉快的情况，容易引起气分郁结，影响到胃功能的消化。从而饮食减少，营养不良，体力逐渐衰弱，在女子所显见的是月经由量少而至停止。进一步、像风化一样地形体消瘦，随着呼吸也困难急促，说明消化系统和循环系统都受障碍。那么，这里虽然没有指出因素，已经包括因素在内，这因素便是七情内伤。七情和六淫是病因中的两大类别，故本人认为这一节是内伤发病，与上节论外感恰恰相对。

[应用] 必须熟记。许多病症在找不到原因时，就应该着眼在情志与经脏本身的变化。

[原文]《灵枢·经脉》篇曰："肺，手太阴也。是动则病肺胀满，膨膨而喘咳，缺盆中痛，甚则交两手而瞀，此谓臂厥。是主肺所生病者，咳，上气，喘渴，烦心，胸满，臑臂内前廉痛厥，掌中热。气盛有余，则肩背痛，风寒，汗出中风，小便数而欠。气虚则肩背痛，寒，少气不足以息，溺色变。大肠，手阳明也。是动则病齿痛，颈肿。是主津液所生病者。目黄，口干，鼽衄，喉痹，肩前臑痛，大指次指痛不用。气有余，则当脉所过者热肿，虚则寒栗不复。胃，足阳明也。是动则病洒洒振寒，善呻，数欠，颜黑。病至则恶人与火，闻木音则惕然而惊，心欲动，独闭户塞牖而处，甚则欲上高而歌，弃衣而走，贲响腹胀，是为骭厥。是主血所生病者。狂疟温淫汗出，鼽衄，口喎，唇胗，颈肿，喉痹，大腹，水肿，膝膑肿痛，循膺、乳、气街、股、伏兔、骭外廉足跗上皆痛，中指（趾）不用。气盛则身以前皆热，其有余于胃，则消谷善饥，溺色黄。气不足，则身以前寒栗，胃中寒，则胀满。脾，足太阴也。是动则病舌本强，食则呕，胃脘痛，腹胀，善噫，得后与气，则快然如衰，身体皆重。是主脾所生病者。舌本痛，体不能动摇，食不下，烦心，心下急痛，溏、瘕泄，水闭，黄疸，不能卧，强立，股膝内肿厥，足大指（趾）不用。心，手少阴也。是动则病嗌干，心痛，渴而欲饮，是为臂厥。是主心所生病者。目黄、胁痛，臑内后廉痛厥，掌中热痛。小肠，手太阳也。是动则病嗌痛颔肿，不可以顾，肩似拔，臑似折。是主液所生病者。耳聋，目黄，颊肿，颈、颔、肩、臑、肘、臂外后廉痛。膀胱，足太阳也。是动则病冲头痛，目似脱，项如拔，脊痛，腰似折，髀不可以曲，腘如结，踹如裂，是为踝厥。是主筋所生病者。痔，疟，狂癫疾，头囟项痛，目黄，泪出，鼽衄，项、背、腰、尻、腘、踹、脚皆痛，小指（趾）不用。肾，足少阴也。是动则病饥不欲食，面如漆柴，咳唾则有血，喝喝而喘，坐而欲起，目如无所见，心如悬，若饥状，气不足，则善恐，心惕惕如人将捕之，是为骨厥。是主肾所生病者。

内经知要浅解

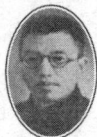

口热，舌干，咽肿，上气，嗌干及痛，烦心，心痛，黄疸，肠澼，脊股内后廉痛，痿厥嗜卧，足下热而痛。心主，手厥阴心包络也。是动则病手心热，臂肘挛急，腋肿，甚则胸胁支满，心中憺憺大动，面赤目黄，喜笑不休。是主脉所生病者。烦心，心痛，掌中热。三焦，手少阳也。是动则病耳聋浑浑焞焞，嗌肿喉痹。是主气所生病者，汗出，目锐眦痛，颊痛，耳后、肩、臑、肘、臂外皆痛，小指次指不用。胆，足少阳也。是动则病口苦，善太息，心胁痛，不能转侧，甚则面微有尘，体无膏泽，足外反热，是为阳厥。是主骨所生病者。头痛，颔痛，目锐眦痛，缺盆中肿痛，腋下肿，马刀侠瘿，汗出，振寒疟，胸、胁、肋、髀膝外至胫绝骨外踝前及诸节皆痛，小指（趾）次指（趾）不用。肝，足厥阴也。是动则病腰痛，不可以俯仰。丈夫㿗疝，妇人少腹肿。甚则嗌干，面尘脱色。是主肝所生病者，胸满呕逆，飧泄狐疝、遗溺闭癃。"

[语译]《灵枢·经脉》篇上说，肺脏与手太阴经关联，这一经一脏变动所呈现的病症是，胸部闷满膨胀，咳嗽气喘，缺盆中痛，剧烈的影响两手臂麻木，叫做"臂厥"。凡属肺的经脏发病，多见咳嗽、气逆喘粗，心烦胸闷，臂膊内前侧痛冷，手心热；实者为肩背痛；伤于风寒则汗自出，小便频数不长；虚者为肩背痛，怕冷，气少呼吸困难，小便变作黄赤等症。

大肠与手阳明经关联，它的变动为病是，齿痛，颈部肿。凡属大肠的经脏发病，多见目黄口干，鼻流清涕，鼻衄喉痹，肩臂痛，食指痛不能用；实者当经脉所过的地方发热肿起；虚者寒冷不易回复等症。胃与足阳明经关联，它的变动为病是，凛凛怕寒，频作呵欠，颜面灰黑；转变为热，则厌恶见人和火，听到木音心跳惊怯，但愿关窗闭户独居，热甚的还会爬高忘险，狂妄歌笑，卸去内衣奔走，肠鸣腹胀，叫做"骭厥"。凡属胃的经脏发病，多见癫狂、疟疾，壮热汗出，鼻涕鼻衄，口㖞唇疮，颈肿喉痹，腹胀水肿，膝部肿痛，沿胸乳、气街、大股、伏兔、足胫和足背都痛，足中趾不能举用；实者在经则身前皆热，在脏则消化加强，易饥，小便黄色；虚者在经则身前寒，在脏则消化不良，当脘胀满等症。

脾与足太阴经关联，它的变动为病是，舌本牵强，食入呕吐，脘痛腹胀，身体沉重，嗳气频作，得到大便和矢气便感松快。凡属脾的经脏发病，多见舌本强痛，体重不便动摇，食欲呆钝，心中觉烦，心下急痛，大便溏薄泄泻，水湿不化，黄疸，不能安卧，勉强站立则股膝内侧肿冷，足大趾不能用等症。

心与手少阴经关联，它的变动为病是，咽喉干燥，心中痛，口渴饮水，叫做"臂厥"。凡属心的经脏发病，多见目黄、胁痛，手臂内后侧痛冷，掌心热痛等症。

小肠与手太阳经关联，它的变动为病是，咽喉痛、颔肿，头部不能转侧，肩臂痛如拔折。凡属小肠的经脏发病，多见耳聋、目黄、颊肿，颈颔连肩臂外后侧痛等症。

膀胱与足太阳经关联，它的变动为病是，气冲头痛，目欲脱出，头项如拔，脊痛、腰如断折，髀关不能屈曲，膝后纽结，足胫裂痛，叫做"踝厥"。凡属膀胱的经脏为病，多见痔疮、疟疾、癫狂，头颅巅顶作痛，目黄泪出，鼻涕鼻衄，项部以下背、腰、尻骨、膝湾、足胫连脚都痛，足小趾不能举用等症。

肾与足少阴经关联，它的变动为病是，饥饿不能进食，面黑、咳嗽吐血，气分喘促，坐后起立便觉眼花，心如悬挂地震荡不宁，又像饥饿时的嘈杂；虚者常觉惊恐，心中惶惶如被逮捕，叫做"骨厥"。凡属肾的经脏发病，多见口中热，舌干、咽喉红肿、干燥梗痛，气逆、心中烦痛，黄疸、下利，脊、背、股部内后侧疼痛痿弱清冷，喜卧，足心热而疼痛等症。

心包与手厥阴经关联，它的变动为病是，手心热，手臂拘挛，腋下肿，剧烈的胸部胁肋胀满，心中有不定的震荡，面红目黄多笑。凡属心包络的经脏发病，多见心中烦躁且痛，掌心灼热等症。

三焦与手少阳经关联，它的变动为病是，耳聋听觉不聪，咽肿喉痹。凡属三焦的经脏发病，多汗出，目外眦痛，颊痛连及耳后、肩、臂外侧都痛，食指不能举用等症。

胆与足少阳经关联，它的变动为病是，口苦，多太息，胸胁痛不能转侧；剧烈的面晦如尘，肌肤枯槁不润，足外侧热，叫做"阳厥"。凡是胆的经脏发病，多见头痛，颔痛，目外眦痛，缺盆肿痛，腋下肿——瘰疬，汗出，寒战如疟，胸、胁、髀、膝外侧至足胫、外踝前关节都痛，足小趾次趾不能举用等症。

肝与足厥阴经关联，它的变动为病是，腰痛不能前俯后仰，在男子为疝，在女子为少腹肿痛；剧烈的咽喉干燥，面部晦滞无血色。凡是肝的经脏发病，多见胸中满闷，呕吐，泄泻，狐疝，遗尿或小便不利等症。

[名词浅释] 是动、所生：张隐庵注，"夫是动者病因于外，所生者病因于内，凡病有因于内者，有因于外者，有因外而及于内者，有因内而及于外者，有内外之兼病者。"他所说的外指经脉，内指脏腑，但应随症分辨，不必以内外印定。

后、气：后指大便，气指矢气。

马刀侠瘿：《内经》所说鼠瘘即瘰疬，成串的以其形长又称马刀。侠通挟，侠瘿即挟颈所生的瘤。

[体会] 十二经脉的发病部位，就是十二经脉所通过的地方，由于经脉与内脏相关联，故又牵及内脏症状。《经水篇》里曾说："五脏者合神气魂魄而藏之，六腑者受谷而行之，受气而扬（布扬内外的意思）之，经脉者

内经知要浅解

373

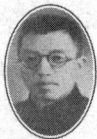

受血而营之。"本节的一般症状，很可能是基于临床实验，结合生理现象推测得来，其中那一种是经病，那一种是脏病，以及那一类是经脏合病，必须加以分析。特别是"是动则病"和"是主某所生病者"两句，分为前后两截，应有明确的认识。考"难经"二十五难："经言是动者气也，所生病者血也，邪在气，气为是动，邪在血，血为所生病。"徐灵胎注："是动诸病乃本经之病，所生之病则以类推而旁及他经者。"可以意味着"是动则病"是指本脏而牵及本经的经脏合病，"是主某所生病者"是指一般的本经本脏杂病。故说肺、脾等五脏所生病，包括肺和手太阴、脾和足太阴等经脏而言。津液、血气、筋骨等所生病，当是一种互词，企图把经脏的性质和五脏所属来解释，但与生理不相符合，反致意义模糊，兹仍从经脏说法，留待讨论。

[补充]《内经》里有关经脏发病，都是实践中的忠实报道，还有如下记载。五邪篇："邪在肺则病皮肤痛，寒热，上气、喘、汗出，咳动肩背；邪在肝则两胁中痛，寒中，恶血在内，行善掣节，时脚肿；邪在脾、胃则病肌肉痛，阳气有余、阴气不足则热中善饥，阳气不足、阴气有余则寒中肠鸣腹痛，阴阳俱有余、若俱不足则有寒有热，邪在肾则病骨痛阴痹，阴痹者按之而不得，腹胀腰痛，大便难，肩背颈项痛，时眩；邪在心则病心痛善悲，时眩仆。"邪气脏腑病形篇："大肠病者，肠中切痛而鸣濯濯；胃病者，腹胀，胃脘当心而痛，上支两胁，膈咽不通，食饮不下；小肠痛者，小腹痛，腰脊控睾而痛，时窘之后，当耳前热。若寒甚，若独肩上热甚，及手小指次指之间热；三焦病者，腹气满，小腹尤坚，不得小便，窘急，溢则水留即为胀；膀胱者，小便偏肿而痛，以手按之即欲小便而不得，肩上热，若脉陷及足小指（趾）外廉及胫踝后皆热；胆病者，善太息，口苦呕宿汁，心下澹澹恐人将捕之，嗌中阶阶然数唾。"缪刺篇："邪客于足少阴之络，令人卒心痛，暴胀胸胁支满，又令人嗌痛不可纳食，无故善怒，气上走贲上；邪客于手少阳之络，令人喉痹舌卷，口干心烦，臂外廉痛，手不及头；邪客于足厥阴之络，令人卒疝暴痛；邪客于足太阳之络，令人头项肩痛，又令人拘急背痛，引胁而痛，邪客于手阳明之络，令人气满胸中，喘息而支胠胸中痛，又令人耳聋，时不闻音；邪客于掌臂之间（指手厥阴之络），不可得屈；邪客于足阳明之络，令人鼽衄，上齿寒；邪客于足少阳之络，令人胁痛不得息，咳而汗出，又令人留于枢中痛，髀不可举；邪客于足太阴之络，令人腰痛引少腹，控眇（季肋下）不可以仰息。"

[应用]能熟记最好。与经脉循行路线对看，不仅容易理会，还可了解经脉在临床的实际应用。

[原文]《素问·通评虚实论》曰："邪气盛则实，精气夺则虚。"

[语译]《素问·通评虚实论》上说，邪气充盛的叫做实证，精气耗夺的叫做虚证。

[名词浅释] 通评虚实论："素问"的篇名，通评即概论，因文内概括地论述脉象和症状的虚实，故名。

[体会] 一般病症，不外虚实两大类。从因素来说，风寒暑湿燥火等外邪侵入的多是实证，气血精神津液等内脏损伤的多是虚证；从现象来说，急性、进行性、机能兴奋的多是实证，慢性、退行性、机能衰减的多是虚证。故经络障碍，脏腑壅塞，气分郁结，瘀血停留，脉象弦大紧急等多属于实；面色惨白，形体疲劳，精神萎靡，呼吸低微，脉象细小软弱等多属于虚。由于虚实是表示邪气与精气、也就是表示病与人两方面，所以邪气只有实而无所谓虚，精气只有虚而无所谓实。《伤寒论》对于这问题非常重视，逢到紧要关头都有指出，如说："发汗病不解，反恶寒者，虚故也；阳明病谵语……不大便，脉反微涩者，里虚也，为难治；伤寒中风，医反下之，其人下利日十数行，谷不化，腹中雷鸣，……此非热结，但以中气虚；太阳病得之八九日，……脉微而恶寒者，此阴阳俱虚，不可更发汗更下更吐也。"又如说："伤寒六七日，……无表症，大便难，身微热者，此为实也，急下之；伤寒十三日不解，胸胁满而呕……潮热者，实也；若下利，脉当微厥，今反和者，此为内实也；少阴病饮食入口则吐，……此为胸中实，不可下也，当吐之。"诸如此类，不能悉举，可见虚实是辨证论治的重要关键了。

[应用] 必须熟记。虚实的辨别，是从复杂的症状、脉象和体力以及其他情况，经过综合观察所得的结果，还要在中间分出形气俱实、形气俱虚和形虚证实的不同程度。

[原文]《素问·调经论》帝曰："阳虚则外寒，阴虚则内热；阳盛则外热，阴盛则内寒。不知其所由然也。"岐伯曰："阳受气于上焦，以温皮肤分肉之间。今寒气在外，则上焦不通，上焦不通，则寒气独留于外，故寒慄。"帝曰："阴虚生内热奈何？"岐伯曰："有所劳倦，形气衰少，谷气不盛，上焦不行，下脘不通，胃气热，热气熏胸中，故内热。"帝曰："阳盛则外热奈何？"岐伯曰："上焦不通，则皮肤致密，腠理闭塞，玄府不通，卫气不得泄越，故外热。"帝曰："阴盛生内寒奈何？"岐伯曰："厥气上逆，寒气积于胸中而不泻，不泻则温气去，寒独留，则血凝泣，凝则脉不通，其脉盛大以涩，故中寒。"

[语译]《素问·调经论》中帝问："阳虚的体外寒，阴虚的体内热，阳盛的体外热，阴盛的体内寒，这是什么理由呢？"岐伯说："阳气来自上焦，赖以温养皮肤肌肉部分，外面受了寒气，使阳气阻塞不能达到外表，只有

内经知要浅解

375

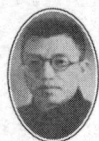

寒气停留，故为怕冷战慄。"帝问："阴虚的体内热呢?"岐伯说："疲劳过度，形体乏力，纳食减少，中气不足，因而上焦、下脘都不宣畅，胃中的热气上熏胸中，便成内热。"帝问："阳盛的外热呢?"岐伯说："上焦不通，能使皮肤紧密，汗孔闭塞，卫气没有发泄的机会，故作外热。"帝问："阴盛的体内寒又怎样呢?"岐伯说："寒气上逆，积在胸中不散，因而阳气萧索，血行凝滞，脉象大而且涩，便成为中寒证了。"

[名词浅释] 调经论："素问"的篇名，讨论病有虚实，有属于五脏的气、血、神、志、形的，有属于环境的风、雨、寒、暑和饮食居处的，都应当调其经脉。

玄府：指汗孔，水热论里说，"所谓玄府者，汗空也。"

[体会] 此言阴阳虚实有内外寒热的区别，我们可以认识到内外寒热就是表里寒热，如果把阴阳、虚实、表里、寒热并起来说，就是中医理论体系中的八纲，八纲中阴阳是纲领的纲领，虚实是表里的寒热的纲领，虚实必须结合表里、寒热，才能细致地分析病情，作出明确的诊断。后世因内经启发所得到的概念如下：

实
- 表实——包括感冒和急性热病初期证等，治以发散为主，如麻黄汤，葱豉汤之类
- 里实——此类范围最广，凡水湿痰食等阻滞于内，不分上中下三焦都属之，治法亦包括催吐，消导，攻下等，如大陷胸汤、枳实导滞丸之类
- 实寒——包括表和里的寒性实证，故病所亦不一致，如表寒用麻黄汤，里寒用四逆汤之类
- 实热——包括表和里的热性实证，如表热用银翘散，里热用黄连解毒汤之类
- 假虚——此指大实有羸状，多属里证，依照寒、热实证分别治之

虚
- 表虚——指阳虚自汗或体弱易受风邪等症，治以固涩为主，如牡蛎散、玉屏风散之类
- 里虚——此类范围亦广，凡内脏精气虚弱、机能衰退多属之，治法包括补气、养血、益精、生津等，如四君子汤，四物汤，龟鹿二仙胶之类
- 虚寒——即阳虚一类，治宜温补，王冰所谓"益火之原，以消阴翳。"如理中汤、附子汤之类
- 虚热——即阴虚一类，治宜清滋补养，王冰所谓"壮水之主，以制阳光。"如六味地黄汤、清骨散之类
- 假实——以指至虚有盛候，多属里证，依照寒、热虚证分别治之

病症的发现，并不如此简单，还有表实里虚的，表虚里实的，也有表里俱实和表里俱虚的，必须考虑邪正消长的程度，决定缓急轻重的措施。张景岳曾说："正者本也，邪者标也，若正气既虚，则邪气虽盛亦不可攻，盖恐邪未去而正先脱，呼吸变生则措手不及。若正气无损者，邪气虽微自不宜补，盖补之则正无与（正气得不到益处的意思）而邪反盛，适足借寇

兵而资盗粮，故治实证者当直去其邪，邪去则身安。"又说："无虚者急在邪气，去之不速，留则生变。多虚者急在正气，培之不早，临期五济。微虚微实者亦治其实，可以一扫而除。甚虚甚实者所畏在虚，但宜固守根本。二虚一实者兼其实，所以开其一面，二实一虚者兼其虚，所以防生不测。"这些说明了虚实证的变化及其治法，纯虚纯实证不难辨别施治，只有虚中之实，实中之虚，最宜留意，而缓急轻重是处置时一个总的关键。必须指出，后人对于阳气衰微，卫气不固不因外邪所致的畏寒肢冷，与肾阴亏虚火易动，不因火邪所致的烦躁、五心发热，也引"阳虚则外寒，阴虚则内热"两句解释，显然和《内经》原意有出入。但从虚证来说，亦自可通，我见二说不妨并存。

[应用] 必须熟记，特别注意虚实与表里寒热的结合。

[原文]《灵枢·调经》篇曰："因饮食劳倦，损伤脾胃，始受热中，末传寒中。"

[语译]《灵枢·调经》篇上说，因为饮食，疲劳，肠胃损伤，开始是内脏的热病，后来可以转作寒证。

[体会] 本节从邪正的消长来说明虚实症的变化。李念莪认为："初起病时，元气未虚，邪气方实，实者多热，及病之久，邪气日退，正气日虚，虚者多寒。"照他说法，倘引《伤寒论》作证，三阳病多热多实，三阴病多寒多虚，正是一个很好例子。然而这里所说的"寒中"，不同于一般的寒证，而是指退行性的一种虚弱证，这种虚弱证的造成，除体质外与用药极有关系，往往本是实热，由于过用苦寒清火，反致脾胃受伤，产生虚寒现象的呃逆、泄泻和中满等症，特别是老年体弱或中气素虚的人，不予预先照顾，极易生变。故《内经》首先指出"饮食劳倦"，不可忽视。

[备注]"灵枢"内无此篇名，待考。

[应用] 必须熟记。审病正确之后，还要考虑体质和日常生活情况，才能掌握其全部过程。

[原文]《素问·玉机真藏论》曰："脉盛，皮热，腹胀，前后不通，闷瞀，此谓五实。脉细，皮寒，气少，泄利前后，饮食不入，此谓五虚。浆粥入胃，泄注止，则虚者活。身汗，得后利，则实者活。"

[语译]《素问·玉机真脏论》上说，脉象洪大有力，皮肤发热，腹内胀满，大、小便闭结，胸中烦闷不安，这叫做五实证；脉象细弱无力，皮肤不暖，呼吸气怯，大、小便不禁，不进饮食，这叫做五虚证。五虚证只要能够吃些浆粥，泄泻停止，便可挽回；五实症得到汗出、大便通，也能得救。

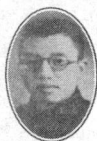

［体会］这是举出实证和虚证的两个病例，前者是指的急性热病，后者是虚寒性的胃肠病。故前者得到汗出、大便通利，病邪有排除的机会，就能转危为安，后者得到进食、泄泻停止，营养能够吸收，也就不致正气虚脱。毫无疑问，这是前人的实践经验，直到现在，还是对实证以汗、下为主，虚证以扶元和中为要。特别在《内经·平人气象论》指出："平人之常气禀于胃，胃者平人之常气也，人无胃气曰逆，逆者死。"故后来对许多虚弱症不完全用对症疗法，而以调养脾胃为主，使全身症状从而得到改善。像肺痨用培土生金法是一个明显例子，并且可以证明这种治法是具有实际意义的。

［应用］必须熟记，不仅对诊断有帮助，还指出了预后和治疗的方针。

［原文］《素问·举痛论》帝曰："余知百病生于气也，怒则气上，喜则气缓，悲则气消，恐则气下，寒则气收，热则气泄，惊则气乱，劳则气耗，思则气结。九气不同，何病之生？"岐伯曰："怒则气逆，甚则呕血及飧泄，故气上矣。喜则气和志达，荣卫通利，故气缓矣。悲则心系急，肺布叶举，而上焦不通，荣卫不散，热气在中，故气消矣。恐则精郤，郤则上焦闭，闭则气还，还则下焦胀，故气不行矣。寒则腠理闭，气不行，故气收矣。炅则腠理开，荣卫通，汗大泄，故气泄矣。惊则心无所倚，神无所归，虑无所定，故气乱矣。劳则喘息汗出，外内皆越，故气耗矣。思则心有所存，神有所归，正气留而不行，故气结矣。"

［语译］《素问·举痛论》中帝问："我知道一般疾病多起于气分不调，比如怒使气上，喜使气缓，悲使气消，恐使气下，寒使气收，热使气泄，惊使气乱，劳使气耗，思使气结，这九种不同情况，究竟发现那些病症呢？"岐伯说："愤怒时候，气上升逆，剧烈的引起呕血，也能影响肠胃泄泻；喜悦时，意志和平，营卫舒畅，过分时反使气机迟缓；悲伤时候，心肺郁结，上焦阻塞，营卫不利，留在胸中的热，能把气分消耗；恐惧时候，精神萎缩，使上焦闭阻，下焦的气不能上升，因而郁积于下，成为胀满；寒气侵入，毛孔闭塞，卫气不通，故气敛怕冷；热气侵入，汗孔开张，汗液排出，气分随着疏泄；惊吓时候，心神无所寄托，思想不能集中，故气分妄乱；劳动时候，气喘、汗出、气分由内外耗散；思虑时候，心神专一，气机留滞，因而结聚了。"

［名词浅释］举痛论：素问的篇名，列举各种痛症，以寒气为主因，兼及九气。

炅：音炯，热的意思，内经上凡称"炅中"即热中，"炅气"即热气。

［体会］中医治病，向来重气，《内经》在病理方面，曾提出：①气并——气偏着于一处，如《腹中论》说，"须其气并而治之"；②气迫——

五脏之气相迫为病，如《六节脏象论》说，"不及则所胜妄行，而所生受病，所不胜薄之也，命曰气迫"；③气逆——气上行而不顺，如《通评虚实论》说，"气逆者足寒也"；④气反——病气相反，如《五常政大论》说，"气反者，病在上取之下，病在下取之上"；⑤气淫——五脏之气的内相侵犯，如《六节脏象论》说，"太过则薄所不胜而乘所胜也，命曰气淫"；⑥气绝——生气灭亡，如经脉篇说，"六阳气绝则阴与阳相离"等等。说明人身之气极其重要，一旦失常，都能引起生理障碍，发生病变以至死亡。后人又曾出气滞、气壅、气郁、气积、气聚、气闭等作为病理的解释，因而在病症方面，也有气中、气厥、气膈、气胀、气臌、气水、气呃、气极、气淋、气痔、气秘、气瘿、气瘤和气疝等名称。

"气"究竟是什么？在目前很难加以定义，有些地方代表一种能力，有些地方是指的一种物质。据我个人看法，前人把气和血对待，血是物质，气也应该是物质，气所发生的作用，就是所谓能力。中国古代惟物主义哲学都认为气是最根本的原始物质，那么古人看到了有形的血，可能觉察还有充满在血液里的最细微的、肉眼不能看到的一种物质，这种物质的作用，能改善血液的功能和帮助血液的正常流行，就称作气。所以气和血成为构成机体的重要材料，是绝对不能分离的。如果气受到心理上、环境上的刺激，不论情志方面的怒、喜、悲、恐、惊、思，气候方面的寒、热，以及工作方面的劳动，都会影响到血。《内经》在本节里所说的"呕血"、"营卫通"、"营卫通利"和"营卫不散"，与"上焦闭"、"心无所倚"和"正气留而不行"等，都包括血分在内。相反地、后世在血分病方面，有"理气和血"、"行气逐瘀"、"血脱益气"、"祛寒活血"、"清热凉血"……等方法，同样没有离开过气分。从这些地方可以认识气和血的密切关系，决不能为了无形就认作是空虚的。至于真气、精气、元气等是指整个机体的物质，包括气血和其他成分在内，又不同于一般的气，应予分别。有关气的问题，是中医基本理论之一，希望同道们多加讨论。

〔应用〕必须熟记。虽以七情伤气为主，但结合寒、热和疲劳，实际上包括了内、外和不内外三因，也包括了气血精神和津液等多方面的损害。

〔原文〕《素问·风论》曰："风者，善行而数变，腠理开则洒然寒，闭则热而闷。其寒也，则衰食饮。其热也，则消肌肉。故使人佚栗而不能食。风气与阳明入胃，循脉而上至目内眦。其人肥，则风气不得外泄，则为热中而目黄。人瘦，则外泄而寒，则为寒中而泣出。风气与太阳俱入行诸脉俞，散于分肉之间，与卫气相干，其道不利，故使肌肉愤䐜而有疡。卫气有所凝而不行，故其肉有不仁也。疠者，有营气热胕，其气不清，故使鼻柱坏而色败，皮肤疡溃，风寒客于脉而不去，名曰厉风。风中五藏六府之

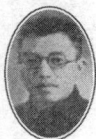

俞，亦为藏府之风，各入其门户所中，则为偏风。风气循风府而上，则为脑风。风入系头，则为目风眼寒。饮酒中风，则为漏风。入房汗出中风，则为内风。新沐中风，则为首风。久风入中，则为肠风飧泄，外在腠理，则为泄风。故风者，百病之长也。至其变化，乃为他病也。无常方，然致有风气也。"

[语译]《素问·风论》上说，风邪善于流行而多变化，伤害人体以后，毛孔开张便觉凛寒，紧闭又觉烦热昏闷，在寒的时候饮食减少，热的时候肌肉消瘦，这样就使人精神颓唐，食欲不振。如果风邪伤胃，跟着足阳明经至目内眦，胖的人不易发泄，成为内热、目黄，瘦的人易于疏散，就成为内寒、流泪。又如风邪伤在足太阳经的背部俞穴，或散在肌肉部分，阻遏阳气的运行，便郁结为肿疡，或发生麻木不仁症状。还有一种恶风，能使气血热腐，鼻柱和面色败坏，皮肤溃疡，这种恶风久留不除，便是"疠风"症。

风邪伤在五脏六府的俞穴，影响脏腑的机能，成为心风、肝风等脏腑之风、伤在形体的某一部分，因其偏着一隅，叫做偏风，故风邪从风府穴而上，偏在脑部便为"脑风"，偏在目系便为"目风"眼寒。也有由于其他原因而招致的，如饮酒内热，因而伤风叫"漏风"，房事汗出，出而伤风叫"内风"，洗头皮肤松懈，因而伤风叫做"首风"。还有风邪伤在肠胃的，成为"肠风"下血、泄泻，风邪久留肌表的，成为"泄风"。正因为风邪的发病不止一种，故风邪在一般疾病中最为常见，往往起着带头作用。它的变化所造成的疾患，虽然难以肯定，但从风邪引起是一致的。

[名词浅释] 风论："素问"的篇名，专论风邪所引发的不同症状。

疠风：疠是恶的意思，疠风即俗称大麻风。

偏风：指风邪伤在躯体的某一组织的总称，如脑风、目风、首风一类，后来多认作偏枯是不够全面的。

肠风：便血症的一种，血清色鲜，四射如溅，多在粪前。

内风：内指因内而受风，非内外之内，但后人疑即俗称"夹阴伤寒"，似不尽然。

[体会] 本节略举风邪发病，说明同是风邪，由于感染的部位和其他条件的不同，症候极多变化。在六淫里面，风邪流行最广；且往往和它邪结合，成为风寒、风暑、风湿、风燥、风火和风寒湿等，病情更加错杂，所说"风为百病之长"，可能也是理由之一。

[补充] 风论内对于各病症状，多有指出："肺风之状，多汗恶风，色皏然（浅白貌）白，时咳短气，昼日则瘥，暮则甚；心风之状，多汗恶风，焦绝（指唇舌焦干），善怒吓（怒声），赤色（指面色），甚则言不可快（指舌本强）；肝风之状，多汗恶风，善悲，色微苍，嗌干善怒，时憎女子；

脾风之状，多汗恶风，身体怠惰，四肢不欲动，色薄微黄，不嗜食；肾风之状，多汗恶风，面庞然浮肿，脊痛不能正立，其色炲（烟煤，形容黑色），隐曲不利（指小便不畅）；胃风之状，颈多汗恶风，食饮不下，隔塞不通，腹善满，失衣（指受寒）则䐜胀，食寒则泄。"又指出："首风（即俗称头风）之状，头面多汗恶风，当先风一日则病甚，头痛不可以出内，至其风日则病少愈；漏风之状，或多汗，常不可单衣（穿单衣亦觉热而汗出的意思），食则汗出，甚则身汗喘息，恶风，衣常濡，口干善渴，不能（通耐）劳事；泄风之状，多汗，汗出泄衣上，口中干，上渍其风（指上半身特别多汗），不能劳事，身体尽痛则寒。"

［应用］择要熟记。

［**原文**］《素问·评热病论》曰："邪之所凑，其气必虚。"

［语译］《素问·评热病论》上说，病邪的所以乘袭凑合，必然由于人体精气虚弱。

［名词浅释］评热病论："素问"的篇名，以讨论热病中"阴阳交"和"风厥"两症的病理为主。

［体会］外邪是疾病成因之一，但人体抵抗力的强弱尤为重要因素。故本节包含着病邪和体力两面，与上古天真论所说"精神内守，病安从来"同一意义。然而不能认为疾病的发生都由虚弱引起，应该分作：①因虚弱而招致病邪；②因病邪侵入而致使虚弱；还要分析病邪的势力和正气损伤的程度。这样在治疗上更可明白扶正达邪和祛邪扶正以及轻重缓急的不同措施了。

［应用］必须熟记，同时参考前人医案，了解其怎样来适当地处理。

［**原文**］《素问·厥论》曰："阳气衰于下，则为寒厥；阴气衰于下，则为热厥。前阴者，宗筋之所聚，太阴阳明之所合也。春夏则阳气多而阴气少，秋冬则阴气盛而阳气衰。此人者质壮，以秋冬夺于所用，下气上争不能复，精气溢下，邪气因从之而上也。气因于中，阳气衰，不能渗营其经络，阳气日损，阴气独在，故手足为之寒也。酒入于胃，则络脉满而经脉虚。脾主为胃行其津液者也。阴气虚，则阳气入，阳气入，则胃不和，胃不和，则精气竭，精气竭，则不营其四肢也。此人必数醉，若饱以入房，气聚于脾中不得散，酒气与谷气相搏，热盛于中，故热遍于身，内热而溺赤也。夫酒气盛而慓悍，肾气日衰，阳气独胜，故手足为之热也。"

［语译］《素问·厥论》上说，阳气虚于下的多阴气盛，即为寒厥，阴气虚于下的多阳气盛，即为热厥（下略）。

［名词浅释］厥论："素问"的篇名，叙述寒厥、热厥和十二经的厥状。

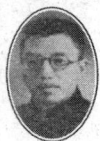

[体会]《内经》论厥证极为广泛，凡因气逆而引起的悖乱现象，都属于厥病范围。这里仅指手足的寒和热，不同于一般的四肢逆冷不省人事，身冷卧，指甲青暗，或身热面赤，唇燥口干的寒厥和热厥。又这里的"下"字是指肾经，肾为水火的窟宅，水亏即火旺，火衰即水盛，故把阴阳作主因，那么下文虽然牵及脾胃，都是诱因了。

[应用] 必须熟记，为分辨寒热厥证的总纲。

[原文]《素问·刺热论》曰："肝热病者，左颊先赤。心热病者，额先赤。脾热病者，鼻先赤。肺热病者，右颊先赤。肾热病者，颐先赤。"

[语译]《素问·刺热论》（略）。

[名词浅释] 刺热论："素问"的篇名，叙述五脏热病的针刺治法，故名刺热。

[体会] 本节是热病预见诊法之一，认为病症虽未显著，但见面部病色，即应防治。

[补充] 中医以辨证为主，刺热篇中本来重视症状，兹补录如下："肝热病者，小便先黄，腹痛、多卧，身热，热争（以上言先见的症状，热争是指邪正交争，故以下为热势加剧后的症状）则狂言及惊，胁满痛，手足躁，不得安卧；心热病者，先不乐数日乃热，热争则猝心痛，烦闷善呕，头痛、面赤无汗；脾热病者，先头重、颊痛、烦心、颜青欲呕，身热，热争则腰痛不可用俯仰，腹满泄，两颔痛；肺热病者，先淅然厥起毫毛，恶风寒，舌上黄，身热，热争则喘咳，痛走胸膺背，不得太息，头痛不堪，汗出而寒；肾热病者，先腰痛胻酸，苦渴数饮，身热，热争则项痛而强，胻寒而酸，足下热，不欲言。"

[应用] 略记大意。

[原文]《素问·热论》帝曰："今夫热病者，皆伤寒之类也，或愈或死，其死皆以六七日间，其愈皆以十日以上者，何也？"岐伯对曰："巨阳者，诸阳之属也。其脉连于风府，故为诸阳主气也。人之伤于寒也，则为病热，热虽盛不死。其两感于寒而病者，必不免于死。一日巨阳受之，故头项痛，腰脊强。二日阳明受之，阳明主肉，其脉侠鼻络于目，故身热目疼而鼻干不得卧也。三日少阳受之，少阳主胆，其脉循胁络于耳，故胸胁痛而耳聋。三阳经络皆受其病，而未入于藏者，故可汗而已。四日太阴受之，太阴脉布胃中络于嗌，故腹满而嗌干。五日少阴受之，少阴脉贯肾，络于肺，系舌本，故口燥舌干而渴。六日厥阴受之，厥阴脉循阴器而络于肝，故烦满而囊缩。三阴三阳五脏六府皆受病，荣卫不行，五脏不通，则死矣。其未满三日者，可汗而已。其满三日，可泄而已。"

[语译]《素问·热论》中帝问："现在的热病，都是伤于寒邪的一类。有痊愈的，也有死亡的，它的死亡期多在六、七天间，痊愈期在十天以上，是什么道理呢？"岐伯说："太阳是三阳经的总纲，它的经脉连及督脉风府穴，督脉主持一身的阳气，故太阳成为阳气最旺的一支经脉。人们感受寒邪后发热，由于邪伤在表，热势虽高，不会死亡，只有表里同病，那就不免危险了。伤了寒邪的病程：第一天是太阳受病，太阳经沿头项下行挟脊抵腰，故为头项痛，腰脊牵强；第二天是阳明受病，阳明主肌肉，经脉挟鼻络目，故为壮热目痛，鼻孔干燥，不能安卧；第三天是少阳受病，少阳主胆，经脉沿胁肋至耳，故为胸胁疼痛，耳聋。凡是三阳经受病而没有传到阴脏的，都可用汗法来治愈。第四天太阴受病，太阴经散布胃中络于食道，故为腹内胀满，咽喉干燥；第五天少阴受病，少阴经从肾上布于肺和舌根，故为口燥舌干作渴；第六天厥阴受病，厥阴经沿前阴络于肝，故为烦闷阴囊收缩。至此三阴三阳、五脏六腑都受病邪，气血的流行障碍，内脏的机能停顿，便是死期了。所以伤寒不满三天的病在表，可用汗法治愈，已满三天的病在里，当用通泄的方法来治。"

[名词浅释] 热论："素问"的篇名，专论外因的热病，概括了病程、症状、治法和饮食禁忌等。

两感：指表里同病，如太阳与少阴同病为头痛、口干、烦满；阳明与太阴同病为腹满、身热、不欲食、谵语；少阳与厥阴同病为耳聋、囊缩、厥逆。

一日、二日、三日、四日、五日、六日：说明病邪发展的次序，含有第一期、第二期……的意思，不但不能呆板地看作一天，也不能认为热病一定要经过这六个阶段才会痊愈。

[体会]《生气通天论》里曾说："因于寒，体若燔炭，汗出而散，"与本节所说"热病者皆伤寒之类也"，"热虽甚不死"和"可汗而已"，意义完全相同。本节就在这基础上把病程、症状等加入较详细的叙述，成为急性热病的专论。由于寒邪所引起的发热，不同于温热之邪，故《内经》在本篇原文里有："凡病伤寒而成温者，先夏至日为病温，后夏至日为病暑"的指出，很显然，这里所谓伤寒是外感的通称，说明受了寒邪可以成热病，如果在夏至前后感邪而生的热病，由于气候的性质改变，便是温病和热病了。

《内经》把热病称做伤寒一类，张仲景著《伤寒论》包括一般热性病；《内经》把症状用六经来划分，《伤寒论》也用六经来区别症候群。究竟《内经》和《伤寒论》是不是一个体系？这是一个疑问。有人说，《内经》有一日、二日是循序的按日病程记录，《伤寒论》没有标明日期是一个不循序的病程分类；《内经》的症状和《伤寒论》六经提纲相比不尽符合，所以

内经知要浅解

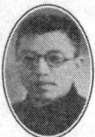

《内经》和《伤寒论》不能并为一谈。①我认为《伤寒论》的三阴三阳次序，与《内经》的六经次序基本上相同，它在太阳篇里说："伤寒一日，太阳受之，脉若静者为不传，"又说："伤寒二、三日，阳明、少阳症不见者，为不传也，"又说："伤寒三日，少阳脉小者，为欲已也。"可见《伤寒论》也注意到日期，这日期与《内经》没有异样，此其一。②在症状方面，《伤寒论》里太阳、少阳、太阴的提纲与《内经》相类，阳明、少阴和厥阴的提纲虽有出入，但在条语文里仍可寻得。如阳明篇的"脉浮发热，口干鼻燥，能食者则衄。"少阴篇的"口燥咽干者，急下之。"厥阴篇的"其人躁无暂安时者，此为脏厥"等，实际上并无距离，此其二。③其他叙述两感的症状，六经欲愈的症状，以及辨脉的方法、用药的规律和鉴别伤寒与温病等等，两两对照，都有共同之点。这些可以说明《伤寒论》为中医杰出的著作，然而不是仲景凭空创造的，他接受了前人的思想指导，在实践中积累丰富起来的。他在序文里说，"勤求古训"和"撰用素问"，老老实实托出了他学问的渊源。少数人把《内经》和《伤寒论》分割的主要因素，在于《汉书艺文志》将《内经》列入医经家，《伤寒论》列入经方家，于是看作《内经》仅仅是理论书不切于实用，并看到《内经》里有很多地方讲究针灸，疑心是针灸的专书对内科没有多大用处。另一方面，受了日本研究汉医以《伤寒论》为对象的影响，更忽视了对《内经》的研究。并进一步产生了废医存药和中医只有经验没有理论等一列的错误，也陷入对祖国文化遗产的虚无主义的严重错误。通过了本节的学习，至少会明确《伤寒论》的成功并非与《内经》漠不相关，如果没有理沦指导，它的实践就是的盲目的实践，还会成为中医临床治疗的经典么？略抒我见，请读者加以批评。

[应用] 必须熟记，与《伤寒论》参看。

[原文]《素问·疟论》：帝曰："夫痎疟皆生于风，其畜作有时者，何也？"岐伯对曰："疟之始发也，先起于毫毛，伸欠乃作，寒慄鼓颔，腰脊俱痛。寒去则内外皆热，头痛如破，渴欲冷饮。阴阳上下交争，虚实更作，阴阳相移也。阳并于阴，则阴实而阳虚。阳明虚，则寒慄鼓颔也。巨阳虚，则腰背头项痛，三阳俱虚，则阴气胜，阴气胜，则骨寒而痛。寒生于内，故中外皆寒。阳盛则外热，阴虚则内热。外内皆热，则喘而渴，故欲冷饮也。此皆得之夏伤于暑。热气盛，藏于皮肤之内，肠胃之外，此营气之所舍也。此令人汗空疏，腠理开。因得秋气，汗出遇风，及得之以浴，水气舍于皮肤之内，与卫气并居。卫气者，昼日行于阳，夜行于阴。此气得阳而外出，得阴而内薄，内外相薄是以日作。其气之舍深，内薄于阴，阳气独发，阴邪内著，阴与阳争不得出，是以间日而作也。邪气客于风府，循

脊而下。卫气一日一夜，大会于风府，其明日下一节，故其作也晏。其出于风府，日下一节，二十五日下至骶骨，二十六日入于脊内，注于伏脊之内。其气上行，九日出于缺盆之中，其气日高，故作日益蚤也。夫寒者，阴气也。风者，阳气也。先伤于寒，而后伤于风，故先寒而后热也，病以时作，名曰寒疟。先伤于风，而后伤于寒，故先热而后寒也，亦以时作，名曰温疟。其但热而不寒者，阴气先绝，阳气独发，则少气烦冤，手足热而欲呕，名曰瘅疟。邪气与卫气，客于六府，有时相失，不能相得，故休数日乃作也。温疟者，得之冬中于风，寒气藏于骨髓之中，至春则阳气大发，邪气不能自出，因遇大暑，脑髓烁，肌肉消，腠理发泄。或有所用力，邪气与汗皆出。此病藏于肾，其气先从内出之于外也。如是者阴虚而阳盛，阳盛则热矣。衰则气复反入，入则阳虚，阳虚则寒矣。故先热而后寒，名曰温疟。瘅疟者，肺素有热，气盛于身，厥逆上冲，中气买而不外泄，固有所用力，腠理开，风寒舍于皮肤之内、分肉之间而发。发则阳气盛，阳气盛而不衰，则病矣。其气不及于阴，故但热而不寒。气内藏于心，而外舍于分肉之间，令人消烁脱肉，故命曰瘅疟。"

[语译]《素问·疟论》中帝问："疟疾都由风邪引起，为什么发作和休止有一定的时间呢？"岐伯说："疟疾的发作，先从毫毛感觉凛寒，接着伸腰呵欠，又接着冷抖口齿作战，腰脊异常酸疼，经过了寒冷时期，再接着里外壮热，头痛如破，口渴欲饮冷水。这些都是阴阳二气上下交争造成的此虚彼实现象。（中略）一般知道寒是阴气，风是阳气，故先伤于寒，后伤于风，就先冷后热，在一定时间发作，叫做"寒疟"；先伤于风，后伤于寒，就先热后冷，也是按时发作，叫做"温疟"；也有只热不冷的，为了阴气先虚，阳气独旺，发作的时候，气短、烦闷难受，手足灼热，呕恶，叫做"瘅疟"（下略）。

[名词浅释] 疟论："素问"的篇名，专论各种疟疾的成因，症状和病理。

[体会] 本节描写疟疾症状，异常细腻，但在分类方面，可能包括假性疟疾在内，应予分辨。关于病理，在古代没有发现疟原虫以前，认为外邪引起、阴阳交争是不足奇怪的。问题在于发现疟原虫后的今天，依据前人理论使用药物或针灸疗法，仍能收到相当效果，或许还有值得研究的地方。

[补充]《内经》本篇的治法以针刺为主，曾说："无刺熇熇（热甚貌）之热，无刺浑浑（盛而且乱的意思）之脉，无刺漉漉（形容汗多）之汗。"又说："病之发也，如火之热，如风雨不可当也，故经言曰，方其盛时必毁，因其衰也事必大昌。"可见前人对于治疟经验相当丰富，用针如此，用药也不例外。

[应用] 择要熟记。

内经知要浅解

385

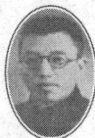

[原文]《素问·咳论》曰："皮毛者，肺之合也。皮毛先受邪气，邪气以从其合也。其寒饮食入胃，从胃脉上至于肺，则肺寒。肺寒则外内合邪，因而客之，则为肺咳。五藏各以其时受病，非其时各传以与之。人与天地相参，故五藏各以时治，时感于寒则受病，微则为咳，甚则为泄为痛。乘秋则肺先受邪，乘春则肝先受之，乘夏则心先受之，乘至阴则脾先受之，乘冬则肾先受之。肺咳之状，咳而喘息有音，甚则唾血。心咳之状，咳则心痛，喉中介介如梗状，甚则咽肿喉痹。肝咳之状，咳则两胁下痛，甚则不可以转，转则两胠下满。脾咳之状，咳则右胠下痛，阴阴引肩背，甚则不可以动，动则咳剧。肾咳之状，咳则腰背相引而痛，甚则咳涎。五脏之久咳，乃移于六府。脾咳不已，则胃受之。胃咳之状，咳而呕，呕甚则长虫出。肝咳不已，则胆受之，胆咳之状，咳呕胆汁。肺咳不已，则大肠受之，大肠咳状，咳而遗失。心咳不已，则小肠受之，小肠咳状，咳而失气，气与咳俱失。肾咳不已，则膀胱受之，膀胱咳状，咳而遗溺。久咳不已，则三焦受之，三焦咳状，咳而腹满，不欲食饮。此皆聚于胃，关于肺，使人多涕唾。而面浮肿气逆也。"

[语译]《素问·咳论》上说，皮毛和肺关联，皮毛受了寒邪，可以影响到肺；吃了寒凉的东西，胃里受到冷的刺激，也能从胃脉影响到肺。肺受内外寒气的袭击，便成咳嗽。（中略）肺咳的症状，咳嗽气喘有声，剧烈的可以吐血；心咳的症状，咳嗽胸痛，喉中妨碍如梗，剧烈的咽肿喉痹作痛；肝咳的症状，咳嗽两胁疼痛，剧烈的不能转侧，转侧时两胁胀满；脾咳的症状，咳嗽右胁下痛，隐隐牵及肩背，剧烈的不能动，动了咳嗽更紧；肾咳的症状，咳嗽腰背牵痛，剧烈的咯吐黏涎。五脏咳嗽不愈，还能连及六腑，如：脾咳不愈连及胃，胃咳的症状，咳嗽呕吐，剧烈的呕出蛔虫；肝咳不愈连及胆，胆咳的症状，咳嗽呕吐苦汁；肺咳不愈连及大肠，大肠咳的症状，咳嗽大便不禁；心咳不愈连及小肠，小肠咳的症状，咳嗽放矢气；肾咳不愈连及膀胱，膀胱咳的症状，咳嗽遗尿；一般咳嗽经久，都能连及三焦，三焦咳的症状，咳嗽腹胀，不能饮食。这些脏腑之咳，没有不与肺胃有关，故多喘息涕唾，面部浮肿。

[名词浅释] 咳论："素问"的篇名，专论各种咳嗽的成因和症状。

[体会] 咳嗽以肺为主要受病器官，《内经》已有指出，所说五脏六腑之咳，乃因咳嗽而引起的并发症，即把经脏的部分和作用定名，绝对不是五脏六腑病变能直接产生咳嗽。从现代医学来说，很可能包括了肺结核、胸膜炎、肋间神经痛、支气管喘息和急慢性支气管炎等症在内，因此中医治咳，极其重视兼症。一般分为外感和内伤，即"皮毛先受邪气"和"寒饮食入胃"的内、外二因，又注意在痰和气的辨别，即"聚于胃，关于肺"的二个病所。从而观察痰多痰少，干咳无痰，痰黏不爽，痰薄滑利，以及

因咳而气逆，因气逆而作咳，因咳而痰升，因痰升而作咳等等，用来分别其寒、热、虚、实，作为止咳化痰的目标。

［应用］必须熟记，概括了咳嗽的一般症治。

［原文］《素问·经脉别论》曰："夜行则喘出于肾，淫气病肺。有所坠恐，喘出于肝，淫气害脾。有所惊恐，喘出于肺，淫气伤心。度水跌仆，喘出于肾与骨，当是之时，勇者气行则已，怯者著而为病也。"

［语译］《素问·经脉别论》上说，夜间行走过劳而喘息，是肾伤影响于肺；跌仆恐惧而喘息，是肝伤影响于脾；受惊受恐而喘息，是肺伤影响于心；也有度水或跌仆而喘息，则由伤肾与骨，体力强的可以自愈，衰弱的就留着成病了。

［名词浅释］淫气：指病变产生的不平之气，亦即病邪，能由本脏损及它脏。

［体会］本节指出喘息也是肺脏疾患之一，但其标在肺，其本在肾，并与心神、脾脏中气有关，后来因有肃肺、纳肾、安神、补气等不同治法。

［应用］必须熟记。

［原文］《素问·腹中论》曰："心腹满，旦食则不能暮食，名为臌胀。治之以鸡矢醴。一剂知，二剂已。"

［语译］《素问·腹中论》上说，心腹胀满，早上吃了东西到晚上不想再吃的，这种病叫做鼓胀，可用"鸡矢醴"方，服一剂能知药效，二剂即可痊愈。

［名词浅释］腹中论："素问"的篇名，论鼓胀、血枯、伏梁、热中和消中等病并出治法，因这些病都在腹内，故名腹中。

鸡矢醴：方名，古代的酒剂。按马玄台注："鸡矢醴方见医学正传、古今医鉴、袖珍等书。用鸡屎白干者八合炒香，以无灰好酒三碗人之，共煎至一半许，用布滤出其汁，五更热饮则腹鸣，至辰巳时大便行二三闪，皆黑水也，次日觉足面渐有皱纹，又饮一次，则渐皱至膝上而病愈矣。"此方取其通利二便，但近时已少用。

［体会］鼓胀的原因不一，本节所指者似为湿滞中阻，脾不运化，即病机所说"诸湿肿满，皆属于脾"的一种。鸡矢醴方的作用，亦与后来用鸡金散（鸡内金、沉香、砂仁、香橼为末，人参汤下）及和中汤（五谷虫、枳实、陈皮、茯苓、半夏、山楂、神曲、麦芽、砂仁、香附）一类方剂意义相近。

［应用］略记大意。

内经知要浅解

387

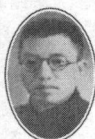

[原文]《灵枢·胀论》曰："夫心胀者，烦心短气，卧不安。肺胀者，虚满而喘咳。肝胀者，胁下满而痛引小腹。脾胀者，善哕，四肢烦悗，体重不能胜衣，卧不安。肾胀，腹满，引背央央然，腰髀痛。胃胀者，腹满，胃脘痛，鼻闻焦臭，妨于食，大便难。大肠胀者，肠鸣而痛濯濯，冬日重感于寒，则飧泄不化。小肠胀者，小腹䐜胀，引腰而痛。膀胱胀者，少腹满而气癃。三焦胀者，气满于皮肤中，轻轻然而不坚。胆胀者，胁下痛胀，口中苦，善太息，厥气在下，营卫留止，寒气逆上，真邪相攻，两气相搏，乃合为胀也。"

[语译]《灵枢·胀论》上说，心胀的症状，心烦气短，睡眠不安；肺胀的症状，胸中虚闷，气喘咳嗽；肝胀的症状，胁下胀满，痛连小腹，脾胀的症状，干呕，四肢烦闷，体重无力，睡眠不安；肾胀的症状，腹内胀满，背部不舒，腰髀疼痛；胃胀的症状，腹内胀满，胃脘疼痛，鼻孔感觉焦气，饮食减少，大便困难；大肠胀的症状，肠鸣漉漉作痛，冬季再受寒邪，便加水泻；小肠胀的症状，小腹胀满，牵及腰痛；膀胱胀的症状，少腹胀满，小便不利；三焦胀的症状，皮肤肿，按上去中空不坚；胆胀的症状，胁下胀痛，口内苦，多叹息。一般由气逆于下，营卫不畅，寒邪和正气阻滞，遂成胀病了。

[名词浅释] 胀论："灵枢"的篇名，专论五脏六腑胀病的症状。

气癃：指膀胱气闭，小便不利。

[体会] 本节所论胀病，是气血不利所引起的一般胸腹胀满症，在《内经》原文里说得很明白："黄帝曰：何以知脏腑之胀也？岐伯曰：阴为脏，阳为腑。黄帝曰：夫气之令人胀也，在血脉之中耶？脏腑之内乎？岐伯曰：三者皆存焉，然非胀之舍（指病所）也。黄帝曰：愿闻胀之舍。岐伯曰：夫胀者皆在于脏腑之外，排脏腑而郭（通廓）胸胁，胀皮肤，故命曰胀。"据此，这里的胀并不指定一脏一腑，看到某一部分的症状，就认作某一脏腑的胀病而已。

[应用] 必须熟记。

[原文]《灵枢·水胀》篇曰："目窠上微肿，如新卧起之状，其颈脉动，时咳，阴股间寒，足胫肿，腹乃大，其水已成矣。以手按其腹，随手而起，如裹水之状，此其候也。肤胀者，寒气客于皮肤之间，然不坚，腹大，身尽肿，皮厚。按其腹，𥌓而不起，腹色不变，此其候也。鼓胀者，腹胀，身皆大，大与肤胀等也。色苍黄，腹筋起，此其候也。夫肠覃者，寒气客于肠外，与卫气相搏，气不得荣，因有所系，癖而内著，恶气乃起，瘜肉乃生。此始生也，大如鸡卵，稍以益大，至其成，如怀子之状，久者离岁，按之则坚，推之则移，月事以时下，此其候也。石瘕生于胞中。寒

气客于子门。子门闭塞，所不得通，恶血当写不写，衃以留止，日以益大，状如怀子，月事不以时下。皆生于女子，可导而下。"

[语译]《灵枢·水胀论》上说，目下微肿，像刚睡起的样子，颈部人迎脉搏动有力，时作咳嗽，阴股不暖，足胫浮肿，腹部逐渐胀大这时水证已经形成了。用手按在腹上，放手后腹肌随即平复，好比中间包着水液形状，便是水胀的特征。肤胀是寒气在于皮肤之内，叩诊鼕然如鼓不实，腹大身肿，皮肤不像水肿的薄亮，按在腹上，凹陷处也不随手平腹，皮色并无异样，这是肤胀的特征。鼓胀呢？腹胀周身都肿，和肤胀相似，但面色苍黄，腹筋突起，这是它的特征了。此外有肠覃症，寒气聚在肠外，阳气阻滞不通，因而在隐癖地方瘀血逐渐积聚，形成瘜肉，初起仅如鸡卵大，慢慢增长到成病时候，好像怀孕一样，长远的可以经过好几年，按上去异常坚硬，但推它又会移动，月经照常来潮，这是肠覃的症候。石瘕生在子宫，由于寒气侵入子宫口，子宫受到寒冷的刺激，瘀血停留，逐日加大，也好像怀孕现象，月经并且停止。这两种都是妇科病，可用逐瘀通利方法来排除。

[名词浅释] 水胀篇："灵枢"的篇名，以水胀为主，列举肤胀、鼓胀、肠覃、石瘕等作为鉴别。

肠覃：覃音尽，指肠外生恶肉如菌状，故名。

瘜肉：瘜音息，瘜肉即恶肉。

衃音丕，即瘀血。

胞中：胞指子宫，亦称女子胞。

[体会] 此因水胀而举出其他类似症以资辨别，在古代称作"比类"法，即现在所说的鉴别诊断。然而我们不必勉强以现代病理分别解释，那一种是心脏性水肿，那一种是普通的皮肤浮肿，那一种是肝硬化的腹水，以及妇科方面的卵巢囊肿和子宫肌瘤等。因为前人是绝对不会有这种知识的，它擅长的就是辨证施治。同样腹部胀大，能够指出其不同的原因和部位，还指出其症状中的特征，更指示了腹诊的重要，这些方面已经值得重视了。

[应用] 必须熟记。

[原文]《素问·平人气象论》曰："颈脉动，喘疾咳，曰水。目裹微肿，如卧蚕起之状，曰水。目黄者，曰黄疸。溺黄赤，安卧者，黄疸。已食如饥者，胃疸。面肿曰风。足胫肿曰水。"

[语译]《素问·平人气象论》上说，颈脉搏动，气喘作咳是水证；目胞微肿，薄亮如蚕眠状的也是水肿。目黄的是黄疸；小便黄赤，能静卧的也是黄疸；如果食后常觉饥饿的便是胃疸。面部浮肿的叫风，足胫浮肿的

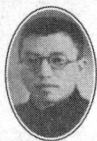

叫水。

[体会] 本节是水和黄疸的辨证法，虽然简略，也包括了不同的因素在内。

[应用] 必须熟记。

[原文]《素问·举痛论》曰："经脉流行不止，环周不休，寒气入经而稽迟，泣而不行，客于脉外则血少，客于脉中则气不通，故卒然而痛。寒气客于脉外，则脉寒，脉寒则缩蜷，缩蜷则脉绌急，绌急则外引小络，故卒然而痛，得炅则痛立止；因重中于寒，则痛久矣。寒气客于经脉之中，与炅气相薄则脉满，满则痛而不可按也。寒气客于肠胃之间，膜原之下，血不得散，小络急引故痛，按之则血气散，故按之痛止。寒气客于侠脊之脉，则深按之不能及，故按之无益也。寒气客于冲脉，冲脉起于关元，随腹直上，寒气客则脉不通，脉不通则气因之，故喘动应手矣。寒气客于背俞之脉，则脉泣，脉泣则血虚，血虚则痛，其俞注于心，故相引而痛，按之则热气至，热气至则痛止矣。寒气客于厥阴之脉，厥阴之脉者，络阴器，系于肝。寒气客于脉中，则血泣脉急，故胁肋与少腹相引痛矣。厥气客于阴股，寒气上及少腹，血泣，在下相引，故腹痛引阴股，寒气客于小肠膜原之间，络血之中，血泣不得注于大经，血气稽留不得行，故宿昔而成积矣。寒气客于五脏，厥逆上泄。阴气竭，阳气未入，故卒然痛，死不知人，气复反则生矣。寒气客于肠胃，厥逆上出，故痛而呕也。寒气客于小肠，小肠不得成聚，故后泄腹痛矣。热气留于小肠，肠中痛，瘅热焦渴，则坚干而不得出，故痛而闭不通矣。"

[语译]《素问·举痛论》上说，经脉里的气血不停地循环流行，受了寒气以后，便会迟缓甚至一部分留滞起来，伤在脉外的能使血少，伤在脉内的能使气不通，故骤然作痛了。原因是寒气伤在脉外，经脉便呈紧缩现象，紧缩后屈结拘急牵引小络，故骤然痛作，得到热气就会舒缓轻减，如果再受寒邪，那就不易即愈了。

痛的情况有多种：寒气伤在经脉里的，与阳气相争，便脉满而痛不可按；寒气伤在肠胃和膜原之间的，血不得行，小络拘急引痛，按后血气疏通，痛可立止；寒气伤在挟脊伏冲脉的，因为经脉深藏在内，按不到它，故按后不能止痛；寒气伤在冲脉的，因冲脉起于关元穴挟脐上行胸中，故受寒后脉不通，气分上逆作喘，其脉按之搏动应手；寒气伤在背部足太阳经的，经脉凝涩，便为血虚作痛，背部的足太阳经都是脏腑俞穴，因而影响于心，便背和心相引作痛，按后热至寒散，痛即休止；寒气伤在足厥阴经的，因其脉连阴器通于肝脏，故受寒后血涩脉急，胁肋和少腹牵引作痛，如果阴股本有逆气的，那么寒气伤到少腹，便与下相引，腹痛牵及阴股；

寒气伤在小肠膜原里小络的，血涩不能注入大经，血气阻滞，日久可以郁结成为积聚；寒气伤在五脏的，能使厥逆耗散，阴气衰竭，阳气不通，故骤然痛死不省人事，必待阳气渐通才苏醒；寒气伤在肠胃的，厥逆上冲，故痛时呕吐；寒气伤在小肠的，小肠不能结聚，故腹痛泄泻，如果热气伤在小肠，肠内作痛，内热口渴，大便干硬，便为腹痛便闭了。

[名词浅解] 膜原：马玄台认为"鬲间之膜，鬲肓之原"，也有写作募原。

[体会] 本节是寒痛的辨证法，大致分为按后痛止，按后痛不止，按后更痛和痛时呈现的不同症状。主要认为痛症多由寒邪引起，虽然最后也提及热气，但并非主文，引来与寒证对比的，当辨。

[应用] 能熟记最好。

[原文]《素问·痹论》曰："风寒湿三气杂至，合而为痹也。其风气胜者为行痹，寒气胜者为痛痹，湿气胜者为着痹也。肺痹者，烦满，喘而呕。心痹者，脉不通，烦则心下鼓，暴上气而喘，嗌干善噫，厥气上则恐。肝痹者，夜卧则惊，多饮数小便，上为引如怀。肾痹者，善胀，尻以代踵，脊以代头。脾痹者，四肢解㑊，发咳呕汁，上为大塞。肠痹者，数饮而出不得，中气喘争，时发飧泄。胞痹者，少腹膀胱按之内痛，若沃以汤，涩于小便，上为清涕。痛者，寒气多也，有寒故痛也。病久入深，营卫之行涩，经络时疏，故不痛。皮肤不营，故为不仁。阳气少，阴气多，与病相益，故寒也。阳气多，阴气少，病气胜，阳遭阴，故为痹热。其多汗而濡者，此其逢湿甚也。阳气少，阴气盛，两气相感，故汗出而濡也。凡痹之类，逢寒则急，逢热则纵。"

[语译]《素问·痹论》上说，风、寒、湿三气同时侵袭，混合在一起就成痹病。其中风气多于寒湿，游走无定的叫做行痹；寒气多于风湿，痛得利害的叫做痛痹；湿气多于风寒，重着不移的叫做着痹。

痹在脏腑方面：肺痹的症状，胸中烦满，气喘呕吐；心痹的症状，脉涩不利，烦躁、心下鼓动，气逆喘息，咽干噫气，肾气上犯更加恐惧；肝痹的症状，夜卧惊惕，多饮水，小便频数，胃气上逆更使中满像怀藏东西一样；肾痹的症状，善于作胀，足不能行走，利用尻骨替代，头不能举，反映脊柱高耸；脾痹的症状，四肢软懒无力，咳嗽、呕吐清汁，胸喉气窒；肠痹的症状，多饮水而小便不利，中气上逆，大便时泻；胞痹的症状，当少腹膀胱部位按之作痛，好像热水灌注，小便不利，上流清涕。

痹的症状：有痛的，由于寒气多，寒使气血凝滞故痛；有不痛麻木的，由于病久邪深，经络有时疏通故不痛，但皮肤不得营养，故麻木不仁；有冷的，由于本身阳气少，阴分多，和病邪相合故冷，有热的，由于本身阳

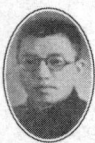

气多，阴气少，病邪反为阳气所胜故热；有潮润的，由于逢湿所致，阳气少，阴气多，阴和湿相合，故汗出潮润。

一般的痹证，都是逢到寒冷则拘急，逢到温暖则舒缓。

[名词浅释] 痹论："素问"的篇名，为痹病的专题讨论，痹的意义是闭，故不限于肌肉疼痛重着，凡脏腑闭塞，一并论及。

胞痹：这里的胞，是指膀胱。

[体会] 后世论痹证，都把"风寒湿三气杂至"为主因，几乎成为教条，对于脏腑痹证却多忽略，故就现在所说的痹证，不外肌肉风湿痛一类。但三气杂至，究竟如何分辨其症状，《内经》不够详细。李梴曾说："风痹多侵乎上，肩背麻木，手腕硬痛；寒湿多侵乎下，脚腿木重。"秦景明也说过："风痹之症，走注疼痛，上下左右行而不定；寒痹之症，疼痛苦楚，手足拘挛，得热稍减，得寒愈甚；湿痹之症，或一处麻痹不仁，或四肢手足不举，或半身不能转侧，或湿变为热，热变为燥，收引拘挛作痛，缩难伸。"可作参考。

[应用] 择要熟记。

[原文]《素问·痿论》曰："肺热叶焦，则皮毛虚弱急薄，著则生痿也。心气热，则下脉厥而上，上则下脉虚，虚则生脉痿，枢折挈，胫纵而不任地也。肝气热，则胆泄口苦，筋膜干。筋膜干则筋急而挛，发为筋痿。脾气热，则胃干而渴，肌肉不仁，发为肉痿。肾气热，则腰脊不单，骨枯而髓减，发为骨痿。肺者，脏之长也，为心之盖也，有所失亡，所求不得，则发肺鸣，鸣则肺热叶焦。大经空虚，发为肌痹，传为脉痿。思想无穷，所愿不得，意淫于外，入房太甚，宗筋弛纵，发为筋痿，及为白淫。有渐于湿，以水为事，若有所留，居处相湿，肌肉濡渍，痹而不仁，发为肉痿。有所远行劳倦，逢大热而渴，渴则阳气内伐，\内伐则热舍于肾。肾者，水藏也。今水不胜火，则骨枯而髓虚，故足不任身，发为骨痿。治痿者，独取阳明，何也？阳明者，五藏六府之海，主润宗筋，宗筋主束骨而利机关也。冲脉者，经脉之海也，主渗灌溪谷，与阳明合于宗筋。阴阳总宗筋之会，会于气街，而阳明为之长，皆属于带脉，而络于督脉。故阳明虚，则宗筋纵，带脉不引，故足痿不用也。"

[语译]《素问·痿论》上说，肺经积热，因津液少而肺叶干枯，影响皮毛虚损薄弱，经过相当时期便成足软不能行立。心经热的，阴气上升，上升便下脉不足，成为脉痿，四肢关节好像枢纽断折失掉联系，脚软不能着地。肝经热的，胆汁上溢，口内干苦，筋枯拘挛，成为筋痿。脾经热的，胃液缺少，口干作渴，肌肉麻木，成为肉痿。肾经热的，腰脊不能直，骨髓枯涸，成为骨痿。它的病理是：肺在内脏中位置最高，掩在心的上面好

比一座宝盖，假如有所遗失，所求不得，便会气郁火升，引发咳嗽，咳久便肺叶干枯了。血少的动脉空虚，不能营养肌肉，由肌痹逐渐成为脉痿了。思虑过度，不能达到目的，或者意淫、房事过度，引起阳痿，便成筋痿和白淫了。平常多受湿气，像水上工作，住近水滨，肌肉受到湿气的侵润，形成麻痹不仁，便为肉痿了。也有远行劳倦困顿，内热口渴，热气伤阴，阴伤不能胜热，逐渐骨髓枯涸，骨弱不能支持，便是骨痿了。

为什么治痿多取阳明呢？因为阳明是胃，像五脏六腑的大海，它所输布的营养能够润养宗筋，从而其他筋脉也得到充盛，自然能约束骨骼而使活动滑利哩（下略）。

[名词浅释] 痿论："素问"的篇名，为痿病的专题讨论，痿是枯萎的意思，在内脏为干燥，在形体便为软弱萎缩现象。

[体会] 揣摩《内经》用意，痿和痹是两个相对的病症，多发于肢体。痿属于热，痹属于寒；痿属于虚，痹属于实；痿多软弱萎缩，痹多疼痛麻木。故《内经》指出"治痿独取阳明"，《金匮》上也指出"治宜针引阳气"，说明痿宜清养，痹宜温通，这是分辨的概要。

综合以上咳嗽、胀病和痿、痹等，内经都列举脏腑症状，在有些疾病还列举了十二经络症状，有人怀疑它机械式地铺叙，不切实际。我个人的初步意见是：我们在《内经》里可以看到古人对于疾病的认识是非常丰富的。五脏、六腑、十二经在当时便是一种提纲挈领的分类法，所以，可以看作为人体的纲领，也可当它是生理的系统。故在每一种病，根据内脏性质，经络部位等，靠直觉的症状观察来作分类的标准。例如看到口苦、筋挛、胁痛、胠满等就认作是肝，看到烦心、心痛、短气、卧不安等就认作是心，主要是在治疗上抓住主症以便于全面照顾。所以浅近的说，前人按脏腑十二经来分类，和现代医学把消化、循环系统等分类同一意义；深一层说，分类是科学的第一步基础工作，我们不可否认《内经》在很早以前已有卓越的思想，我们正应该在临床上善于运用这些方法来加强整体观点。

[应 用] 必须熟记。

[原文]《灵枢·逆调论》曰："不得卧而息有音者，是阳明之逆也。足三阳者下行，今逆而上行，故息有音也。阳明者，胃脉也。胃者，六腑之海，其气亦下行。阳明逆，不得从其道，故不得卧也。胃不和，则卧不安，此之谓也。"

[语译]《素问·逆调论》（误作大惑论）上说，失眠，卧后呼吸气粗是胃气上逆，足三阳经的气都以下行为顺，逆上便冲肺而呼吸气粗了。阳明是胃的经脉，胃像六腑的海，也应下行为顺，故阳明不从下行而上逆，使人不能安卧，所谓"胃不和则卧不安"，便是这个道理。

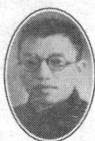

[名词浅释] 逆调论：素问的篇名，调是调和、和顺的意思，认为人身的阴阳、水火、营卫、气血、表里、上下都当调和、和顺，逆则成病。

下经：当是古代书名，今已失传。

[原文]《灵枢·邪客》篇曰："厥气客于五脏六府，则卫气独卫其外，行于阳不得入于阴，行于阳则阳气盛，阳气盛则阳跷陷，不得入于阴，阴虚故目不瞑。调其虚实，以通其道，而去其邪，饮以半夏汤一剂。阴阳已通，其卧立至。以流水千里以外者八升，扬之万遍，取其清五升煮之，炊以苇薪。火沸置秫米一升，治半夏五合，徐炊令竭，为一升半。去其滓，饮汁一小杯，日三消益，以知为度。故其病新发者，复杯则卧，汗出则已矣，久者三饮而已也。"

[语译]《灵枢·邪客》篇（误作大惑论）上说，给予半夏汤一剂，阴阳交通，可以安睡。方用源流在千里外的活水八升，扬过万遍，取其清者五升，芦苇火煮沸，放入秫米一升，制半夏五合，慢慢熬到一升半的时候，去渣滓，饮汁一小杯，一天三次，每次由少渐增，等到能睡为止。大约新发病的服第一次后即静卧取汗，汗出便可入睡，病久的饮了三次也能见效。

[名词浅释] 邪客篇："灵枢"的篇名，客是感受的意思，因叙述感受邪气而引起的失眠症等，并及针、药疗法，故名。

半夏汤：后人亦称半夏秫米汤，方内治半夏即制过的半夏，性味辛平微温，秫米即北方的小黄米，性味甘微寒，二物同用的目的，在于化浊散邪，和胃养阴。

苇薪：取芦苇作燃料，俗称芦柴，利用其火力强烈。

[体会] 此处所说的胃不和，当是气郁痰阻和思虑劳神一类为其主因，故用半夏除痰，秫米益阴。后人将温胆汤（半夏、陈皮、茯苓、甘草、枳实、竹茹）治痰热郁结的不寐症，用意似乎相近。张石顽也说："凡怔忡、惊恐、健忘、癫狂、失志、不寐，皆由痰涎沃心，以致心气不足，惟以理痰顺气、养心安神为第一义，导痰汤（半夏、陈皮、茯苓、甘草、胆星、枳实）加人参、菖蒲。"很可能都受《内经》的启发。

[备注] "不是卧而息有音者"以下一段载"素问"逆调论，"厥气客于五脏六腑"以下一段载在"灵枢"邪客篇，"内经知要"都作大惑论是错的。"胃不和则卧不安"句上有"下经曰"三字，兹亦补入，以见《内经》以前已有医学记录。

[应用] 择要熟记。

[原文]《素问·方盛衰论》曰："肺气虚，则使人梦见白物，见人斩血籍籍，得其时，则梦见兵战。肾气虚，则使人梦见舟船溺入，得其时，则

梦伏水中，若有畏恐。肝气虚，则梦见菌香生草，得其时，则梦伏树下不敢起。心气虚，则梦救火阳物，得其时，则梦燔灼。脾气虚，则梦饮食不足，得其时，则梦筑垣盖屋。"

[语译]《素问·方盛衰论》（略）。

[名词浅释] 方盛衰论："素问"的篇名，病有不足有余等别，皆属盛衰的现象，因借幻梦和足冷，头痛等作为例子。

[原文]《灵枢·淫邪发梦》篇曰："阳气盛，则梦大火而燔灼。阴阳俱盛，则梦相杀。上盛则梦飞，下虚则梦堕。盛饥则梦取，甚饱则梦予。肝气盛，则梦怒。肺气盛，则梦恐惧，哭泣飞扬。心气盛，则梦喜笑恐畏。脾气盛，则梦歌乐，身体重不举。肾气盛，则梦腰脊两解不属。厥气客于心，则梦见丘山烟火。客于肺，则梦飞扬，见金铁之奇物。客于肝，则梦山林树木。客于脾，则梦见丘陵大泽，坏屋风雨。客于肾，则梦临渊，没居水中。客于膀胱，则梦游行。客于胃，则梦饮食。客于大肠，则梦田野。客于小肠，则梦聚邑冲衢。客于胆，则梦斗讼自刭。客于阴器，则梦接内。客于项，则梦斩首。客于颈，则梦行走而不能前，及居深地苑中。客于股肱，则梦礼节拜起。客于胞植，则梦泄便。短虫多，则梦聚众。长虫多，则梦相击毁伤。"

[语译]《灵枢·淫邪发梦》篇（略）。

[名词浅释] 淫邪发梦篇："灵枢"的篇名，叙述邪气淫泆，影响脏腑，使人卧不安而发生梦境。

胞植：指膀胱和大肠。

[体会] 梦是由于各种刺激和各种意识的联合反映。过去归于心神不安，《金匮要略》所谓"心气虚者其人则畏，合目欲眠，梦远行而精神离散、魂魄不安。"以上两节都是就脏腑的性质和虚实立论的。

[应用] 略记大意，在神经衰弱症状上，有时也可作为参考。

[原文]《灵枢·痈疽》篇曰："血脉营卫，周流不休，上应星宿，下应经数。寒邪客于经络之中，则血泣，血泣则不通，不通则卫气归之，不得复反，故痈疽。寒气化为热，热胜则腐肉，肉腐则为脓，脓不写则烂筋，烂筋则伤骨，骨伤则髓消。不当骨空，不得泄泻。血枯空虚，则筋骨肌肉不相荣，经脉败漏，薰于五脏，脏伤故死矣。痈发于嗌中，名曰猛疽，猛疽不治，化为脓。脓不写，塞咽半日死。其化为脓者，写则合豕膏冷食，三日已。发于颈，名曰天疽，其痈大以赤黑，不急治，则热气下入渊液，前伤任脉，内薰肝肺，十余日而死矣。阳气大发，消脑留项，名曰脑烁，其色不乐，项痛而如刺以针，烦心者死不可治。发于肩及臑，名曰疵痈，

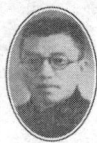

其状赤黑，急治之，此令人汗出至足，不害五脏，痛发四五日，逞之。发于腋下，赤坚者，名曰米疽，治之以砭石，欲细而长，疏砭之，涂以豕膏，六日已，勿裹之。其痛坚而不溃者，为马刀挟缨，急治之。发于胸，名曰井疽，其状如大豆，三四日起，不蚤治，下入腹，不治，七日死矣。发于膺，名曰甘疽，色青，其状如谷实，蓏瓜，常苦寒热，急治之，去其寒热，十岁死，死后出脓。发于胁，名曰败疵，则疵者，女子之病也，灸之。其病大痈脓，治之。其中乃有生肉，大如赤小豆，剉薚翘草根各一升，以水一斗六升，煮之竭，为取三升，则强饮。厚衣坐于釜上，令汗至足已。发于股经，名曰股胫疽，其状不甚变，而痈脓搏骨，不急治，三十日死矣。发于尻，名曰锐疽，其状赤坚大，急治之，不治，三十日死矣。发于股阴，名曰赤施，不急治，六十日死，在两股之内，不治，十日而当死。发于膝，名曰疵痈，其状大痈，色不变，寒热如坚石，勿石，石之者死，须其柔，乃石之者生。诸痈之发于节而相应者，不可治也。发于阳者百日死，发于阴者三十日死。发于胫，名曰兔啮，其状赤至骨，急治之，不治，害人也。发于内踝，名曰走缓，其状痈也，色不变，数石其输而止，其寒热不死。发于足上下，名曰四淫，其状大痈；急治之，百日死。发于足傍，名曰厉痈，其状不大，初如小指，发急治之，去其黑者，不消辄益，不治，百日死。发于足指，名曰脱痈，其状赤黑，死不治。不赤黑，不死。不衰，急斩之，不则死矣。荣卫稽留于经脉之中，则血泣而不行，不行则卫气从之而不通，壅遏而不得行，故热，大热不止，热胜则肉腐，腐则为脓，然不能陷，骨髓不为焦枯，五藏不为伤，故命曰痈。热气淳盛，下陷肌肤，筋髓枯，内连五藏，血气竭，当其痈下，筋骨良肉皆无余，故命曰疽。疽者，上之皮夭以坚，上如牛领皮。痈者，其皮上薄以泽。"

[语译]《灵枢·痈疽》篇上说，人身气血，循环不息，象征着天上的星宿，地上的河流。寒邪伤在经络，血行就会凝涩不通，从而阳气结聚不能回返，成为肿疡。于是寒化为热，肉腐成脓，不予排除，可以侵蚀筋膜，深入骨髓，如其不在骨空地方，脓毒根本无从排泄，因而血液亏损，筋骨肌肉都得不到营养，经脉腐化，病毒侵入五脏而死。

痈疡生在结喉的叫做猛疽，不及时医治，易化为脓，脓液不排出，往往闭塞气管，半天即死，已化脓的可用豕膏冷食，三天能愈。生在颈部的叫做夭疽，肿大赤黑，不予急治，热毒转移至腋部，前伤任脉，内伤肝肺，十几天内可以致死。生在项部的叫做脑烁，热毒更重，神惨色变，痛如针刺，如果烦躁的必死。生在肩、臂的叫做疵痈，疮色赤黑，初起时即令汗出至足，可以不害内脏，四五天后可用灸法。生在腋下的叫做米疽，色赤形坚，急用细长的砭石疏朗地深刺，涂上豕膏，勿包扎，六天能愈，如果坚硬不溃的是马刀侠瘿一类，按照马刀侠瘿法急治。生在胸部的叫做井疽，形如大豆，三、四天内不予医治，毒隐入腹，即成绝症，七天内可死。生在胸旁的叫做甘疽，色青如谷子和瓜蒌，常发寒热，急予退热为要，但十年后还是要死，死后方才溃脓。生在胁部的叫做败疵，多属妇女病，误用灸法可以变成大痈，此症内有生肉像赤小豆，当用连翘草根和赤松子根各一升，以水一斗六升熬取三升，乘热饮下，饮后多加衣服坐在釜上，使汗出至足可愈。生在肌胫的叫做股胫疽，外状不甚明显，但化脓后内蚀骨膜，不予急治，三十天内可死。生在尻部的叫做锐疽，色红形大坚实，不予急治，三十天内也可致死。生在股阴的叫做赤施，不急治，六十天内可死，两股同时并生的，倘不急治，十天内即死。生在膝部的叫做疵痈，疮形极大，皮色不变，坚硬如石，有寒热，勿用砭法，砭之则死，等待化软，然后砭之可救。凡痈疽生在关节、上下左右相对的都是不治之症，在阳分的一百天死，阴分的三十天就死。生在足胫的叫做兔啮，色红且深，当予急治，不治害人。生在内踝的叫做走缓，形如痈而皮色不变，常砭肿处，使寒热能退可以不死。生在足部上下的叫做四淫，将如大痈，应予急治，往往百天内可死。生在足旁的叫做厉痈，疮形不大，初起如小指，急去其黑色部分，如果不消，很快加重，再不治，百天内可死。生在足指的叫做脱痈，色赤黑的不治，否则不死，如病不退，急予截除，不截除也不能免死。

气血凝聚而经脉流行不畅，能使阳气阻遏发热，大热不止便肉腐化脓，但不内陷，故骨髓不枯，五脏不受损害，称做痈；热重而毒陷肌肉筋骨连及五脏，使气血枯竭，因而筋骨好肉腐烂无余的，称做疽。疽的皮色不鲜明，坚如牛颈下皮；痈的皮色薄亮，以此为辨。

[名词浅释] 痈疽篇：灵枢的篇名，专论外疡症并及治法。

骨空：骨节交会的空隙处，内经另有"骨空论"。

豕膏：即炼净的猪油。"类经"记载："万氏方有治肺热暴喑者，用猪脂一斤炼过，入白蜜一斤再炼，滤净冷定，不时挑服一匙即愈，若无疾服此，最能润肺润肠，即是豕膏之属。"

渊液：足少阳经穴名，在腋下三寸。

音蒸：即艾灸一类。

砭石：古代取石片有锋芒的用代针刺，发展为九针中的铍针，故《玉版篇》里说："痈疽已成脓血者，其惟砭石、铍针之所取也。"铍针长四寸，阔二分半，作剑形。

[体会] 内经诊治外疡，观察疮形并联系其他症状分为痈和疽两类，主要是区别阴阳虚实。后人推广其义，把风火热毒、膏粱厚味引发的，其肿高，其色赤，其痛剧烈，其皮薄亮，其脓易化，其疮口易敛，其来急而愈亦速的，都当作阳证的痈，相反地寒湿凝滞，平塌白陷，坚硬木痛，皮色不变，按之不焮热，化脓收口迟缓的，都当作阴证的疽。但内经不完全依

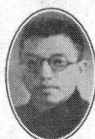

据阴阳症状定名，且其名称和后世外科书记载亦多出入，兹为便于研究，可参考"外科心法"本人对外科甚生疏，错误地方，有待读者指正。

| 古名 | 今名 | 部位 | 症状 | 附注 |
|------|------|------|------|------|
| 猛疽 | 结喉痈 | 颌下结喉上 | 红肿燋痛，厉害的堵塞咽喉，汤水不下，脓成不予排出，能向内溃穿咽喉，毒热猛烈，故古称猛疽 | 生在结喉两旁的，今名夹喉痈，亦称夹疽 |
| 夭疽 | 同 | 左耳后一寸三分高骨后面 | 初起如黍粒，渐肿如瓜，坚硬平塌，紫暗不亮，疼痛甚于其它疮毒，患此愈者极少，故称夭 | 生在右耳后同等部位的，今名锐毒 |
| 脑烁 | 脑铄 | 脑后人发际一寸 | 初起形如椒粒，坚硬紫暗，渐肿如横木，厉害的上至巅顶，下至大椎，色如烟煤，硬如牛唇，没有化脓前皮先腐烂，常流清水，肌肉冰冷，轻的木痛，重的全无痛觉 | |
| 疵痈 | 肩中痛 | 肩中央 | 红活高肿，厉害的痛连臂胛，口噤寒战 | 坚硬平塌的，今称肩中疽 |
| 米疽 | 腋疽，亦名疚疽 | 腋窝正中 | 初起如核，漫肿坚硬，皮色如常，经过长时期后方能破溃，转为色红微热疼痛 | |
| 井疽 | 同 | 心窝中庭穴 | 初如豆粒，逐渐肿痛，心躁如焚，肌热如火，自汗唇燥，大渴引冷饮，溃后往往经年不愈 | |
| 甘疽 | 同 | 乳上肉高耸处 | 初如谷粒色青，渐如瓜蒌色紫，坚硬疼痛，憎寒壮热 | |
| 败疵 | 胁痈 | 胁骨下软肉处 | 初如梅李，渐大如盆如碗，色红痛高肿 | 坚硬平塌，不红不热的，今称胁疽 |
| 股胫疽 | 附骨疽咬骨疽，三里发 | 大腿外侧的为附骨疽，内侧的为咬骨疽，在足胫者为三里发 | 附骨疽和咬骨疽初起寒热往来，接着筋骨疼痛，不热不红，厉害的痛如锥刺，筋骨不能屈伸，化脓后外形肿胖无头，皮色不变，懂透红亮一点。三里发初肿形如牛眼，拘急冷痛，溃后出紫血，再流稀脓 | 李念莪注，股胫即大股，似可考虑 |

秦伯未 讲内经
——秦伯未医学全书

398

| 古名 | 今名 | 部位 | 症状 | 附注 |
|------|------|------|------|------|
| 锐疽 | 鹳口疽 | 尻尾高骨尖处 | 初肿色红坚痛，溃后疮口如鹳嘴 | |
| 赤施 | 股阴疽 | 股内合缝下近阴囊旁边 | 坚硬漫肿木痛，溃脓极慢，收口亦不易 | |
| 疵痈 | 疵疽 | 膝盖 | 肿大如痈，皮色不变，寒热往来 | 色红铍肿疼痛的，今称膝痈 |
| 兔啮 | 足跟疽 | 脚跟 | 初肿红紫疼痛，溃后脓水淋沥，状如兔咬 | |
| 走缓 | 内踝疽，又名鞋带疽 | 内踝 | 坚硬漫肿，皮色不变，时作隐痛，难于行立 | |
| 四淫 | 同 | 足跗前上下 | 其大如痈，红肿无边沿 | |
| 厉痈 | 同 | 足跗两旁 | 小如枣栗，红肿疼痛 | |
| 脱痈 | 脱疽 | 足指 | 未发生前，先有烦躁发热，类似消渴，日久始发，初起黄疱一点如粟，皮色紫暗，腐烂延开，五趾相传，厉害的攻到脚面，如同汤泼炎烧 | 也有生在手指的 |

由于中医的外科和内科的理论是一致的。最重要的便是辨证，而辨别阳证和阴证，尤为中医外科上的辨证纲要。兹为便于辨别，特引张赞臣中医师所拟的表，以资说明。

| | 阳证 | 阴证 |
|------|------|------|
| 快慢 | 三五天，疮就成形，大了 | 近半个月，倘无变化 |
| 深浅 | 发于肤表，不起官能障碍 | 发于肌肉里层，推筋着骨，运动不便 |
| 肿胀 | 高突红肿（周围肿硬） | 平塌陷下（组织虚软） |
| 疼痛 | 暴肿迅速，疼痛剧烈 | 顽木酸楚，不觉疼痛 |
| 脓水 | 脓稠黏厚 | 脓衡淡薄 |
| 皮肤 | 潮红 | 不红 |
| 硬度 | 初起时坚硬，溃空后绵软 | 初起时不硬，疮成后坚凝如石 |
| 局部 | 灼热充血 | 焮热轻微，有些不热 |

内经知要浅解

399

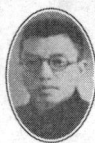

| | 阳证 | 阴证 |
|---|---|---|
| 性质 | 局限性，急性 | 蔓延性，慢性 |
| 预后 | 良性（顺） | 恶性（逆） |

痈疽是局部外症，中医在完整的理论体系下，依据症候的阴阳、表里、虚实、寒热进行整体疗法，或汗或下，或清或温，或消或散，或补或托，往往不用手术，单靠内服药来治愈，且有用外治法不能医愈的，通过了内服药后迅速收功。在《内经》里已开其端，在后世外科书里方剂更为繁多，这是中医中药的特点，不可忽视。

[备注] 败疵的药方，李念莪注："菱，葵也，翘，连翘也，二草之根俱能解毒。"今查"甲乙经"作"菱翘草根、赤松子根各一升"，是菱翘为一种，不应强分，特改正。

[应用] 择要熟记，参看外科专著。

[原文]《灵枢·痈疽》篇曰："白眼青，黑眼小，是一逆也。内药而呕者，是二逆也。腹痛渴甚，是三逆也。肩项中不便，是四逆也。音嘶声脱，是五逆也。"

[语译]《灵枢·玉版》篇（误作痈疽篇）上说："痈疽有五项逆症，一为白眼青，黑眼小；二为服药呕吐；三为腹中痛，口大渴；四为肩项转动不便；五为声哑失音。"

[名词浅释] 玉版篇："灵枢"的篇名，因论针法而涉及逆顺症候，在玉版上面，故名。

[体会] 内经知要误作"痈疽篇"，今改正。

[原文]《灵枢·寒热病》篇曰："身有五部，伏兔一、腓二、背三、五脏之腧四、项五。此五部有痈疽者死。"

[语译]《灵枢·寒热病》篇上说，人身有五部，一是膝上六寸的伏兔穴，二是足肚，三是背部，四是五脏的输穴，五是项部，这五处生痈疽的多死。

[名词浅释] 寒热病篇："灵枢"的篇名，篇中多论杂病，因以皮寒热、肌寒热、骨寒热开始，故名。

[体会] 以上两节都指外疡的逆症。由于中医以整体疗法为主，故极其注意全身症状。一般外疡发现肝肾阴亏，脾胃败坏和气血虚损的，都认为棘手。后来"外科正宗"推广为七恶："一、神志昏愦，心烦舌干，疮形紫黑，言语呢喃；二、身体强直，目睛斜视，疮流血水，惊悸不宁；三、形

容消瘦，脓清臭秽，疮处软陷，不知疼痛；四、皮肤枯槁，鼻动声嘶，痰多喘急；五、形容惨黑，口渴囊缩；六、周身浮肿，肠鸣呕呃，大便滑泄；七、恶疮倒陷，形如剥鳝，四肢冷逆，血水自流。"

[应用] 择要熟记。

[原文]《灵枢·玉版》篇曰："腹胀、身热、脉大，是一逆也，腹鸣而满，四肢清泄，其脉大，是二逆也。而不止，脉大，是三逆也。咳且溲血，脱形，其脉小劲，是四逆也。咳脱形，身热，脉小以疾，是谓五逆也。如是者不过十五而死矣。其腹大胀，四末满，脱形，泄甚，是一逆也。腹胀，便血，脉大时绝，是二逆也。咳溲血，形肉脱，脉搏，是三逆也。呕血，胸满引背，脉小而疾，是四逆也。咳呕，腹胀，且飧泄，其脉绝，是五逆也。如是者，不及一时而死。"

[语译]《灵枢·玉版》篇上说，腹内胀满，发热脉大，是逆症之一；肠鸣腹满，四肢清冷，泄泻脉大，是逆症之二；鼻血不止，脉大，是逆症之三；咳嗽溺血，肌肉消瘦，脉小有力，是逆症之四，咳嗽形瘦，发热，脉小且数，是逆症之五。这样的病况，不出半个月就要死亡。腹大作胀，四肢浮肿，形瘦泄泻频繁，是逆症之一；腹胀，大便下血，脉大间歇，是逆症之二；咳嗽，小便溺血，形瘦脉弦劲不柔，是逆症之三；呕血胸闷牵引背部，脉小且数，是逆症之四；咳嗽呕吐，腹胀泄泻，脉伏欲绝，是逆症之五。这样的病况，不到一天就会死亡的。

[名词浅释] 一时：李念莪注为"一日之时"，意思就是一天的辰光，形容其死期的迫近。

[体会]《内经》曾提出"决死生"三字，决就是诊断，死生就是可治不可治。说明了医生在临床上对于预后诊断的重要性，也说明了医生不能把所有的疾病都治好，但指出所以不能治的理由还是医生应有的责任。本节的逆症，从"十五日死"和"不及一时而死"来看，便是不治症的例子。究竟为什么断它不治？可以概括为下列几点：一是病邪猖厥，表里俱受侵害；二是脉症不相符合；三是邪实正虚难于攻补；四是精气衰竭不能支持。基于这些原因，在当时的治疗条件下便被认为绝症了。

[应用] 必须熟记。

[原文]《素问·标本论》曰："夫病传者，心病先心痛。一日而咳，三日胁支痛，五日闭塞不通，身痛体重。三日不已死。冬夜半，夏日中。肺病喘咳，三日而胁支满痛，一日身体重痛，五日而胀，十日不已死。冬日入，夏日出。肝病头目眩，胁支满，三日体重身痛，五日而胀，三日腰脊少腹胫酸，三日不已死。冬日入，夏早食。脾病身痛体重，一日而胀，二

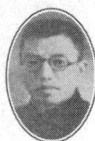

日少腹腰脊痛，胻酸，三日背膂筋痛，小便闭，十日不已死。冬入定，夏晏食。肾病少腹腰脊痛，胻酸，三日背膂筋痛，小便闭，三日腹胀，三日两胁支痛，三日不已死。冬大晨，夏晏晡。胃病胀满，五日少腹腰脊痛，胻酸，三日背膂筋痛，小便闭，五日身体重，六日不已死。冬夜半后，夏日昳。膀胱病小便闭，五日少腹胀，腰脊痛胻酸，一日腹胀，一日身体痛，二日不已死。冬鸡鸣，夏下晡。"

[名词浅释] 标本病传论："素问"的篇名，前半叙述病的标本，后半叙述病的传变，故合而为名。《内经知要》作标本论是错误的。

[体会] 本节是指疾病过程的传变。类似于现在所说的合并症。由于病邪走窜，无法控制，产生各种恶化现象，以及影响体力衰竭而死。

[补充] "灵枢"有病传篇，用意相同，文字稍异，可作注释："病先发于心，一日而之（到的意思）肺，三日而之肝，五日而之脾，三日不已死；病先发于肺，三日而之肝，一日而之脾，五日而之胃，十日不已死；病先发于肝，三日而之脾，五日而之胃，三日而之肾，三日不已死；病先发于脾，一日而之胃，二日而之肾，三日而之膂、膀胱，十日不已死；病先发于肾，三日而之膂、膀胱，三日而之心，三日而之小肠，三日不已死；病先发于胃，五日而之肾，三日而之膂、膀胱，五日而上之心，二日不已死；病先发于膀胱，五日而之肾，一日而之小肠，一日而之心，二日不已死。"

[应用] 略记大意。

[原文]《灵枢·经脉》篇曰："手太阴气绝，则皮毛焦。太阴者，行气温于皮毛者也，故气不荣，则皮毛焦，皮毛焦，则津液去皮节，津液去皮节者，是爪枯毛折，毛折者，则毛先死。丙笃丁死，火胜金也。手少阴气绝，则脉不通，脉不通，则血不流，血不流，则髦色不泽，故其面黑如漆柴者，血先死。壬笃癸死，水胜火也。足太阴气绝，则脉不荣肌肉，唇舌者，肌肉之本也，脉不荣，则肌肉软，肌肉软，则舌痿人中满，人中满，则唇反，唇反者，肉先死。甲笃乙死，木胜土也。足少阴气绝，则骨枯，少阴者，冬脉也，伏行而濡骨髓者也，故骨不濡，则肉不能著也，骨肉不相亲，则肉软却，肉软却，故齿长而垢，发无泽，发无泽者，骨先死。戊笃己死，土胜水也。足厥阴气绝，则筋绝，厥阴者，肝脉也，肝者，筋之合也，筋者，聚于阴气，而脉络于舌本也，故脉弗荣，则筋急，筋急则引舌与卵，故唇青舌卷卵缩，则筋先死。庚笃辛死，金胜木也。五阴气俱绝，则目系转，转则目运。目运者，为志先死，志先死，则远一日半死矣。六阳气绝，则阴与阳相离，离则腠理发泄，绝汗乃出。故旦占夕死，夕占旦死。"

[语译]《灵枢·经脉》篇上说，（上略）五脏的阴气衰竭，目系像转

绳一样地收缩，故视物晕眩，此时神志已散，隔了一天半便要死亡。六腑的阳气衰竭，阴和阳两者脱离，故皮肤不固，绝汗随出，早上见了可以断他当夜死，夜间见了可以断他明天早上死。

[名词浅释] 绝汗：汗出如珠子大，凝滞不流，浑身黏湿，同时发现气喘张口，目瞪欲脱，小便不禁等垂死症状。

[体会] 本节指六经和脏腑的虚脱症。六经包括气血而言，五脏属阴故称阴气，六腑为阳故称阳气，实际都指精气。

[应用] 略记大意。


[原文] 《素问·阴阳类论》曰："冬三月之病，病合于阳者，至春正月，脉有死征，皆归出春。冬三月之病，在理已尽，草与柳叶皆杀。春阴阳皆绝，期在孟春。春三月之病，曰阳杀，阴阳皆绝，期在草干。夏三月之病，至阴不过十日，阴阳交，期在濂水。秋三月之病，三阳俱起，不治自已，阴阳交合者，立不能坐，坐不能起。三阳独至，期在石水。二阴独至，期在盛水。"

[语译]《素问·阴阳类论》（略）。

[名词浅释] 阴阳类论：素问的篇名，文内有"三阳为父，二阳为卫，一阳为纪，三阴为母，二阴为雌，一阴为独使。"说明三阳三阴内外，雌雄的相合，故称类。

濂水：指河水澄清的时候，即秋天。

石水：这里指水坚如石，即冬天结冰时期，与病名的石水无关。

盛水：指正月雨水节而言，即早春。

[体会] 本节论一般病的死期，主要是以疾病和季节的阴阳消长的制约关系，作为诊断的标准。例如阴虚阳旺的不能适应夏令炎热，阳虚阴旺的不能适应冬令严寒，病多转重致死。

[应用] 略记大意。


[原文]《素问·诊要经终论》曰："太阳之脉，其终也，戴眼，反折，瘛疭，其色白，绝汗乃出，出则死矣。少阳终者，耳聋，百节瘛纵，目瞏绝系，绝系一日半死，其死也，色先青，白乃死矣。阳明终者，口目动作，善惊，妄言，色黄，其上下经盛，不仁则终矣。少阴终者，面黑，齿长而垢，腹胀闭，上下不通而终矣。太阴终者，腹胀闭，不得息，善噫，善呕，呕则逆，逆则面赤，不逆则上下不通，不通则面黑，皮毛焦而终矣。厥阴终者，中热，嗌干，善溺，心烦，甚则舌卷，卵上缩而终矣。"

[语译]《素问·诊要经终论》上说，六经的临终现象，太阳是目睛仰视，不能转动，脊背反张，四肢抽搐，面色㿠白，绝汗随出，见到绝汗出便

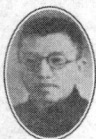

死了；少阳是耳聋，四肢百节松弛无力，两目直视，目系强直，不能自转，一天半内可以死亡，在死亡前面色先青变白；阳明是口眼牵动，惊惕妄言，面色黄，在头颈手足阳明经脉所过地方多呈紧张状态，再见到麻木不仁便死；少阴是面色黧黑，齿长垢秽，腹胀便闭，上下不通而死，太阴是腹胀便闭，呼吸困难，噫气呕吐，呕则气逆而赤，气不逆的则上下不通，面黑、皮毛憔悴而死；厥阴是内热咽干，小便频数，烦心，最后舌卷、睾丸上缩而死。

〔名词浅释〕诊要经终论："素问"的篇名，叙述诊脉的重要和六经的败绝，合为一篇。

戴眼：目上视而不转。

瘛疭：肢屈叫瘛，肢伸叫疭，瘛疭即抽搐。

目睘：惊视的样子。

〔体会〕本节是指六经的绝症，根本败坏，机能停止，故死。

以上五节都属预后不良症，但从现在来看，并不是完全束手无策的，特别在中西医合作下各尽所长，有许多类似病便得到转危为安，这当然是跟着历史发展而医学也得到了进一步的成就。然而不是说古代认为不治的，在今天完全可以解决，因此我们还要把前人所指出的深入地研究，并且我们有信心来创造社会主义的民族性的新医学，终有一天会把这些缺陷填平，更好地保障人民健康。

〔应用〕必须熟记。